FITOTERAPIA
COM ERVAS OCIDENTAIS DE ACORDO COM OS PRINCÍPIOS DA
MEDICINA TRADICIONAL CHINESA

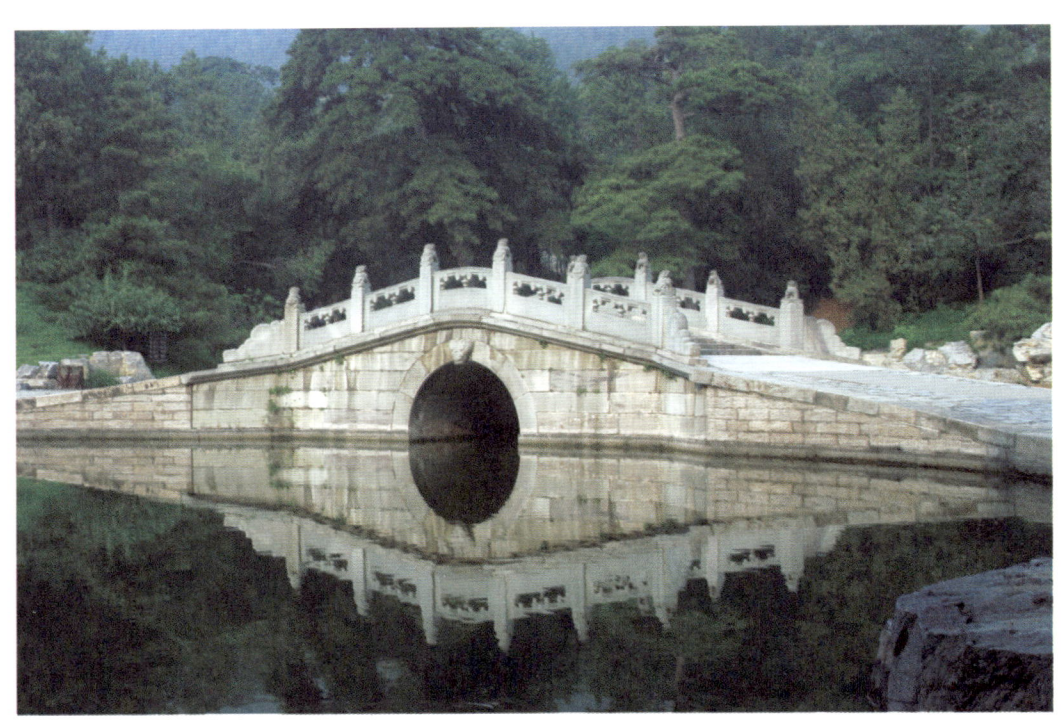

Que este livro sirva de ponte entre as culturas do Oriente e do Ocidente

THOMAS AVERY GARRAN

FITOTERAPIA
COM ERVAS OCIDENTAIS DE ACORDO COM OS PRINCÍPIOS DA MEDICINA TRADICIONAL CHINESA

Um guia abrangente para terapeutas, estudiosos e interessados no assunto

Tradução:
EIDI BALTRUSIS C. GOMES

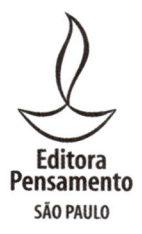

Editora
Pensamento
SÃO PAULO

Título do original: *Western Herbs According to Traditional Chinese Medicine.*

Copyright © 2008 Thomas Avery Garran
Fotos © 2008 Thomas Avery Garran
Publicado pela primeira vez nos EUA por Healing Arts Press, uma divisão da Inner Traditions International, Rochester, Vermont.
Publicado mediante acordo com a Inner Traditions International.
Copyright da edição brasileira © 2013 Editora Pensamento-Cultrix Ltda.

1ª edição 2013.

1ª reimpressão 2022.

Todos os direitos reservados. Nenhuma parte desta obra pode ser reproduzida ou usada de qualquer forma ou por qualquer meio, eletrônico ou mecânico, inclusive fotocópias, gravações ou sistema de armazenamento em banco de dados, sem permissão por escrito, exceto nos casos de trechos curtos citados em resenhas críticas ou artigos de revistas.

A Editora Pensamento não se responsabiliza por eventuais mudanças ocorridas nos endereços convencionais ou eletrônicos citados neste livro.

Editor: Adilson Silva Ramachandra
Coordenação editorial: Denise de C. Rocha Delela e Roseli de S. Ferraz
Preparação de originais: Beatriz Bellucci
Produção editorial: Indiara Faria Kayo
Assistente de produção editorial: Estela A. Minas
Editoração Eletrônica: Join Bureau
Revisores: Claudete Agua de Melo e Vivian Miwa Matsushita

As fotografias da planta damiana (*Turnera diffusa*), nas páginas 262 e 263, foram tiradas por Mimi Kamp e usadas com permissão da fotógrafa.

As definições dos termos médicos chineses constantes do glossário foram extraídas do livro de Nigel Wiseman e Feng Ye, *A Practical Dictionary of Chinese Medicine*, tendo sido utilizadas com permissão da Paradigm Publications, Brookline, MA.

Nota ao leitor: Este livro foi escrito como um guia de informações. Os remédios, as abordagens e as técnicas nele descritos têm por objetivo suplementar e não substituir cuidados ou tratamentos médicos profissionais. Eles não devem ser usados para tratar uma doença grave sem prévia consulta a um profissional qualificado da área da saúde.

Para contatar o autor, acesse o website www.sourcepointherbs.org ou escreva aos cuidados da Inner Traditions – Bear & Company, One Park Street, Rochester, VT 05767; a sua correspondência será encaminhada ao autor.

Dados Internacionais de Catalogação na Publicação (CIP)
(Câmara Brasileira do Livro, SP, Brasil)

Garran, Thomas Avery
  Fitoterapia com ervas ocidentais de acordo com os princípios da medicina tradicional chinesa: um guia abrangente para terapeutas, estudiosos e interessados no assunto / Thomas Avery Garran; tradução: Eidi Baltrusis C. Gomes. – São Paulo: Pensamento, 2013.

  Bibliografia.
  ISBN 978-85-315-1818-8

  1. Ervas – Uso terapêutico 2. Fitoterapia – Métodos 3. Matéria médica 4. Matéria médica vegetal 5. Medicina chinesa 6. Medicina chinesa tradicional – métodos 7. Planta medicinal I. Título.

12-13576   CDD-615.321

Índices para catálogo sistemático:
1. Fitoterapia: Medicina chinesa   615.321

Direitos de tradução para o Brasil adquiridos com exclusividade pela
EDITORA PENSAMENTO-CULTRIX LTDA que se reserva a propriedade literária desta tradução.
Rua Dr. Mário Vicente, 368 – 04270-000 – São Paulo – SP
Fone: (11) 2066-9000
http://www.editorapensamento.com.br
atendimento@editorapensamento.com.br
Foi feito o depósito legal.

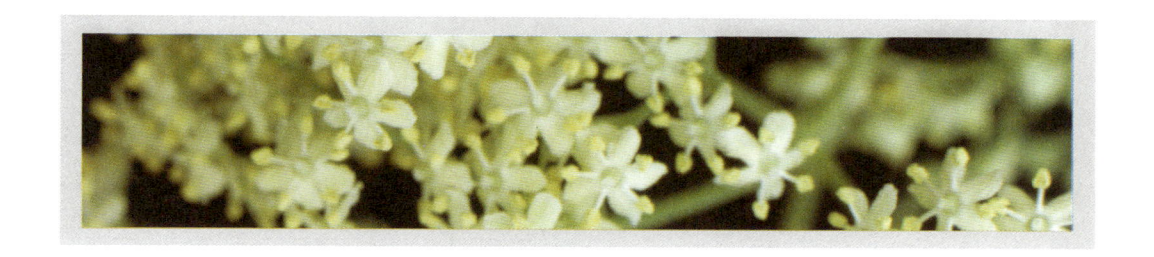

SUMÁRIO

PREFÁCIO POR MICHAEL TIERRA, L.Ac., OMD 7
PREFÁCIO POR Z'EV ROSENBERG, L.Ac. 11
PRÓLOGO 13
AGRADECIMENTOS 15
INTRODUÇÃO 17

PARTE UM
MÉTODOS E MEDIDAS

AS ERVAS OCIDENTAIS DA PERSPECTIVA
MÉDICA CHINESA 28
    A Elaboração e o Uso de uma Matéria Médica 31
    Formas Orientais versus *Ocidentais de se Trabalhar com Ervas* 34
    Preparados de Ervas no Ocidente 37
    Qualidade das Ervas 40
    Ervas Cultivadas versus *Ervas Colhidas em seu Habitat* 42

O PREPARO DE MEDICAMENTOS FITOTERÁPICOS 45
    Infusões e Decocções 46

Tinturas, Extratos Fluidos e Extratos Líquidos 48
Cataplasmas 52
Supositórios 53
Óleos Infundidos ou Infusão de Ervas em Óleo 54
Pomadas ou Unguentos 56
Extratos em Pó 56
Mistura Fervida ou Tostada com Adjuvantes Sólidos e Líquidos 57

PARTE DOIS
MATÉRIA MÉDICA

ERVAS QUE RESOLVEM O EXTERIOR 62
ERVAS QUE DISSIPAM O CALOR 99
ERVAS QUE PRECIPITAM 163
ERVAS QUE DRENAM A UMIDADE 168
ERVAS QUE DISPERSAM O VENTO E A UMIDADE 180
ERVAS QUE TRANSFORMAM A FLEUGMA E TÊM
AÇÃO ANTITUSSÍGENA 196
ERVAS QUE TRANSFORMAM AROMATICAMENTE A UMIDADE 207
ERVAS QUE RETIFICAM O *Qì* 212
ERVAS QUE REGULAM O SANGUE 224
ERVAS QUE AQUECEM O INTERIOR E EXPELEM O FRIO 239
ERVAS QUE SUPLEMENTAM 243
ERVAS QUE ESTABILIZAM E RESTRINGEM
(CONTROLAM O EXCESSO DE SECREÇÃO) 265
ERVAS QUE ACALMAM O ESPÍRITO 273
ERVAS QUE EXTINGUEM O VENTO 303

APÊNDICES

I. ANÁLOGOS OCIDENTAIS DE ERVAS CHINESAS 308
II. LISTA DE ERVAS PELO NOME POPULAR EM PORTUGUÊS 314
III. LISTA DE ERVAS PELO NOME EM LATIM 322
IV. GLOSSÁRIO DE TERMOS MÉDICOS CHINESES 329

NOTAS 343
BIBLIOGRAFIA 348

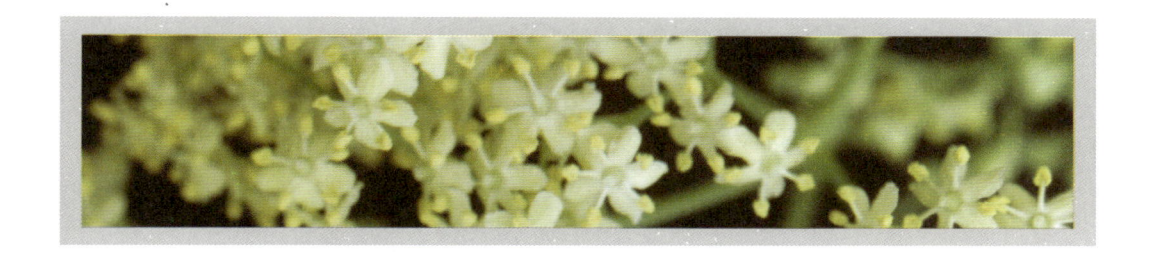

PREFÁCIO

Por Michael Tierra, L.Ac., OMD

Um princípio-chave da prática herbórea afirma ser mais importante conhecer a pessoa que apresenta a doença do que meramente saber o nome dessa doença. Por essa razão, os herboristas tradicionais costumam prescrever medicamentos levando em conta uma avaliação energética (diagnóstico) do paciente, a qual se torna a base do tratamento subsequente e indica a seleção de remédios específicos.

Outro princípio essencial, de acordo com o qual eu sempre trabalhei, é o conhecimento de plantas existentes nas proximidades do local de atuação do terapeuta. Alguns livros foram escritos com o propósito de atribuir classificações energéticas – sabor e *qì* – a ervas originárias de diversas partes do mundo. Embora seja notável a semelhança encontrada entre os sistemas médicos tradicionais no mundo todo – da Medicina Tradicional Chinesa (MTC) e ayurvédica até os sistemas egípcio, greco-romano antigo e, ainda, o herbalismo da América Central –, é importante que a energia atribuída a uma erva leve em conta o contexto do sistema médico no qual ela é usada. Por exemplo, uma erva como a bérberis é considerada quente na medicina ayurvédica, mas fria na medicina tradicional chinesa; o mel é visto como lubrificante na MTC, mas como uma substância que resseca no Ayurveda. Assim, um sistema energético, sistematicamente isolado de seu contexto cultural, não terá a precisão e a exatidão terapêutica que se propõe ter.

Com este livro, Thomas Garran faz uma significativa contribuição à MTC e também à nossa compreensão da energética das ervas ocidentais. O compromisso sério de Thomas com o estudo e a prática da MTC – bem como sua familiaridade com plantas nativas de toda a América do Norte – o tornou particularmente qualificado para escrever um livro como este. O sistema de energética herbórea que Thomas usa se baseia na metodologia de avaliação diagnóstica empregada na prática da MTC, o qual, por sua vez, representa os fundamentos daquilo que descrevi como "herbologia planetária" em meu livro homônimo. Thomas estudou e trabalhou em íntimo contato comigo durante muitos anos, aprofundando-se em remédios da terra, por meio da coleta e do preparo de medicamentos e uso de plantas encontradas no Ocidente, como espécies nativas, ervas daninhas, além de espécies cultivadas.

Diante das milhares de ervas conhecidas e utilizadas pelos praticantes de medicina chinesa, poderíamos nos questionar quanto ao valor de conhecer e incorporar ervas ocidentais, sem falar de ervas nativas de um continente distante, na medicina chinesa. Considere o fato de que imigrantes chineses foram os primeiros a reconhecer o valor do ginseng norte-americano (*Panax quinquefolius*), o que resultou num intenso comércio entre os dois continentes, do século XVII até o presente – e esta é apenas uma das muitas integrações de plantas não chinesas na medicina chinesa pelos próprios chineses. Hoje, o ginseng norte-americano é uma entre cerca de 300 ervas estudadas e empregadas por terapeutas da MTC internacionalmente. Por outro lado, a camomila, uma das ervas ocidentais mais conhecidas, valorizada por suas propriedades calmantes e digestivas, e considerada como "um curativo para o estômago" pelos herboristas do Ocidente, não tem quase nenhuma aplicação na prática da MTC.

A seguir, cito algumas das muitas e boas razões para que os herboristas da MTC integrem e apliquem ervas ocidentais, sobretudo as nativas da região em que atuam:

1. Algumas espécies nativas da América do Norte ou outras plantas ocidentais podem ser mais eficazes no tratamento de determinadas doenças do que suas contrapartes chinesas.
2. Os herboristas deveriam aprender a prescrever e usar ervas que já são conhecidas da população local, e não utilizar exclusivamente plantas exóticas, vindas de um continente distante.
3. Caso uma erva específica, originária de uma fonte distante, não esteja disponível, é prudente conhecer as aplicações de plantas locais. Como um subproduto, isso também vai estimular o respeito pelos nossos recursos locais, podendo encorajar o uso sustentável de populações botânicas tanto locais quanto remotas.

4. O organismo pode tender a reagir melhor a ervas locais. Embora isso não seja sempre verdadeiro, a identificação de recursos de saúde (e, eu poderia acrescentar, alimentos) mais próximos de onde residimos é uma prática favorável a ser cultivada de maneira geral.

Existem numerosas outras razões positivas para se usar plantas locais, incluindo o que para muitos de nós são razões puramente estéticas. A questão, do meu ponto de vista, é a importância vital de os herboristas conhecerem e utilizarem as plantas de suas próprias regiões; o presente livro foi elaborado para incentivar tais metas. Com grande afeição, e um certo orgulho, eu recomendo entusiasticamente o livro de Thomas Garran a todos os herboristas dedicados, que buscam compreender como utilizar ervas norte-americanas ou outras ervas que não as chinesas na prática clínica.

Michael Tierra, L.Ac., OMD
Membro-Fundador do
American Herbalists Guild (AHG)
Autor de *The Way of Herbs*,
Planetary Herbology e
East-West Herb Course

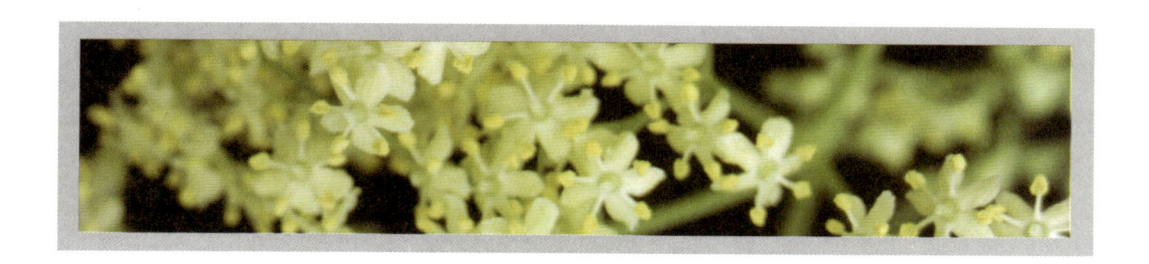

PREFÁCIO

Por Z'ev Rosenberg, L.Ac.

Nos anos 1990, Thomas Garran chegou inesperadamente à cidade, logo depois de terminar seus estudos sobre medicina herbórea ocidental e chinesa com Michael Tierra; ele tinha por objetivo obter o grau de mestre em medicina oriental na faculdade onde leciono, a Pacific College of Oriental Medicine. Garran logo se tornou uma lenda em San Diego; levava grupos de estudantes ao deserto e às montanhas em busca de ervas. Garran treinava esses grupos, instruindo-os sobre a colheita e o armazenamento das ervas, assim como sobre sua preparação e transformação em medicamentos. Ele tinha o brilho e o ar de desafio de um pirata (alguém pensou em Johnny Depp?), mas seu conhecimento estava lá para apoiar a impetuosidade.

Séculos sucessivos e tradições textuais da medicina herbórea chinesa se desenvolveram em numerosas culturas nativas do subcontinente chinês, das regiões montanhosas tibetanas até as planícies costeiras quentes e úmidas do sul e do leste. As ervas eram encontradas na natureza, cultivadas nos jardins das casas, saboreadas, adicionadas aos alimentos enquanto estes eram cozidos, e usadas como remédios tanto pelas pessoas comuns quanto pelos médicos. Nas "novas terras" das Américas, a medicina chinesa criou raízes como um poderoso complemento e alternativa para a biomedicina e para as drogas farmacêuticas. Contudo, ainda dependemos em grande escala de ervas importadas da China e não descobrimos uma maneira efetiva de acessar o vasto celeiro de medicamentos que crescem como plantas silvestres ou são cultivadas em áreas específicas do maciço continente americano. Por isso, qualquer pessoa que queira estudar a venerada tradição herbórea chinesa é basicamente impedida de ver as plantas crescerem em seu *habitat*. Da mesma forma, terapeutas e estudantes não conseguem vivenciar o crescimento, a colheita e a preparação de ervas locais frescas como medicamentos; isso elimina um nível completo de experiência que não pode ser substituído pela memorização das aplicações de ervas desidratadas, acondicionadas em recipientes de vidro. Do mesmo modo, não podemos considerar como certo que o suprimento de medicamentos fitoterápicos chineses não será interrompido por sanções comerciais, pela poluição ou pela perda do *habitat* para a urbanização.

Felizmente, muitas ervas chinesas já estão crescendo nas Américas, do fruto da forsítia e da flor de madressilva até a trepadeira clêmatis, do fruto da esquisandra à trepadeira kudzu. Aqui em San Diego, eu consegui catalogar 86 ervas chinesas que crescem em meio à flora do jardim zoológico! Muitas outras ervas chinesas serão cultivadas localmente com o passar do tempo e à medida que a demanda aumentar. Companhias como High Falls Gardens já estão disponibilizando fitoterápicos chineses frescos, vivos e orgânicos; eu espero que essa tendência continue.

Embora outros livros tenham tentado lidar com o assunto das ervas ocidentais de acordo com critérios chineses, o trabalho de Thomas é o mais completo. Como domina as tradições herbóreas ocidental e chinesa, Thomas foi bem-sucedido nas referências cruzadas de ervas ocidentais com fontes chinesas, quando possível; sua terminologia e descrições são claras e concisas, sem pontos vagos desnecessários. Ele inspirou e reacendeu meu próprio interesse pela procura de ervas em Taos, no Novo México, e nas montanhas e desfiladeiros da Califórnia. Espero que este livro atraia um público leitor numeroso e obtenha grande sucesso. Ele é um início necessário para uma jornada que todos devemos realizar, visando ao futuro da medicina chinesa no Ocidente.

Z'ev Rosenberg, L.Ac.
Chefe do Departamento
de Medicina Herbórea
Pacific College of Oriental Medicine,
San Diego, Califórnia

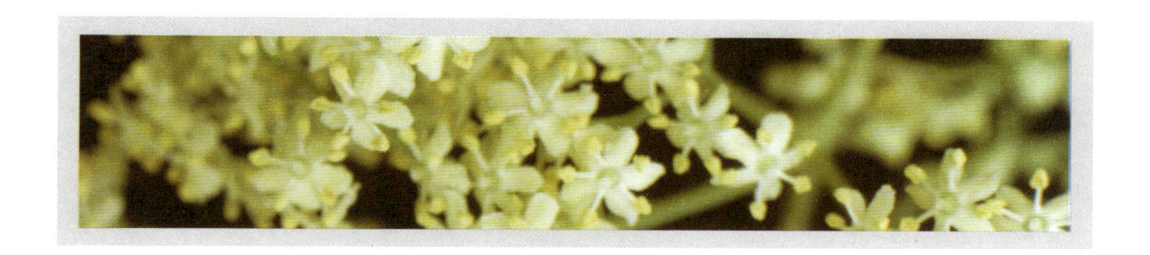

PRÓLOGO

A utilização de ervas ocidentais dentro do paradigma da medicina tradicional chinesa é um tema controverso, mas acredito que importante. O caminho que percorri, primeiro como estudante e, mais tarde, como terapeuta e professor, me proporcionou um conhecimento único sobre ervas, o qual me convenceu de que há um grande valor em tentar integrar a percepção e a sabedoria de duas grandes tradições herbóreas. A força motivadora fundamental por trás desse trabalho é, na verdade, um desejo de redefinir o conhecimento de plantas que apresentei aqui. Usei as ideias e o conhecimento sobre as propriedades de cura dessas plantas, obtidos com a tradição herbórea ocidental, para me guiar quanto ao seu uso, e a sabedoria do paradigma médico chinês como a estrutura na qual o conhecimento herbóreo ocidental foi redefinido. Portanto, a expressão do trabalho neste livro é, em parte, uma integração ou fusão de Oriente com Ocidente. Entretanto, eu prefiro considerá-la mais como uma maneira alternativa de ver grande parte das mesmas informações sobre cura pelas ervas. Chamo a atenção do leitor para o fato de que alguns dos dados clínicos provêm de minha própria experiência ou da experiência de meus colegas. Os nossos dados podem diferir, em certo grau, dos da literatura especializada hoje existente.

Durante os meus primeiros anos de estudo com fitoterápicos, ingeri muitas ervas e até mesmo as ofereci a amigos. Lembro-me de uma ocasião em que tentei dar a dois amigos chá de marrúbio. Eles tinham voltado de uma viagem e estavam tossindo muito.

O chá era amargo e eles não queriam tomá-lo, mas eu lhes assegurei (confiando nos resultados) que aquele chá os ajudaria. E, de forma mágica, ajudou!

Quando decidi levar a medicina herbórea mais a sério encontrei essas mesmas ervas novamente, além de muitas outras. Meus principais professores foram Michael Tierra, L.Ac., OMD, e Christopher Hobbs, L.Ac. Com seu grande amor pelas plantas nativas do oeste dos Estados Unidos e pelo restante da matéria médica ocidental, Christopher Hobbs me inspirou a aprender botânica de campo e a estudar ervas ocidentais, sobretudo plantas nativas. Ele instilou em mim o amor pelas plantas, do ponto de vista do botânico médico, e eu não teria como lhe agradecer o suficiente. Essa é uma forma de estar intimamente ligado com as plantas e de compreendê-las de uma maneira que só é possível enquanto elas estão vivas e crescendo na natureza.

Ao mesmo tempo, eu estava aprendendo, pela primeira vez, a teoria médica chinesa. Embora eu tivesse estudado artes marciais e estivesse consciente de algumas das ideias espirituais asiáticas básicas, a nova linguagem da medicina chinesa me intrigava. Meu professor nessa área foi Michael Tierra, o qual inspirou em mim o fascínio pelo herborismo clínico. Felizmente, para mim, ele também tem raízes profundas no herborismo e na matéria médica do Ocidente.

Passei os três anos seguintes tentando compreender o que esses dois homens admiráveis ensinavam, enquanto completava o programa sobre ervas na American School of Herbalism. Durante dois anos trabalhei com Michael na East West Clinic, aprendendo a praticar a medicina chinesa de acordo com o seu estilo eclético, o qual inclui o uso de ervas ocidentais. Depois de mais de dois anos de clínica particular, eu continuei os meus estudos para obter o grau de mestre em medicina oriental, nesse meio-tempo, lecionando, desenvolvendo e praticando o material apresentado neste livro.

Espero que, com este livro, eu possa fazer jus aos ensinamentos que recebi de Michael e de Christopher, assim como de muitas outras pessoas ao longo do caminho. Pelo desenvolvimento dessas ideias e ao trazer a você, leitor, a primeira apresentação de ervas ocidentais na linguagem familiar e no formato das matérias médicas chinesas, expresso meu agradecimento a todos que me apoiaram e me ensinaram durante a jornada. Possa cada um dos leitores deste livro encontrar nele uma joia preciosa que lhe permita ajudar a aliviar o sofrimento humano.

Para me contatar, pesquisar recursos herbóreos ou ver
uma extensa coleção de fotografias de plantas medicinais, por favor visite
o meu website:
www.sourcepointherbs.org
THOMAS AVERY GARRAN

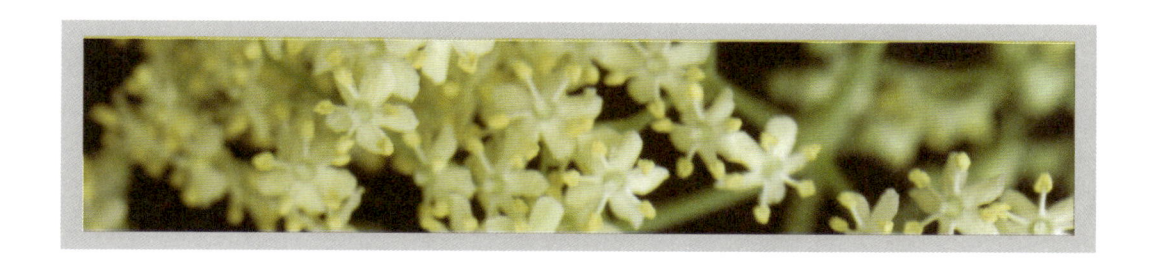

AGRADECIMENTOS

Muitas pessoas me apoiaram no trabalho rigoroso que foi necessário para a elaboração deste livro, e de muitas maneiras. Todas elas foram mestres para mim, mas eu gostaria de reconhecer a ajuda de algumas, com quem estudei intensivamente. Michael Tierra, Christopher Hobbs, Z'ev Rosenberg e Bob Damone: vocês foram os que mais me influenciaram entre aqueles a quem chamo de mestres. Barbara Nigel, por ser a primeira pessoa a me pôr em contato com as artes marciais e a sabedoria chinesas, bem como por ter me ensinado o valor delas, obrigado.

Fui abençoado com algumas pessoas especiais em minha vida, as quais posso chamar de colegas e amigos. Muitos de vocês me ajudaram em vários estágios deste trabalho, com leituras e sugestões. Ben Zappin, David Winston, Bill Schoenbart e Paul Bergner, tenho uma dívida de gratidão para com vocês. Garth Reynolds e Tommy Lee, agradeço o trabalho que fizeram quanto a uma grande parte da tradução que consta do livro – vocês tornaram a vida um pouco mais fácil. Embora muitos tenham me ajudado ao longo do caminho, todos e quaisquer erros que possam ser encontrados neste texto foram cometidos por mim, e eu assumo inteira responsabilidade por eles.

Agradeço a Richo e Mache Cech da Horizon Herbs pela permissão para tirar muitas das fotografias publicadas no livro.

Sou especialmente grato aos meus pacientes. Foi uma honra caminhar com vocês enquanto trabalhávamos juntos. Agradeço também a todos os alunos que tive no decorrer dos anos, os quais prestavam atenção quando eu divagava e me faziam perguntas para as quais eu não tinha respostas. E *Mahalo* (gratidão no idioma dos havaianos) a La'akea, por toda a ajuda durante as etapas finais de redação deste livro.

Aos bons amigos da Inner Traditions – Bear & Company, um agradecimento muito especial. De Jon Graham, que primeiro percebeu o valor do trabalho e me orientou nos estágios preliminares; a Jeanie Levitan, que lidou com o projeto todo; a Laura Schlivek, cuja capacidade de perceber detalhes colocou em foco todo o meu sangue, suor e lágrimas; a Evelyn Leigh, que se ocupou de parte do trabalho mais cansativo do projeto e me fez algumas das perguntas mais interessantes; a Peri Champine, que teve paciência com as minhas dificuldades em relação à arte e, apesar de tudo, criou um excelente produto; a Jon Desautels, que desenhou a parte interna; e a todos os demais heróis não mencionados, minha sincera gratidão. Sem vocês, este livro ainda seria um conjunto de arquivos em meu computador.

Por fim, fora do mundo das plantas e das publicações, agradeço a todos que me ajudaram e me apoiaram de várias maneiras através dos anos: à mãe de minhas lindas filhas, Julie Maloney; ao meu irmão mais novo, Steve Garran; ao meu pai e à minha mãe, Tam e Sheila Garran; e, acima de tudo, às dádivas mais especiais que qualquer pessoa poderia pedir, minhas duas filhas, Aralia e Mara. A todos vocês, obrigado.

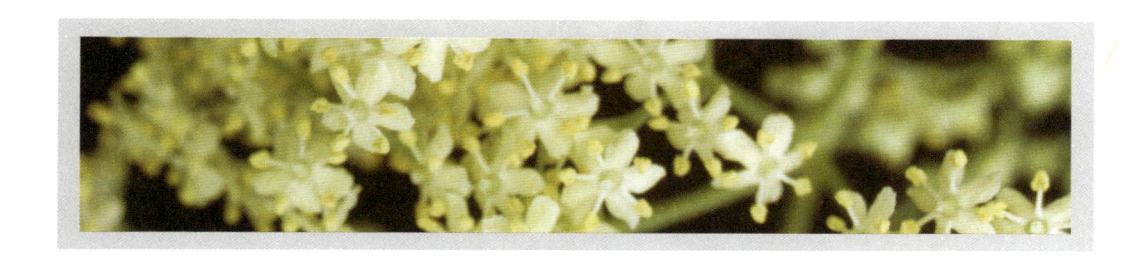

INTRODUÇÃO

Nos [ou na prescrição de] medicamentos, torna-se vital não a variedade, mas a escolha daquilo que é eficaz.

LIU YI-REN,
THE HEART TRANSMISSION OF MEDICINE

A classificação de ervas ocidentais dentro do sistema médico chinês não é tarefa fácil, e eu ofereço este livro como ponto de partida para uma compreensão mais clara da maneira pela qual as ervas do Ocidente podem ser classificadas, segundo o paradigma médico chinês. A forma como a medicina chinesa encara as plantas é muito diferente da nossa, sendo, como ocorreria com qualquer outra cultura do mundo, por inteira baseada na visão de mundo da cultura chinesa, a qual, simplesmente, é diferente do modelo ocidental.

Os conceitos básicos de *qì* e *yīn-yáng* são os elementos usados para elaborar um sistema completo de medicina. Esses elementos contêm as ideias fundamentais que governam o modo como os herboristas chineses compreendem as plantas medicinais. Tentei cultivar a compreensão dentro de mim mesmo, para que eu pudesse fazer justiça a um trabalho do tipo apresentado neste livro. Obrigado por se juntarem a mim neste caminho.

Fui motivado a assumir o desafio de criar um trabalho como este porque senti necessidade dele em minha própria prática profissional. Comecei a anotar coisas que me ajudariam a organizar o material para mim mesmo; não passou muito tempo até eu perceber que um livro estava se formando. É claro que também fui significativamente influenciado pelos meus professores, um dos quais é Michael Tierra, autor do livro *Planetary Herbology*, e o primeiro a se dedicar a esse tipo de trabalho. Portanto, o que tentei fazer ao escrever este livro não é algo novo; a medicina chinesa já absorveu muitas ervas, originárias do mundo todo, em seu próprio sistema. As plantas são criadas da mesma forma aos olhos da natureza. Foi a consciência disso que permitiu aos monges taoistas e aos mestres herboristas a avaliação e a classificação de cada planta, de acordo com os princípios das teorias médicas chinesas.

Escrevi este livro principalmente como um trabalho de referência para os que praticam a medicina chinesa. Aqueles que quiserem incorporar ervas ocidentais em sua prática profissional vão achá-lo útil. O livro também poderá servir como referência para os profissionais da medicina chinesa cujos pacientes estejam ingerindo ervas ocidentais. Explico a expressão "erva ocidental" como ela é usada no livro: trata-se de um conceito amplo que vou discutir com mais detalhes no momento adequado; de um modo geral, uma erva ocidental é qualquer planta medicinal usada na tradição herbórea ocidental que não seja de origem asiática.

As ervas descritas neste texto são as que eu emprego regularmente em minha prática clínica. A maioria delas é usada com frequência e é fácil de encontrar. Entretanto, também incluí no livro plantas medicinais utilizadas com menos frequência, nativas do oeste norte-americano: estas refletem a região na qual trabalho e representam uma importante contribuição ao presente texto. Pesquisas, embora sejam importantes, não conseguem compensar a falta de experiência prática. Por isso, todo o material apresentado neste livro tem por base a minha própria experiência clínica. Em alguns casos, o estímulo para o desenvolvimento de uma ideia foi fornecido por outro profissional ou professor, mas você não vai encontrar nada dentro das páginas do livro que eu não tenha observado em meu próprio trabalho com os pacientes.

Através da história, a medicina chinesa tem passado por muitas transformações, a maior parte delas reflexo dos tempos. Essas transformações moldaram a medicina tradicional chinesa, tornando-a um dos sistemas mais abrangentes do planeta. O mundo ocidental vem ingerindo pequenas porções da medicina chinesa nas últimas décadas; e só agora começou a digeri-las. O movimento na direção do Ocidente causou uma nova transformação na prática da medicina chinesa. Essa renovação tem grande potencial, mas precisamos ter cautela. Como aqueles que vieram antes de nós, devemos permanecer fiéis às origens da medicina chinesa. A natureza desse sistema em evolução exige uma aguda compreensão dos princípios clássicos e de como estes se relacionam com a medicina atual. Pela primeira vez na história, muitas pessoas estão observando a medicina chinesa de uma perspectiva nova e não convencional, a partir de experiências culturais e pontos de referência diferentes. À medida que o Ocidente passa a adotar a medicina chinesa, torna-se essencial que nós guiemos a transformação da medicina.

Vejo o meu trabalho como uma continuação e evolução das ideias analisadas em *Planetary Herbology*, de Michael Tierra, até certo ponto em *The Energetics of Western Herbs*, de Peter Holmes, e em *Botanical*

Medicine, de Dan Kenner e Yves Requena. *Planetary Herbology* nos permitiu ter um vislumbre da classificação chinesa básica de muitas das ervas ocidentais. Acredito que Michael Tierra tenha aberto as portas para aquela que é, possivelmente, a maior transformação dentro da matéria médica da medicina chinesa contemporânea, pelo menos no Ocidente. *The Energetics of Western Herbs*, embora seja, de muitas maneiras, um trabalho erudito, com frequência confunde o leitor, uma vez que Holmes tenta de maneira destemida ressuscitar o sistema energético da Grécia antiga, combinando-o com princípios da medicina chinesa.* Entretanto, em vez de proporcionar ao leitor uma visão da energética chinesa das ervas ocidentais, a realidade é que Holmes criou um sistema inteiramente novo. *Botanical Medicine* se propõe classificar as ervas ocidentais utilizando um modelo de Cinco Fases; embora seja um excelente livro, não oferece ao profissional envolvido com medicina herbórea chinesa um grande volume de material com o qual trabalhar. Por fim, a mais recente adição à coleção é o tomo de Jeremy Ross, *Combining Western Herbs in Chinese Medicine* – um livro que, no final, faz o terapeuta ficar imaginando como adequar à sua prática profissional os medicamentos apresentados.

Nenhum desses textos é fiel a qualquer um dos sistemas, e eu acredito que esta seja uma das diferenças pelas quais o meu trabalho se distingue. No livro, eu fiz o máximo que pude para permanecer dentro dos limites do paradigma da medicina chinesa, para explicar tanto as ervas quanto o corpo humano. Você encontrará somente raras menções à biomedicina ocidental. Além disso, tentei seguir a terminologia apresentada por Nigel Wiseman e Feng Ye em seu livro *A Practical Dictionary of Chinese Medicine*. Mas é quase impossível descrever por completo a importância dessa terminologia. Espero que as pessoas que não estiverem familiarizadas com o trabalho de Wiseman e Feng encontrem uma oportunidade de analisar com atenção um vocabulário que, em minha opinião, poderia servir como um padrão muito útil, o qual poderíamos consultar para esclarecer o significado de termos chineses que foram traduzidos para o inglês. As palavras da língua inglesa escolhidas por Wiseman e Feng algumas vezes parecem sucintas ou vagas. Contudo, as palavras foram escolhidas para melhor se aproximar do termo chinês efetivo, uma tarefa de extrema dificuldade.

O tópico é bastante controverso, e uma breve explicação se faz necessária para descrever o raciocínio por trás de minha decisão de usar a terminologia de Wiseman e Feng. A transferência de conhecimento de uma cultura para outra é um processo árduo. Uma compreensão clara dos termos usados pela cultura da qual o material provém é essencial para facilitar esse processo.

---

* O leitor encontrará no primeiro volume do livro *The Energetics of Western Herbs*, de Peter Holmes, uma excelente descrição do antigo sistema de energia usado por herboristas ocidentais e de como ele se compara ao sistema chinês.

Para melhorar a transferência de conhecimento, *A Practical Dictionary of Chinese Medicine* procura definir um conjunto-padrão de termos. Isso não quer dizer que *todos* os médicos chineses usam *todos* os termos exatamente da mesma maneira. Entretanto, quando se tem um padrão, existe um ponto de partida. Se alguém precisar se desviar do padrão ao transferir conhecimento, simplesmente deverá perceber que está fazendo isso e definir a diferença; o leitor, nesse caso, será capaz de compreender com facilidade o material em questão. Quando escrevi este livro, apliquei a terminologia-padrão de Wiseman e Feng, de maneira que não houvesse dúvidas sobre o que eu estava descrevendo. Todos os termos relacionados com a medicina chinesa empregados neste livro podem ser encontrados em *A Practical Dictionary of Chinese Medicine*.

Muitos terapeutas ocidentais participaram de um treinamento sobre as artes da cura antes de iniciarem os estudos no campo da medicina chinesa. Alguns têm em seu currículo estudos biomédicos modernos, enquanto outros se baseiam num estilo de cura tradicional; um grande número desses estilos inclui o uso de ervas. Aqueles que tiveram um treinamento herbóreo ocidental prévio, seja qual for o estilo, acham que usar ervas da China representa, em parte, um distanciamento de suas raízes, como terapeutas tradicionais. Numerosos herboristas ocidentais são ensinados a usar plantas de sua biorregião ou até mesmo de seus próprios jardins. Para praticantes ocidentais da medicina herbórea chinesa, as ervas vêm de muito longe; em geral nós não sentimos uma ligação com as plantas como entidades vivas. Embora essa última questão possa não ser particularmente pertinente à prática da medicina herbórea chinesa, em geral ela é importante para o herborista ocidental qualificado.

Como herborista cuja experiência está ligada à prática ocidental tradicional – e que hoje pratica principalmente a medicina chinesa – acredito que a incorporação de ervas ocidentais ao processo será essencial para a evolução da medicina chinesa, em particular no Ocidente (América do Norte e Europa). Para o profissional norte-americano ou europeu, a compreensão de como os remédios ocidentais atuam dentro do paradigma médico chinês é importante por diversas razões. Primeiro, é essencial dispor de um ponto de referência ao avaliar um paciente que possa estar tomando medicamentos ocidentais. Segundo, a expansão da matéria médica, que busca incluir plantas não somente nativas do local, mas que também estão quase sempre disponíveis como matéria-prima limpa e de alta qualidade – com frequência encontradas na natureza ou cultivadas de forma orgânica –, não pode ser negligenciada. O conhecimento de plantas de outras partes do mundo também pode ajudar os terapeutas a atender melhor os pacientes. Mais não significa necessariamente melhor, porém a variedade nos dá a oportunidade de escolher o medicamento mais adequado possível. Em *The Heart Transmission of Medicine*, Liu Yi-ren afirma:

> A sutileza ao se prescrever medicamentos é semelhante a de se comandar um exército. O aspecto decisivo não é a quantidade de tropas, mas sim conseguir delas a ação mais eficiente possível. Nos [ou na prescrição de] medicamentos, torna-se vital não a variedade, mas a escolha daquilo que é eficaz.[1]

Ele continua, descrevendo 146 remédios de ervas; e faz uma afirmação a respeito de cada um deles, atribuindo uma qualidade única a cada medicamento. Seu excelente texto, que foi traduzido para o inglês pela Blue Poppy Press, não somente soma variedade à nossa matéria médica, mas também, o que é mais importante, acrescenta plantas que têm empregos muito específicos, o que permite a nós, terapeutas, aplicar ao máximo a afirmação de Liu Yi-ren.

Em geral, os pacientes vêm à clínica para perguntar a respeito de produtos de ervas, com frequência fitoterápicos ocidentais, que eles compraram ou viram anunciados. É imperativo conhecer esses medicamentos de acordo com o paradigma chinês. Como você vai avaliar um paciente que esteja tomando ervas ocidentais? Se ele estiver fazendo uso da fórmula *Jade Windscreen* (*yù píng fēng sān*) ou simplesmente de *huang qí* (*Astragalus membranaceus*), você vai compreender como essas ervas podem afetar sua saúde e inserir essa informação no diagnóstico e tratamento. Além disso, você se sentiria à vontade para esclarecer o paciente quanto aos possíveis benefícios ou riscos relacionados ao uso dessas ou de quaisquer outras ervas ou fórmulas chinesas. Uma das funções deste livro é lhe dar assistência no que se refere a essas importantes questões em sua prática clínica.

Para aqueles que vivem no Ocidente (América do Norte ou Europa), existem muitas outras boas razões para utilizar plantas ocidentais. É provável que o mais importante seja a conservação de recursos. As ervas ocidentais empregadas nos Estados Unidos, em sua maioria, são nativas da América do Norte ou são ervas europeias, agora aclimatadas ou cultivadas aqui. O mesmo é válido para a Europa, onde algumas ervas nativas norte-americanas são cultivadas. Isso não significa que ervas da China ou de qualquer outro lugar sejam inferiores. Entretanto, acredito que a maior parte das ervas ocidentais cultivadas organicamente é superior, em qualidade, à maioria das ervas chinesas. Há uma rica matéria médica em seu quintal. Nem sempre é fácil obter ervas de lugares distantes, e é certo que elas não estão ficando mais acessíveis quanto ao preço. Além disso, é necessária uma enorme quantidade de recursos para transportar ervas ao redor do mundo.

Como praticantes, estamos sempre procurando respostas para questões clínicas. A essência da arte do herborismo clínico é o conhecimento dos remédios a serem utilizados numa determinada situação, e em que combinação. Este livro oferece mais ferramentas para o arsenal do terapeuta. As plantas que escolhi para incluir neste trabalho não foram selecionadas ao acaso. Ao contrário, elas são um grupo de ervas da matéria médica ocidental que, acredito, acrescentará um significado específico à já ampla matéria médica da medicina chinesa. Espero que meu trabalho represente um impulso para o aprofundamento da tradição da medicina herbórea chinesa.

COMO USAR ESTE LIVRO

Este livro foi dividido em duas partes. A primeira explica a metodologia que utilizei para incorporar ervas ocidentais à medicina chinesa. Além disso, faz uma breve introdução a algumas técnicas essenciais de preparação de medicamentos.

Minha metodologia para integrar ervas de fora da matéria médica chinesa é semelhante a um processo em evolução. Fiz o melhor que pude para expor de maneira lógica o método que usei, e o ofereço como modelo para aqueles que queiram se envolver num projeto desse tipo. Embora os meus métodos tenham sido úteis para me orientar, eu não espero necessariamente que outras pessoas os sigam como dogma. Para aqueles que desejarem usar o meu trabalho como modelo (ou não), estou sempre aberto ao diálogo e disposto a considerar maneiras de melhorar o processo.

A seção deste livro dedicada ao preparo dos medicamentos traz informações resumidas e gerais, com o objetivo de familiarizar o leitor com os tipos de produtos mencionados no texto. A descrição do preparo de remédios não tem o propósito de ser exaustiva nem de servir como manual para ensinar as técnicas envolvidas na produção de remédios de plantas. Meu objetivo fundamental foi proporcionar informações breves, mas úteis, para aqueles profissionais que atuam no campo da medicina chinesa no Ocidente, os quais em geral não são treinados o suficiente nesse aspecto da medicina herbórea.

A segunda parte do livro é composta da matéria médica e foi organizada de acordo com as principais categorias usadas na matéria médica chinesa. Relacionei as plantas na ordem de frequência com a qual as utilizo. Essa ordem é um tanto arbitrária e não estática; portanto, não a considere como definitiva. As minhas escolhas são baseadas sobretudo em minhas preferências pessoais, o que não deve levar o leitor a inferir que qualquer planta seja necessariamente mais importante do que outra. Alguns podem descobrir que preferem algumas plantas e não outras; assim, a ordem seria diferente para essas pessoas.

O texto referente às ervas incluídas em cada uma das categorias foi elaborado como se segue:

Nome da planta: as seções têm como título o nome popular da erva em português. A seguir, foram relacionados vários nomes da planta, incluindo o científico binomial (latim) e a família, o nome farmacêutico em latim e outros nomes populares (em chinês e em português, conforme o caso). Para as pessoas que não estão familiarizadas com os nomes farmacêuticos em latim, segue uma breve explicação. O nome farmacêutico em latim se baseia no nome científico da planta (binomial em latim), usado em botânica, com algumas modificações na grafia (final da palavra), de acordo com as regras da língua latina. Além disso, uma palavra é acrescentada para denotar a parte da planta usada com propósito medicinal. Essas palavras incluem *radix* (raiz), *rhizoma* (rizoma), *flos* (flor), *folium* (folha), *semen* (semente) e *planta* (a planta toda). Para ilustrar, o nome farmacêutico da valeriana em latim (*Valeriana officinalis*), rizoma e raiz, é Valerianae Officinali rhizoma et radix.

Sabor e *qì*: esta seção descreve o sabor e o *qì* que atribuí à erva. As designações devem ser usadas como guias, para ajudá-lo a compreender a maneira de empregar a planta numa situação clínica. Mais uma vez, as minhas designações não devem ser consideradas absolutas. Quando se examina as diferentes matérias médicas da medicina chinesa, pode-se encontrar um grande número de variações. Presumo que, enquanto alguns leitores vão concordar com as minhas escolhas, outros vão discordar de mim em alguns pontos; outros, ainda, encontrarão poucos pontos de concordância. Em última análise, isso não tem uma importância crucial e não trará consequências ao contexto principal do trabalho aqui apresentado. O fato de uma planta ser quente ou morna pode gerar controvérsias, mas no final, essa é uma questão mais teórica do que prática. Consulte o segmento que trata de sabor e *qì*, sob o título "A Elaboração e o Uso de uma Matéria Médica", para encontrar mais informações a respeito dessas propriedades.

Meridianos nos quais atua: nesta seção você encontrará os principais canais de energia, da maneira como os atribuí, de acordo com a medicina chinesa. Aqui, novamente, alguns poderão questionar essas classificações, mas o tópico provoca polêmica até mesmo nas matérias médicas julgadas como padrão. Além disso, a atribuição de canais a medicamentos é, em si, questionável e de utilidade limitada. Ofereço essas especificações como um ponto de partida para profissionais que aplicam esse conhecimento como parte de sua própria prática terapêutica.

Ações: esta seção focaliza as ações biomédicas, fisiológicas e herbóreas ocidentais tradicionais da planta, oferecendo um conhecimento ocidental (geralmente científico) sobre como a erva atua. As fontes da maior parte dessas informações são as mais recentes possíveis; este é um dos únicos lugares no texto do livro em que você encontrará descrições biomédicas das propriedades das plantas.

Funções e indicações: aqui apresentei as funções da erva de uma perspectiva médica chinesa mais ou menos estrita. De forma proposital, omiti qualquer referência às ações biomédicas nessa parte da apresentação. As indicações aqui incluídas são as tradicionais, com poucas exceções. Estas ocorreram quando descobri que o medicamento era útil para outras doenças, depois de analisá-lo do ponto de vista da medicina chinesa, ou quando adotei aplicações específicas, que me foram transmitidas por professores ou colegas. Por isso, alguns dos usos mencionados neste livro são "novos" (em outras palavras, não são encontrados nos livros tradicionais). Nota a respeito da terminologia: os pacientes, em geral, vêm à clínica após um diagnóstico alopático, porém eu, muitas vezes, uso os termos "concreções e conglomerações" para me referir a massas não palpáveis, tais como fibroides, cistos ovarianos e outras semelhantes. Há aí uma certa divergência em relação ao uso tradicional desses termos. Entretanto, acredito não haver outra maneira – que faça sentido clínico – de descrever essas doenças em termos da medicina chinesa.

Precauções: quaisquer advertências relevantes são apresentadas neste tópico, tanto da perspectiva chinesa quanto da biomédica.

Dosagem e preparo: aqui, apresento dosagens relativas aos métodos mais comuns de preparo de cada erva. Uma vez que as tinturas são bastante populares no Ocidente e comumente usadas na herbática clínica ocidental, todas as entradas referentes às ervas trazem dosagens de tinturas. Também incluí uma descrição da aparência, odor e gosto que matérias vegetais dessecadas de boa qualidade deveriam ter ao chegar à sua clínica. Isso pode variar bastante, dependendo de seu fornecedor e de como este prepara as ervas. Nesta seção incluí, ainda, *páo zhì* para algumas das ervas. Com esse uso estrito da expressão *páo zhì*, estou me referindo a preparados como alcaçuz tostado em mistura de mel, rehmannia cozida no vapor e assim por diante.

Principais combinações: esta parte de cada tópico sobre uma erva em particular fornece sugestões de como combiná-la com outras ervas ocidentais, ervas chinesas ou fórmulas chinesas, com o objetivo de tratar doenças específicas. Esta seção é muito importante por duas razões. Primeiro, ela nos mostra como terapeutas antes de nós combinavam as ervas; muitas das combinações de ervas ocidentais são encontradas na literatura tradicional. Segundo, ela oferece maneiras de combinar ervas ocidentais com ervas e fórmulas chinesas. Essas são combinações que descobri serem úteis na prática clínica.

Comentário: nesta seção você vai encontrar uma ampla gama de informações, desde dados sobre o uso histórico da erva pelos índios norte-americanos, pelos primeiros médicos norte-americanos, antigos herbolários e terapeutas europeus, até observações particulares a respeito da planta em questão. Notas botânicas, indicações biomédicas específicas, citações em farmacopeias oficiais e questões de sustentabilidade também foram abordadas aqui.

Tradução do material de pesquisa: esta seção, encontrada em algumas das apresentações, é uma tradução do material disponível sobre a mesma espécie ou espécies relacionadas, utilizadas na medicina chinesa. Todo esse material foi extraído do *Grand Dictionary of Chinese Medicinals*, 13ª edição (*Zhōng Yào Dá Cí Diǎn*). Meu propósito, ao incluir essas informações, foi lhe dar uma ideia a respeito do que os autores chineses disseram sobre os medicamentos e lhe permitir comparar esses dados com aquilo que apresentei. Toda a tradução foi feita depois de eu ter escrito o livro, uma vez que não tive acesso ao material antes de escrevê-lo. Por isso, o conjunto de informações traduzidas não teve um efeito significativo sobre os dados que apresentei. Algumas vezes essas informações confirmam o que escrevi; outras vezes, não.

Além do Corpo Principal do Texto

O Apêndice I inclui breves descrições de ervas que crescem no Ocidente e são análogas às ervas chinesas comumente usadas ou, em alguns casos, são a mesma espécie. Embora muitas dessas plantas não estejam disponíveis no mercado, pelo fato de não serem usadas na medicina herbórea ocidental, a referência é valiosa para qualquer pessoa que deseje expandir seu conhecimento e utilizar plantas que crescem em sua região.

Os Apêndices II e III oferecem referências cruzadas, em formato de tabela, dos nomes em latim, populares e, quando possível, chineses das plantas medicinais discutidas neste livro.

O Apêndice IV contém um glossário de termos importantes para a compreensão do material abordado no texto. Todos os termos que pertencem à medicina chinesa foram tirados de *A Practical Dictionary of Chinese Medicine*, de Nigel Wiseman e Feng Ye.

PARTE UM

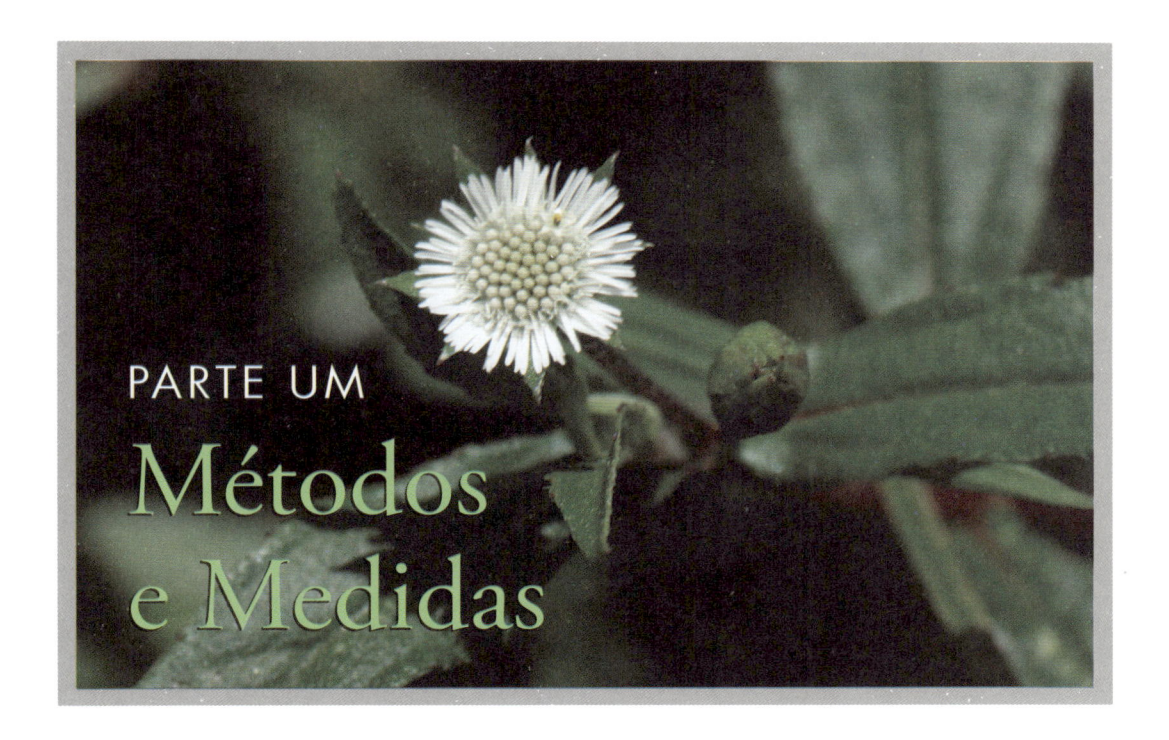

Métodos e Medidas

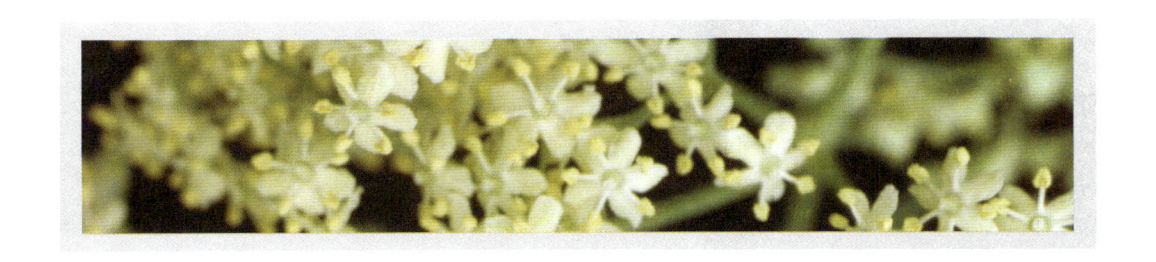

AS ERVAS OCIDENTAIS DA PERSPECTIVA MÉDICA CHINESA

Uma das vantagens da matéria médica da medicina chinesa em relação à matéria médica ocidental é o fato de ela representar a conclusão de milhares de anos de dados clínicos. No Ocidente, grande parte de nosso conhecimento sobre ervas está entremeado de amplos intervalos de tempo, durante os quais as informações não foram transmitidas ou linhas inteiras de conhecimento foram rompidas. Considere a tradição nativa norte-americana e o pouco que se sabe acerca de como essas pessoas usavam plantas, ou pense sobre o sistema dos quatro humores da medicina ocidental-árabe. No correr do tempo, por disporem de uma corrente contínua e ininterrupta de médicos que utilizavam muitas das mesmas ervas, os chineses conseguiram elaborar e registrar uma matéria médica ampla e específica, baseada num sistema médico em constante evolução. Embora a medicina chinesa tenha mudado através dos anos, as teorias básicas permaneceram relativamente idênticas com o passar dos milênios. Tendo esclarecido esse ponto, é importante lembrar que também existe uma extensa literatura relacionada com o uso de ervas no Ocidente; em razão do atual ressurgimento da popularidade das ervas, indubitavelmente surgirão mais documentos a esse respeito.

De maneira geral, muitas matérias médicas escritas no Ocidente, sobretudo as mais conhecidas, são a reprodução de um trabalho realizado no passado. Além disso, as teorias da biomedicina ocidental se encontram em constante transformação; aquilo que é verdadeiro hoje poderá ser inteiramente falso amanhã. Estou convencido de que a duplicação de matérias médicas também ocorreu na medicina chinesa; contudo, em vez de se tornarem mais gerais, como algumas das matérias médicas (populares) ocidentais, as matérias médicas chinesas se tornaram mais específicas. No Ocidente, trabalhos como *Specific Medication*, de Scudder, mostram o quanto a medicina herbórea ocidental pode ser específica. Entretanto, muitas das matérias médicas ocidentais mais populares são escritas de acordo com generalidades. Por exemplo, se você procurar o termo "tosse" na maior parte das matérias médicas do Ocidente, encontrará uma relação de muitas ervas que são úteis no tratamento da tosse, havendo uma pequena diferenciação entre as diversas ervas ou os tipos distintos de tosse para os quais elas poderão ser indicadas. Existem algumas matérias médicas de boa qualidade (mas poucos conhecidas), orientadas por profissionais, que evitam esse padrão. Contudo, em comparação com a medicina herbórea ocidental, a matéria médica chinesa possui aproximadamente o mesmo número de ervas catalogadas para tosse, mas estas são divididas em categorias, de acordo com o tipo de tosse a ser tratado, uma evidente vantagem para o profissional médico.

Outra diferença entre as matérias médicas chinesa e ocidental é a ênfase muito maior da medicina chinesa no uso de fórmulas e combinações (polifarmácia); as antigas fórmulas do herborismo ocidental são raramente usadas. Esse fato pode estar relacionado com a história fragmentada da medicina herbórea do Ocidente.* Na medicina chinesa, em que algumas das mesmas fórmulas, escritas há dois mil anos, ainda são usadas e discutidas hoje, a ideia da formulação e das combinações de ervas é fundamental para a sua prática.

A expressão "erva ocidental", usada neste livro, tem um significado amplo. A maioria dessas ervas é nativa da Europa, do Oriente Médio e da América do Norte. Outras, comumente utilizadas, vêm da África, da América do Sul e do sul do Pacífico. Muitas plantas da Ásia também foram incorporadas a vários sistemas fitoterápicos do Ocidente. O comércio de ervas e especiarias entre a Ásia e a Europa remonta ao início da Era Cristã. Ervas como gengibre, cardamomo e canela estão entre as primeiras levadas a algumas partes da Europa. Já em 65 d.C. havia uma quantidade suficiente de canela em Roma para o funeral da esposa de Nero, Popeia, que teve um ano de duração.

Do mesmo modo, várias ervas usadas na medicina chinesa são originárias de outras partes do mundo. Já no século VII, ervas como olíbano, mirra, sangue de dragão e raiz de costus (aucklandia) vinham do Oriente Médio.[1] Em 667 d.C. missionários cristãos de Daqin traziam ópio da Europa.[2] Entre os séculos V e XIII houve um comércio intenso entre a China e outros países asiáticos, os primeiros dos quais foram a

---

* Recomendo a leitura do livro *Green Pharmacy*, de Barbara Griggs, que contém um excelente relato da história da medicina herbórea no Ocidente.

Índia e o Vietnã. Deste provinham: coix, aquilária, cravo-da-índia, fruto de amomum, fruto de erva-doce, pimenta-do-reino, pimenta longa, alpínia, fruto da alpínia, zedoária, casca de eritrina, canela em pau, cúrcuma, sementes de melão-de-são-caetano (momordica), fruto de evódia, sapão (espécie de pau-brasil da malásia) e fruto de areca. Por fim, das Américas vinham ginseng norte-americano, estigma de milho, equinácea e talvez algumas outras. Certas ervas usadas na medicina chinesa crescem no Ocidente como plantas nativas, ervas daninhas não nativas ou cultivares, como glehnia, eclipta, cípero, flores de madressilva e agnocasto de folhas redondas.

Em uma aula a que assisti, o professor afirmou que as ervas chinesas devem ser mais fortes porque nós, em geral, usamos as primeiras 300 ou 400 ervas da matéria médica, entre cerca de 5 mil substâncias, e que a matéria médica ocidental representava "as melhores 50 ervas, de um total de 100 a 200". Estou certo de que a pessoa em questão simplesmente se enganou. Aqueles que estão familiarizados com a matéria médica chinesa sabem que a lista de 5 mil substâncias à qual o professor se referiu consiste em 15 a 20% de produtos animais e minerais. Além disso, o primeiro livro que procurei sobre ervas ocidentais, *Potter's New Cyclopaedia of Botanical Drugs and Preparations*, de R. C. Wren, aborda aproximadamente 550 medicamentos à base de plantas. Milhares de plantas que não foram mencionadas neste livro são usadas como agentes medicinais por terapeutas das Américas, da Europa e da Austrália. Na verdade, dezenas de milhares de plantas são utilizadas no mundo todo como remédios. É certo que algumas dessas plantas são mais fortes, melhores ou têm uma aplicação mais precisa em doenças específicas do que outras normalmente usadas. Entretanto, não há correlação entre potência e o país ou região na qual as ervas crescem. Em última análise, a seleção das ervas para tratar um padrão ou doença específica não deveria ser baseada em seu país de origem, mas em sua capacidade de tratar o paciente e aliviar o sofrimento.

A importância de uma terminologia clara para descrever as plantas medicinais e suas ações tem demonstrado ser uma questão séria na medicina herbórea ocidental através dos anos. Isso se evidencia no texto sobre a equinácea, que faz parte do *King's American Dispensatory*, publicado em 1899. O Professor King afirma:

> Aproxima-se com rapidez o dia em que termos classificatórios [nota do autor: por exemplo, antisséptico e alterativo] não terão lugar na medicina, uma vez que eles inadequadamente transmitem à nossa mente as possibilidades terapêuticas de nossas drogas. Isso vale sobretudo para termos como alterativo, estimulante, tônico etc. Se tivéssemos que descrever os benefícios da equinácea, a descrição seria mais ou menos assim: "Ela corrige o 'sangue ruim'; a degeneração mórbida dos fluidos corporais", mas essa descrição não consegue cobrir todo o campo de ação.

Aqui há uma semelhança notável com a maneira pela qual ideias sobre medicamentos são expressas na medicina chinesa. Em particular, isso é interessante porque o *King's American Dispensatory* é, sem dúvida, a matéria médica mais abrangente já escrita na história dos Estados Unidos.* Esse livro grandioso da literatura ocupa o lugar de epitáfio da medicina eclética (um importante sistema médico baseado em plantas que floresceu nos Estados Unidos a partir dos meados do século XIX até o início do século XX), ainda que ele tenha sido revisado pela última vez em 1898 – quarenta anos antes do fechamento da última faculdade de medicina eclética. Talvez os ecléticos tivessem se direcionado para uma compreensão mais eficaz da medicina herbórea. Infelizmente, em razão de vários fatores que contribuíram para o seu declínio na América do Norte, nunca saberemos ao certo.**

A ELABORAÇÃO E O USO DE UMA MATÉRIA MÉDICA

A criação de uma matéria médica de ervas ocidentais, usando-se a linguagem da medicina chinesa, não é uma tarefa fácil e é óbvio que não considero o presente trabalho absoluto. Entretanto, acredito fortemente que o material aqui contido representa um passo importante em direção a uma união entre as raízes do herborismo ocidental e a medicina chinesa. O velho provérbio inglês diz: "Dois juntos fazem o melhor possível."

Estudei muitas matérias médicas. As informações obtidas com esse estudo, combinadas com a experiência de meus professores, a minha própria experiência e a experiência de colegas constituem a base de meu ponto de vista sobre ervas em particular, contidas na matéria médica ocidental. Como sou um herborista treinado em medicina chinesa, a ideia de combinações (*duì yào*) é importante para mim; por isso, tento incorporar esse conceito às ervas ocidentais da forma mais detalhada possível. Muitas dessas combinações se originam de referências históricas. Uma vez que algumas das combinações são novas, admito ter menos dados sobre elas do que gostaria. Contudo, coloquei em prática tudo o que está descrito neste livro e descobri que as combinações funcionavam de modo satisfatório, caso contrário eu não as teria incluído.

Quando iniciei este trabalho, em primeiro lugar resumi o que havia aprendido com os meus professores e com a minha experiência clínica. Analisei prontuários de pacientes para ver como eu tinha usado ervas específicas para diagnósticos chineses específicos, determinando se o

---

* O Professor John King, um gigante da medicina eclética, é o autor original desse livro. Dois outros líderes do movimento eclético – Harvey Wicks Felter, M.D., e John Uri Lloyd, Phr.M., Ph.D. – realizaram a terceira e última revisão da 18ª edição.

** Para mais informações a respeito desses fatores, incluindo o mal-afamado Flexner Report, de 1910, sugiro com insistência a leitura de *Green Pharmacy*, de Barbara Griggs.

paciente havia ou não reagido da maneira como eu esperava. Esse processo foi difícil, porque uso a polifarmácia, e nem sempre foi fácil observar como uma erva isolada ou uma combinação de ervas afetava uma pessoa. Entretanto, depois de um estudo cuidadoso, padrões puderam ser identificados, e aquilo que no início era obscuro começou a se tornar claro.

O passo seguinte foi pesquisar como essas plantas têm sido usadas em seus sistemas nativos de medicina. Eu me inspirei fortemente no trabalho de médicos norte-americanos do século XIX e início do século XX, que faziam parte das escolas fisiomédica e eclética de medicina. Grande parte do meu conhecimento sobre a tradição herbórea no Ocidente se baseia no corpo de informações clinicamente fundamentadas que esses médicos reuniram. Em minha opinião, muitos dos textos europeus mais antigos são um tanto vagos e cansativos de estudar. Isso não quer dizer que deixei de me referir a alguns dos grandes herboristas clássicos, como Culpeper, Gerard, Parkinson, Dioscórides, Galeno e até mesmo Hipócrates; apenas, suas contribuições não correspondem à parte principal do material apresentado aqui. Isso contrasta de maneira marcante com a tradição da medicina chinesa, na qual os clássicos têm um peso significativo.

Ao abordar os cinco sabores e o $qì$ das ervas, considerei não somente o sabor real, como ele ocorre na boca, mas também a resposta fisiológica que cada uma das ervas produz no organismo. Conheço culinária, e a ideia de que o sabor de uma erva pode proporcionar um indício de sua ação fisiológica sempre me intrigou. No passado, quando estudava as ervas, eu passava horas infindáveis provando-as e tentando entender como os chineses chegaram aos sabores que atribuíram a cada uma delas. No início, eu em geral ficava confuso porque a minha boca não conseguia perceber os sabores relacionados nos textos. Depois, aprendi que gosto significa mais do que mero sabor na boca e que ele está mais relacionado com os efeitos na função fisiológica do que com qualquer outra coisa. Em outras palavras, para que um sabor em particular fosse atribuído a uma planta, esta teria que realizar a ação representativa daquele sabor. Ao compreender isso, fui capaz de treinar meu palato e meu corpo para experimentar os cinco sabores (e também o insípido ou neutro) da medicina chinesa. Essas ações são claramente delineadas em suas teorias: sabores picantes dispersam e movimentam; sabores doces suplementam, harmonizam e, algumas vezes, umedecem; sabores amargos drenam e secam; sabores azedos são adstringentes e interrompem ou impedem a perda de líquidos; os sabores salgados têm efeito laxante e suavizam; e ervas neutras e sem sabor lixiviam a umidade e são diuréticas.

Michael Tierra, Peter Holmes e Dan Kenner já realizaram um volume significativo de trabalho na atribuição dos cinco sabores a ervas do Ocidente; eu traduzi algumas fontes chinesas que descrevem os sabores, $qì$, ações e indicações de algumas das ervas encontradas no presente texto. Contudo, assumi a responsabilidade de decidir como eu atribuiria sabores e *qì* às ervas, com base em minha própria experiência clínica e em muitas horas de meditação, antes de fazer referência a qualquer outro trabalho. Isso me permitiu considerar cada erva de forma clara, sem influências externas; pude, então, me sentar e comparar as minhas ideias com os outros materiais disponíveis, visando decidir como apresentar cada um dos fitoterápicos contidos neste livro. É importante observar que sabores e *qì* dentro da matéria médica chinesa com frequência diferem, pelo menos ligeiramente, de livro para livro.

A seguir, ao examinar grupos de sintomas (isto é, a maneira como os sintomas podem ser agrupados para indicar um padrão, de acordo com a definição encontrada na medicina chinesa), consegui obter ideias sobre o modo pelo qual as ações dos medicamentos se relacionam com os conceitos chineses a respeito do funcionamento do corpo. Somadas aos cinco sabores e *qì*, essas ideias me forneceram a base para a maior parte do trabalho que apresentei neste livro. Esse trabalho envolveu um fatigante processo de revisão de um grande número de textos e a procura de semelhanças, assim como de discrepâncias, para que, posteriormente, eu pudesse compará-las e contrastá-las com as minhas próprias experiências e com as experiências de meus professores e colegas. Entretanto, esse foi, ao mesmo tempo, um processo extremamente interessante de aprendizagem e descoberta.

Por exemplo, percebi que alguns livros chineses descreviam aplicações para ervas ocidentais que eram quase as mesmas que as aplicações ocidentais, embora usassem diferentes palavras para explicar o quadro clínico e o diagnóstico.

Algumas ervas eram mais fáceis de compreender que outras. A lobélia, por exemplo, exigiu muito esforço, em razão de sua ampla gama de usos – alguns aparentemente contraditórios. Por outro lado, ervas como a úsnea foram relativamente fáceis. No decorrer de todo o processo, apliquei minhas ideias na prática clínica, e em alguns casos fiz algumas mudanças no texto de acordo com aquilo que eu observava. Também pedi a alguns colegas – àqueles que eram qualificados e tinham experiência com medicina chinesa e também com ervas do Ocidente – para lerem os rascunhos e criticarem meu trabalho; como resultado de suas contribuições, acrescentei dados e introduzi alterações com base nas informações recebidas.

Para resumir, acredito que o meu processo, embora desafiador, tenha sido muito mais brando do que o vivenciado pelos herboristas chineses ao classificar as ervas chinesas. Digo isso porque dispus de uma base de literatura, a partir da qual trabalhei, e de professores para me guiar. Nos primórdios da medicina chinesa, os praticantes tinham muito menos em que se apoiar; provavelmente, tiveram que fazer experiências com seus pacientes para que pudessem compreender com clareza como remédios específicos atuavam.

FORMAS ORIENTAIS *VERSUS* OCIDENTAIS DE SE TRABALHAR COM ERVAS

Existem várias diferenças nos principais métodos pelos quais as ervas são empregadas nos sistemas chinês e ocidental de medicina herbórea. A maioria dessas diferenças se relaciona com os estilos de preparação ou formulação. Uma melhor compreensão de como esses métodos diferem nos proporciona uma visão mais clara dos sistemas de cura nos quais as plantas têm sido usadas durante milênios. Creio que essa percepção nos ajuda a criar a mudança de paradigma necessária para entender a utilização de plantas medicinais que atualmente ficam à margem da matéria médica tradicional chinesa, segundo a visão da medicina chinesa.

A formulação é a principal modalidade na qual os herboristas chineses usam as espécies botânicas, um conceito que é muitas vezes negligenciado na ciência herbórea ocidental, pelo menos de acordo com o que é evidenciado por muitos dos produtos conhecidos, disponíveis em casas de alimentos naturais e em supermercados. Quando os herboristas chineses atendem um paciente, eles geralmente pensam em fórmulas que poderiam ser úteis para aquele paciente em particular, enquanto é provável que os terapeutas ocidentais raciocinem em termos de ervas isoladas que podem ser benéficas no caso em questão. Ambas as maneiras de considerar a questão trazem benefícios que lhes são inerentes, porém a capacidade de observar com um dos olhos uma das perspectivas e com o outro a perspectiva oposta talvez seja a mais útil das abordagens. Por um lado, há fórmulas que podem afetar o(s) padrão(ões) com o(s) qual(is) se lida, enquanto, por outro, talvez haja ervas específicas que podem ser usadas para modificar a fórmula representativa para melhor se adaptar ao caso em particular. É dessa maneira que o herborista chinês formula, porém muitos herboristas ocidentais se esforçam para chegar a prescrições simples e específicas. Esse processo mantém as fórmulas reduzidas, facilitando a detecção de problemas potenciais e permitindo, a partir daí, determinar como fazer alterações numa fórmula em particular. Além disso, a maior parte das fórmulas ocidentais se concentra no princípio do tratamento de uma doença específica e não de um conjunto de sintomas, que integram os padrões da medicina chinesa. Por exemplo, a fórmula pode abordar somente a manifestação aguda de uma doença, sem considerar particularmente outros sintomas que compõem os padrões subjacentes e podem estar contribuindo para a doença aguda.

Os métodos ocidentais de preparação das ervas também são um pouco diferentes daqueles empregados pela medicina chinesa. A diferença mais significativa é a grande quantidade de tinturas preparadas no Ocidente, em comparação com o número relativamente insignificante de tinturas usadas na China. Na medicina chinesa, a grande maioria de preparados é de extratos aquosos, embora hoje seja cada vez maior o número de extratos em pó (especialmente em Taiwan). A quase totalidade dos extratos aquosos se constitui de simples decocções. Isso quer dizer que as ervas são fervidas numa panela de água por um determinado período, coadas e bebidas (algumas exceções dignas de nota são uncaria [*gōu téng*], hortelã [*bò hé*], agastache [*huò xiāg*] e algumas outras plantas aromáticas, que são acrescentadas nos últimos cinco minutos de fervura ou, às vezes, incorporadas sob a forma de pós à decocção já pronta). Apesar desse fato, há uma tradição muito antiga de vinhos medicinais na medicina chinesa, que datam pelo menos da Dinastia Shang (1766-1122 a.C.).[3] Além disso, os herboristas chineses costumam prescrever extratos em pó ou sólidos, os quais são basicamente inexistentes na prática herbórea ocidental (com exceção dos fitoterápicos modernos, que compõem uma parte comparativamente pequena do repertório de um clínico).

Extratos em pó ou concentrados são relativamente novos na medicina chinesa, tendo sido introduzidos por intermédio do Japão no final da década de 1950. Trata-se de extratos aquosos de grau farmacêutico. Embora algumas tinturas tradicionais sejam preparadas na medicina chinesa, tanto quanto sei, poucas são usadas na medicina atual desse país. Em contraste, a variedade de métodos de extração empregados no Ocidente, desde infusões em água fria até extratos obtidos por percolação, é simbólica de nossa cosmovisão. Esses processos de extração são científicos e se baseiam em componentes químicos "ativos" em particular e em como melhor extraí-los. É essa informação que define a maneira pela qual cada um dos medicamentos é preparado.

Segundo a medicina chinesa, "um *pouco* de álcool aquece o centro e suplementa o *qì*, ao mesmo tempo que eleva o *yáng* puro e ativa o sangue" e "(...) o álcool dilata os vasos sanguíneos e repele o *qì* frio, estimula o baço e aquece o centro, e move (isto é, torna mais capaz) o poder dos medicamentos".[4] Embora a pequena quantidade de álcool estabelecida como parte de uma tintura raramente gere controvérsia, o álcool não pode ser ignorado como força energética, devendo ser considerado com atenção para cada paciente. O álcool tem uma força energética que "sustenta e dispersa, aquece e também umedece".[5] Isso deve ser levado em consideração antes de mandarmos os pacientes embora do nosso consultório com qualquer preparado que contenha álcool.

É importante observar que, em minha opinião, as tinturas não são muito eficazes na terapia de suplementação, em particular quando se deseja tonificar o *yīn* ou o sangue. Como numerosas ervas de suplementação do *yīn* tendem a ter uma pesada concentração de polissacarídeos e outros açúcares, que são solúveis em água e não em álcool, o uso deste na preparação diminui a eficácia da ação do solvente (água). Além disso, por causa da sua energia quente e dispersiva, o álcool pode evaporar ou prejudicar o *yīn*. Inversamente, em razão de sua energia de aquecimento e dispersão, o álcool é bastante adequado para aplicações clínicas, como o tratamento do frio-umidade, da maioria das doenças do vento e, quando usado com cuidado, da deficiência de *yáng* ou até mesmo do *qì*. Entretanto, as tinturas podem ser aplicadas com segurança e eficácia em outros quadros clínicos, como detalhado na seção correspondente à matéria médica deste livro.

Outra diferença fundamental entre o Oriente e o Ocidente quanto aos métodos de preparação das ervas é o fato de o herborismo ocidental ter perdido, em grande escala, aquilo que é conhecido como *páo zhì* na medicina chinesa. Esse termo tem um significado muito mais amplo em chinês do que se pensa no Ocidente. Eu o uso aqui da maneira mais restrita, de acordo com o que é comumente compreendido pelos ocidentais – isto é, para indicar maneiras específicas de preparar medicamentos, que alteram suas funções e indicações (por exemplo, alcaçuz tostado com mel).

Páo zhì, que se traduz como "processamento de medicamentos", se relaciona com qualquer método usado para preparar remédios para aplicação clínica. Embora a expressão se refira a qualquer processo importante na preparação, incluindo lavar e cortar, quando pensamos em *páo zhì*, geralmente consideramos processos como a fritura em mistura de mel, o cozimento em vapor ou o processamento do gengibre. Trata-se de métodos utilizados para preparar medicamentos antes do processamento final para ingestão pelo paciente. Em certa época, esses métodos de tratamento das ervas eram comuns na medicina herbórea ocidental, havendo indícios de sua utilização na medicina dos nativos norte-americanos, bem como em outros sistemas. Por exemplo, em seu *Complete Herbal and English Physician*, Nicholas Culpeper disse, a respeito da alcarávia ou cominho-armênio: "(...) algumas das sementes esmagadas e fritas, dentro de um saco ou pano duplo, colocadas quentes sobre o baixo-ventre, reduzem as cólicas causadas pelo acúmulo de gases no sistema digestivo." Alguns dos outros tratados sobre plantas medicinais da Europa, como o de Parkinson e o de Salmon, discutem preparados semelhantes.

O assunto do *páo zhì* tradicional chinês me atrai muito, provavelmente em razão da minha experiência com artes culinárias; tentei adotar parte dele, integrando-o à minha prática clínica. A maior parte das técnicas é perfeitamente simples, acrescentando uma interessante dimensão ao sabor e ao *qì* – e, portanto às funções e indicações – do preparado final. Um respeitado chefe de cozinha me disse certa vez, "cada prato precisa de um toque especial de amor, porque essa energia pode ser sentida pela pessoa que vai comê-lo". Acredito que alguns desses preparados especiais podem ser influenciados quanto à energia, por meio das mãos da pessoa que os manipula. Por todo o livro você encontrará descrições de remédios ocidentais com os quais fiz experiências usando algumas dessas técnicas. Incluí apenas os que utilizo regularmente e creio serem úteis na prática clínica. É inquestionável que há muitas outras maneiras de preparar essas e outras plantas, e espero revelar mais a respeito delas no futuro.

PREPARADOS DE ERVAS NO OCIDENTE

Esta seção é uma breve introdução a algumas formas de preparo de ervas ocidentais. Tem por objetivo apresentar a praticantes, sobretudo herboristas chineses, a variedade de preparados disponíveis ao empregarem medicamentos de plantas ocidentais. Espero que ela também inspire uma parte desses profissionais a aprender a fazer alguns desses preparados, para que possam oferecer aos pacientes produtos feitos manualmente, adequados às suas necessidades específicas. Contudo, mesmo que você não queira prepará-los, esta seção lhe dará uma visão geral de como os remédios são preparados, permitindo-lhe escolher com segurança quando for comprá-los em empresas – muitas das quais excelentes – que se especializam na produção desses produtos.

Ervas ocidentais são prescritas sob muitas formas, a mais comum das quais são as tinturas à base de álcool. A popularidade das tinturas deve-se, em geral, à facilidade de administração e à aceitação dos pacientes – as mesmas razões pelas quais um grande número de terapeutas que praticam a medicina chinesa usa extratos em pó e líquidos. Descobri que a inclusão de ervas ocidentais em chás tradicionais, combinadas com ervas chinesas, é, além de eficaz, uma maneira excelente de integrá-las à prática da fitoterapia tradicional chinesa. Ademais, eu costumo dar mais um passo à frente e preparar as minhas próprias tinturas de ervas chinesas para usar como parte de fórmulas que contêm as minhas ervas ocidentais favoritas. Em minha opinião, esse método constitui um excelente e poderoso recurso clínico. Infelizmente, até onde sei, não existe nenhuma boa fonte de extratos em pó de ervas ocidentais (a menos que você esteja preparado para comprar grandes volumes), e o processo de preparação consome um tempo considerado excessivo pela maioria dos profissionais com clínicas privadas. Para aqueles que estiverem interessados, contudo, o próximo capítulo descreve várias técnicas básicas de preparo de medicamentos, que podem ser aplicadas a ervas ocidentais ou chinesas.

Tinturas são extratos feitos com álcool e água como solventes, com o propósito de extrair e conservar "componentes ativos" numa solução líquida. É uma excelente maneira de extrair e tomar ervas. A água é o solvente mais conhecido, e o álcool, que a acompanha de perto, está em segundo lugar. Outros solventes usados são glicerina, semelhante ao álcool para essa função, e vinagre. O vinagre não é um solvente muito bom para a maioria das ervas, embora funcione muito bem com algumas. Várias companhias de grande porte e uma série de empresas menores e regionais fornecem a maior parte das tinturas para o mercado norte-americano.

A porcentagem adequada de álcool nas tinturas varia muito porque a base constituinte das plantas medicinais varia dramaticamente. Todas as tinturas com base alcoólica contêm um mínimo de 18 a 20% de álcool para eliminar a possibilidade de deterioração, a menos que glicerina ou vinagre sejam também acrescentados. Por exemplo, a folha de urtiga consiste sobretudo em substâncias solúveis em água e, por isso, exige somente uma quantidade mínima de álcool para extração e preservação, talvez apenas entre 25 e 30%. Outros fitoterápicos, como a semente de cardo-mariano, necessitam da maior concentração de álcool disponível, normalmente 95%, uma vez que seus componentes principais são solúveis somente em álcool. Isso também é válido para ervas resinosas. As resinas são mais solúveis em álcool do que em água e, por isso, ervas que contêm essas substâncias requerem uma porcentagem mais elevada de álcool para uma extração adequada.

As tinturas podem ser preparadas com ervas frescas ou secas. A maior parte das empresas especializadas utiliza ervas dessecadas em muitos de seus extratos, porque é mais fácil trabalhar com esses materiais do que com plantas frescas. As matérias vegetais frescas precisam ser processadas de imediato para garantir que as ervas não se deteriorem e que a extração tenha a melhor qualidade possível. Algumas ervas simplesmente processam melhor quando frescas; outras, quando dessecadas. Existem numerosas opiniões a respeito do melhor método de escolha, e é provável que o debate prosseguirá enquanto as tinturas existirem; eu, porém, acredito que, na maioria dos casos, ervas frescas são melhores. Infelizmente, matérias vegetais frescas nem sempre estão disponíveis ou, quando estão, são de qualidade inferior em comparação com as plantas secas (uma decisão tomada segundo os critérios da empresa produtora do extrato). Além disso, quanto à superioridade da erva fresca ou seca, esta pode variar de acordo com a aplicação terapêutica. Por exemplo, um extrato de gengibre fresco dispersa mais para o exterior, enquanto um extrato feito com gengibre seco é mais apropriado para aquecer o interior.

Muitas tinturas comercialmente disponíveis trazem no rótulo a proporção da erva em relação ao extrato líquido. Essa informação é útil, mas nem sempre bem compreendida por um grande número de consumidores ou até mesmo profissionais. Uma proporção de 1:5 ou de 1:3 representa a quantidade de erva em relação ao solvente presente no produto. Em outras palavras, para um extrato na razão de 1:5 (a proporção-padrão para tinturas), "1" representa a quantidade de erva e "5", a quantidade de solvente ou mênstruo (um termo técnico que descreve o solvente ou líquido que dissolverá as propriedades medicinais da erva). Isso significa que para cada grama de erva, 5 milímetros de extrato são produzidos. Talvez esse procedimento pareça não fazer sentido. Por que alguém "diluiria" as ervas? Por que não preparar tinturas na razão de 1:1 ou mesmo, nesse aspecto, na razão de 5:1? Em geral, a tintura é feita numa proporção de 1:5 pelo fato de essa quantidade de solvente ser necessária para a extração completa dos componentes da planta. Extratos líquidos numa razão de 1:1 ou 5:1 são concentrados em laboratório. Esses extratos são mais potentes e normalmente reservados para uso profissional, em razão de sua alta concentração; a diferença entre uma dose terapêutica e outra, potencialmente perigosa, é muito menor do que no caso de uma tintura-padrão.

Algumas companhias preparam uma série de outros tipos de extratos líquidos. O extrato fluido é um desses tipos, no qual a erva é representada na proporção de 1:1. Isso significa que cada milímetro de extrato corresponde a 1 grama de erva. Esse tipo de extrato terá um sabor muito mais forte do que o da tintura feita com a mesma erva, exigindo uma dose menor para produzir o mesmo efeito terapêutico. Esses extratos, embora mais potentes, não são em geral encontrados no mercado consumidor, por causa de sua força e do risco, em potencial, de uma pessoa leiga usá-lo de maneira imprópria. Esses extratos também exigem um trabalho mais intensivo em sua produção, sendo, por isso, mais caros.

Comprimidos e pós são, em geral, a maneira menos aconselhável de ingerir ervas, em parte por causa da má qualidade dos produtos normalmente disponíveis para o consumidor. Isso não quer dizer que todos os comprimidos sejam de má qualidade. Entretanto, muitos dos mais encontrados são obtidos moendo-se as ervas até pulverizá-las e prensando-as numa forma com um aglutinante, um processo que deixa muito a desejar. A potência de ervas em pó diminui de modo dramático depois de um curto período. Há também dúvidas sobre a capacidade de absorção das ervas em forma de pó pelo organismo (em vez de extratos; ver abaixo), porque elas exigem que o próprio trato digestório extraia os componentes medicinais. Como tantos de nossos pacientes têm dificuldades digestivas, esse fato poderia representar um verdadeiro problema para alguns. Além disso, a quantidade de matéria física que o paciente realmente ingere é, em geral, bastante pequena, o que gera a questão da dosagem, porque pode ser difícil ingerir um número suficiente de comprimidos para se obter uma dose apropriada do medicamento. Essas afirmações não implicam a sugestão de que comprimidos e pós preparados dessa forma sejam inúteis, mas que há maneiras melhores e mais eficazes de ingerir fitoterápicos, e que resultam em menor desperdício.

Comprimidos feitos de extratos são preferíveis. Muitos deles, disponíveis no mercado, incluindo os pequenos, redondos e pretos, de chá chinês, são produzidos dessa forma. Extratos sólidos são elaborados a partir de um extrato líquido, evaporando-se depois o solvente. Somente a parte principal do fitoterápico (extraído pelo solvente líquido) é deixada de lado. Em geral, esses extratos se mantêm mais bem preservados em condição ambiente do que as ervas pulverizadas, e sua potência também é muito maior. A absorção dos extratos no trato digestório é mais fácil. Algumas empresas produtoras combinam ervas pulverizadas com extratos de ervas em comprimidos, o que é uma boa maneira de manter o custo do produto razoável, uma vez que comprimidos feitos a partir de extratos de ervas tendem a ser mais dispendiosos.

Um número significativo de outros preparados de ervas também se encontra disponível no mercado ocidental, desde pomadas e cremes até cosméticos, feitos com extratos de plantas. Há algumas regras gerais que exigem atenção quando se considera a vasta quantidade de produtos que têm aparecido nas prateleiras ocidentais. Se o produto contiver extratos herbáceos juntamente com um grupo de substâncias que parecem ser produtos químicos isolados, o comprador deverá ter cautela. Muitos produtos incorporam um pequeno número de ervas para que o fabricante possa afirmar que o produto é "natural" ou feito "de ervas". Se o extrato herbáceo tiver como matéria-prima uma planta de floresta tropical, compre com a advertência de que centenas de acres da floresta estão sendo destruídos diariamente. O produto que você está comprando contribui para esse desmatamento? Se o produto for confeccionado por meio de um "processo de extração especial e patenteado", tenha cuidado. Trata-se em geral de uma estratégia de mercado; existem muitas maneiras de se extrair os componentes ativos de uma planta. Se a empresa alegar que você terá sucesso terapêutico imediato ou que o produto cura o incurável, fique longe dele. "Obviamente!", você poderá dizer, mas esses esquemas funcionam todos os dias com pessoas crédulas (até mesmo profissionais) e com todos os tipos de produtos.

QUALIDADE DAS ERVAS

A qualidade das ervas é uma questão importante necessária à vida. No mercado chinês, costuma ser difícil encontrar o que a maioria dos herboristas ocidentais chamaria de ervas de qualidade excelente, embora existam algumas firmas comerciais chinesas cujos produtos estão classificados nessa categoria. Tal situação se deve, em parte, às diferenças de preferência, quanto à qualidade, entre os profissionais, mas também ao transporte e manuseio das plantas. As ervas chinesas são cultivadas em quase todo o mundo e depois enviadas para os Estados Unidos de navio, o que pode influenciar sua qualidade. Os herboristas ocidentais são treinados para rejeitar matérias-primas de má qualidade, enquanto, até relativamente há pouco tempo, os herboristas chineses não tinham muita escolha. A boa notícia é que essa situação está mudando, mas há muito pouca orientação nas escolas de medicina chinesa, relacionada com a qualidade das ervas. Existe também controvérsia a respeito do que "boa qualidade" significa quando o assunto são ervas chinesas. Os praticantes da medicina chinesa, nativos da China, costumam preferir certos tipos de ervas em detrimento de outros; infelizmente isso pode estar mais ligado com a companhia (família) da qual as ervas se originaram do que com a qualidade das próprias ervas. O aspecto positivo é que essa dificuldade está sendo superada por meio da importação de materiais de alta qualidade da China e, numa pequena escala, por esforços de cultivo aqui no Ocidente.

As ervas são remédios e deveriam ser tratadas como tal; por isso, a qualidade é de suma importância. Quer se destinem à aplicação interna ou externa, a qualidade desempenha um papel essencial na determinação da diferença entre produtos que funcionam bem e produtos sem eficácia. Hoje, as ervas vendidas a granel em lojas de produtos naturais e a profissionais nos Estados Unidos não costumam ser da melhor qualidade. Existem várias razões para isso. A mais importante é a maneira pela qual as ervas são processadas para venda. Quando uma erva é colhida – tanto em ambientes naturais quanto em canteiros cultivados – ela deveria ser dessecada o mais rapidamente possível, sem superaquecimento. Essas matérias-primas devem ser secadas da maneira mais integral possível e depois cortadas num tamanho fácil de armazenar. Para assegurar a qualidade das raízes e rizomas, eles devem ser cortados antes, para que possam secar com rapidez. No mercado comercial de ervas do Ocidente, a maior parte das plantas é processada usando-se um método chamado "cortar e peneirar". Isso significa que as ervas secas são postas num moinho de martelo e trituradas até um tamanho que passe através de uma peneira fina. Esse processo facilita a embalagem das ervas, mas a desvantagem é que uma grande parte da área de superfície da planta é exposta ao ar. Essa exposição resulta em maior oxidação, e a qualidade da erva processada dessa forma declinará mais rapidamente do que a das ervas deixadas em pedaços maiores. Essa é uma questão muito importante no mercado norte-americano, da qual todos os profissionais deveriam ter consciência e com a qual deveriam se preocupar.

A qualidade e o valor terapêutico de uma erva dependem muito de quando ela foi colhida; por isso, é importante tentar determinar se uma planta foi colhida no momento correto ou depois de ter ultrapassado sua plenitude. É difícil responder a uma pergunta dessa natureza se uma erva tiver sido cortada e peneirada, transformando-se em pequenas partículas. Uma erva que tenha sido partida em pedaços maiores (por exemplo, a folha inteira, se possível, ou quase inteira) reterá seu valor medicinal por mais tempo. Assim, ervas pulverizadas representam a forma menos indicada para se comprá-las. É muito difícil avaliar uma erva pulverizada quanto à qualidade, e ela pode ser facilmente adulterada. Por exemplo, uma erva cara como o hidraste, que é muito vendida e está se tornando ameaçada de extinção na natureza, poderia ser cortada e misturada a uma erva barata, como cúrcuma. As companhias produtoras triturarão as ervas para você sob encomenda, mas assegure-se de que isso ocorrerá de acordo com o seu pedido e não que, simplesmente, será tirado da prateleira um produto que pode estar parado – já moído – há meses.

Embora seja incomum, algumas vezes há dúvidas quanto à identificação apropriada de plantas vendidas a granel. Eu pessoalmente já estive em casas de ervas que vendem plantas com rótulos incorretos; o bom é que isso não é um problema importante.

Existem algumas maneiras principais por meio das quais se pode avaliar a qualidade de ervas vendidas em grande quantidade. Além do tamanho no qual foram cortadas, que deve ser o maior possível, observe a própria erva. Ela está verde? A parte da planta que fica acima do solo, como no caso da hortelã-pimenta, deve estar verde e ter um forte cheiro da planta, e não estar marrom e murcha. Se o material em questão for uma raiz ou rizoma, estes devem estar limpos sem alteração da cor. As flores devem reter suas cores brilhantes e estar o mais inteiras possível. O nível de umidade também é importante. As ervas não devem estar excessivamente secas nem se esfarelar com facilidade; além disso, devem estar úmidas, permitindo o desenvolvimento de mofo.

O odor também é um indício, uma vez que o cheiro de uma determinada erva pode ser sua característica distintiva. Os meus professores sempre nos incentivavam a cheirar as plantas, porque a memória olfativa é excelente. Nem todas as ervas têm um cheiro forte, mas as que possuem devem reter uma boa parte do cheiro original. As ervas que não têm um forte odor inerente, em geral cheiram um pouco como a "terra", porém nunca devem ter cheiro de mofo, de planta envelhecida ou murcha.

Por fim, o teste crucial é o gosto. Todas as ervas têm sabor e em muitas ele é particularmente distintivo. Quando as plantas ficam velhas, elas se modificam de uma maneira perceptível ao paladar.

ERVAS CULTIVADAS *VERSUS* ERVAS COLHIDAS EM SEU *HABITAT*

Plantas silvestres são aquelas colhidas em ambientes naturais. Esse tipo de material herbáceo pode algumas vezes ser chamado de "colhido no campo", "selvagem", "colhido em ambientes naturais sob encomenda" ou quaisquer outros nomes que sugiram que as ervas não foram cultivadas. Estas crescem em seu *habitat*, sem água ou adubo suplementar. Como a pessoa que colhe as ervas geralmente precisa se deslocar para isso, algumas vezes estas são colhidas quando não estão no auge de sua vitalidade. Contudo, esse nem sempre é o caso e não devemos presumir que isso seja verdade; na maior parte das vezes as plantas medicinais são apanhadas no tempo certo. As ervas cultivadas são aquelas que crescem por meio da aplicação de várias técnicas agrícolas. Muitas formas de agricultura podem ser empregadas para cultivar ervas; as principais incluem a orgânica, a biodinâmica e o cultivo num ambiente de mata, bem como métodos mais convencionais. Essas plantas são cultivadas no campo, podem receber atenção especial e podem ser colhidas no momento correto.

Qual é a diferença entre ervas cultivadas e ervas silvestres em termos clínicos? As ervas silvestres são melhores ou mais potentes do que as cultivadas? Que impactos ambientais são causados pelo uso de ervas silvestres? Que riscos ambientais são atribuídos ao cultivo comercial de ervas? Todas essas perguntas são importantes, e, no mercado de ervas cada vez mais ativo de hoje, todas elas devem ser respondidas, para que essas plantas continuem disponíveis para nós. Algumas das perguntas são particularmente cruciais se estivermos preocupados com a ecologia e com a preservação dos recursos naturais.

Ao contrário da China, com sua longa e essencialmente ininterrupta história de medicina herbórea, o Ocidente (em particular os Estados Unidos) somente agora começa a compreender os aspectos agrícolas da medicina herbórea. Desde o final da década de 1980, uma força dinâmica significativa vem se acumulando para se cultivar mais ervas para o mercado em rápido crescimento. Muitas fazendas têm conseguido fornecer ervas que sofrem forte pressão na natureza, como a equinácea e outras. Esse esforço ajudou a tornar mais lenta a dizimação das populações de ervas silvestres. Outras ervas, como a hidraste, não tiveram o mesmo destino. A dificuldade de cultivar essa erva e o período de tempo necessário para que ela cresça antes de ser colhida impediram o desenvolvimento de práticas de cultivo, levando a um declínio muito rápido da espécie em seu *habitat*. Felizmente, graças aos esforços de alguns herboristas e agricultores muito dedicados, a hidraste está sendo preservada, e hoje é cultivada em quantidades comerciais.

Ao escrever este livro, percebi que estou trazendo para o primeiro plano um grupo de ervas silvestres, as quais não têm sido procuradas por um grande número de praticantes. Com isso em mente, achei essencial incluir uma discussão sobre o importante tópico da sustentabilidade neste trabalho. A questão tem que ser expressa da maneira mais enfática possível: torna-se imperativo que nós, herboristas, estejamos atentos às plantas e à situação de seu *habitat*. Sei que não é possível compreendermos por completo todos os detalhes de cada planta que usamos. Entretanto, precisamos conhecer as questões que cercam o assunto e saber onde obter mais informações, se precisarmos delas. A United Plant Savers é uma excelente organização dedicada à preservação de espécies nativas nos Estados Unidos e no exterior. Contate essa organização para solicitar uma lista de plantas em perigo de extinção, e utilize essa informação para guiar suas compras de ervas ocidentais.

Muitas vezes me perguntam se as ervas cultivadas são menos potentes do que as silvestres. É uma pergunta difícil de responder. Começo explicando que uma porcentagem muito grande de ervas chinesas é cultivada, e elas são eficazes. Contudo, é importante considerar a maneira pela qual as ervas são cultivadas. Se lhes forem dadas uma dieta excessivamente rica e abundância de água, sua potência diminuirá de forma significativa. Se forem tratadas do modo como seu *habitat* as trataria, acredito que sua potência possa ser mais do que adequada. Com toda honestidade, eu considerava as plantas silvestres melhores do que as cultivadas, em termos de potência e valor clínico. Entretanto, o impacto que a colheita de espécies silvestres tem sobre as populações dessas plantas é, em muitos casos, menos que favorável. Revela-se crucial a necessidade de termos uma visão do futuro e de compreendermos como produzir medicamentos fitoterápicos de uma forma sustentável. Se insistirmos nas populações silvestres, teremos destruído um recurso natural, que é muito valioso e talvez nunca possa ser substituído.

Com todas essas questões em mente, creio ser fundamental que nós, herboristas, nos apoiemos em plantas cultivadas e fiquemos afastados das silvestres tanto quanto possível, a menos que estejamos seguros de que elas estão sendo colhidas de acordo com práticas sustentáveis. Isso incentivará um maior desenvolvimento do cultivo, disponibilizando uma seleção mais abrangente de medicamentos dessa fonte, além de aumentar a quantidade daqueles já disponíveis.

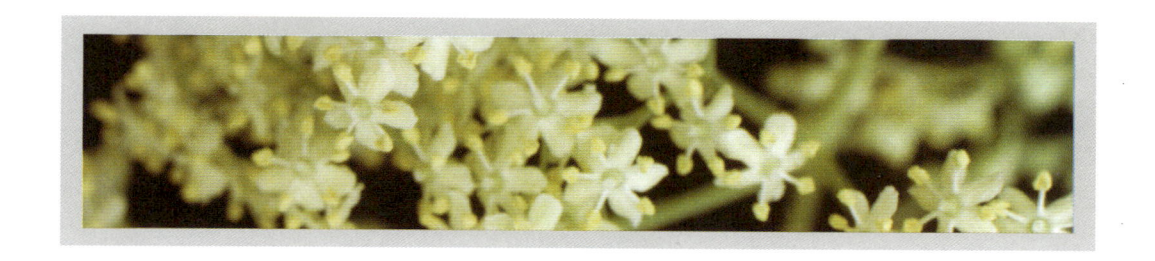

O PREPARO DE MEDICAMENTOS FITOTERÁPICOS

A preparação de fitoterápicos é a arte da farmácia com plantas. A palavra farmácia significa preparar, conservar e compor medicamentos. Essa também é a definição fundamental da expressão chinesa *páo zhì*, que se traduz literalmente como "processamento de substâncias medicinais". Os estudantes ocidentais de medicina herbórea aprendem as técnicas básicas de preparação de medicamentos como parte de seu treinamento, ao contrário da maioria dos estudantes chineses de medicina herbórea. Neste capítulo você vai encontrar algumas instruções fundamentais para o preparo de medicamentos discutidos no livro. Alguns dos métodos de preparação são simples e você não terá dificuldade para segui-los, enquanto outros (tais como tinturas por percolação) são mais difíceis e exigem tempo e prática para que se possa produzir medicamentos de boa qualidade. Uma vez que o custo de muitos produtos comerciais é, em minha opinião, exorbitante, aprender a preparar alguns remédios básicos de ervas proporciona uma vantagem nesse aspecto. Além disso, quando você faz seus próprios medicamentos, pode ter a confiança de estar dando aos seus pacientes remédios excelentes e específicos para as suas necessidades.

Outro benefício de criar seus próprios medicamentos é o fato de poder obter preparados que não estão disponíveis comercialmente, como cataplasmas, supositórios e tinturas de plantas nativas menos usadas, além de versões de ervas ocidentais tostadas com mel ou com vinho. Eu compreendo que muitas pessoas não têm tempo para produzir seus próprios preparados, sobretudo terapeutas muito ocupados. Não obstante, creio ser importante conhecer os fundamentos do preparo de medicamentos e o que eles contêm. Seja paciente e boa sorte.

INFUSÕES E DECOCÇÕES

Infusões e decocções são extratos de ervas à base de água, em geral chamados de "chás". Elas diferem num aspecto essencial: as infusões são simplesmente preparadas despejando-se água sobre uma planta medicinal e deixando-a descansar por um tempo determinado, enquanto as decocções são "cozidas" em água durante um dado período. As infusões são mais apropriadas para uso quando as plantas são delicadas ou aromáticas; por outro lado, as decocções são importantes para plantas (ou partes de plantas) robustas, que devem ser cozidas para que suas qualidades medicinais sejam liberadas na água.

Infusões

Há dois tipos principais de infusões: quentes e frias. As infusões quentes são preparadas jogando-se água fervente sobre a erva seca ou fresca; em seguida, deixa-se descansar. Esse método é usado para material mais leve, como flores e folhas, que são delicadas e podem conter óleos essenciais, os quais evaporariam durante a decocção. Para fazer uma infusão quente, despeje água fervente sobre uma única erva ou uma mistura de ervas numa xícara, bule de chá ou coador (a proporção de ervas e água varia bastante; consulte a descrição de cada erva para informações específicas). Deixe a infusão numa vasilha coberta por 3 a 30 minutos. O período é primariamente determinado pela planta, e depende do que você está tentando extrair. Pétalas de flores exigem um tempo de infusão muito curto, enquanto raízes aromáticas, como a aucklandia, precisam de um tempo muito mais longo de imersão.

UMA INFUSÃO DIAFORÉTICA CLÁSSICA

Sabugueiro	1 parte
Hortelã-pimenta	1 parte
Mil-folhas	1 parte
Água fervente	20 partes

Coloque a erva numa vasilha, despeje água fervente sobre ela e deixe descansar por 30 minutos. Tome uma xícara da infusão quente quantas vezes desejar. Instrua o paciente a se agasalhar bem para aumentar a transpiração. Essa fórmula, um bom exemplo de uma infusão clássica, é útil contra resfriados e gripe, com sintomas como dor de garganta e febre, mas com pouca ou sem transpiração. Para friagens, adicione 1 a 3 partes de gengibre fresco à fórmula acima.

As infusões frias são usadas com menor frequência, mas quando aplicadas adequadamente podem ter igual valor terapêutico. As infusões frias são úteis para o processamento de ervas cujos componentes podem ser sensíveis ao calor. Por exemplo, o calor destrói os glicosídeos cianogênicos da casca da cereja silvestre e, por isso a casca deve ficar em infusão em água fria de um dia para o outro. O caroço do damasco contém as mesmas substâncias e, por isso, é moído e acrescentado no final de uma decocção e não fervido o tempo todo. Segundo os métodos ocidentais, a melhor maneira de prepará-lo seria como uma infusão fria, deixando-o de molho de um dia para o outro e depois adicionando-o ao chá já pronto, de acordo com a necessidade. A extração de ervas com grande concentração de goma ou mucilagem também é melhor com água fria.

Decocções

No herborismo ocidental, as decocções costumam ser reservadas para as partes mais rijas das plantas, como raízes e cascas. Isso não ocorre na medicina chinesa, na qual a maioria das ervas passa por uma longa decocção, com poucas exceções, como a aucklandia e agastache. Para os herboristas chineses, é importante notar que certas ervas, que em geral passam por decocção, como as mencionadas acima, provavelmente ficariam em infusão ou sofreriam decocção por períodos mais curtos. Ervas como botões de rosa e flores de albízia não devem ser fervidas, pois o *qì* pode se dispersar.

UMA BEBIDA REFRESCANTE

Um chá de sol é uma infusão que se faz colocando-se ervas numa vasilha e deixando-as no sol durante várias horas. Pode ser uma maneira divertida e deliciosa de usufruir das propriedades refrescantes de uma erva num dia quente de verão.

Folhas frescas de borragem	100 g
Flores frescas de borragem	um punhado
Erva-cidreira fresca	75 g
Laranja amarga	25 g
Fruto de roseira brava	25 g
Tintura de canela (opcional)	a gosto

Coloque todos os ingredientes, com exceção da tintura de canela, numa vasilha de vidro com três litros de água fria. Cubra a vasilha e deixe-a no sol por 4 a 6 horas. Adicione a tintura de canela depois de coar o chá. Comece devagar; o sabor poderá envolvê-lo furtivamente e, uma vez que isso tenha acontecido, será impossível removê-lo. Algumas pessoas gostam de acrescentar um pouco de mel a esta receita.

Para fazer uma decocção, coloque as ervas numa panela (de cerâmica, vidro ou aço inoxidável) com água. Uma receita típica é de 75 a 150 g de erva para 900 a 1.300 ml de água. Quando a água ferver, abaixe o fogo e deixe cozinhar por 20 a 50 minutos. Coe e descarte a erva. O líquido restante deve ser suficiente para duas a quatro doses de cerca de uma xícara (225 ml) cada. Algumas vezes, as ervas prescritas para decocção são fervidas em duas etapas, e depois as duas decocções são combinadas. O chá deve ser tomado dentro de dois ou até três dias. Essa técnica é empregada na medicina herbórea chinesa quando ervas suplementares são prescritas para uso prolongado. Durante uma doença aguda, a dose de ambas as ervas e da decocção costuma ser mais alta, e normalmente as ervas são fervidas apenas uma vez.

TINTURAS, EXTRATOS FLUIDOS E EXTRATOS LÍQUIDOS

Tinturas, extratos fluidos e extratos líquidos são extratos que incluem álcool, como solvente ou como conservante. Entre esses preparados, é mais comum encontrar as tinturas em casas de produtos naturais e supermercados. Os preparados profissionais disponíveis para os terapeutas da medicina chinesa são quase exclusivamente extratos líquidos e *não* tinturas. A seguir, se encontra a descrição básica de cada tipo de extrato.

Tinturas

Tinturas são extratos líquidos preparados pela submersão da erva ao natural numa solução de álcool e água (em outras palavras, uma solução hidroalcoólica). Os ingredientes "ativos" são absorvidos pelo mênstruo (água e álcool), por meio do método de maceração ou percolação.

Tinturas por Maceração

As tinturas por maceração empregam a técnica de se deixar a matéria vegetal de molho ou em infusão num solvente. Os solventes geralmente usados são álcool e água. Ao se preparar tinturas, recomenda-se o álcool de graduação farmacêutica (95%). Alguns utilizam vodca ou outros tipos de álcool, mas essa prática pode ser discutível e, como regra geral, não a recomendo. Lembre-se, se você usar álcool barato (ou seja, de "má qualidade"), obterá tinturas de má qualidade.

Nas tinturas por maceração, as ervas são moídas (secas) ou cortadas em pedaços pequenos (ervas frescas), adicionando-se a elas um solvente específico (mênstruo). A proporção geral de erva em relação ao solvente é de 5 partes de mênstruo para 1 parte de erva desidratada ou 2 partes de mênstruo para 1 parte de erva fresca. Para preparar uma tintura, combine erva e mênstruo numa vasilha; tampe-a bem e mantenha-a num lugar moderadamente quente durante duas semanas e (se tiver usado erva seca) agite o recipiente todos os dias (isso será necessário somente para preparados com plantas dessecadas.) Após esse período, separe o líquido da erva que já foi consumida (ou bagaço), filtre-o, passe-o para uma garrafa ou vidro e guarde-o num local frio e seco (garrafas ou vidros âmbares são excelentes para proteger as tinturas de danos causados pela luz). *Sempre rotule os medicamentos!* O rótulo deverá trazer algumas informações básicas, tais como o nome da planta, a proporção entre solvente e planta medicinal, a porcentagem de álcool usada, se é uma tintura feita com planta fresca ou uma tintura de planta seca, e a data da preparação.

Como exemplo, aqui estão as instruções para o preparo de uma tintura de kava-kava, usando-se a planta seca. Moa 100 g de kava-kava seca (*Piper methysticum*) até obter um pó moderadamente grosso. Combine esse pó com 500 ml de álcool (70%) e água (30%) e agite até misturar por completo. Rotule o recipiente e coloque-o numa prateleira. Diariamente, dê uma boa sacudida no vidro para misturar bem o conteúdo. Ao final de duas semanas, coe o líquido e filtre-o. Você terá uma tintura 1:5 de kava-kava, com 70% de álcool. Isso também pode ser expresso como uma tintura a 20%, usando-se 70% de etanol e 30% de água.

Tinturas de plantas frescas são preparadas de maneira semelhante, com algumas exceções. Uma tintura de planta fresca não precisa ser agitada com tanta frequência, e esse tipo de tintura geralmente está pronto para ser coado após cerca de dez dias, um pouco antes das tinturas feitas com matéria vegetal dessecada. Embora alguns produtores comerciais moam a matéria vegetal fresca, transformando-a numa pasta fluida, antes de preparar a tintura, é necessário somente cortá-la em pedaços pequenos.

Tinturas por Percolação

A percolação, embora seja tecnicamente mais difícil que a maceração, é um método de preparação de tinturas considerado mais eficiente porque ele retira da planta todas as propriedades medicinais disponíveis e tende a resultar num preparado mais concentrado. O método requer alguns equipamentos a mais, e os pesos e as medidas precisam ser muito precisos. Além disso, a técnica de preparação pode ser um tanto exigente quanto à atenção aos detalhes, e essa exigência varia de erva para erva. Contudo, muitos herboristas veem esse método como o melhor de todos. Popularizada na primeira metade do século XIX, a percolação era e ainda é preferida por muitas empresas, pela qualidade do produto final. Embora o processo necessite de certa prática e de um equipamento especial, os resultados compensam os erros cometidos ao longo do caminho. As quantidades de erva e solvente a serem usadas, assim como outros fatores, por exemplo, o grau de espessura da planta pulverizada, vão variar de acordo com a planta utilizada para a extração. Embora dados específicos estejam além do objetivo deste livro, existem algumas obras de referência nas quais essas informações podem ser obtidas, como *Remington's Practice of Pharmacy* (ver a Bibliografia).

A percolação é um processo de várias etapas. Como exemplo, vamos supor que se deseje fazer uma percolação com 1 kg de erva dessecada; o volume do mênstruo varia de acordo com a proporção do produto final, e isso também será diferente segundo as necessidades da planta específica que está sendo processada. Nesse caso, um produto final de 1:3 exigirá apenas um pouco mais de 3 l de mênstruo. Primeiro, a erva deverá ser pulverizada até atingir o grau adequado de espessura (mais fina ou mais grossa), o que, mais uma vez, varia de planta para planta. A seguir, parte do mênstruo fixado é despejada sobre a erva, mas somente a quantidade necessária para umedecer completamente (e não mergulhar) o material. Essa mistura deverá, então, ficar parada e macerar por 6 horas num recipiente bem tampado. Ao final desse período, a mistura será transferida para um percolador – essencialmente um funil em forma de cone, com uma válvula na extremidade para regular o fluxo. Esse equipamento está à venda em muitas lojas de suprimentos químicos e em alguns sites de fornecedores de ervas na internet. Um filtro de café é colocado na parte de baixo do funil para impedir que a erva pulverizada escoe pelo tubo. Essa transferência é provavelmente o passo mais importante do processo todo. A erva deve ser colocada no percolador sem ser comprimida em excesso, de forma que o mênstruo a ser adicionado possa fluir lenta e regularmente através dele, mas deverá ser compactada o suficiente para que o mênstruo não escorra muito depressa. Isso exige prática, e o processo será diferente para cada planta. Para que uma pessoa se torne especialista nesse método, deverá estar disposta a experimentar e cometer erros.

Quando a erva estiver acondicionada no percolador, um pedaço de filtro de café será posto na parte de cima dele. Mais mênstruo será derramado sobre a erva, até que comece a pingar pela extremidade do funil. A válvula será então fechada, e a mistura deixada para macerar novamente por 24 horas. Ao final desse período, a válvula será aberta, permitindo que ocorra um gotejamento lento. Agora mais mênstruo é despejado sobre a erva, até que a quantidade determinada para a tintura seja atingida. Uma vez que essa quantidade tenha se escoado do cone, o produto é colocado numa garrafa âmbar, rotulado e guardado num local frio e seco para uso futuro. As percolações podem ser feitas na proporção-padrão de tinturas (1:5), mas em geral são preparadas nas proporções de 1:2,5 a 1:4. Esse método também pode ser usado para produzir extratos fluidos de 1:1 (discutidos abaixo). Esses preparados são mais concentrados, permitindo doses menores, mas com o mesmo valor terapêutico.

A percolação é um método mais complexo de preparação de tinturas do que a maceração, e para se ter domínio do processo é preciso tempo e paciência. Embora a percolação seja o método oficial de preparação de uma tintura, de acordo com especificações da Farmacopeia norte-americana e de outras fontes padrão de referência, a maceração funciona igualmente bem ou quase tão bem quanto a percolação. Se você estiver interessado no preparo de medicamentos, entretanto, achará esse método prazeroso e preferível em muitos casos. Esteja atento para o fato de que a percolação não é apropriada para plantas muito resinosas.

Extratos Fluidos

O método de percolação que acabou de ser descrito também pode ser usado para criar extratos fluidos. Um extrato fluido é um extrato de 1:1, o que significa que cada milímetro de extrato representa 1 grama de erva ao natural. A percolação proporciona uma maneira de retirar por completo os ingredientes ativos de uma matéria vegetal natural, obtendo-se um medicamento muito concentrado. Quem mais influenciou esse método de preparação de extratos fluidos foi provavelmente John Uri Lloyd, da Lloyd Brothers Pharmacy, no final do século XIX.

    O processo é iniciado da mesma maneira que uma percolação normal. O 1 kg de erva é umedecido e colocado no percolador. Após a maceração da erva, a válvula é aberta, deixando que um lento gotejamento ocorra, e mais mênstruo é despejado sobre a matéria vegetal, até que a quantidade fixada (875 ml) tenha pingado, escoando-se do percolador. Essa quantidade é reservada enquanto o processo continua. Os próximos 100 ml são recolhidos e reservados. Esse processo – de recolher e reservar 100 ml de mênstruo – é mantido, sendo interrompido somente quando o mênstruo sair do percolador incolor e insípido. A porção final colhida (em geral menos de 100 ml) é reduzida sobre fogo *baixo* numa caldeira dupla, até que seja adquirida consistência de xarope ou tenha sido reduzida até quase desaparecer. A esse volume reduzido se adiciona a última porção reservada de mênstruo (100 ml), misturando-se tudo cuidadosamente. O processo deve continuar, com redução se necessário, até que sejam obtidos 125 ml para acrescentar à primeira parte reservada de 875 ml. A seguir, o produto final é filtrado e engarrafado. *Sempre rotule os medicamentos!*

Extratos Líquidos

Diversos meios podem ser usados para a preparação de extratos líquidos, alguns dos quais exigem mais de um processo para a obtenção de um único produto. Por exemplo, um extrato líquido pode ser composto de uma decocção e de uma maceração. O produto final é, em geral, altamente concentrado, mas tem baixo teor de álcool. A maioria dos produtos de ervas chinesas feitos nos Estados Unidos é constituída de extratos líquidos. A produção desses produtos emprega uma gama significativa de equipamentos de alta tecnologia, com a finalidade de produzir um extrato de alta concentração. Contudo, em razão do uso de álcool e pressão durante a produção, esses extratos nem sempre representam com precisão a fórmula original.

    Uma maneira relativamente simples de fazer esse tipo de extrato líquido envolve um método algumas vezes chamado de extração dupla, que é adequado para muitas ervas. A vantagem desses produtos é o fato de o processo permitir que extratos preparados com água e calor sejam adicionados a uma tintura; isso possibilita a extração de um espectro mais amplo de componentes químicos. Um simples método de extração dupla utiliza um processo de tintura e uma decocção (extração em água) para a preparação de um extrato que seja apropriado para a produção de extratos líquidos de certas plantas medicinais sem a utilização de equipamentos sofisticados.

Para uma extração dupla, primeiro é feita a extração dos princípios ativos da erva pelos métodos da maceração ou da percolação. Inicie a extração dupla com uma elevada concentração de álcool, adicionando cerca de 10% de glicerina vegetal à mistura (a glicerina é acrescentada antes da maceração e algumas vezes depois da percolação). A glicerina é usada porque um extrato aquoso será adicionado ao término do processo, e o produto final deverá apresentar um teor de álcool de cerca de 20% ou mais para conservação. A glicerina também ajudará a preservar os solutos numa suspensão estável quando o extrato alcoólico e o extrato aquoso forem combinados; a combinação dos extratos de álcool e água tende a causar a precipitação de sólidos, em razão da natureza da relação entre o álcool e a água.

A seguir, o bagaço é cozido, obtendo-se uma decocção bastante concentrada. Os dois extratos – a tintura e a decocção – são depois misturados e coados. O extrato final terá um conteúdo alcoólico entre 20 e 30%. Em especial, isso é favorável para as ervas chinesas, em parte pelo fato de elas serem tradicionalmente prescritas como decocções, mas também porque o álcool ajuda a conservá-las para o armazenamento. É importante lembrar que, quando preparamos esses tipos de extratos, usamos um solvente – álcool – que extrai propriedades de plantas que, por tradição, não passavam por um processo de extração. Por isso, o extrato pode não ser igual ao preparado tradicional à base de água, mudando potencialmente o efeito medicinal da planta.

CATAPLASMAS

Cataplasmas são preparados tópicos e se destinam à aplicação externa em cortes, arranhões, erupções e outras irritações ou inflamações cutâneas. Eles podem ser feitos com ervas frescas ou secas. As ervas mais usadas são aquelas com propriedades de cicatrização e anti-inflamatórias, como confrei ou tanchagem. Entretanto, muitas outras ervas também podem ser incorporadas em cataplasmas. Estas incluem plantas medicinais com fortes propriedades de dissipação do calor, como a hidraste e a escrofulária da Califórnia, ou fortes propriedades de dispersão, como o freixo-espinhento e a pimenta-de-caiena.

A combinação de ervas numa fórmula de cataplasma para uso externo é muito semelhante à criação de uma fórmula destinada a uma prescrição interna. A principal diferença entre uma fórmula externa e uma fórmula interna é que a maioria dos preparados de uso externo não tem por objetivo produzir um efeito sistêmico. Ao contrário, a prescrição é dirigida especificamente para uma área local à qual o cataplasma é aplicado. Grande parte dos cataplasmas visa à superfície ou à região logo abaixo, enquanto outros são elaborados para penetrar mais profundamente – por exemplo, no tecido muscular, nos tendões ou ligamentos, ou até mesmo nos ossos. Cataplasmas cuja fórmula tem a finalidade de gerar ações ou outros efeitos internos são algumas vezes chamados de emplastros. O emplastro de mostarda – um preparado clássico de sementes de mostarda aplicado no peito para liberar a fleugma congestionada – é provavelmente o exemplo mais conhecido desse tipo de produto medicinal.

Ao se preparar um cataplasma com a erva fresca, esta deverá ser macerada antes. Tradicionalmente, os curandeiros mascavam a planta, davam a ela uma forma adequada e a aplicavam sobre a área que precisava de tratamento. É óbvio que isso não é apropriado para a prática clínica; entretanto, é útil conhecer esse método se seu filho cair e esfolar o joelho ou o cotovelo. Como alternativa, corte a erva em pedaços pequenos e a macere num pilão ou num instrumento semelhante. Algumas vezes, a adição de um pouco de água ajudará a criar a consistência pastosa de que você necessita. Quando conseguir a consistência correta, aplique o cataplasma ao ferimento e o cubra levemente com uma faixa. O objetivo é manter o cataplasma no lugar, permitindo uma adequada ventilação da ferida.

Se você estiver usando material dessecado, primeiro moa ou esmague a erva, transformando-a num pó. Adicione pequenas quantidades de água a esse pó, até obter uma consistência pastosa apropriada (esse processo varia conforme a ervas e as combinações de ervas e, portanto, talvez seja preciso fazer diversas experiências para conseguir a consistência desejada). Em vez de água, tintura poderá ser adicionada para suplementar a fórmula.

Aqui está uma fórmula de cataplasma, rápida de preparar, que utiliza uma tintura para umedecer a matéria vegetal. Triture 5 g de raiz de confrei até pulverizá-la. A esse pó, acrescente uma quantidade de tintura de mil-folhas suficiente para fazer uma pasta grossa. A pasta está pronta para ser aplicada como cataplasma a uma área afetada. Lembre-se de substituir o cataplasma com frequência (pelo menos duas vezes por dia) para assegurar uma cura efetiva.

SUPOSITÓRIOS

Os supositórios, algumas vezes chamados de bolo, constituem um excelente método de introdução de ervas no ânus, no reto ou na vagina. Existem numerosas influências patogênicas para as quais o bolo é útil, incluindo hemorroidas e umidade-calor, com ou sem toxinas.

Esse simples preparado pode ser feito com equipamento de tecnologia muito baixa. O bolo em si é obtido com manteiga de cacau e ervas moídas ou extratos sólidos. Os extratos líquidos não são apropriados para inclusão em supositórios, porque o produto final deverá ser firme o suficiente para inserção no ânus ou na vagina. A quantidade de manteiga de cacau varia muito; contudo, em geral, considero que cerca de 20 a 25% de manteiga de cacau no preparado final são suficientes.

Para fazer um supositório ou bolo, comece criando moldes com folha de estanho; para isso, enrole a folha ao redor de um pedaço estéril de vidro ou aço inoxidável, do tamanho aproximado de uma caneta. Com cuidado, retire o molde, apertando-o numa das extremidades. Tente preservar a integridade das paredes do molde, o que facilitará a inserção do bolo posteriormente. (Moldes pré-moldados também podem ser encontrados em lojas de suprimentos farmacêuticos.) A seguir, moa ervas ou extratos sólidos até obter uma consistência fina. Esta é importante, uma vez que permitirá a inserção suave do bolo. Depois, aqueça *com cuidado* a manteiga de cacau, deixando-a ficar líquida. Use um fervedor duplo para não queimar a manteiga de cacau. Lentamente adicione a combinação de ervas à manteiga de cacau, até que a mistura adquira a consistência aproximada de um xarope (quando em dúvida, use um pouco mais de manteiga de cacau do que de erva). Despeje a mistura nos moldes já preparados e deixe-a esfriar e endurecer. Eu prefiro guardar os supositórios na geladeira, para reduzir a possibilidade de deterioração ou para impedir que eles derretam, se o tempo estiver quente.

Para utilizar o supositório ou bolo, simplesmente corte cerca de 3 cm, remova a folha de estanho e insira a mistura de manteiga de cacau-erva. O tratamento deve ser feito à noite, uma vez que é possível haver vazamento à medida que a manteiga de cacau derrete. Advirta o paciente quanto a isso e sugira que se previna. Por exemplo, uma mulher poderá usar um absorvente no caso de colocação do bolo na vagina; um forro de borracha sob o lençol ou uma fralda para adultos também poderão ser usados. Essas precauções raramente são necessárias, entretanto, uma vez que apenas uma pequena quantidade de material se escoará.

ÓLEOS INFUNDIDOS OU INFUSÃO DE ERVAS EM ÓLEO

Um óleo infundido é aquele no qual a erva foi macerada com o objetivo de se extrair os componentes que se deseja. Portanto, um óleo infundido não é muito diferente de um chá ou tintura, exceto pelo fato de usar óleo como solvente em vez de água ou álcool. A infusão de ervas em óleo pode ser feita de duas maneiras. Você poderá confiar no calor do sol para a extração dos princípios ativos da erva ou poderá infundir o óleo por meio de calor artificial, como numa panela de cozimento lento (*Crock-Pot*) ou num fervedor duplo. A infusão de ervas em óleo pode ser feita com plantas frescas ou secas. De modo geral, as plantas frescas contêm uma quantidade maior de componentes essenciais, os quais provavelmente estarão presentes em concentrações mais altas. Entretanto, se você estiver preparando uma infusão em óleo a partir de matéria vegetal fresca, será melhor deixá-la secar por cerca de um dia. Isso permitirá que parte da água da planta evapore, reduzindo a possibilidade de deterioração.

Para uma infusão em óleo, em primeiro lugar coloque a erva numa vasilha. De modo geral, é preferível encher três quartos do recipiente, deixando espaço para cobrir completamente a planta com óleo e evitar que ela estrague. Se estiver usando ervas frescas, corte-as bem e aplique pressão suficiente ao encher a vasilha, apertando com firmeza as ervas. Em seguida, adicione uma quantidade suficiente de óleo (os de oliva e de amêndoas doces são os meus preferidos) para cobrir a erva, ultrapassando sua altura em 2 a 3 cm. Caso esteja utilizando a planta seca, deixe-a descansar durante uma a duas horas depois de cobri-la com óleo. A erva seca absorverá o óleo, e será necessário acrescentar mais para cobrir novamente a matéria vegetal, até que o óleo fique 2 a 3 cm acima da erva. Mexa bem a mistura com uma colher limpa, certificando-se de retirar todas as bolhas de ar. Isso é muito importante quer a planta esteja fresca ou seca, mas é particularmente importante se a planta estiver fresca, porque qualquer ar que sobrar contribuirá para a deterioração da infusão em óleo.

Depois de remover todo o ar da matéria vegetal dessecada ou fresca, e (no caso da erva seca) absorver todo o óleo que conseguir segurar, adicione óleo suficiente para cobrir – ultrapassando a erva em 2 a 3 cm. Feche a vasilha com um saco de papel pardo e coloque-a no sol por cerca de duas semanas. Se tiver usado a erva fresca, abra o recipiente diariamente na hora mais quente do dia e retire com uma esponja a umidade que se condensar na tampa. Isso removerá a água indesejada de seu preparado e reduzirá ainda mais a possibilidade de deterioração.

Depois de duas semanas coe o óleo, passe-o para um vidro marrom (âmbar) e coloque um rótulo com o nome da erva, o tipo de óleo usado e a data, armazenando-o sob refrigeração. Para uma infusão com a planta fresca, extraia o máximo possível de óleo, sem deixar que a água vá para a parte coada. Tome cuidado ao separar o óleo da água, certificando-se de que a água não se junte ao óleo decantado. A erva restante pode ser espremida e deixada para escorrer por uma ou duas horas antes de decantar. Mantenha essa última porção de óleo separada do restante e use-a antes, uma vez que poderá conter pequenas quantidades de água, as quais inevitavelmente permanecem após o processo de decantação, podendo acarretar a uma rápida deterioração.

Ao empregar calor artificial, use o mesmo método básico, mas observe que o tempo necessário para a erva liberar os princípios ativos no óleo será de apenas 24 a 48 horas, um período significativamente menor. Tenha cuidado para não superaquecer o óleo, porque isso pode causar danos tanto ao próprio óleo quanto à erva e acelerar o processo de deterioração do preparado. Uma temperatura entre 37 e 41ºC é mais adequada. Algumas ervas poderão se beneficiar com um solvente adicional, que ajudará no processo de infusão. Esse solvente é em geral álcool, o qual precisará ser decantado no final, como já foi descrito. Michael Moore, um dos grandes herboristas contemporâneos, inclui uma excelente abordagem a respeito dessa técnica de preparo em seu livro *Medicinal Plants of the Pacific West*.

> Triture uma parte (por peso da erva), coloque-a num recipiente com tampa, umedeça-a por completo com meia a três quartos de parte (por volume) de etanol puro ou álcool para fricção a 90% e deixe o preparado tampado por pelo menos duas horas. Despeje-o num liquidificador, cubra com sete partes (por volume) de óleo vegetal (preferivelmente de oliva) e o liquidifique por um longo tempo, até que as bordas da tampa do aparelho estejam mornas; desligue o liquidificador e passe a mistura através de um tecido colocado dentro de um coador apoiado sobre uma vasilha. Esprema todo o óleo e jogue fora os resíduos.[1]

POMADAS OU UNGUENTOS

Pomadas são preparados semissólidos para aplicação externa, feitos com cera de abelha, óleos infundidos e vários outros ingredientes de preferência, como manteiga de cacau ou óleos essenciais. O bálsamo para lábios é um tipo específico de pomada e constitui um bom exemplo com o qual todas as pessoas estão familiarizadas. Se as infusões em óleo já estiverem prontas, será fácil preparar uma pomada. Simplesmente aqueça os óleos (com cuidado para protegê-los) até o ponto em que derreterão a cera de abelha, adicionando cerca de 40 g de cera para cada 200 ml de óleo. Para testar a consistência da pomada, separe uma pequena colher e deixe esfriar. Se perceber que a mistura não está dura o suficiente depois de fria, apenas adicione pequenas quantidades de cera de abelha até obter a consistência adequada. Verifique a consistência precocemente, uma vez que não se recomenda a adição de mais óleo à pomada para amolecê-la. Se não tiver óleos infundidos à mão, prepare-os usando o método de calor artificial descrito em outra ocasião. Depois de coar o óleo, simplesmente acrescente a quantidade necessária de cera e despeje a pomada em vasilhas. Deixe esfriar, tampe e rotule. As pomadas ou unguentos são bastante duráveis e podem permanecer inalterados durante vários anos se guardados em local fresco e escuro.

EXTRATOS EM PÓ

Algumas vezes chamados de extratos sólidos, extratos granulados ou extratos concentrados, os preparados em pó têm sido usados na medicina herbórea ocidental há pelo menos 150 anos. Contudo, esses preparados não são comumente encontrados nas clínicas dos herboristas do Ocidente, a não ser que o terapeuta esteja prescrevendo fitoterápicos modernos sob a forma de pílulas. Em essência, os extratos em pó são constituídos de extratos líquidos desidratados, que podem ser feitos com água, álcool ou qualquer outro solvente. Entretanto, o uso de alguns tipos de solventes, tais como o hexano, pode ser inapropriado, porque esses solventes podem deixar resíduos durante o processo de desidratação. Os extratos que recebemos da China ou de Taiwan são, na maioria, se não todos, decocções desidratadas.

Em poucas palavras, o processo de preparação desses extratos envolve o preparo de uma decocção, removendo-se depois a água por meio de várias técnicas de desidratação. O que permanece é a porção sólida da decocção ou, simplesmente, os componentes da erva que eram solúveis em água. Essa porção sólida é então combinada com uma quantidade específica de amido, visando obter a proporção desejada, que é de 5:1 na maioria dos casos. Os fornecedores mantêm essa proporção para todas as plantas medicinais, de modo que, quando os terapeutas utilizarem os preparados em fórmulas, terão um produto constante com o qual trabalhar. Um preparado como esse exemplifica bem uma decocção e, quando combinado com água quente, ele representa uma decocção de forma quase exata.

A elaboração de extratos em pó sem o uso de equipamentos caros é difícil e consome muito tempo. Uma questão importante é que qualquer erva que contenha óleos essenciais deve ser processada num sistema fechado, para impedir a evaporação desses componentes voláteis. Assim, a decocção deverá ser feita de tal maneira que os óleos essenciais evaporados possam ser capturados e reintroduzidos no produto final; se isso não ocorrer, o produto final terá uma qualidade inferior.

Um número muito pequeno de extratos desse tipo é hoje produzido no Ocidente. Os extratos em pó são feitos de algumas das ervas mais vendidas, como cimicífuga preta e camomila, mas estas podem ser compradas somente em grande quantidade. Essa situação representa uma lacuna significativa na indústria ocidental das ervas medicinais; contudo, ela lentamente começa a mudar.

MISTURA FERVIDA OU TOSTADA COM ADJUVANTES SÓLIDOS E LÍQUIDOS

A medicina chinesa apresenta uma longa história de preparação de fitoterápicos com a adição de substâncias como o mel (por exemplo, alcaçuz frito em mel), vinagre (como na tiririca tostada com vinagre), vinho (como na *dāng guī* tostada com vinho) e germe de trigo (como no atractilodes tostado com germe de trigo), para citar apenas alguns. Muitos outros preparados desse tipo também são usados, incluindo rehmannia e ginseng fervidos. Entretanto, não abordarei esses dois últimos produtos aqui, já que seu preparo exige alguns conhecimentos especializados e em geral eles estão comercialmente disponíveis. Por outro lado, embora alguns dos produtos combinados e tostados mencionados acima também possam ser adquiridos com facilidade, há uma ampla gama de fitoterápicos que poderiam se beneficiar com esse tratamento e que não são oferecidos pelos fornecedores. Essas plantas medicinais podem ser processadas com relativa facilidade, e isso somará uma significativa eficácia clínica às fórmulas. Eu adotei alguns desses métodos, em parte por conta da minha experiência com culinária, mas também porque acredito que eles sejam importantes na tradição chinesa e nos dão a oportunidade de acrescentar um pouco mais de nosso *qì* às fórmulas. Para obter mais informações sobre o preparo desses medicamentos, eu recomendo o livro *Pao Zhi: An Introduction to the Use of Processed Chinese Medicinals* (ver Bibliografia). Observe aqui que esses métodos de processamento não são exclusivos da medicina chinesa. Encontrei várias referências a preparados semelhantes em matérias médicas ocidentais mais antigas, como na *Culpeper's Complete Herbal and English Physician*.

Plantas Medicinais Preparadas com Mel

Coloque uma pequena quantidade de mel numa panela wok (usada para o preparo de comida chinesa) e aqueça em fogo médio até que o mel comece a ferver. Devagar, adicione a planta medicinal a ser processada, até que a erva esteja uniformemente coberta de mel. Em geral, uma proporção de 25 a 40 partes de mel para 100 partes de erva produz bons resultados. Toste o material na wok até que ele adquira uma cor dourada-marrom e não esteja mais pegajoso ao toque (nota: esse material ficará muito quente, por isso não enfie o dedo diretamente na panela ou tente tirar um pedaço da erva sem a ajuda de uma tenaz). Remova o material, colocando-o para secar sobre uma superfície limpa. O mel deve ser bem aquecido para que o processo funcione, porque você, em essência, estará preparando bala com os açúcares do mel. Se a temperatura do mel não estiver alta o suficiente, ele ficará muito viscoso e difícil de manusear numa vasilha. Se o preparo for correto, o mel esfriará, adquirindo uma consistência dura e até certo ponto crocante. Tenha cuidado para não queimar o mel; isso fará com que o produto fique escuro e significativamente inferior em qualidade.

Mistura Tostada com Vinho ou Vinagre

Embora o produto final possa ser diferente, o processo de misturar e tostar com vinho ou vinagre é quase o mesmo daquele usado para o mel. A diferença é que no processamento com vinagre você deverá usar uma proporção de 15:100 de vinagre para a erva; com vinho, essa proporção será de 40:100 ou 50:100 de vinho para a erva. Mergulhe a planta medicinal no líquido até que ele seja absorvido por inteiro. Provavelmente, você terá que agitar a mistura para assegurar uma distribuição uniforme do líquido pela erva. Coloque a matéria vegetal dentro da panela wok e aqueça em fogo médio até secar, tendo cuidado para não queimar a erva. Se parte do material começar a escurecer mais depressa do que o restante – o que pode acontecer se o líquido não tiver sido distribuído de forma homogênea na planta seca – tente removê-la com uma tenaz. No final, ponha todo o material de volta na wok quente, para garantir que fique seco. Um produto úmido tenderá a se estragar ao guardado num recipiente.

PARTE DOIS
Matéria Médica

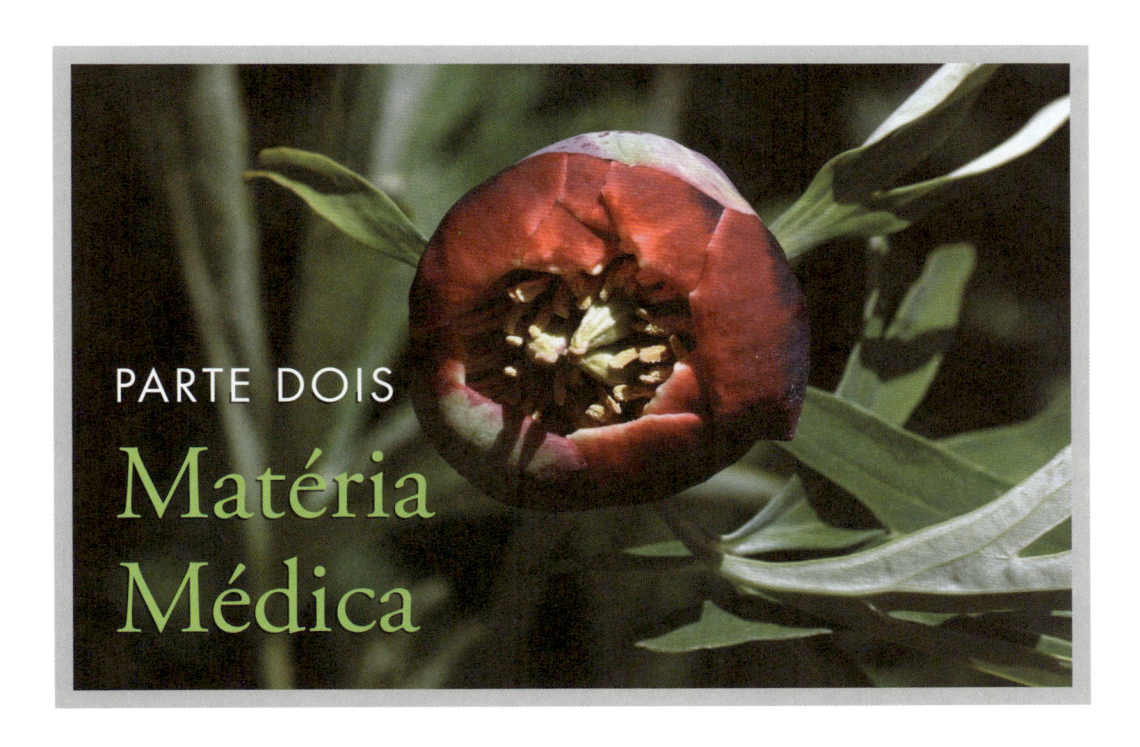

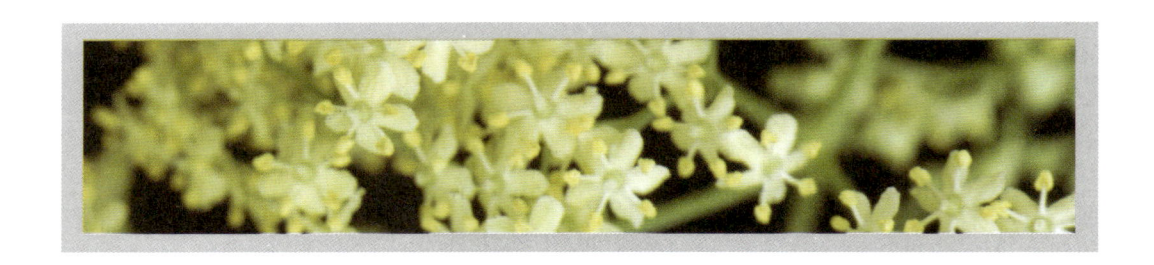

ERVAS QUE RESOLVEM O EXTERIOR

"Ervas que resolvem o exterior" (ou eliminam síndromes superficiais), como se diz na medicina tradicional chinesa, são usadas principalmente para deter a progressão de um agente patogênico pela superfície do corpo (pele e músculos) e para atenuar os sintomas que se manifestam em decorrência da resposta do *wèi qì* a esse agente patológico (por exemplo, febre e calafrios). Há várias maneiras de se conseguir isso; entre elas: resolver o exterior com frio e acridez (ervas de sabor picante), resolver o exterior com calor e acridez, resolver a carne, trazer pápulas para a superfície e fazer circular o exterior, assim como várias combinações de suplementação e técnicas de resolução do exterior.

O método principal para resolver o exterior é por meio da diaforese (provocar a transpiração no paciente), o que inclui resolver com frio/acridez e calor/acridez, bem como o alívio da carne. Esse tipo de tratamento também poderá fazer parte da combinação de abordagens de suplementação e resolução do exterior. Essa categoria inclui ervas com a função primária de induzir a transpiração; exemplos de ervas que correspondem a essa descrição são mil-folhas, flores de sabugueiro, arália e gengibre-selvagem.

Embora a diaforese seja o método fundamental para resolver o exterior, nem sempre a transpiração será necessária para expelir a influência nociva. O método de forçar a exteriorização de pápulas (*tòu zhěn*) estimula as erupções e o sarampo a completarem seu ciclo. Outra forma de resolver o exterior sem a evocação do suor é chamada de fazer circular ou dispersar o exterior (*shū biǎo*). De acordo com esse método terapêutico, não é necessário provocar a diaforese e, portanto, embora os medicamentos possam ou não causar suor, este não é requisito para a resolução do exterior. As ervas que pertencem a essa categoria são a éfedra norte-americana e o tomilho (ou timo). Outra planta com essa função relacionada no texto é a equinácea.

Existem três métodos combinados para suplementar e eliminar síndromes superficiais: enriquecer o *yīn* e resolver o exterior, estimular o *qì* e resolver o exterior e auxiliar o *yáng* e resolver o exterior. Esses métodos terapêuticos usam tanto plantas medicinais que suplementam quanto plantas medicinais que resolvem o exterior. Algumas ervas podem ser usadas para tratar ambos os ramos. Entre as plantas discutidas neste texto, o espinardo da Califórnia e o sabugueiro podem ser usados dessa forma.

Plantas Medicinais Frescas e Picantes que Resolvem o Exterior

A ação principal de ervas desta categoria é eliminar padrões exteriores de calor. Os sintomas dessas desordens incluem dor de garganta; efusão de calor; sede; leve aversão ao frio; possivelmente, língua vermelha com uma saburra seca, fina e esbranquiçada recobrindo-a; e pulso rápido e instável. Dentro desta categoria você encontrará ervas que têm forte ação diaforética, por exemplo, mil-folhas (*Achillea millefolium*), e outras que apresentam uma ação diaforética mais fraca, como o tomilho (*Thymus officinalis*). Ambas as ervas são excelentes para dispersar o calor. A sálvia de jardim (*Salvia officinalis*), embora não seja tão eficaz na dissipação do calor, é excelente para complicações devidas a agentes patogênicos relacionados com a umidade. Embora tenha efeito diaforético quando tomada quente, ela faz parar a transpiração quando ingerida fria. Assim como a mil-folhas e as flores de sabugueiro (*Sambucus* spp.), a sálvia tem forte efeito na indução da transpiração e na remoção do calor. Ela pode ser usada quando vento e calor invadem os pulmões, ambos nos estágios iniciais, e também se o agente patogênico ficar preso (se alojar), causando quadros do tipo vento-calor.

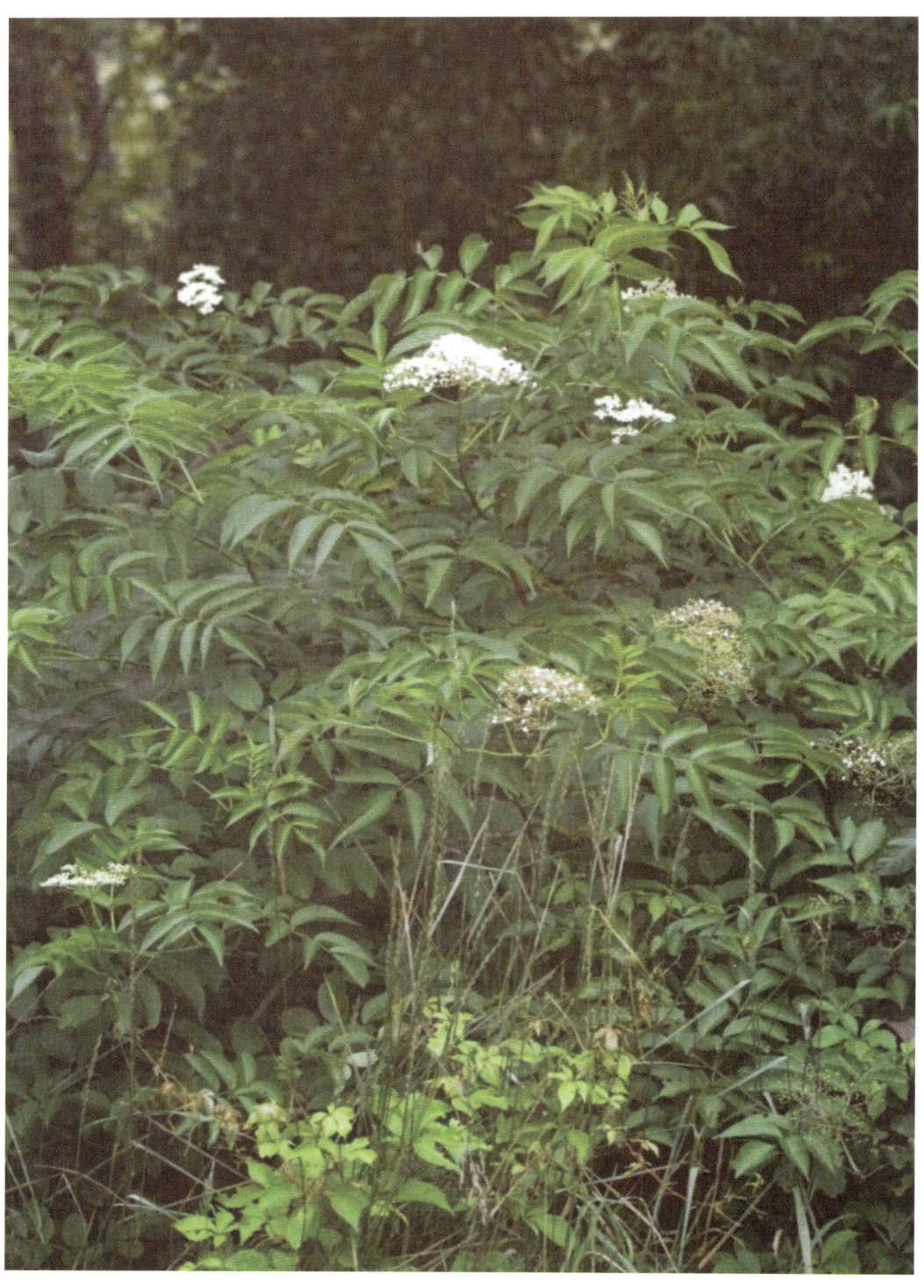

Sabugueiro (*Sambucus canadensis*)

Sabugueiro

Sambucus nigra, S. mexicana, S. canadensis
Caprifoliaceae
Sambuci flos et fructus
Também chamado de sabugueiro-negro (frutos ou bagos)

Sabor e *qì*: picante, amargo, fresco
Meridianos nos quais atua: pulmão, bexiga, fígado
Ações: as flores e os frutos são alterativos, antibacterianos, anti-inflamatórios, antivirais, diaforéticos

Funções e Indicações

- **Dispersa o vento-calor.** As flores do sabugueiro são usadas no tratamento da febre, tosse e garganta dolorida, vermelha e inchada. Essas ações se aplicam às flores de sabugueiro e, em menor extensão, aos frutos. A flor do sabugueiro é um diaforético de primeira linha e está entre os meus favoritos para os estágios iniciais do vento-calor. Para esse propósito, combine partes iguais de flores de sabugueiro, mil-folhas e hortelã-pimenta, preparando uma infusão forte. Beba duas xícaras antes de um banho quente e outra xícara imediatamente após o banho; em seguida, deite-se e se cubra bem para transpirar. Sem dúvida você se sentirá melhor na manhã seguinte.
- **Dissipa o calor, diminui a toxicidade, seca a umidade e promove erupções da pele.** A flor de sabugueiro é aplicada no tratamento de erupções edematosas em que ocorre o rubor (como na erisipela). O suco concentrado dos frutos e/ou flores pode ser usado com esse objetivo. A natureza picante do sabugueiro atua para secar a umidade e fazer erupções aflorarem; a natureza amarga efetivamente dissipa o calor e atenua a toxicidade. Essa planta medicinal também pode ser útil para o calor do fígado que faz o *yáng* do fígado subir, com sintomas como dor de garganta, olhos injetados, abscessos pulmonares e erupções na parte superior do tronco e da cabeça.

PRECAUÇÕES

Use o sabugueiro com cautela em pacientes fracos, com temperatura baixa e vacuidade de *qì*.

Dosagem e Preparo

Flores, 1-6 g em infusão ou decocção leve; frutos, 3-30 g em decocção; flores ou bagos, 2-4 ml de tintura. A tintura deve ser preparada no momento da utilização.

Colha as flores entre a metade e o fim do verão,* quando elas estiverem completamente abertas. Ao secá-las, tenha cuidado para que não fiquem marrons. Flores secas de boa qualidade devem ser aromáticas, ter cor creme-claro e conter poucos pedúnculos.

---

* As estações do ano citadas ao longo do livro se referem às do Hemisfério Norte. (N. da T.)

Para preparar um xarope, ferva os frutos, esprema o suco e adicione açúcar. Esse xarope encontrou favoritismo nos últimos anos, desde que um estudo publicado em 1995 demonstrou que os frutos têm uma ação antiviral na gripe. Esta fórmula representa um excelente acréscimo a um xarope para tosse, proporcionando sabor e valor medicinal. Os frutos do sabugueiro também têm sido tradicionalmente transformados em vinhos e cordiais.

O pólen colhido nas flores do sabugueiro vem sendo há um longo tempo incluído em preparados cosméticos. O pólen de flores de sabugueiro tem um efeito suave e acetinado na pele, acrescentando uma qualidade particularmente suavizadora a preparados dermatológicos, incluindo loções. Para colher o pólen, junte as flores, coloque-as sobre telas para secar e recolha o pólen que cai através das telas.

Principais Combinações

- Combine com equinácea, salsaparrilha, sassafrás e aparine (amor-de-hortelão) para erupções devidas à umidade-calor.
- Combine com verbasco e trevo vermelho para tosse causada pelo vento-calor.
- Combine com Folhas de Amoreira-Branca e decocção de Crisântemo (*sāng jú yǐn*) para estágios iniciais do vento-calor, com forte efusão de calor, dor de garganta e tosse.
- Em mil-folhas o leitor encontrará a combinação para ser usada nos ataques externos do vento-calor.

Comentário

Hipócrates foi o primeiro a mencionar essa planta em seus escritos, recomendando-a, no século V a.C., como um remédio laxante, diurético e útil em doenças ginecológicas. Outros médicos antigos, como Dioscórides, Plínio e Lonicerus, também escreveram sobre ela.

Os antigos druidas e pagãos da Europa consideravam o sabugueiro uma árvore mística. Costuma-se dizer que existem fadas para proteger o sabugueiro; por isso, é importante demonstrar respeito especial por essa planta ao nos aproximarmos dela num ambiente silvestre. Os frutos do sabugueiro agem de forma semelhante à flor, mas eles foram tradicionalmente mais usados como alimento. Há milênios os seres humanos vêm fazendo um delicioso vinho e tortas com esses frutos. Mergulhadas em massa e fritas, as flores também se transformam num prato surpreendentemente bom.

Embora um número significativo de pesquisas sobre o fruto do sabugueiro tenha sido feito na última década, eu raramente uso os bagos, ficando, em vez disso, com a aplicação mais tradicional das flores. O sabugueiro está relacionado com a madressilva e tem ações semelhantes. Ambas as plantas pertencem à família das caprifoliáceas, que também inclui algumas outras plantas medicinais importantes, como o viburno e o viburno americano. Comparada à madressilva, a flor de sabugueiro tem ação mais forte quando é necessário resolver o exterior e transformar a umidade, enquanto a madressilva age mais intensamente na

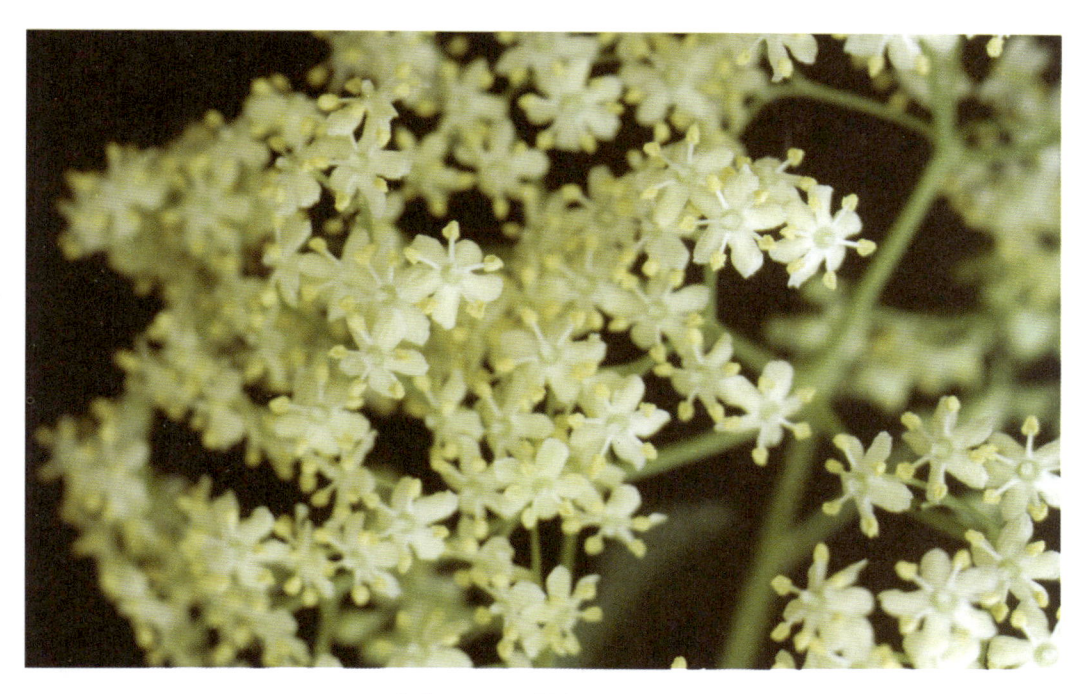

Sabugueiro (*S. mexicana*)

dissipação do calor e resolução da toxicidade. O *The Divine Husbandman's Materia Medica Classic* [*Shén Nóng Běn Cǎo*] menciona a flor de outra espécie, *Sambucus japonica* (*lu ying*). (Nota: essa espécie pode não estar correta. É a espécie relacionada na versão traduzida desse livro, mas nenhuma outra informação foi encontrada sobre o assunto.) Shen Nong atribui as características amarga e fria à natureza dessa erva, e afirma que ela trata principalmente várias deformidades nos ossos, hipertonia e dor nos membros, dor fria nos joelhos, impotência, respiração curta e pés inchados.[1]

A casca do sabugueiro desbloqueia o intestino e resolve a constipação causada pelo acúmulo e pela estagnação da umidade-calor no estômago e no intestino.

O fruto do sabugueiro constou oficialmente na *The United States Pharmacopoeia*, de 1820 a 1831, assim como as suas flores, entre 1831 a 1905. A flor do sabugueiro também constou do *The National Formulary (U.S.)*, de 1916 a 1947.

Tradução de Material de Pesquisa

Os chineses usam os ramos de uma espécie de sabugueiro, o *Sambucus williamsii* (*jiē gǔ mù*). Ele é doce, amargo e neutro e repele o vento, desinibe a umidade, ativa o sangue e atenua a dor. É usado para tratar dor nos tendões e ossos causada pelo vento-umidade, dor lombar, edemas, prurido do vento e outras desordens relacionadas.

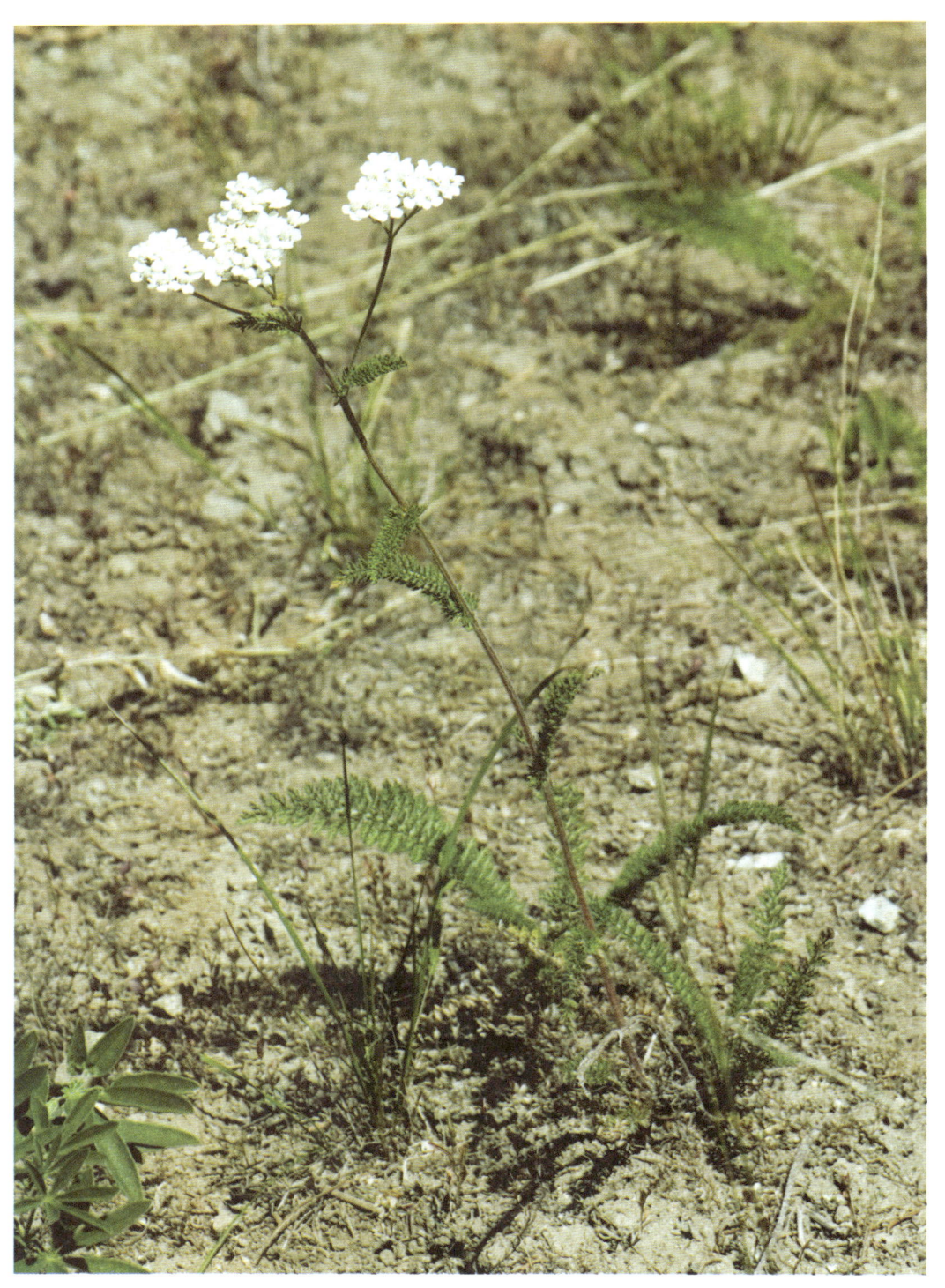

Mil-folhas (*Achillea millefolium*)

Mil-Folhas

Achillea millefolium
Asteraceae
Achilleae Millefolii folium et flos
Outro nome popular: aquileia

Sabor e *qì*: amarga, picante, levemente fria
Meridianos nos quais atua: pulmão, bexiga, fígado
Ações: anti-inflamatória, antipirética, diaforética, diurética, hemostática, hipotensiva, antiespasmódica moderada.

Funções e Indicações

- ***Resolve o exterior, dispersa o vento e elimina o calor.*** A mil-folhas é usada no tratamento de sintomas como febre, dor de cabeça, tosse e inflamação da garganta. Ela também é administrada para dissipar o calor, repelir o vento e fazer pápulas aflorarem. Para esta última doença, a aplicação externa da erva fresca amassada é excelente. Se a erva fresca não estiver disponível, misture erva seca com água para preparar um emplastro. A natureza picante e refrescante da mil-folhas se revela muito útil para resolver o exterior em padrões *tài-yīn* de vento-calor. Ela afasta fortemente o vento e o calor do exterior do corpo (carne) e resolve pápulas provocadas pelo vento. Quando o vento-calor se instala no aspecto defesa e *qì* do organismo, causando retenção de fleugma nos pulmões, a mil-folhas é uma excelente escolha para eliminar e dissipar o calor do aquecedor superior. Essa erva também pode ser usada para outros padrões, nos quais há fleugma-calor nos pulmões e catarro amarelo ou verde, tosse, sede e febre.

- ***Refresca o sangue e estanca sangramentos.*** A mil-folhas é útil em hemorragias do trato digestório e do aparelho respiratório ou na perda excessiva de sangue durante a menstruação, em decorrência do movimento descontrolado do sangue afetado pelo calor. A natureza amarga e refrescante da mil-folhas elimina o calor e efetivamente cessa sangramentos. Além disso, uma vez que a hemorragia é uma forma de estase do sangue, a natureza picante da mil-folhas ajuda a ativar o sangue e, portanto, tem ação hemostática. Use a tintura da planta fresca em doses pequenas e frequentes na epistaxe aguda. Para ferimentos abertos, aplique folhas secas e pulverizadas para estancar o sangue, aliviar o calor e resolver toxinas. O pó pode ser salpicado sobre a ferida ou colocado dentro dela, dependendo de sua dimensão. A mil-folhas também é usada para erupções maculares profundas associadas com o calor no sangue.

- ***Drena o fogo presente na depressão e dispersa o qì do fígado.*** A aquileia é empregada no tratamento de sintomas como dismenorreia, hipertensão, irritabilidade, dor de cabeça e olhos injetados. A natureza amarga e picante da mil-folhas drena e faz a energia do fígado circular com eficiência, ajudando a diminuir a depressão, a qual em si mesma minará o movimento do fogo presente na depressão.

- **Dissipa o vento-umidade-calor e relaxa os tendões**. Usada para tratar obstruções quentes e dolorosas dos canais de energia, a mil-folhas é muito aplicada na artrite reumática, sendo muito eficaz em combinação com outras ervas. Sua função principal aqui é dispersar o vento e eliminar o calor, ajudando a reduzir a tensão nos tendões causada por esses agentes patogênicos exógenos. Essa ação relaxa indiretamente os tendões em casos de obstrução quente e dolorosa.
- **Promove a micção e drena o calor**. A mil-folhas é útil no tratamento de micção dolorosa e difícil, com ou sem sangue na urina. Ela atua melhor como diurético quando ingerida como um preparado frio. Sob a forma de infusão fria, a mil-folhas apresenta natureza amarga e refrescante mais forte e, por isso, produz uma drenagem mais intensa. Essa ação é pronunciada quando a mil-folhas é utilizada para promover a micção.
- **Elimina o calor e resolve a umidade**. A mil-folhas é aplicada externamente para o tratamento de erupções e lesões causadas pela umidade-calor. Com essa finalidade, a melhor forma de apresentação é a pomada ou pasta (ver a advertência a seguir a respeito do uso externo).

PRECAUÇÕES

Esta erva não é indicada para pessoas com frio interior e deve ser usada com cautela em casos de vacuidade de *qì*. Não deve ser usada durante a gravidez.

De acordo com algumas fontes, a mil-folhas é contraindicada para pessoas com alergia a plantas da família das asteráceas. É importante observar que em raros casos ocorre resposta alérgica ao se usar mil-folhas externamente.

A erva contém o componente tujone (uma substância química cancerígena). Regulamentos norte-americanos exigem que essa substância seja removida de qualquer alimento ou bebida, vendidos comercialmente, que contenham mil-folhas, embora apenas traços estejam presentes na planta.

Dosagem e Preparo

Use 3-9 g em uma decocção leve ou em infusão; 1-5 ml de tintura.

Colha a mil-folhas quando a planta estiver em plena floração, do início até o meio do verão. Forme feixes e seque a planta ou prepare uma tintura fresca ou óleo. A erva dessecada de boa qualidade deve ser aromática e conter mais flores que folhas e nenhum ramo grande. As flores deverão ser brancas e não marrons e a folhagem, de um verde brilhante.

A mil-folhas é fortemente picante e amarga, tendo assim ações de dispersão e descida. Essas ações podem ser modificadas de acordo com o método de preparo. A infusão quente é muito dispersa, enquanto a decocção ou preparado frio é relativamente mais amarga e menos picante, tendo uma energia descendente pronunciada. A tintura fresca tem a gama mais ampla de ações.

Principais Combinações

- Combine, numa infusão forte, com flor de sabugueiro e hortelã-pimenta para o ataque externo do vento-calor, com sintomas de febre, transpiração insuficiente, dor de garganta e pulso rápido e flutuante. Acrescente ligústica para uma dor de garganta mais séria, dor no corpo e dor de cabeça. Adicione yerba mansa e encelia se houver dores no corpo mais fortes e dores de cabeça resultantes da influência patogênica da umidade.
- Combine com Madressilva e Pó de Forsítia (*yīn qìáo sàn*) para fortalecer sua ação. A principal ação dessa fórmula é resolver o exterior com medicamentos picantes e refrescantes, dispersar os pulmões e expulsar o calor. A mil-folhas age harmoniosamente com essa fórmula, que intensifica a sua ação.
- Combine com úsnea, equinácea e folhas de dente-de-leão para umidade-calor na bexiga, com predomínio do calor e sintomas de queimação e dor durante a micção, com ou sem sangramento.
- Combine com tintura fresca de bolsa-de-pastor para calor no aquecedor inferior e sangue na urina ou fezes, ou perda excessiva de sangue durante a menstruação. Adicione uva-ursina para dor mais severa, relacionada com estrangúria.
- Combine com solidéu chinês e raiz de erva daninha de borboleta para fleugma-calor no pulmão.
- Combine com yerba mansa e hidraste ou raiz de uva do Óregon para aplicação externa em lesões pela umidade-calor.

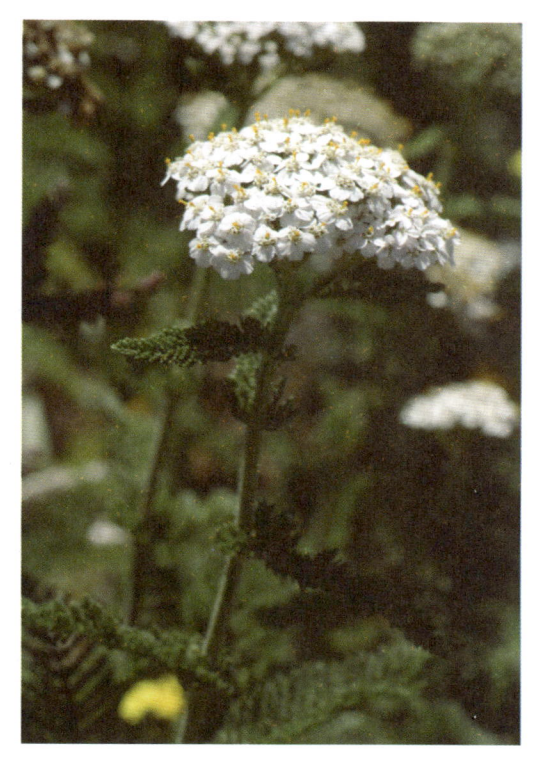

Em primeiro plano, flores de mil-folhas (*A. millefolium*)

Comentário

A mil-folhas é geralmente considerada um representante botânico morno e estimulante. Entretanto, suas indicações contradizem, na realidade, essa designação. Um medicamento amargo e picante pode ser de certa forma estimulante sem aquecer. Se a acridez for suficiente em qualquer planta, pode ser estimulante, uma vez que sua ação dissipa e move. Até mesmo um sabor amargo pode ser estimulante por ter uma forte ação de drenagem. Como é picante e amarga, a mil-folhas é bastante estimulante, sem aquecer o organismo; na verdade, ela o refresca. Medicamentos que dissipam são *yáng*. Contudo, se a examinarmos cuidadosamente ficará claro que o quadro geral da mil-folhas é de uma planta que esfria, em razão de seu sabor amargo dominante e de sua capacidade de eliminar o calor e mesmo de drenar o fogo.

O nome do gênero, *Achillea*, deriva de Aquiles, o famoso herói da guerra de Troia, que adquiriu fama ao curar soldados com ervas. Essa foi a primeira erva medicinal silvestre com a qual entrei em contato, e ela ocupa um lugar muito especial em meu coração. A mil-folhas cresce tanto em vales, de pequena elevação, quanto em campinas elevadas. Um grande número de variedades é cultivado, mas a mil-folhas de flores brancas, encontrada nos prados não cultivados, é o remédio de melhor qualidade. A planta é bastante comum e fácil de encontrar, assim como de cultivar em seu jardim.

Essa planta circumboreal tem sido usada desde a antiguidade por culturas do mundo todo. O conhecido botânico Lineu afirma que a mil-folhas foi usada na Suécia para fazer cerveja; dizia-se que a cerveja de mil-folhas embriagava mais que a cerveja fabricada com lúpulo. Eu experimentei cerveja feita com mil-folhas e a achei difícil de beber por causa de seu sabor; não percebi nenhum efeito inebriante específico que pudesse atribuir à erva.

A aquileia, assim como a camomila, contém substâncias químicas chamadas azulenos. Os azulenos são anti-inflamatórios e agem interna e externamente para dissipar o calor. Tanto a mil-folhas quanto a camomila contêm um azuleno específico chamado camazuleno. A camomila é bem conhecida pela cor azul de seu óleo essencial, que vem do camazuleno. O óleo essencial da mil-folhas tem maior concentração de azulenos do que a camomila, sua cor também é azul (azul profundo) e é melhor para reduzir a inflamação de dissipar o calor. Os ramos de uma espécie de mil-folhas relacionada eram usados para jogar as varetas do Livro das Mutações (I Ching). Outra espécie relacionada, originária da Europa e aclimatada no norte (sobretudo nordeste) dos Estados Unidos e no vizinho Canadá, *Achillea ptarmica*, é empregada em casos de perda de apetite, infecções do trato urinário, reumatismo, diarreia e queixas de dispepsia. Várias outras espécies são nativas da Europa e têm sido usadas medicinalmente por populações locais, como *A. moschata*, *A. ageratum*, *A. nana*, *A. nobilis* e *A. atrata*.

A aquileia é uma erva muito importante para o tratamento de desordens ginecológicas, sendo a favorita de herbalistas que seguem a tradição da Mulher Sábia. No livro de Susun Weed, *Wise Woman Herbal for the Childbearing Year*, a autora recomenda combinar mil-folhas com banana-da-terra, obtendo-se um unguento para tratar hemorroidas e rachaduras nos bicos dos seios. Ela ainda aconselha fazer banhos de assento com uma infusão da erva para lacerações perineais.

A mil-folhas constou oficialmente na *The United States Pharmacopoeia*, de 1863 a 1882.

Tradução de Material de Pesquisa

Várias espécies de *Achillea* são usadas na medicina chinesa. As espécies *Achillea alpina* e *A. wilsoniana* (*yī zhī hāo*) são picantes, amargas, levemente mornas e tóxicas, penetrando nos meridianos do coração, fígado e pulmões. Essas ervas aceleram o sangue, repelem o vento, atenuam a dor e resolvem as toxinas; são usadas para tratar pancadas e quedas, dor causada pelo vento-umidade, nódulos glômicos, abscessos tumefatos e com drenagem de líquido e doença do frio *yīn*, profunda e não tratável. Essas espécies também têm aplicação externa no fechamento de ferimentos e restauração de tecidos (engendramento de carne), além do tratamento de hemorroidas.

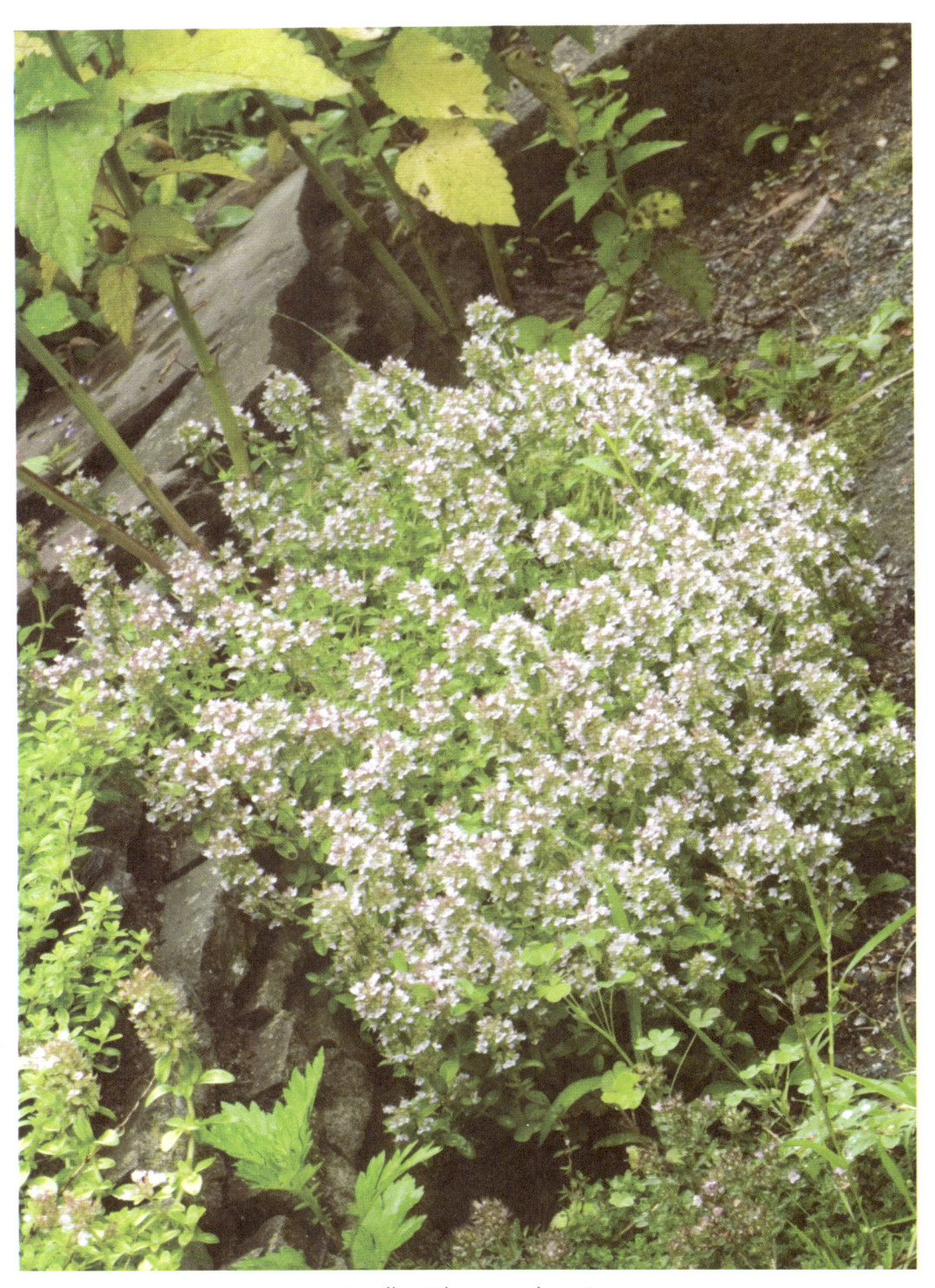

Tomilho (*Thymus vulgaris*)

Tomilho

Thymus vulgaris
Lamiaceae
Thymi Vulgari folium et flos
Outro nome popular: *shè xiāng cǎo* (chinês)

Sabor e *qì*: picante, levemente amargo, levemente frio
Meridianos nos quais atua: pulmão, estômago, fígado
Ações: antisséptica, antiespasmódica, antitussígena, carminativa, expectorante

Funções e Indicações

- **Resolve o exterior, dispersa o vento, elimina o calor e beneficia a garganta.** O tomilho é usado para tratar a invasão do vento-calor, com sintomas de garganta vermelha, inchada e dolorida; febre; tosse e dor de cabeça. Essa erva também é útil quando o fator patogênico obstrui o nariz, produzindo muco espesso e amarelo. Em decorrência de sua natureza picante e refrescante, o tomilho dispersa com eficiência o vento e elimina o calor. O nariz é a abertura dos pulmões, que pertence ao *tài-yīn* e ao aspecto defesa, sendo, por isso, facilmente atacado pelo vento-calor, com obstrução dos condutos nasais. O tomilho trata com eficácia o vento-calor no aspecto defesa, sendo um importante fitoterápico nesse estágio da doença.
- **Repele o vento e corta a tosse.** O tomilho é útil contra o vento que entra nos pulmões e prejudica a sua função de descida. Embora essa seja uma erva que refresca, ela se mostra muito eficaz como antitussígeno e pode ser usada em doenças causadas tanto pelo calor quanto pelo frio, quando combinada com outras plantas medicinais adequadas. Tosses espasmódicas, como a da coqueluche, respondem muito bem a essa erva.

Em razão de sua segurança e eficácia, o tomilho é uma excelente erva para crianças, sendo útil no tratamento de cólicas, bem como para qualquer uma das indicações acima. O óleo essencial do tomilho tem sido usado externamente para articulações quentes e inchadas, por conta da síndrome *bì* causada pelo vento-calor-umidade.

PRECAUÇÕES

Use tomilho com cautela em casos de vacuidade de *yīn*.

Dosagem e Preparo

Use 2-6 g numa infusão forte; 1-3 ml de tintura; 2-8 gotas de óleo essencial numa calda. A tintura deve ser preparada com folhas frescas e o extrato fluido, com folhas secas.

Apanhe as folhas no final da manhã, antes de o sol alcançar seu ponto mais elevado, durante a primavera e início do verão; a colheita deve ser feita antes da floração ou quando as flores estiverem abertas.

Coloque os ramos sobre telas ou jornal e deixe secar sem que a planta receba luz solar direta. Escolha e limpe as folhas mais tarde para remover os talos grandes. A erva dessecada de boa qualidade deverá conter folhas verdes inteiras (em geral verde-escuro), com poucos talos e ser aromática.

Principais Combinações

- Combine a tintura ou uma forte infusão de tomilho com suco de limão e sal para gargarejos em caso de dor de garganta.
- Combine com ligústica e sálvia preta da Califórnia para dor de garganta causada pela invasão externa do vento-calor.
- Combine com tintura de rorela para tosse espasmódica causada pela invasão externa do vento-calor. É uma excelente combinação para crianças com crupe ou coqueluche.
- Combine com Folhas de Amoreira-Branca e decocção de Crisântemo (*sāng jú yīn*) para os estágios iniciais do vento-calor, quando houver dor de garganta.
- Combine com *Stop Coughing Powder* (*zhǐ sòu sàn*) para a tosse acompanhada de dor de garganta, resultante do vento-calor.

Comentário

O tomilho, uma erva bastante útil, há muito tempo tem lugar na medicina. Uma das vantagens de se usar essa erva é que a maioria das pessoas está familiarizada com seu gosto e o acha agradável. O tomilho se originou no Mediterrâneo, sendo hoje cultivado nas zonas temperadas do mundo todo. É uma planta excelente para cobrir o chão e paredes em jardins. Suas folhas são usadas em muitos pratos tradicionais da região do Mar Mediterrâneo, desde a Espanha, a França e a Itália até a Grécia e a Turquia. Existe um grande número de variedades de tomilho; entretanto, eu recomendo o *T. vulgaris* para fins medicinais.

O timol, um dos componentes químicos do tomilho, é encontrado no óleo essencial da planta. O farmacêutico alemão Neuman extraiu pela primeira vez essa substância química da planta em 1725. O timol é um excelente antisséptico e antiespasmódico, sendo ainda usado em alguns

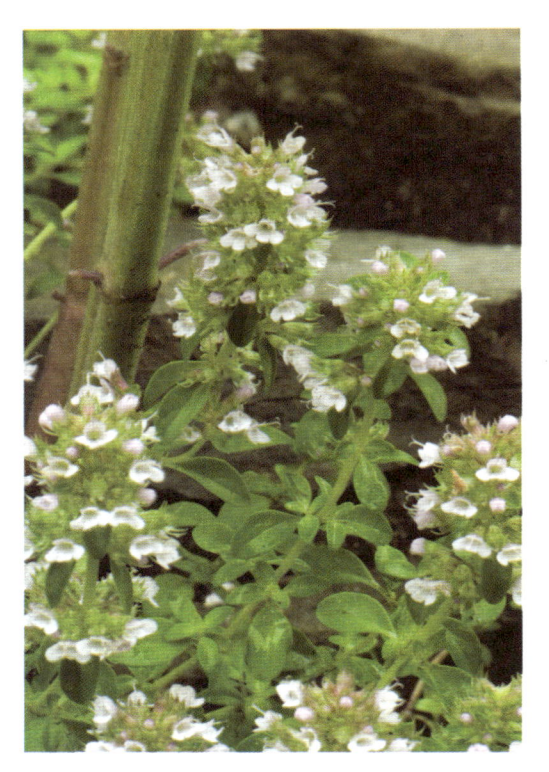

Flores de tomilho (*T. vulgaris*)

preparados comerciais encontrados no mer-cado, como o líquido para limpeza bucal Listerine e algumas marcas de pasta de dente. O óleo essencial é aplicado tanto interna quanto externamente.

As folhas de *Thymus vulgaris* são oficialmente citadas nas farmacopeias da Argentina, da Austrália, da República Tcheca, da França, da Alemanha, da Hungria, da Holanda, da Polônia e da Romênia. Elas foram incluídas na farmacopeia nórdica em 1963 e na iugoslava em 1984. A farmacopeia suíça cita as folhas, as flores e as pontas dos talos. As farmacopeias alemã e suíça consideram oficiais as espécies *T. vulgaris* e *T. zygis*.

Tradução de Material de Pesquisa

A medicina chinesa emprega várias espécies do gênero *Thymus*. *Thymus vulgaris* (*shè xiāng cǎo*) é usada para expelir o vento e acalmar a tosse, sendo em especial eficaz na coqueluche, na bronquite aguda, acompanhada de laringite, e na expulsão de ancilóstomos. Essas indicações sugerem uma introdução muito recente na medicina chinesa.

Duas outras espécies, relacionadas como *dì jiāo* (*Thymus serpyllum* e *T. mongolicus*), são consideradas picantes, mornas e levemente tóxicas. Têm aplicação no aquecimento do centro e dissipam o frio, repelem o vento e atenuam a dor. Também são empregadas para fazer descer o *qì*, quando este está fluindo contracorrente, no tratamento de vômitos, assim como da dor abdominal, ingestão reduzida de alimentos, com constipação, tosse do vento-frio, garganta inchada, dor de dente e prurido na pele.

Sálvia

Salvia officinalis
Lamiaceae
Salviae Officinali herba
Também conhecida como sálvia-
-de-jardim

Sabor e *qì*: picante, levemente amarga, levemente fresca
Meridianos nos quais atua: pulmão, fígado, intestino grosso
Ações: antisséptica, adstringente, diaforética

Funções e Indicações

- ***Elimina o calor e dispersa o vento.*** A sálvia é usada para tratar dor de garganta e dor ao falar. Como tem um gosto reconhecível, costuma ser bem tolerada pelos pacientes como um chá usado em gargarejos, para as finalidades mencionadas acima. A natureza acre e amarga do fitoterápico dispersa o vento e elimina o calor. A sálvia também é usada tradicionalmente para outros tipos de dor de garganta, que podem incluir o ataque do vento-secura ao pulmão ou outros padrões de secura do pulmão, bem como padrões de vacuidade do *yīn* dos pulmões. Sua indicação nesses padrões se justifica por sua ação de refrescar e repelir o vento, assim como por sua capacidade de agir como adstringente. Esta última função é específica quando há necessidade de manter a umidade interna que, se perdida, poderia lesar ainda mais o organismo.

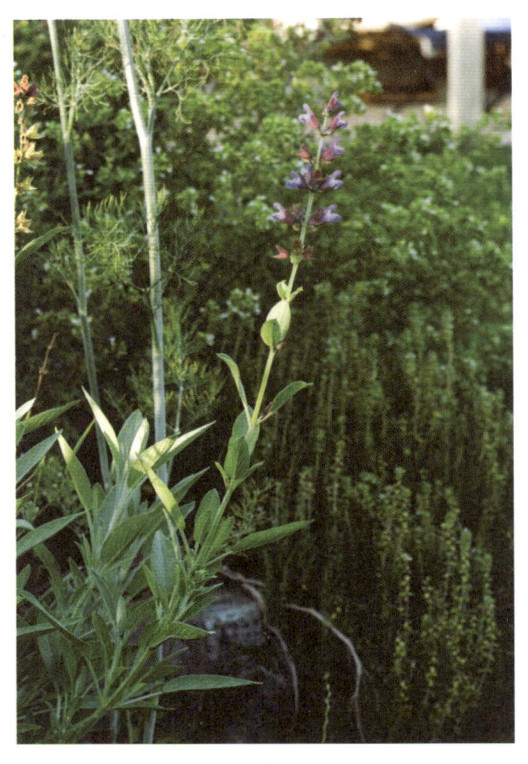

Sálvia de jardim (*Salvia officinalis*)

- ***Elimina a umidade e cessa a transpiração.*** A sálvia é bastante eficaz para inibir a sudorese causada por padrões de vacuidade ou de repleção, como suores noturnos, sudorese espontânea e transpiração em decorrência da umidade-calor. Com essa finalidade, o chá deve ser tomado frio. Em razão de sua capacidade de tratar a umidade-calor, a sálvia é útil para deter a transpiração resultante de padrões de umidade-calor. Esta pode se apresentar como uma doença interna ou externa. A sálvia é eficaz em ambos os casos, embora por sua natureza picante ela seja particularmente efetiva no tratamento da umidade-calor exógeno, que provoca a transpiração.

- **Seca a umidade e dissipa o calor.** A sálvia ajuda a tratar a umidade-calor no aquecedor inferior, com prurido na área genital, além de secreções, flatulência e excreções malcheirosas. A umidade-calor tende a se instalar no aquecedor inferior, o que é chamado de umidade-calor que verte para baixo. Trata-se de uma doença interna resultante de várias etiologias, as quais conduzem à umidade-calor. A sálvia seca a umidade e esfria o calor, tratando, assim, essa doença. A erva também é usada para secar o leite ao fim da amamentação.

PRECAUÇÕES

A sálvia não deve ser usada por mulheres que estão amamentando.

Dosagem e Preparo

Use 3-6 g em uma decocção leve ou infusão; 2-5 ml de tintura.

A tintura de sálvia dever ser feita com matéria vegetal fresca. Colha a planta entre o final da primavera e início do verão, antes de as flores amadurecerem. Amarre a erva em feixes e deixe secar, removendo as folhas mais tarde para armazenamento. A

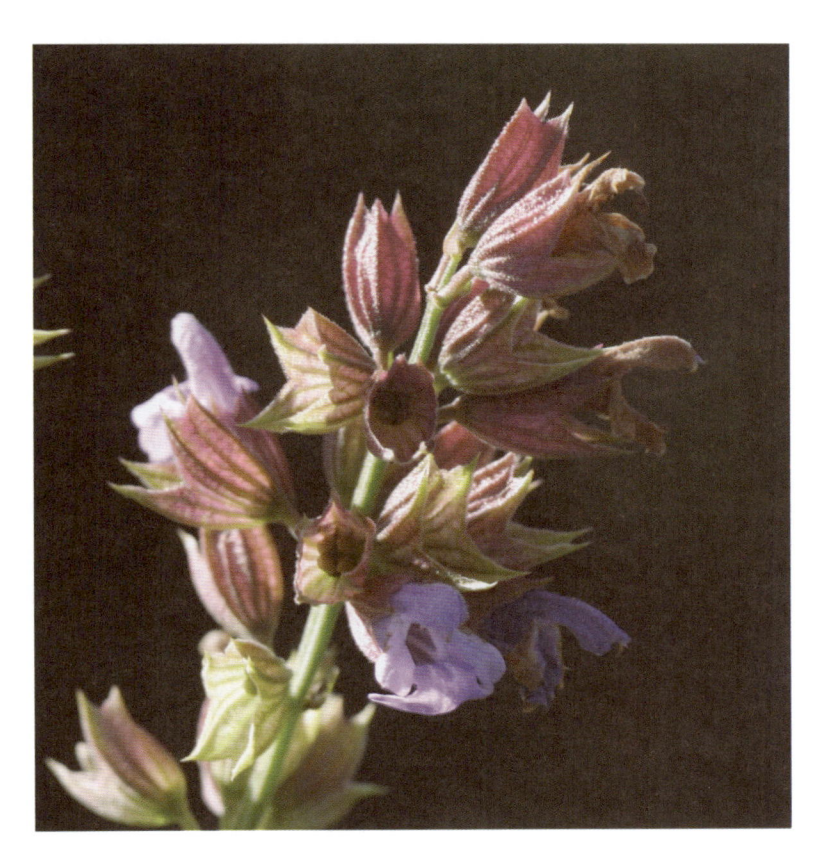

Inflorescência da flor de sálvia (*S. officinalis*)

erva seca de boa qualidade deve ser aromática, de cor cinza-esverdeada e sem talos.

Principais Combinações

- Combine com yerba mansa e hidraste para umidade-calor no aquecedor inferior, com sensação de queimação ou prurido nos órgãos genitais; corrimento vaginal; hemorroidas; desordens disentéricas; e urina escassa, queimação e mau cheiro.
- Combine com mirra para gargarejos em casos de garganta dolorida e ulcerada.
- Combine com *Jade Windscreen Powder* (*yù píng fēng sǎn*) para o tratamento da sudorese causada pela vacuidade do *qì*, com frequentes invasões externas. Com esse objetivo, tome 20 a 60 gotas da tintura da planta fresca junto com a fórmula *Jade Windscreen Powder* (*yù píng fēng sǎn*). Isso ajudará a inibir a transpiração de forma mais rápida. Interrompa o tratamento assim que a sudorese cessar.

Comentário

O nome em latim *Salvia* vem de *salvus*, que significa "saudável"; essa palavra, por sua vez, deriva do verbo latino *salvere*, que quer dizer "curar". Muitas plantas do gênero *Salvia* são usadas na medicina, a maioria por suas partes aromáticas, que estão acima do solo, e não por suas raízes. Uma notável exceção é a famosa raiz de *dān shēn* (raiz de sálvia vermelha), empregada pela medicina chinesa. Embora algumas plantas de *Salvia* possam ser usadas em fórmulas como substitutas da sálvia, mencionada nesta apresentação, elas não são necessariamente análogas.

As espécies de *Salvia* abordadas na passagem a seguir são duas das muitas sálvias nativas do oeste dos Estados Unidos. Eu as incluí aqui porque faço uso delas em quantidades significativas em minha prática clínica, porém decidi não abordá-las separadamente. As comparações feitas a seguir são relativas à sálvia de jardim (*Salvia officinalis*).

A sálvia branca (*Salvia apiana*) é mais eficaz para dissipar a umidade e o calor, sendo usada para a umidade-calor no aquecedor inferior, com possível infecção por cândida. A sálvia branca também tem aplicação nos padrões de umidade-calor associados com prostatite; para essa doença, combine-a com raiz de urtiga e palmetto. Essa sálvia também é melhor, tanto interna quanto externamente, para tratar infecções por fungos. Por fim, a sálvia branca tem uma longa história de utilização como planta cerimonial pelos povos indígenas do oeste dos Estados Unidos, em particular na região do sul da Califórnia, onde a planta é nativa. As folhas são colhidas quando frescas e depois amarradas em pequenos feixes e dessecadas. A fumaça produzida quando esses feixes são queimados é renomada por seu poder purificador; por isso, ela é usada para "limpar o ar" antes de um ritual ou evento especial. É uma excelente maneira de começar e terminar o dia em sua clínica. Ela pode até mesmo ser utilizada entre as consultas, depois que um paciente com um problema especialmente desafiador desocupar a sala.

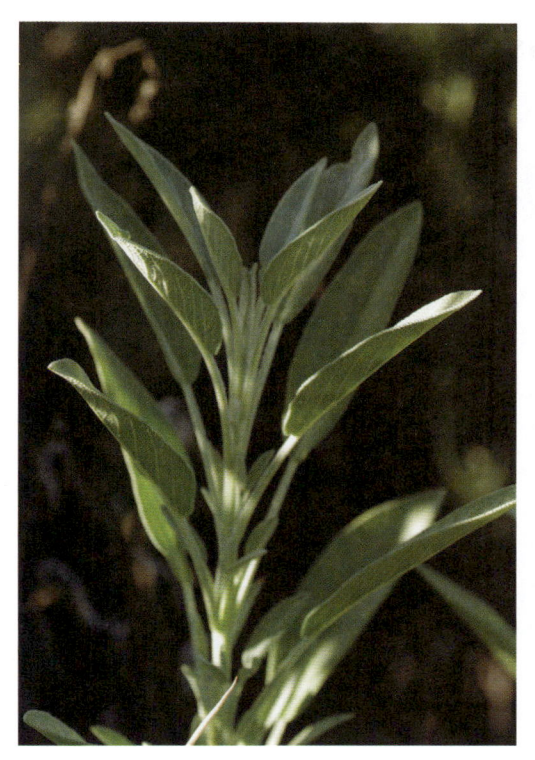

As folhas de sálvia são cobertas por uma penugem branca (*S. officinalis*)

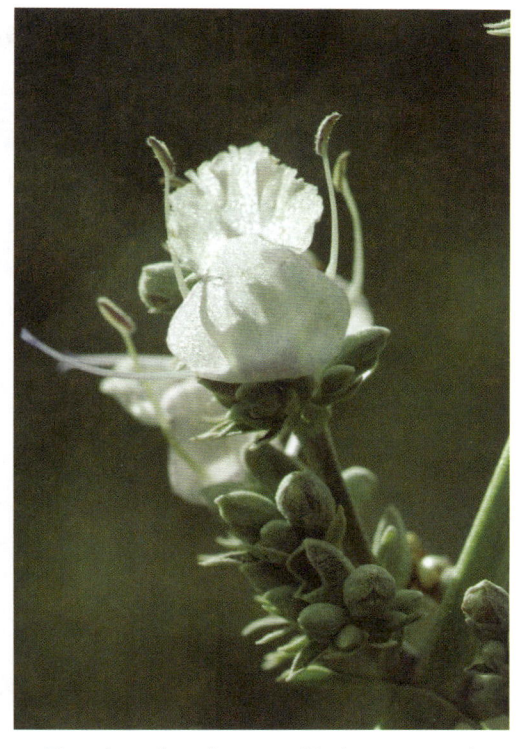

Flor de sálvia branca (*Salvia apiana*)

A sálvia preta *(Salvia mellifera)* é fresca e dispersa mais o vento; é melhor para o vento-calor com sintoma de dor de garganta, mas menos eficaz para a umidade-calor. A sálvia preta também é usada na síndrome *bì* do vento-calor, acompanhada de articulações doloridas e inflamadas. Para essa aplicação, utilize o talo juntamente com a folha.

A *Salvia officinalis* foi citada na *The United States Pharmacopoeia*, de 1842 a 1916, e no *The National Formulary (U.S.)*, de 1936 a 1950. É oficialmente reconhecida pela *British Herbal Pharmacopoeia* (1996), *British Pharmacopoeia* (2002), *Martindale: The Extra Pharmacopoeia* (33ª ed.) e pela *European Pharmacopoeia* (2004). A sálvia foi aprovada pela Comissão Alemã E e pela Cooperativa Científica Europeia de Fitoterapia (1999), tendo sido relacionada no *PDR for Herbal Medicine* (2ª ed.).

Plantas Medicinais Mornas e Picantes que Resolvem o Exterior

A ação principal das ervas que fazem parte desta categoria é resolver padrões exógenos do frio com sintomas que incluem calafrios e aversão ao frio, além de moderada efusão de calor, dor de cabeça, dor generalizada, ausência de sudorese, congestão nasal, ausência de sede, língua com saburra gordurosa e pulso flutuante e apertado. Dentro da categoria você encontrará duas ervas muito importantes na matéria médica norte-americana, arália (*Aralia californica*) e ligústica (*Ligusticum grayi*). Embora nenhuma das duas seja usada de forma ampla fora da América do Norte, elas pertencem a gêneros extremamente importantes, *Aralia* e *Ligusticum*.

Todas as plantas discutidas aqui são parentes próximos das plantas usadas na medicina chinesa. O gengibre-selvagem (*Asarum caudatum* e outros) está intimamente relacionado com a espécie chinesa de gengibre-selvagem (*xi xīn*). A arália pertence à família do ginseng (araliáceas) e, portanto, se relaciona com várias plantas bastante conhecidas na matéria médica chinesa, como ginseng (*rén shēn*), ginseng norte-americano (*xī yáng shēn*), notoginseng (*sān qī*), tetrapanax (*tōng cǎo*) e arália espinhenta, que é menos conhecida, mas está mais relacionada (*hóng sōng mù*). A ligústica (*Ligusticum* spp.) é muito próxima do famoso *Ligusticum chuanxiong* (*chuān xiōng*), assim como de uma erva da mesma categoria, *Ligusticum sinensis* (*gǎo běn*). A quarta planta medicinal dessa categoria é a éfedra norte-americana (*Ephedra viridis* e outras) que, embora esteja intimamente relacionada com a éfedra chinesa (*má huáng*) em termos botânicos é muito diferente dela no aspecto médico.

Ligústica

Ligusticum grayi, L. porteri
Apiaceae
Ligustici Grayi seu Porteri radix
Também chamada osha de Gray, oshalla (*L. grayi*)

Sabor e *qì*: picante, amarga, aromática, morna
Meridianos nos quais atua: pulmão, bexiga, estômago, fígado
Ações: antibacteriana, antiviral, anódina, diaforética, expectorante

Ligústica (*Ligusticum grayi*)

Funções e Indicações

- ***Expele o vento, resolve o exterior e tem ação analgésica.*** Esta erva trata com eficácia o vento-calor ou o vento-frio, com sintomas como dor de garganta, febre, congestão nasal, dor no pescoço, tosse, dor de cabeça e dores no corpo. A forte acridez da ligústica e sua afinidade com o pulmão e seu respectivo canal a tornam indicada para todos os ataques exógenos que afetam o aquecedor superior. Eu uso "aquecedor superior" aqui como um termo geral e não como referência específica ao triplo-aquecedor relacionado com a Teoria das Doenças do Calor. Faço essa distinção porque a ligústica pode ser usada tanto para o vento-frio quanto para o vento-calor. Sua natureza picante e aromática dissipa e expele fortemente agentes patogênicos. Em desordens do vento-frio, sua natureza morna e picante dispersa o frio e, combinada com sua natureza aromática, expele as influências perniciosas. Nas doenças causadas pelo vento-calor, sua natureza picante e aromática dissipa e expele os agentes patogênicos do calor, enquanto sua natureza amarga e picante drena o calor e acalma a dor. Embora a ligústica seja morna, ela pode ser eficiente em desordens do vento-calor, em especial quando combinada com plantas medicinais apropriadas.

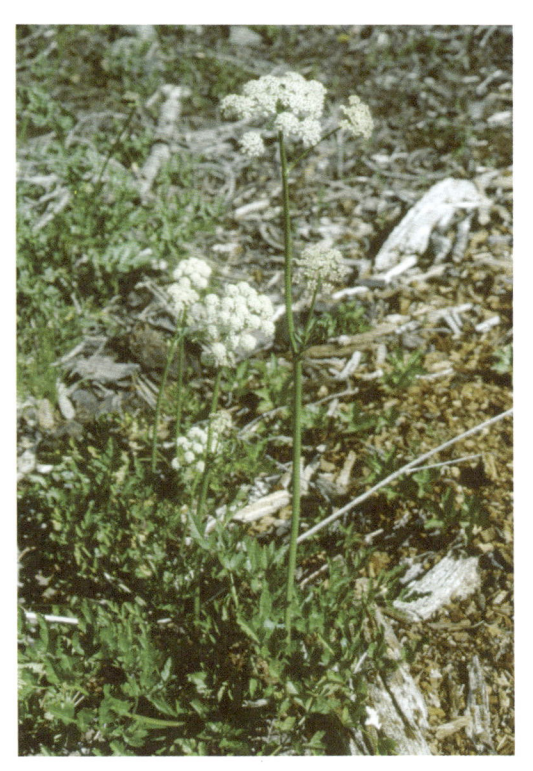

- ***Elimina o calor e drena o fogo, especialmente do aquecedor superior.*** A dor de garganta provocada pelo calor lesa o sangue e os meridianos, causando, assim, estase e estagnação. A natureza picante e aromática da ligústica ativa o sangue, expele o calor patogênico e auxilia na circulação do *qì* e alívio da dor. Quando combinada com sua natureza amarga, a característica picante e aromática dessa erva dissipa o calor e drena o fogo que queima. A ligústica tem afinidade com o trato respiratório, sendo utilizada para sintomas como febre e tosse. É de extrema importância para tratar infecções do aparelho respiratório que provocam o aparecimento de catarro amarelo, dor de garganta e febre; a ligústica também pode ser usada em infecções que afetam os condutos nasais. Essa planta medicinal ajuda a promover a expectoração de muco espesso e amarelo, difícil de expelir. Para atenuar a dor de garganta, mastigue um pedaço da raiz. Ela tem uma qualidade anódina que acalma a dor, enquanto suas propriedades antibacteriana e antiviral ajudam a eliminar o agente patogênico.

- **Dissipa o vento e a umidade.** A ligústica é usada para vários tipos de dor relacionada com o vento-umidade, como dor de cabeça, nas costas e nas articulações. O vento e a umidade instalados nos meridianos estagnam o *qì* e o sangue, causando dor. A natureza picante e amarga da ligústica é muito eficaz na dispersão do vento e na resolução da umidade. Na presença de sintomas pronunciados de frio, estase do sangue provocada por agentes patogênicos do frio ou dor intensa, use a versão da erva misturada com vinho.

A versão da ligústica tostada com vinho revigora o sangue e o *qì* no tratamento de sintomas de dor causados pela estagnação do sangue e do *qì*. A preparação das raízes cortadas dessa maneira aumenta a capacidade da erva para ativar o sangue e resolver a estagnação de *qì*. A dor de qualidade aguda e lancinante, como certos tipos de dor de cabeça, angina, dor decorrente de trauma e dor artrítica, responde bem à erva preparada com vinho. Essa mistura também é útil para tratar dor menstrual, assim como desordens ginecológicas, incluindo amenorreia, dismenorreia, partos difíceis e loquiometria.

Dosagem e Preparo

Use 1-5 ml de tintura feita com a planta fresca; 3-12 g em decocção. A tintura fresca é melhor, mas a decocção também é bastante eficaz.

Colha as raízes no outono ou na primavera, com as partes aéreas da planta mortas em consequência do inverno. Se for armazená-las, corte e seque as raízes, ou seque-as sem cortar. As raízes também podem ser cortadas para o preparo de tintura com a planta fresca. A ligústica seca de boa qualidade é aromática e firme, e não esponjosa ou medulosa. A ligústica costuma ser vendida sob a forma de uma raiz inteira. Inteira ou cortada, ela deve estar livre ou praticamente livre dos fios ásperos que crescem próximo à coroa da raiz.

PRECAUÇÕES

Recomenda-se que a ligústica seja usada com cautela durante a gravidez.
É provável que ela deva ser evitada completamente no primeiro trimestre, assim como por mulheres que tenham uma história de abortos espontâneos ou sejam mais propensas a ter um aborto decorrente de uma fraqueza funcional.

Principais Combinações

- Combine com tomilho e sálvia preta para combater o ataque exógeno do vento-calor decorrente de dor de garganta, que piora ao engolir ou falar.
- Combine com raiz de erva daninha de borboleta para combater o calor no pulmão com escarro espesso e amarelo. Adicione alteia em casos de catarro mais difícil de expectorar. Acrescente-a à Madressilva, à Forsítia e à fórmula *Puffball Powder* (*yín qiào mǎ bó sǎn*) para uma dor de garganta muito intensa.

Comentário

Esta planta está intimamente relacionada com ambas as espécies de *Ligusticum* usadas na medicina chinesa, *gǎo běn* e *chuān xiōng*. Entretanto, ao contrário dessas espécies, a ligústica é sobretudo aplicada para dissipar o calor. O sabor dessa planta também é muito diferente daquele de qualquer das duas espécies chinesas. Acredito que a energia da ligústica tanto aqueça quanto refresque. Quando estiver com dor de garganta, apenas masque um pedaço da raiz para perceber como ela pode ser refrescante. Esta é uma das muitas plantas que parecem ter um *qì* que aquece e refresca. Considerando-se os aspectos clínicos, a diferença se encontra na maneira como o fitoterápico é usado em uma fórmula e também no fato de ele ser preparado ou empregado ao natural.

A principal planta discutida aqui é *L. grayi*. Ela é intercambiável com a ligústica mais conhecida – *L. porteri* – da região das Montanhas Rochosas no oeste dos Estados Unidos. Optei por me concentrar na *L. grayi* porque tenho fácil acesso a ela, sendo, portanto, a que uso em minha prática clínica. Há muitos anos tenho percorrido a pé a High Sierra e, agora, a Cascade e a Siskiyou para colher *L. grayi*. Essa planta tem uma ampla gama de distribuição e, hoje, provavelmente está disponível em maior escala do que a *L. porteri*, mais conhecida. Várias outras espécies de *Ligusticum* também crescem no oeste dos Estados Unidos; contudo, nenhuma delas é tão comum quanto a *L. grayi* e, a menos que sejam cultivadas, essas espécies não deveriam ser usadas. Durante muitos anos, a *L. porteri* teve a reputação de ser muito difícil de cultivar; entretanto, um esforço significativo foi desenvolvido nos últimos anos e, atualmente, várias pessoas nos Estados Unidos conseguem cultivar pequenas quantidades da erva. Não tenho informações a respeito de quaisquer tentativas de cultivo da *L. grayi*.

Arália

Aralia californica
Araliaceae
Araliae Californicae rhizoma et radix
Também chamada de nardo da Califórnia e trevo-de-alce

Sabor e *qì*: picante, amarga, levemente doce, morna
Meridianos nos quais atua: pulmão, bexiga, rim, estômago
Ações: expectorante, diaforética, estimulante, tonificante

Funções e Indicações

- **Libera o exterior, expele o vento e dispersa o frio.** A arália é aplicada no tratamento do vento-frio com sintomas de dor de cabeça, tensão no pescoço e ombros e calafrios. Esta erva é muito eficaz para cortar a febre quando não há transpiração. Sua natureza, fortemente picante, resolve o exterior e expele o vento. A acridez, combinada com sua característica morna, torna a arália um fitoterápico muito bom para dissipar a invasão do vento-frio. Ela também é útil na síndrome *bì* causada pelo vento-frio-umidade.

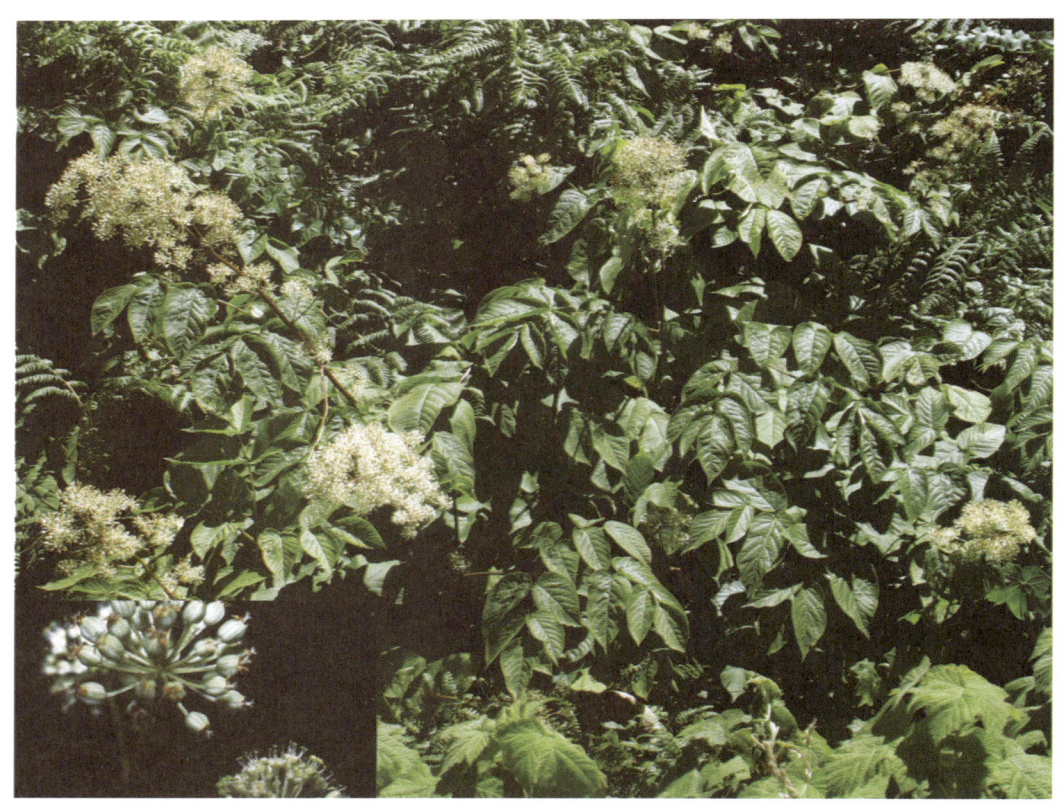

Arália (*Aralia californica*), com vista da flor em primeiro plano (detalhe)

- ***Dissipa o frio, faz o* qì *do pulmão circular, transforma a fleugma e tem efeito antitussígeno.*** A arália é usada para tratar as tosses acompanhadas de catarro copioso, branco ou transparente; para essa função, ela é excepcional. Ajuda na expectoração, transforma a fleugma e beneficia o *qì* do pulmão. Sua natureza morna e picante dissipa o frio do pulmão e transforma a fleugma. Sua natureza morna, amarga e levemente doce também promove a circulação do *qì* do pulmão. A característica amarga e a acridez ajuda o *qì* do pulmão a descer e a circular, fazendo a tosse parar.
- ***Suplementa o* qì *do pulmão e do baço.*** Esta erva é útil no tratamento de sintomas provocados pela vacuidade de *qì*, como letargia, respiração ofegante, tosse com muco líquido e propensão a pegar resfriados. Para essas indicações, recomendo a arália em uma versão tostada em mel: cozinhar a erva medicinal com mel ajuda a mediar a acridez e a intensificar sua ação tonificante. Eu utilizo os frutos, bem como a raiz e o rizoma, para esse propósito (embora os frutos não precisem sem cozidos em mel).

PRECAUÇÕES

Administre a arália com cautela em pessoas com febre alta e sudorese. Evite o uso em pessoas que apresentam vazio de *yīn* com sinais de calor.

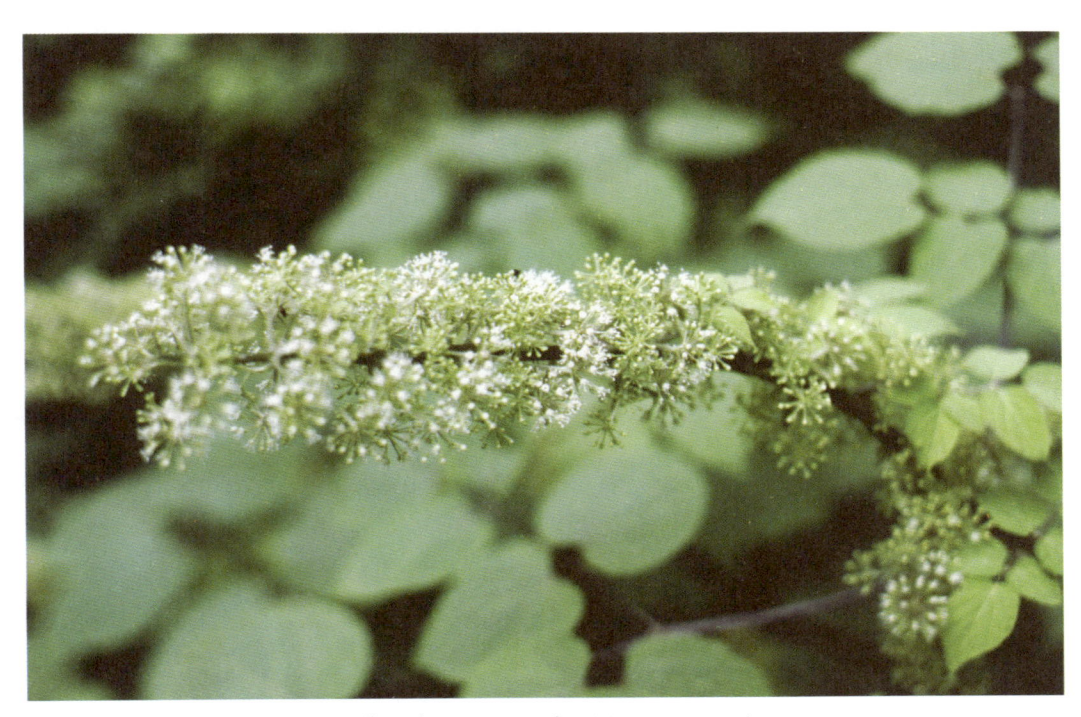

A flor de outra arália (*A. racemosa*)

Dosagem e Preparo

Use 3-9 g em decocção; 2-4 ml de tintura; 1-3 g de extrato em pó. As mesmas dosagens podem ser utilizadas para preparados feitos com os frutos.

Colha as raízes e os rizomas no final do outono e no inverno, depois de as partes aéreas terem morrido. Corte-as para secar ou para fazer a tintura da planta fresca. A raiz dessecada de boa qualidade é grande e leve quanto ao peso e riscada de resina cor de ferrugem por toda a sua superfície que, em seu total, é de cor creme. Ela deve ser aromática.

Principais Combinações

- Combine com ligústica e elecampana se houver invasão de vento-frio, com sintomas de tosse acompanhada de catarro copioso, branco ou transparente, calafrios, efusão de calor, dores no pescoço e no corpo.
- Combine a versão tostada em mel com *Jade Windscreen Powder* (*yù píng fēng sǎn*) para sinais pronunciados de frio e vacuidade de *qì* nas pessoas com propensão ao desenvolvimento de fleugma, quando o vento-frio tiver perturbado a difusão do *qì* do pulmão, produzindo tosse, congestão nasal e coriza.

Comentário

A arália é uma planta muito importante para mim, de tal forma que dei o nome de Aralia à minha filha mais velha. Christopher Hobbs me pôs em contato com essa planta pela primeira vez em Fall Creek, um local mágico nas montanhas perto de Santa Cruz, Califórnia. Fiquei surpreso com suas dimensões. Aquele espécime em particular tinha cerca de 3,5 metros de altura, e sua copa se estendia facilmente à mesma distância, o que é suficiente para fazer qualquer um olhar uma segunda vez para confirmar a primeira impressão.

A arália faz parte da família do ginseng (araliáceas) e era usada pelos nativos norte-americanos para tratar febres sem transpiração, tuberculose, outras doenças do pulmão e estômago e todas as enfermidades debilitantes. Infelizmente, como ocorre com tantas plantas do oeste dos Estados Unidos, existem poucas informações adicionais relativas à sua aplicação tradicional na medicina. Em minha opinião, à medida que a experiência for aumentando, serão descobertos muitos outros usos para essa planta norte-americana, que poderá vir a ser valiosa como agente medicinal.

Os frutos dessa planta têm um potencial interessante como fitoterápico de suplementação. Embora as atuais evidências sejam insuficientes para uma apresentação à parte, conversei com vários herboristas que já usaram o fruto da arália com muito sucesso em doenças debilitantes, com invasões exógenas frequentes, incapacidade de adaptação a mudanças no meio ambiente e fadiga.

Várias outras espécies de *Aralia*, nativas da América do Norte, também são utilizadas em medicina. Essas incluem a *A. racemosa* (com relação bem próxima), a salsaparrilha silvestre (*A. nudicaulis*), a salsaparrilha híspida (*A. híspida*) e a "bengala-do-diabo" ou arália espinhenta (*A. spinosa*). Todas essas espécies são nativas das regiões leste e central da América do Norte, embora algumas vezes seja catalogado que a *A. racemosa* tem origem na área de Four Corners, no sudoeste dos Estados Unidos, e que a *A. nudicaulis* é encontrada em uma região já tão ocidental quanto o leste da Colúmbia Britânica, ao sul do Colorado.

Embora a *A. californica* nunca tenha aparecido oficialmente como medicamento nos Estados Unidos, a *A. racemosa*, com a qual tem relação próxima, e que poderia ser análoga a ela, constou como planta oficial no *The National Formulary (U.S.)*, de 1916 a 1965.

Gengibre-Selvagem

Asarum caudatum, A. canadense
e outros
Aristolochiaceae
Asari rhizoma et radix

Sabor e *qì*: picante, amargo, aromático, quente
Meridianos nos quais atua: pulmão, rim
Ações: anódina, carminativa, diaforética, expectorante, estimulante

Funções e Indicações

- ***Libera o exterior, expele o vento e dispersa o frio.*** O gengibre-selvagem é excelente quando usado durante as primeiras manifestações do resfriado comum, com sintomas de dor de cabeça e tensão no pescoço e ombros, além de calafrios. Em especial, é útil para tratar a congestão sinusal decorrente de um resfriado ou alergia, e também nos casos em que o resfriado afeta a conjuntiva, causando inflamação e fazendo o paciente lacrimejar. A natureza desse fitoterápico é ascendente, e sua acridez abre e libera. Isso torna o gengibre-selvagem particularmente eficaz para doenças da cabeça e do rosto, e em especial para uma congestão nasal difícil de ser curada.

- ***Dissipa o frio, faz o* qì *do pulmão circular, transforma a fleugma e tem efeito antitussígeno.*** O gengibre-selvagem é empregado quando o frio ataca os pulmões, causando dor, ou no caso de tosse crônica resultante do frio. Os atributos quente e aromático dessa erva a tornam um fitoterápico penetrante e útil para expulsar os fatores perniciosos do frio. Essa planta medicinal é especialmente eficaz quando a tosse crônica leva ao vazio do *qì* do pulmão e, assim, à vacuidade do *qì* do baço, provocando diarreia e náusea. Também pode ser usada para combater um ataque exógeno do vento-frio-umidade ao intestino delgado com diarreia dolorosa, assim como ataques de

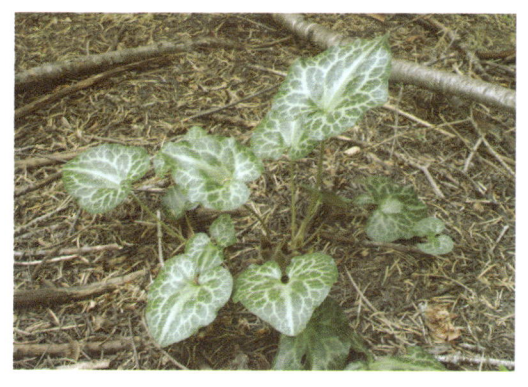

Uma espécie de gengibre-selvagem
(*Asarum marmoratum*)

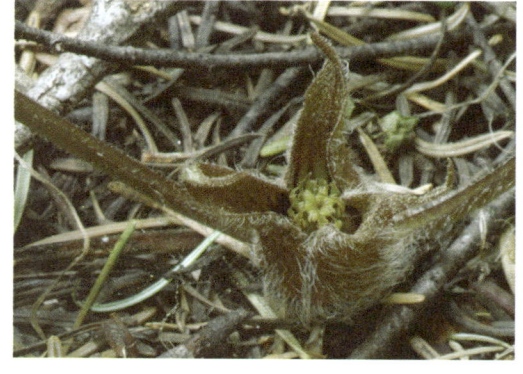

Flor do gengibre-selvagem
(*A. marmoratum*)

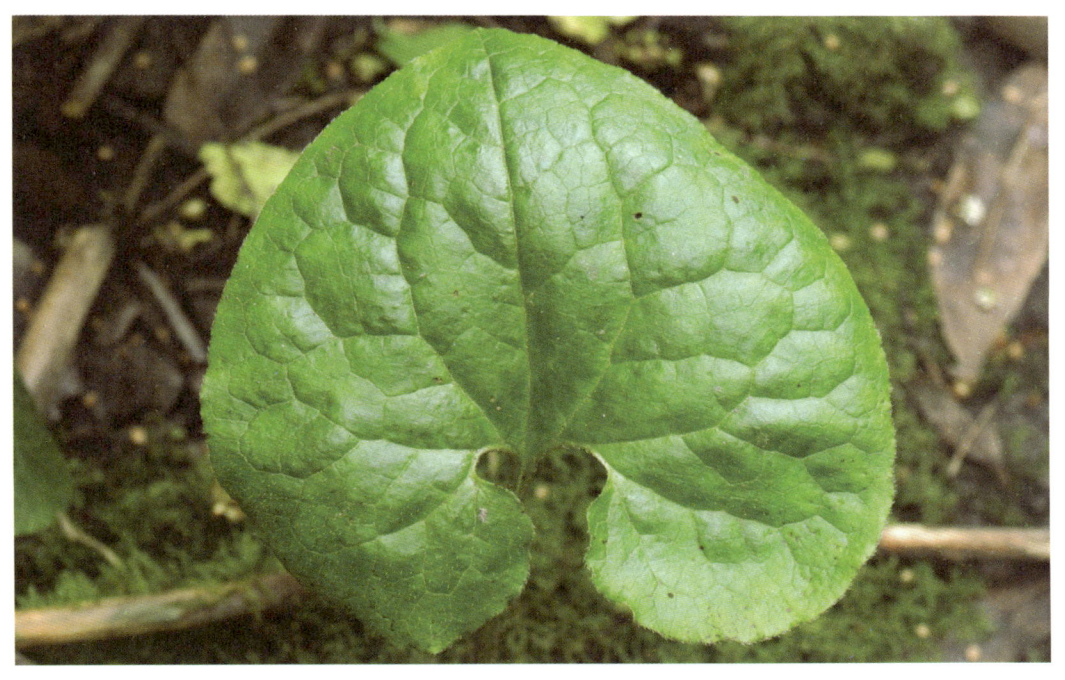

Folha de um gengibre-selvagem mais comum (*A. caudatum*)

agentes patogênicos do frio ao estômago, com início repentino de dor epigástrica, piora com o frio e melhora com o calor, aversão ao frio e ausência de sede.

- ***Dissipa o frio, dispersa a umidade e controla a dor nos canais e no útero.*** O gengibre-selvagem pode ser efetivamente usado em casos de dismenorreia, com dor fria e cortante, que se irradia para a parte interior da coxa (por exemplo, o meridiano do fígado) e para a região inferior das costas (por exemplo, o meridiano dos rins). O paciente com esse quadro também poderá apresentar nervosismo e irritabilidade. O gengibre-selvagem pode ajudar ainda nos casos de amenorreia causada pelo frio e pela umidade no útero. A natureza quente, aromática e penetrante dessa planta medicinal torna o seu uso vantajoso em uma situação desse tipo, uma vez que ela penetra fortemente nos meridianos, expulsando o frio.

O gengibre-selvagem é excelente para quase todas as dores provocadas pelo frio ou pelo calor, seja qual for a localização. Eu o usei para dor de dente, neuralgia do trigêmeo e dor nas articulações em várias partes do corpo. Eu também o incluí em preparados para uso externo, incorporando a tintura em uma pomada para ser aplicada duas vezes ao dia. A capacidade que o gengibre-selvagem demonstra de penetrar, abrir e retirar a estagnação permite que ele seja empregado em desordens tanto do frio quanto do calor, no tratamento da dor. Entretanto, é importante levar em consideração sua natureza quente e adequar fórmulas quando ele for usado para tratar doenças nas quais o calor está presente.

PRECAUÇÕES

Utilize com cautela no caso de febre extrema e suor excessivo. O gengibre-selvagem não é apropriado para a vacuidade de *yīn* com sinais de calor.

Dosagem e Preparo

Use 2-6 g em uma decocção leve ou infusão forte; 0,5-3 ml de tintura.

Observe que os óleos essenciais do gengibre-selvagem representam uma grande parte de sua atividade e, por isso, ele não deve ser fervido por longos períodos. Além disso, uma infusão da erva será mais eficaz para aliviar o exterior e dispersar o vento.

Colha as raízes e rizomas no outono ou na primavera, separe-os das folhas e deixe secar longe da luz solar direta. A matéria vegetal seca de boa qualidade tem uma cor que vai de verde-claro até quase branco; não tem folhas, mas algumas radículas estão presentes. Ela deverá ser aromática e apresentar um sabor amargo e picante.

Principais Combinações

- Combine com arália para o frio nos pulmões com tosse e escarro copioso, transparente ou branco.
- Combine com valeriana, freixo-espinhento e viburno para dismenorreia causada pelo ataque do frio e da umidade, com dor forte, aguda ou vaga, antes ou durante a menstruação.
- Combine com ligústica e ínula para congestão sinusal provocada pelo vento-frio, com dor de cabeça e dos seios da face.

Comentário

Esta planta é um pouco diferente do gengibre-selvagem chinês. A dosagem de cada uma é quase a mesma; apenas a mão é levemente mais pesada no Ocidente. Entretanto, a decocção das espécies ocidentais não é aconselhável, uma vez que os óleos essenciais são considerados uma parte importante das ações medicinais da planta. Com base nisso, a tintura e o extrato líquido das espécies ocidentais de gengibre-selvagem são prescritos com mais frequência. Além disso, os herboristas do Ocidente em geral usam o rizoma sem as folhas, embora alguns utilizem a planta toda.

Os padrões de crescimento das duas espécies norte-americanas mais importantes, (*Asarum caudatum* e *A. canadense*), também são até certo ponto diferentes dos da espécie chinesa. Esta apresenta raízes definidas, com poucos rizomas, ao contrário das espécies ocidentais, que têm principalmente crescimento de rizomas com muito poucas raízes, apenas suficientes para ancorar a planta no solo. A folha fresca de nossas espécies ocidentais também é considerada emética, e eu tenho ouvido relatos em primeira mão de pessoas que tiveram náusea depois de comê-la. Eu já comi as folhas e não senti esse efeito. Observe que a espécie cuja fotografia foi reproduzida na página 90 – e que é difícil de diferenciar pelo aspecto das duas espécies principais, exceto pelo fato de ter as folhas mosqueadas – tem um padrão de crescimento igual ao que descrevi acima em relação à espécie chinesa.

As espécies ocidentais de gengibre-selvagem são um tanto delicadas; técnicas de colheita apropriadas tornam-se essenciais para que a disponibilidade ininterrupta dessa erva muito importante seja assegurada. A planta gosta de matas antigas. É de se lamentar que grande parte de seu *habitat* original tenha sido destruída em razão do desmatamento e de práticas incorretas de silvicultura em geral. Sob condições adequadas, acredito que essa planta frágil possa ser cultivada com grande sucesso e que existe, potencialmente, um mercado pequeno, mas sólido, para a erva.

O gengibre-selvagem é uma das várias plantas medicinais que contêm ácido aristolóquico, conhecido por suas excelentes propriedades medicinais, assim como por sua toxicidade. O ácido aristolóquico atua como anti-inflamatório, tem ação antiviral e estimula a atividade do sistema imunológico. Contudo, ele também é mal-afamado por suas propriedades carcinogênica, genotóxica e mutagênica. Além do ácido aristolóquico, o gengibre-selvagem contém beta-asarone, uma substância potencialmente carcinogênica, também encontrada em algumas espécies de cálamo-aromático (*chāng pú*). Como o beta-asarone é decomposto de forma rápida no organismo, ele representa um risco pequeno. Infelizmente, ao contrário do beta-asarone, traços do ácido aristolóquico foram achados em ratos nove meses após uma dose única ter sido administrada a eles.[1]

Essas substâncias químicas têm sido estudadas, e seus perigos potenciais são conhecidos pelo menos desde o início dos anos 1980. Em meados da década de 1990, diversos casos de toxicidade renal e várias mortes foram atribuídos ao ácido aristolóquico contido em um produto dietético de ervas vendido comercialmente. É importante observar que essas lesões foram causadas por uma adulteração; o produto continha *Aristolochia westlandi* (*guăng fáng jĭ*), que não era apropriada para o uso a que ele se destinava. Infelizmente, essa substituição constitui uma adulteração comum na China porque a indicação de duas plantas medicinais – *Stephania tetrandra* (*hàn féng jĭ*) e *Aristolochia westlandi* (*guăng fáng jĭ*) – é semelhante, e ambas as plantas também têm uma aparência semelhante. Contudo, em geral se sabe que esses fitoterápicos não devem ser usados por longos períodos. Ainda mais grave é o fato de que algumas pessoas promovem o uso de plantas medicinais sem ter uma compreensão completa daquilo que estão recomendando.

As pessoas lesadas pelos produtos dietéticos adulterados também estavam tomando várias outras drogas ao mesmo tempo, e a causa exata das mortes nunca foi estabelecida. Não obstante, a Bélgica e o Reino Unido baniram o uso de plantas chamadas *fáng jǐ* e *mù tōng*, independentemente da espécie. A Food and Drug Administration, dos Estados Unidos, foi levada a restringir – ou talvez proibir – qualquer erva que contivesse ácido aristolóquico ou que pudesse ser substituída por outra planta que apresentasse a substância.

Muitas plantas que contêm essas substâncias possuem longas histórias de aplicação em numerosas culturas, sem efeitos adversos conhecidos quando usadas de maneira apropriada. Entretanto, conscientes das advertências precedentes, devemos reconsiderar seriamente o emprego dessas plantas para medicação interna. Em função dos possíveis perigos associados com as espécies de gengibre-selvagem, eu não recomendo usá-las em regiões internas, e também alerto os leitores que me oponho ao uso prolongado dessa planta.

O gengibre-selvagem foi citado oficialmente na *The United States Pharmacopoeia* entre 1820 a 1873 e no *The National Formulary (U.S.)*, de 1916 a 1947.

Éfedra, Chá-Mórmon

Ephedra viridis, E. nevadensis,
E. californica e **outras**
Ephedraceae
Ephedra herba

Sabor e *qì*: picante, amarga, morna
Meridianos nos quais atua: pulmão, bexiga
Ações: adstringente, diaforética, diurética

Funções e Indicações

- ***Resolve o exterior e faz parar a respiração ofegante com chiado.*** A éfedra é usada para tratar o vento-frio com sintomas de respiração difícil e ruidosa, coriza com muco transparente e copioso, sensação de cabeça obstruída e espirros. A natureza picante da éfedra resolve o exterior, enquanto sua natureza amarga faz o *qì* do pulmão descer e elimina a dispneia com chiados do peito. Embora essa não seja uma ação forte, as espécies de éfedra norte-americanas constituem um razoável substituto nos casos em que a *má huáng* não é indicada por conta da hipertensão ou outros problemas.

- ***Promove a micção.*** A éfedra ajuda a tratar edemas de qualquer etiologia, mas sobretudo o edema associado com agentes patogênicos exógenos. Também é usada no bloqueio urinário com gotejamento ou micção inibida decorrente da vacuidade do rim, acompanhada de frequência urinária, urgência, jato de urina fraco e gotejamento após o esvaziamento da bexiga. A natureza amarga e adstrin-

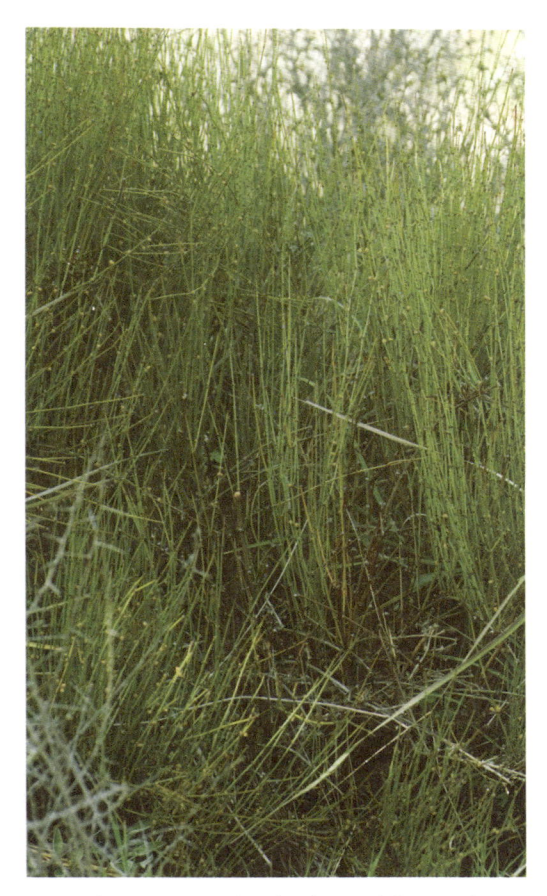

Chá-mórmon (*Ephedra californica*)

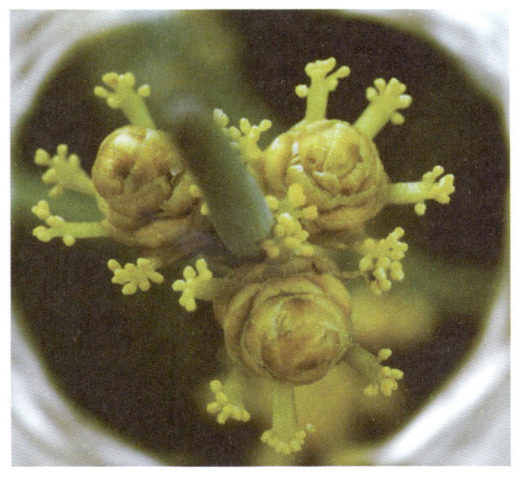

Flor de chá-mórmon (*Ephedra nevedensis*)

gente da éfedra ajuda a drenar e a refrear, regulando o fluxo de urina, o que torna esta erva especialmente indicada para várias queixas urinárias. Além disso, sua natureza picante e que resolve o exterior faz da éfedra uma erva muito eficaz em desordens causadas pela umidade exógena.

PRECAUÇÕES

Em razão de sua ação diurética e de dispersão, a éfedra deverá ser usada com cautela em padrões de vacuidade de *yīn*.

FÓRMULA REPRESENTATIVA QUE RESOLVE O EXTERIOR

Combinação de Mil-Folhas, Sabugueiro e Hortelã
Fonte: Desconhecida; chá diaforético tradicional

Mil-folhas	6 g
Flor de sabugueiro	6 g
Hortelã	6 g

Preparo: prepare como infusão, despejando 1 litro de água fervente sobre as ervas; cubra e deixe descansar por 15 a 20 minutos. Essa infusão deverá ser tomada enquanto quente. Para melhores resultados, tome uma xícara de chá, depois um banho quente – de imersão ou de chuveiro – e, a seguir, tome mais uma xícara de chá, agasalhe-se bem e deite-se na cama para transpirar.

Ações: dispersa o vento-calor do exterior, elimina o calor e atenua a toxicidade.

Indicações: use quando o exterior for inicialmente atacado pelo vento-calor. Os sintomas incluem febre sem calafrios ou calafrios leves, dor de garganta, dor de cabeça, tosse e sede leve; a língua não apresenta mudanças ou sua ponta fica vermelha e/ou com uma saburra amarela. O pulso deverá estar flutuante e rápido.

Esta indicação descreve um caso simples de invasão pelo vento-calor, que se inicia na boca e nariz e afeta os pulmões, causando tosse, febre e dor de garganta. O grau de febre dependerá da força do agente patogênico e da *wèi qì*. Calafrios leves ou a ausência destes indicam claramente que se trata de um padrão de vento-calor.

Se o agente patogênico tiver entrado nos pulmões, a língua apresentará uma saburra amarela com a ponta verme-

Dosagem e Preparo

Use 3-9 g em decocção ou infusão forte; 2-4 ml de tintura. Observe que, em função dos óleos essenciais contidos na éfedra, a infusão é mais eficaz como diaforético, liberando o exterior com maior intensidade. Por outro lado, a decocção da erva constitui um diurético mais forte.

Colha os talos de éfedra em qualquer época do ano, exceto quando a planta estiver em floração ou com sementes. Arrume as hastes e deixe-as secar para armazenamento ou processamento; como alternativa, corte-os, preparando uma tintura da planta fresca. A erva dessecada de boa qualidade é verde ou verde-acinzentada, íntegra (e não fragmentada) e tem um aroma sutil.

---

lha. O amarelo recobrindo a língua significa calor, e a ponta vermelha nos mostra que o calor se encontra no aquecedor superior.

Análise da Fórmula: este é um bom exemplo do estilo simples, porém eficaz, de acordo com o qual os herboristas ocidentais em geral criam fórmulas. As flores da mil-folhas e do sabugueiro são amargas, picantes e frias e, quando ingeridas sob a forma de uma infusão quente, liberam fortemente o exterior, dispersando o vento, enquanto eliminam o calor. A erva assistente, hortelã, repele o vento, atenua o calor e fortalece as ações das outras ervas presentes na fórmula.

Precauções e Contraindicações: prescreva com cautela para pessoas com vacuidade de *qì* ou *yīn*, uma vez que a sudorese excessiva pode enfraquecer um paciente debilitado.

Modificações: adicione raiz de erva daninha de borboleta e semente de damasco em caso de tosse mais intensa – curta e seca – causada por um fator nocivo do calor pronunciado.

- Adicione tomilho para tosse espasmódica.
- Adicione ligústica e tomilho para dor de garganta e dores de cabeça mais sérias.
- Adicione eupatório para febre mais alta.
- Adicione gengibre fresco e caiena para o vento-frio.

Principais Combinações

- Combine com mil-folhas e arália para combater a invasão do vento-frio, com tosse e respiração ofegante e ruidosa.
- Combine com palmetto e acônito para a inibição da micção causada pela vacuidade de *yáng* nos rins.
- Combine com palmetto, raiz de urtiga e ginseng para obstrução urinária com gotejamento decorrente da insuficiência de *qì* nos rins.
- Combine com sálvia preta e akebia para combater agentes patogênicos do vento-umidade contraídos exteriormente.

Comentário

A éfedra norte-americana é eficaz se tomada nos estágios iniciais de uma síndrome superficial. Existem relatos de que a erva era empregada por nativos norte-americanos para tratar asma, da mesma maneira que a éfedra chinesa é usada; entretanto, não consegui encontrar nenhuma referência específica que corrobore essa afirmação. Parece que os primeiros colonos também utilizavam a planta desse modo, mas não se sabe exatamente de onde obtiveram a ideia.

Embora as funções e indicações de nossa éfedra sejam semelhantes às da éfedra chinesa, a planta ocidental é muito menos potente e de ação mais lenta. Além disso, estão ausentes nela alguns dos componentes químicos que dão à *má huáng* suas propriedades estimulantes.

As espécies norte-americanas de éfedra não são de forma alguma um perfeito substituto da éfedra chinesa, mas para as pessoas com vulnerabilidade vascular, doenças do coração, pressão sanguínea alta ou vazio significativo de *qì* ou *yīn*, essa planta se mostrará eficaz e segura. Muitas espécies de éfedra são encontradas na região desértica do oeste dos Estados Unidos, porém as mencionadas aqui são aquelas com as quais eu mais trabalhei; penso, ainda, que elas funcionam da maneira que descrevo sua aplicação. Algumas das outras espécies de éfedra, que usei pouquíssimo, parecem ser igualmente eficazes, mas muitas têm um grau significativo de adstringência.

Parece que a raiz das espécies norte-americanas é um substituto perfeito para a raiz de éfedra chinesa (*má huáng gēn*). Eu a utilizei em lugar da raiz de éfedra chinesa com excelentes resultados.

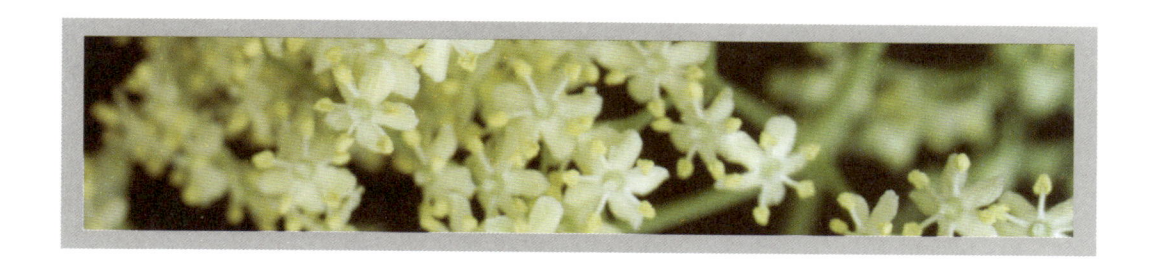

ERVAS QUE DISSIPAM O CALOR

Dissipação do calor é uma expressão geral usada para descrever a ação de plantas medicinais cuja natureza varia de fresca a fria e, por isso, tratam padrões de repleção-calor. Em uma matéria médica chinesa, essa ampla categoria de fitoterápicos com frequência é dividida em subcategorias, as quais simplesmente representam descrições mais específicas de medicamentos em particular. Para manter a tradição, decidi organizar essa grande categoria da mesma maneira. É importante observar que muitas das plantas medicinais desse grupo são utilizadas em várias subcategorias. Estas têm como objetivo apenas ajudar a organizar e identificar as principais funções dos fitoterápicos.

A dissipação do calor é uma categoria muito importante em qualquer matéria médica. A ideia de eliminar o calor é muito antiga e pode ser localizada no texto *Elementary Questions* (*sù wèn*), no qual se afirma que o "calor é tratado com o frio". Portanto, o *qì* dos fitoterápicos que fazem parte dessa categoria vai do fresco ao frio, e seu sabor é quase sempre amargo, em razão da propensão para drenar apresentada pelo sabor amargo. De acordo com a perspectiva ocidental, o calor – como é definido pela medicina chinesa – se encontra na maioria das desordens inflamatórias, se não em todas.

Além das principais subcategorias de fitoterápicos abordadas aqui, várias outras combinações de ações se relacionam com a dissipação do calor. É importante ter essas combinações em mente, porque as ervas mencionadas nas subcategorias nem sempre serão eficazes se usadas de forma isolada. As funções desejadas em geral são conseguidas pela combinação de plantas medicinais, embora algumas das espécies desempenhem individualmente uma ou mais dessas funções.

Essas outras ações combinadas fundamentais incluem:

- Dissipar o calor e desinibir a umidade
- Dissipar o calor e drenar a umidade
- Dissipar o calor e extinguir o vento (também chamada de drenar o fogo e extinguir o vento)
- Dissipar o calor e liberar a estrangúria
- Dissipar o calor e abrir os orifícios
- Dissipar o calor e resolver o calor do verão (em geral uma subcategoria nas matérias médicas, mas não no presente texto)
- Dissipar o calor e resolver o exterior
- Dissipar o calor e estancar o sangue
- Dissipar o calor e transformar a umidade
- Dissipar o calor e transformar a fleugma

Ervas que Drenam ou Sedam o Fogo

Esta subcategoria de dissipação do calor é caracterizada pela sintomatologia que distingue o fogo do calor. O fogo é, essencialmente, uma forma exagerada de calor. Quando este constitui um fator patogênico, a parte superior do corpo quase sempre é afetada, em razão da natureza ascendente do fogo. Como o fogo é uma forma exagerada de calor, os sintomas costumam ser graves, e a doença exige um tratamento rápido para resolver a patogênese ou, pelo menos, os sintomas mais graves, por exemplo, febre alta, forte dor de cabeça e extrema depleção dos humores corporais. Febre alta e rubor na cabeça (incluindo os olhos, o rosto e a língua) são comuns em decorrência da natureza ascendente do fogo. Esses sintomas também são em geral acompanhados pela secura (por exemplo, olhos, pele, boca e língua seca).

Entretanto, o fogo também pode afetar as partes média e inferior do corpo. Sintomas como urina escassa e avermelhada; pus e sangue nas fezes; diarreia aguda; e fleugma espessa e amarela são possíveis sinais de fogo. Além disso, o fogo pode causar problemas de sangue. O fogo pode inflamar os vasos sanguíneos e desviar o sangue de seu curso, provocando sangramentos espontâneos e erupções maculopapulares. A subcategoria de ervas que drenam o fogo normalmente é, em textos modernos, igualada a uma outra subcategoria chamada "dissipar o calor e resolver toxinas"; neste livro eu a abordei como uma categoria separada.

Duas plantas medicinais que drenam o fogo são o tanaceto (*Tanacetum parthenium*) e a filipêndula (*Filipendula ulmaria*). O tanaceto é excelente para fazer descer o fogo e dissipar o calor; por isso, ele é muito eficaz para o tratamento de sintomas presentes na parte superior do corpo. O mesmo ocorre com a filipêndula, porém com menor intensidade. Esta é específica para o estômago e para problemas mais sistêmicos, resultantes do fogo nos aquecedores médio e inferior. Além disso, a filipêndula restringe o *yīn*, o que a torna valiosa em desordens nas quais os líquidos ficam prejudicados, e também na vacuidade do fogo. A combinação de sabores e *qì* da filipêndula faz dela um importante acréscimo à matéria médica.

Tanaceto

Tanacetum parthenium
Asteraceae
Tanaceti Parthenii herba seu flos

Sabor e *qì*: amargo, levemente picante, frio
Meridianos nos quais atua: fígado, estômago
Ações: analgésica, anti-helmíntica, antirreumática, febrífuga, estomáquica

Funções e Indicações

- *Limpa o fígado e drena o fogo.* O tanaceto trata efetivamente o fogo do fígado que flameja no sentido ascendente e é acompanhado de sintomas como enxaqueca com dilatação dos vasos, olhos injetados, rosto e orelhas vermelhas, agitação, irritabilidade. Esta erva também é útil quando o fogo do fígado invade o pulmão, causando sintomas de tosse, respiração difícil, dor quente no peito e nos flancos, impaciência. A natureza amarga e fria do tanaceto dissipa fortemente o calor, faz o fogo do fígado descer e ajuda o *yáng* a retornar à sua fonte.

- *Dissipa o calor, elimina o impedimento e alivia a dor.* Esta erva é usada no tratamento do impedimento pelo calor,

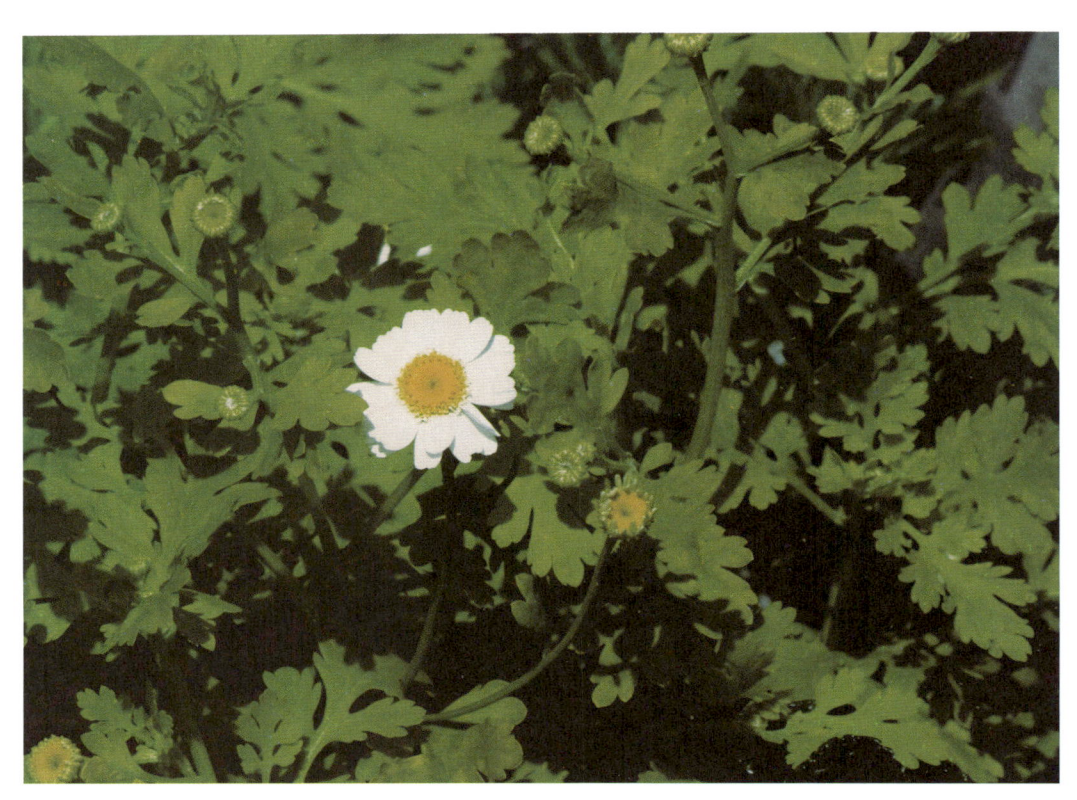

Tanaceto (*Tanacetum parthenium*)

acompanhado de articulações quentes, vermelhas, inchadas e doloridas, com ou sem efusão de calor ou sede. A natureza amarga, de drenagem e levemente picante do tanaceto o torna útil no tratamento do impedimento quente e doloroso. Sua natureza amarga e fria drena e esfria o calor com eficácia, enquanto sua característica levemente picante ajuda a dispersar a estagnação e a estase que ocorrem quando o calor prejudica a dinâmica do *qì* e o sangue.

- **Limpa o estômago e drena o fogo.** O tanaceto é empregado para tratar o fogo do estômago, com sintomas de dor de dente, sangramento das gengivas, dor epigástrica, gosto amargo na boca e língua vermelha recoberta por uma saburra amarela. A natureza amarga e fria do tanaceto é apropriada para refrescar diretamente o calor do estômago e drenar o fogo, resolvendo sintomas associados com o fogo no estômago.

PRECAUÇÕES

Esta erva deve ser aplicada somente em padrões de repleção ou excesso. Algumas pessoas mais sensíveis poderão apresentar erupções leves a moderadas, geralmente na boca. Por causa de sua ação amarga, fria e descendente, o tanaceto deverá ser usado com cautela durante a gravidez.

Dosagem e Preparo

Use 1-7 g em decocção leve ou infusão; 1-3 ml de tintura. A tintura da planta fresca é superior à da planta dessecada.

A erva dessecada de boa qualidade contém aproximadamente partes iguais de flores e folhas, com poucos talos. As folhas devem estar verdes e a flores, amarelas e brancas, sem que tenham adquirido um tom marrom. Deverá haver um mínimo de miolos de flores soltos flutuando no saco de secagem, o que poderia indicar que as flores foram apanhadas depois do auge da floração ou que estão muito secas.

Principais Combinações

- Combine com genciana para o fogo do fígado que flameja para cima e provoca sintomas como rosto rubro e dolorido, olhos injetados, dor de cabeça e outros sinais de calor na parte superior do corpo, em razão da subida do fogo do fígado. Essa combinação também é eficaz em casos de dor de cabeça causada pelo calor na vesícula biliar.
- Combine com equinácea e caiena para o calor que entra no sangue-construção e resulta em erupções maculopapulares. Nessa combinação, as ações amarga, fria e picante da equinácea e do tanaceto, que dispersam e expelem através da superfície, tratam os sintomas, enquanto movem o calor patogênico para fora do sangue-construção e para o aspecto *qì*. Além disso, a natureza picante e aquecedora da caiena ajuda a dispersar e a pro-

mover as erupções, resolvendo a queixa mais importante.

Comentário

O tanaceto é muito popular no tratamento de dores de cabeça, incluindo a enxaqueca. Infelizmente, ele não é eficaz para todas as dores de cabeça. Em minha experiência, sua melhor atuação é nas dores de cabeça associadas com o calor ou com o movimento ascendente do fogo; o tanaceto, na verdade, pode piorar as dores de cabeça associadas com o frio. Este é um caso no qual os meios de comunicação de massa promoveram a erva como um remédio que serve para tudo. Embora a maior parte dos profissionais saiba como usar o tanaceto, comerciantes e artigos de revista não descrevem os usos apropriados dessa planta medicinal. Enquanto a ciência se esforça para compreender por que o tanaceto é útil para algumas pessoas e não para outras, nós, herboristas chineses, conseguimos ver claramente quando e por que ele é eficaz por meio da aplicação dos princípios da medicina chinesa. Uma erva amarga e fria por natureza dissipa o calor e restabelece a descida do *qì*. Com esse conhecimento básico, fica claro por que o tanaceto agravaria desordens associadas com frio e o vazio de *qì* e beneficiaria aquelas em que ocorre a subida do calor ou do fogo.

O nome da espécie do tanaceto, *parthenium*, está relacionado com a palavra grega que significa "virgem" ou "deusa virgem", pelo fato de a erva ter sido usada antigamente em ginecologia. Culpeper escreveu, "(...) [ele pode] tratar enfermidades como as causadas por uma parteira descuidada; se a paciente quiser fazer uso da erva fervida em vinho branco e tomar a decocção, ela limpará o abdômen, expelirá as secundinas, e fará todo o bem que uma mulher pode desejar de uma erva". O autor recomendava uma aplicação externa do tanaceto, combinado com noz-moscada ou flor de noz-moscada para atrasos na menstruação ou dor menstrual. Ele também recomendava esmagar e fritar a erva em vinho e óleo, aplicando-a externamente para tratar "vento e cólica na parte inferior do ventre". O autor observa, e isso é interessante, que a erva é "muito eficaz" quando aplicada externamente na cabeça para dores de cabeça causadas pelo frio e vertigem e uma sensação de "se estar correndo ou nadando" na cabeça. É difícil conciliar essa observação com o nosso atual conhecimento, mas podemos apenas supor que a nossa percepção de causas quentes e frias, e suas manifestações no corpo, é diferente da de Culpepper. Além disso, devemos lembrar que, hoje, o tanaceto é pouco usado, se é que ainda é usado, em ginecologia.

O tanaceto foi oficializado na *The United States Pharmacopoeia* e no *The National Formulary (U.S.)* em 1998. Ele também é uma planta oficial no *British Herbal Compendium* (1992), na *British Herbal Pharmacopoeia* (1996), na *British Pharmacopoeia* (2002), na *Martindale: The Extra Pharmacopoeia* (33ª ed.) e na *European Pharmacopoeia* (2004) e está relacionado no *PDR for Herbal Medicine* (2ª ed.) e nas

Monographs on the Medicinal Uses of Plant Drugs, da Cooperativa Científica Europeia de Fitoterapia (1999).

Tradução de Material de Pesquisa

A medicina chinesa utiliza duas espécies de *Tanacetum*. O *T. variifolium* (*tài bái ài*) é picante, levemente amargo e neutro. Ele dispersa e acalma o vento, dissipa o calor e elimina toxinas, e é usado para tratar convulsões infantis, dormência causada pelo vento-umidade e apendicite. O *T. sibiricum* (*tù zī máo*) é amargo e frio. Ele dissipa o calor, elimina toxinas e refresca o sangue, sendo empregado no tratamento de doenças infecciosas, acompanhadas de febre alta, da infecção piogênica, de abscessos edematosos com drenagem espontânea e da dor lancinante, resultante da estase do sangue.

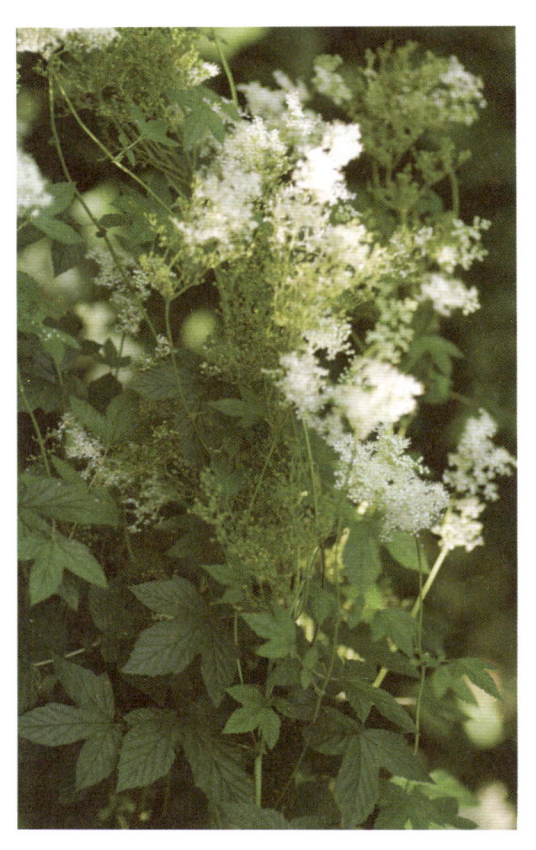

Filipêndula

Filipendula ulmaria
Rosaceae
Filipendulae Ulmarii herba seu flos
Outros nomes populares: ulmária, ulmeira, barba-de-bode, *dropwort* **(erva-de-gota) em inglês**

Sabor e *qì*: amarga, neutra, adstringente, levemente fria
Meridianos nos quais atua: estômago, rim, fígado
Ações: anódina, antiácida, anti-inflamatória, antirreumática, antiulcerogênica, adstringente, diurética, antisséptica urinária moderada.

Funções e Indicações

- ***Dissipa o calor e drena o fogo.*** A filipêndula é usada para tratar o calor do estômago, causado tanto pelo excesso ou repleção quanto pela vacuidade, com sintomas como dor de estômago, grande apetite, sangramento das gengivas e mau hálito. Esta planta também é usada na diarreia causada pelo calor, quando o calor invade o estômago e o intestino, provocando dor abdominal, queimação no ânus, sede, com preferência por bebidas frias e presença de sangue na urina. Em particular, a erva se mostra eficaz na diarreia infantil, pelo fato de ser segura, relativamente suave e de ação rápida. Entretanto, não se deve confundir a suavidade desse fitoterápico com fraqueza ou ineficácia. A natureza amarga e fria da filipêndula dissipa bastante o calor e refresca o estômago e o intestino. O calor inflama tecidos, vasos sanguíneos e meridianos, causando danos, além de provocar a estase do sangue (porque o sangue deixa os vasos) e a estagnação do *qì*. A característica amarga e fria da filipêndula, combinada com sua natureza um pouco adstringente, ajuda os tecidos a recuperarem seu estado anterior de saúde, o que torna essa planta medicinal singularmente eficaz nesse tipo de doença.

Filipêndula (*Filipendula ulmaria*)

- ***Elimina o calor da vacuidade e refreia o yīn.*** A filipêndula é útil no tratamento do calor que acompanha a vacuidade de *yīn*, como sintomas como emissões noturnas, dor de cabeça, sede, dor vaga e intermitente nas articulações ou músculos e dor na parte inferior das costas. A filipêndula é adstringente e restringe o *yīn*. É também amarga e fria, drenando e refrescando o calor. A combinação de refrear e drenar permite que essa planta medicinal seja usada na vacuidade de *yīn* com grande eficácia.
- ***Dissipa o calor e drena a umidade.*** A filipêndula é utilizada no tratamento da umidade-calor na bexiga, com sintomas como micção frequente, dolorosa e de pequeno volume de urina. Essa planta medicinal é amarga e fria e, por isso, elimina o calor. Embora seja adstringente, restringindo o *yīn*, ela também drena umidade por meio da insipidez. Essa importante combinação de adstringência e neutralidade permite a drenagem sem prejuízo do *yīn*.

PRECAUÇÕES

A filipêndula deverá ser administrada com cautela em pessoas sensíveis ao salicilato, incluindo alergia à aspirina.

Dosagem e Preparo

Use 3-9 g em decocção; 2-4 ml de tintura.

A erva seca de boa qualidade é verde, com uma mistura de pequenas quantidades de flores brancas e 20 a 30% de material de talos.

Principais Combinações

- Combine com raiz de alteia para tratamento do vazio de *yīn* no estômago, acompanhado de dor abrasadora no estômago, sede e sangramento nas gengivas. Essa combinação é um excelente acréscimo à Fórmula de Coptis e Aucklandia (*xiāng lián wán*) e se aplica à maioria das queixas para as quais as pessoas tomam remédios antiácidos.
- Combine com folha de tanchagem, raiz de alteia e camomila para inflamação crônica do trato gastrointestinal.
- Combine com casca das raízes da uva do Óregon para a deficiência de *yīn* e calor excessivo, que levam à dor na parte inferior das costas e a emissões noturnas.
- Combine com cimicífuga preta para o impedimento causado pelo vento-calor-umidade e que provoca dor muscular e das articulações.
- Combine, modificando a *White Tiger Decoction* (*bái hú tāng*), para o estágio *yáng-míng* de uma doença, com a finalidade de drenar o fogo e proteger o estômago dos efeitos desagradáveis da fórmula.
- Combine, modificando a *Major Qì-Coordinating Decoction* (*dà chéng qì tāng*), para drenar o fogo e proteger o estômago e o intestino dos danos causados pelo calor.

Comentário

A filipêndula é uma erva muito segura e eficaz, com uma longa história de utilização e numerosas pesquisas atuais. É particularmente útil para o calor do estômago decorrente tanto da repleção quanto da vacuidade. A despeito de sua natureza refrescante, ela deve ser usada com um pouco de receio de que possa prejudicar o *qì* do estômago-baço. A combinação mencionada acima, de filipêndula, raiz de alteia, coptis e aucklandia, com a adição de uma pequena quantidade de estévia, tem demonstrado ser incrivelmente eficaz no tratamento do refluxo ácido, azia e outras desordens semelhantes. Os hábitos alimentares do Ocidente tendem a fazer com que as pessoas manifestem calor no estômago, em decorrência da vacuidade ou repleção. Passei a confiar nessa fórmula com modificações ocasionais, para tratar um grande número dos pacientes que me consultam com desordens estomacais comuns. Priest e Priest recomendam filipêndula e agrimônia em casos de dor de estômago com acidez excessiva, mas eu não tenho nenhuma experiência com essa combinação.[1]

A filipêndula é um anti-inflamatório e adstringente simples mas eficaz, o que constitui parte da razão pela qual ela é tão indicada para o trato digestório. A inflamação crônica (e em menor escala, a inflamação aguda) da mucosa gástrica danifica o tecido, podendo levar a vários problemas. No estômago, o primeiro sinal é o rubor e o edema dos tecidos, com muco aderente e, potencialmente, erosões e sangramento. Quando a doença se torna crônica, ocorre a atrofia do epitélio glandular, com perda das células parietais e principais, o que conduz a uma diminuição na produção de HCl, pepsina e do fator intrínseco. Nesses casos, as propriedades anti-inflamatória e adstringente da filipêndula refrescam os tecidos, enquanto os tonificam de forma suave por meio de uma ação moderadamente adstringente. A tonificação dos tecidos e a redução da inflamação resultam num fluxo sanguíneo e linfático apropriado, encorajando assim a cura e o correto funcionamento do órgão.

Culpeper explicou a origem da *dropwort*, o nome atualmente menos comum da erva, dizendo que ela estimula o fluxo urinário que, de outra forma, se apresenta como gotas ou gotejamento. Gerard falou muito bem da erva; é sua a afirmação, "(...) ela alegra o coração"; traz contentamento e dá prazer aos sentidos, como medicamento interno e como planta ornamental. A filipêndula pertence à família da rosa, sendo, na verdade, uma excelente planta para áreas úmidas. Será bom plantá-la sob ou perto de uma janela, para que a brisa de verão possa trazer seu perfume para dentro de casa.

Ervas que Refrescam o Sangue

O calor que entra no sangue ou no aspecto sangue descreve uma profunda penetração do calor no organismo. De modo geral, esse padrão de doença está associado com toxinas e detrimento dos fluidos *yīn*. Quando o calor entra no sangue, ele pode danificá-lo e também danificar os vasos sanguíneos, levando a um movimento frenético do sangue. O calor pode ainda entrar no pericárdio e afetar o coração, produzindo sintomas de agitação, espírito enevoado e manias. Um pulso rápido ou muito acelerado e a língua carmesim são sinais característicos dessa síndrome. O calor do sangue também está em geral relacionado com doenças da pele.

Duas importantes plantas medicinais dessa subcategoria são a bardana (*Arctium lappa*) e a escrofulária da Califórnia (*Scrophularia californica*). A equinácea, embora classificada como uma erva empregada na dissipação do calor e na resolução de toxinas, é outro fitoterápico valioso a ser lembrado durante o tratamento desse padrão patológico.

A bardana atua de várias maneiras no tratamento do calor do sangue. É uma excelente planta medicinal para dissipar o calor, mas também ajuda a expelir, a nutrir suavemente o *yīn* e a resolver a estagnação do *qì* causada pelo fogo abrasador. A escrofulária da Califórnia, de forma semelhante à escrofulária chinesa, dissipa o calor do sangue, enquanto enriquece o *yīn*. Além disso, a escrofulária da Califórnia pode ser usada para retirar a estagnação e o acúmulo, o que a torna um medicamento bastante versátil.

Escrofulária da Califórnia

Scrophularia californica, S. lanceolata
Scrophulariaceae
Scrophulariae Californicae herba
seu radix et rhizoma

Sabor e *qì*: amarga, levemente doce, fria
Meridianos nos quais atua: rim, pulmão, estômago, triplo aquecedor, bexiga
Ações: alterativa, antibacteriana, anti-inflamatória, diurética

Funções e Indicações

- ***Elimina o calor do sangue e enriquece o yīn para o tratamento da vacuidade do correto, com a presença de fatores perniciosos.*** A escrofulária da Califórnia é empregada no tratamento de sintomas como suores noturnos, dor de garganta, irritação seca de qualquer mucosa, erupções maculopapulares purpúreas, língua vermelha e descamada, além de pulso rápido e fino. Quando o calor se instala no aspecto construção-sangue ele causa depleção do *yīn* do fígado e dos rins, en-

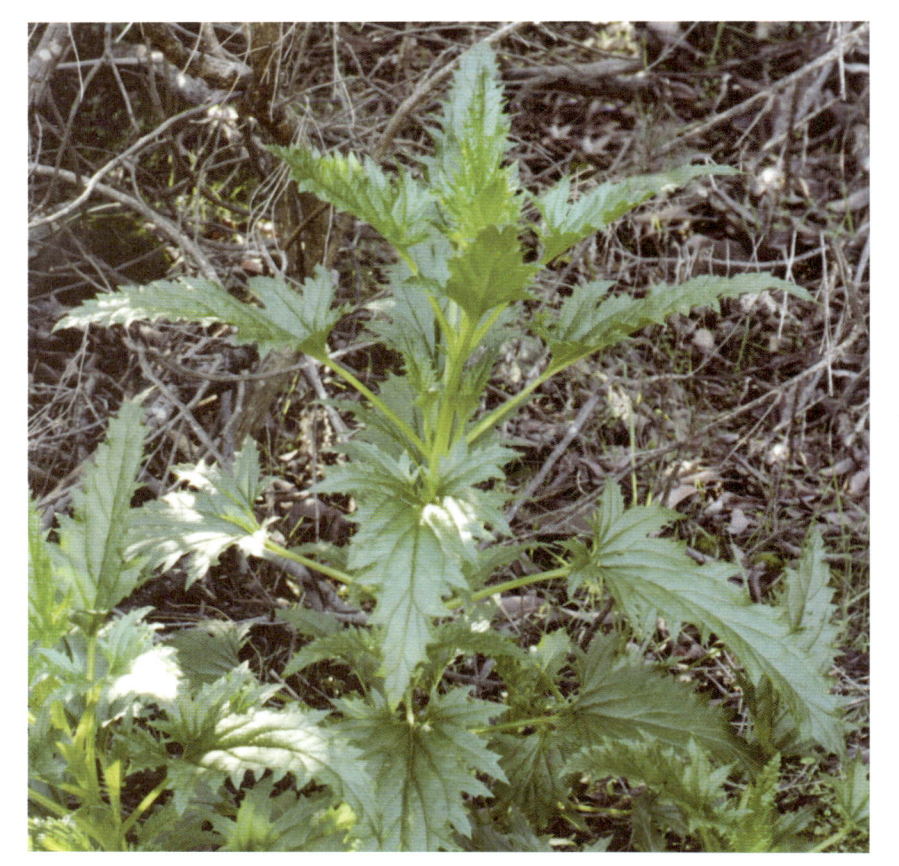

Escrofulária da Califórnia (*Scrophularia californica*)

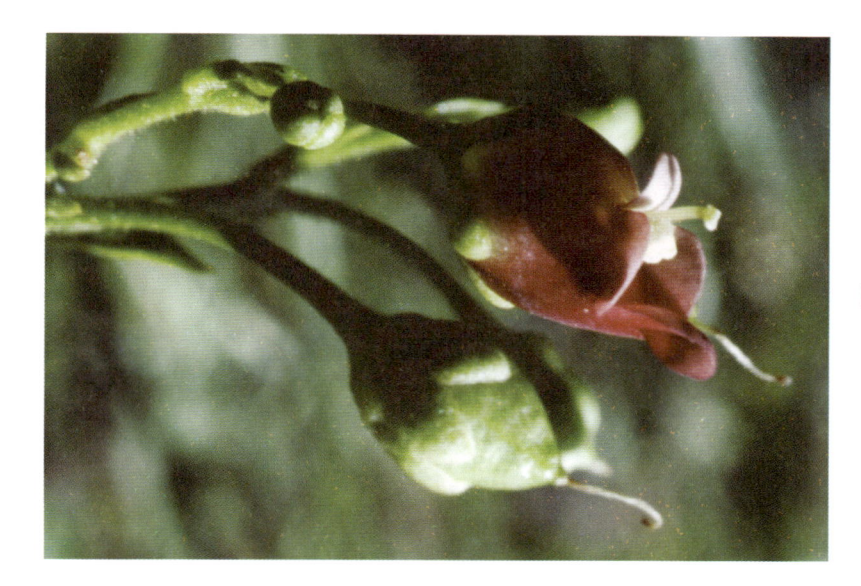

Escrofulária da Califórnia: flor e bago de sementes (*Scrophularia californica*)

quanto o calor, ao entrar no sangue, agita e prejudica o sangue e seus vasos. A natureza amarga e fria da escrofulária efetivamente elimina o calor dos aspectos construção e sangue, enquanto sua natureza doce e fria enriquece e engendra *yīn* para apoiar o correto.

- **Elimina o calor e drena a umidade.** A erva ou a erva e a raiz são usadas para tratar vários padrões de umidade-calor, tais como a umidade-calor que se vaporiza para cima, a umidade-calor que se precipita para baixo e a umidade-calor que se acumula, com sintomas que incluem dor nas articulações, congestão linfática, doenças da pele, hemorroidas e estrangúria. A escrofulária é uma planta medicinal muito eficaz no tratamento de doenças da umidade-calor, pelo fato de drenar a umidade e dissipar o calor com eficiência. Para esses padrões, costuma-se usar a porção herbácea da planta. Ela é amarga, neutra e fria, drenando o calor por meio da urina.
- **Dispersa a estagnação e os acúmulos e elimina as toxinas do calor.** A escrofulária é útil para abscessos mamários com secreção, acompanhados de rubor e inchaço, em especial ao redor do mamilo. Um cataplasma ou uma infusão em óleo, feitos com a porção herbácea da planta, são remédios muitos importantes para o tratamento dessa desordem, mais comumente causada pelo bloqueio de um ducto lactífero em uma mãe que está amamentando. Em casos como esse, a escrofulária também deveria ser incluída em fórmulas a serem usadas internamente. Uma fórmula que já prescrevi várias vezes com sucesso é a *Trichosanthus Powder* (*guā lóu sǎn*), que consta do *Fù Qīng-zhǔ's Gynecology*. Sua natureza amarga e fria drena e dissipa o calor com eficiência, enquanto dispersa a estagna-

ção e o acúmulo, aliviando, assim, a dor e o desconforto. A escrofulária também é usada para tratar a escrófula causada pelo vento-fogo.

PRECAUÇÕES

Evite o uso da escrofulária em pessoas com taquicardia. Utilize com cautela durante a gravidez.

Dosagem e Preparo

Use 6-15 g em decocção; 2-6 ml de tintura; 1-3 g de extrato em pó.

Triture folhas frescas e aplique em inchaços glandulares quentes. Uma infusão em óleo pode ser preparada com o mesmo propósito. Esse óleo é um ingrediente importante de fórmulas de pomadas para várias desordens do calor no corpo todo.

A erva seca de boa qualidade é verde-escura, com seções de talos levemente avermelhados ou de um tom que chega até o púrpura. Seu odor é característico – um tanto fétido – "cheiro de escrofulária". A erva não deve ter nenhuma flor ou bago de semente. A raiz seca tem uma cor acinzentada, com sinais de enegrecimento decorrente da oxidação; deverá apresentar poucas radículas, e sua textura deve ser entre flexível e rígida.

Principais Combinações

- Combine com ceanoto e aparine para o acúmulo da umidade-calor, com sintomas de hemorroidas e inchaço, além de dor no escroto. Essa combinação também pode ser usada quando houver sinais de congestão linfática no corpo todo. Para a congestão linfática no aquecedor inferior, adicione ocotillo.
- Combine com salsaparrilha e lágrima-de-nossa-senhora para a dor nas articulações relacionada com a umidade-calor.
- Combine com hidraste, solidéu chinês e lágrima-de-nossa-senhora no caso de micção dolorosa e sanguinolenta.
- Combine com azeda-crespa para a evacuação difícil associada com a umidade-calor. Adicione casca de cáscara-sagrada se houver constipação.

Comentário

A escrofulária chinesa (*xuán shēn*) e a escrofulária europeia (*S. nodosa*) são as espécies mais importantes comumente usadas em medicina. Os chineses utilizam somente a raiz da planta e os europeus, apenas a parte herbácea. O herborista norte-americano Michael Moore, a única referência moderna confiável quanto às espécies da planta, recomenda usar a planta toda (isto é, as raízes e a parte herbácea). Contudo, embora semelhantes, as duas partes da planta têm características distintas. Segundo a matéria médica chinesa, a raiz da escrofulária chinesa possui qualidades de eliminação do calor e suplementação do *yīn*. Eu descobri que a porção herbácea é melhor para a dissipação do calor e para a drenagem da umidade. Por essa razão, costumo usar as duas partes da planta como dois medicamentos diferentes. Assim, a erva dissipa o calor e drena a umidade, enquanto a raiz elimina o calor e suplementa o *yīn*. No caso de uma influência nociva da umidade estar presente e haver calor extremo ou prolongado, o *yīn* será lesado e, por isso, a escolha da erva e/ou raiz dependerá da duração e gravidade da doença, assim como da formulação preferida pelo profissional que atende o paciente.

Os índios Costanoan, das montanhas da costa central da Califórnia, usavam a *S. californica* de diversas maneiras. Eles aplicavam os ramos e as folhas como cataplasma em ferimentos que apresentavam inchaço, furúnculos, inflamações nos olhos e inchaços de forma geral. Empregavam, ainda, uma decocção dos ramos para desinfetar feridas e o suco da erva fresca para lavar os olhos, nos casos de visão deficiente. Os Kashaya Pomo, das áreas costeiras de Sonoma, Califórnia, utilizavam as folhas frescas e aquecidas da escrofulária para amolecer furúnculos e drenar o pus. Os iroqueses do interior do estado de Nova York e da região sul de Quebec empregavam uma decocção das raízes da *S. lanceolata* para diversas desordens, como hemorragia e prevenção de cólicas e gripes após o parto. Eles também usavam esse preparado "para o sangue" e para "um ventre doente". Aplicavam cataplasmas de raiz de escrofulária nas queimaduras do sol e em casos de insolação e ulcerações produzidas pelo frio.[2]

O nome *Scrophularia* vem do latim *scrofula* e se refere às glândulas da garganta e seus crescimentos. Sem dúvida isso está relacionado com a reputação que a escrofulária tem de tratar inchaços glandulares na garganta. Essa aplicação parece ter sido descoberta de forma independente para as três espécies principais aqui mencionadas, pelas culturas associadas com cada uma dessas espécies.

Bardana

Arctium lappa
Asteraceae
Arctii Lappae radix
Outros nomes incluem: lapa; *gobo* (nome da raiz em japonês); *niú bang gēn* (nome da raiz em chinês)

Sabor e *qì*: amarga, levemente picante, fresca
Meridianos nos quais atua: fígado, rim, bexiga, estômago
Ações: alterativa, antirreumática, diaforética, diurética, nutritiva

Funções e Indicações

- ***Elimina o calor, refresca o sangue e dispersa o vento.*** A bardana é eficaz no tratamento do calor no sangue, o qual causa doenças da pele e erupções como psoríase, eczema e erupções cutâneas crônicas. A bardana é uma planta medicinal muito importante na terapêutica das doenças da pele mediadas pelo calor. Pelo fato de a erva ter uma ação suave na liberação do exterior, ela ajuda o corpo a expressar desordens cutâneas e, portanto, a resolvê-las de forma mais rápida. Quando um agente patogênico do calor entra no corpo e contamina o pulmão, ele pode, em seu progresso, afetar o aspecto construção-sangue, com ocorrência de erupções. A bardana tem afinidade com o fígado e o sangue e uma ação de expulsar moderada. Ela refresca diretamente o aspecto construção-sangue e expele o fator patogênico de maneira branda.

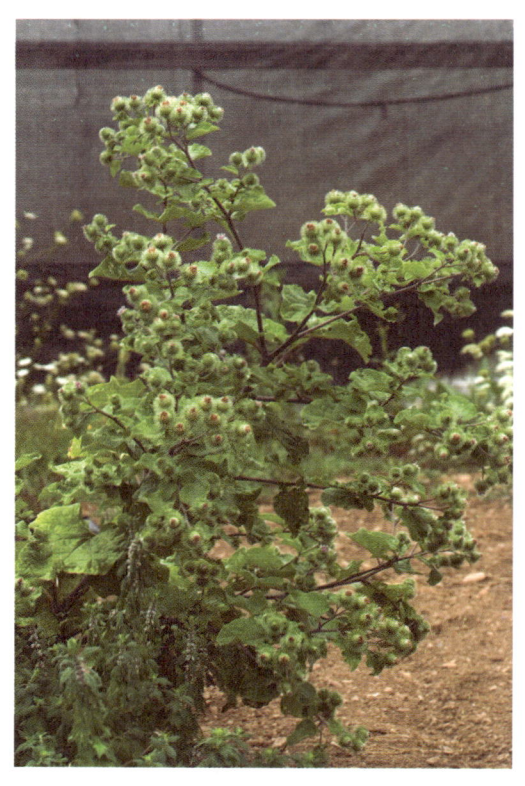

Bardana (*Arctium lappa*)

- ***Abranda o fogo e limpa o fígado.*** A bardana trata o calor excessivo no fígado, causado por qualquer tipo de doença hepática, incluindo icterícia e hepatite. Em razão de sua acridez, ela faz a energia do fígado circular com suavidade, enquanto dissipa diretamente o calor, em especial o calor resultante da depressão e da estagnação do *qì*. Essa ação também é útil quando desordens relacionadas com o afeto levam à estagnação do *qì* e à estase do sangue, provocando doenças como mastite.

- ***Dissipa o calor e transforma a umidade.*** A bardana é aplicada no tratamento do calor úmido, que se manifesta como doenças da pele geradas pela umidade-calor, nodos linfáticos inchados, linfedema, estrangúria e gota. A natureza amarga e fria da bardana dissipa o calor e o drena por meio da urina. Essa erva é muito eficaz na drenagem do calor e da umidade, podendo ser utilizada para modificar numerosas fórmulas chinesas tradicionais.

- ***Dispersa o fogo que acompanha a vacuidade de* yīn.** A bardana é usada no tratamento de sintomas associados com o fogo da vacuidade do *yīn*, como fezes secas; urina escura e escassa; sangue na urina; inquietação mental; garganta seca durante a noite; e língua vermelha e descamada. Como foi assinalado acima, a bardana penetra no aspecto construção do corpo físico (isto é, no fígado e nos rins). Por essa razão, a erva tem uma ação direta sobre o fígado e os rins, podendo, portanto, ser empregada para resfriar esses órgãos. Embora tenha ação forte, a bardana também é considerada um alimento, com algumas propriedades nutritivas. Essa combinação de características a torna uma planta medicinal importante para a dissipação do calor que se origina da vacuidade. Entretanto, em razão de sua característica geral de secar, ela deve ser usada em fórmulas ou poderá causar um declínio ainda maior de *yīn*.

PRECAUÇÕES

A bardana é bastante segura. Contudo, em função de sua natureza delicada de expressão de desordens cutâneas, ela pode, num primeiro momento, aumentar o tamanho ou o número de erupções. Isso não deve ser visto como um sinal negativo; significa apenas que o agente patogênico está sendo forçado a sair do corpo.

Dosagem e Preparo

Use 6-15 g em decocção; 2-6 ml de tintura; 1-4 g de extrato em pó.

A tintura de bardana pode ser feita com matéria vegetal fresca ou seca. A decocção é mais adequada para o tratamento do vazio de *yīn*, porque o álcool – que aquece e estimula – é prejudicial a essa força polar já deficiente.

A raiz seca de boa qualidade é escura por fora e esbranquiçada por dentro. Se você comprar a erva cortada e peneirada, comumente disponível, uma pequena porcentagem do material pode ter a aparência de uma trama, como se estivesse infestada de insetos. Essa trama é o cerne esponjoso da raiz e um "efeito colateral" comum do processo de moagem.

Principais Combinações

- Combine com dente-de-leão e raiz de uva do Óregon para calor ou fogo no fígado. Essa combinação também é excelente para o tratamento da umidade-calor no fígado-vesícula biliar.

- Combine com salsaparrilha e azeda-crespa para o tratamento do calor no aspecto construção-sangue, acompanhado de erupções agudas ou doenças crônicas, como psoríase e eczema.
- Combine com agnocasto e raiz de uva do Óregon para acne da adolescência.
- Combine com raiz de alteia para o calor da vacuidade de *yīn*.
- Combine, modificando a fórmula *Mysterious Two Powder* (*èr miào sàn*), com lágrima-de-nossa-senhora, solidéu chinês, escrofulária e ocotillo para a umidade-calor no aquecedor inferior, com linfonodos inchados, urina escura e escassa e diarreia crônica com fleugma nas fezes.

Comentário

Aqui me concentrei apenas nas ações terapêuticas da raiz da bardana, sem considerar a ação das sementes. A semente da bardana deixou de ser popular no Ocidente, embora em épocas passadas seu uso fosse difundido nos Estados Unidos. Hoje, ela é utilizada sobretudo pelos herboristas chineses. A semente da bardana é um excelente medicamento para dor de garganta, febre e tosse. Também é útil em erupções e outras desordens da pele, especialmente pele seca, escamosa e com escoriações. A raiz da bardana, por outro lado, é uma erva famosa no Ocidente. É ingerida como alimento no Japão e também pode ser comprada para essa finalidade na maioria das casas de produtos naturais nos Estados Unidos. A bardana é

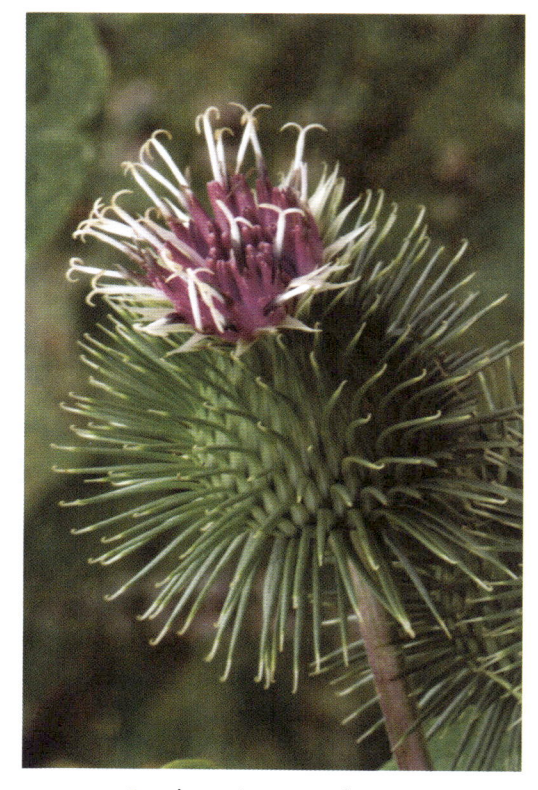

Bardana (*Arctium lappa*)

uma erva daninha comum, com distribuição em todo o território dos Estados Unidos. Suas folhas têm uma longa história de utilização na Europa, como medicamento de uso externo e interno. A folha da bardana era aplicada externamente em feridas e ulcerações e sua decocção, ingerida para tratar lesões do trato gastrointestinal. Tem forte ação antibacteriana. Para aplicar as folhas frescas em regiões externas, triture-as até transformá-las numa pasta e coloque-as diretamente sobre a lesão. Como alternativa, aplique a barbana seca e pulverizada diretamente sobre a ferida. Culpeper aconselhava usar a bardana esmagada e misturada com clara de ovo no tratamento de queimaduras. O autor também nos recomenda bater a raiz com um pouco de sal e aplicá-la no local de picadas de "serpente" e mordidas de "cachorros loucos", para acalmar a dor.

Várias partes dessa planta medicinal têm presença oficial nas farmacopeias da China, da França e da Espanha. A farmacopeia francesa aborda o uso das folhas, já a chinesa trata das sementes e das raízes.

Ervas que Dissipam o Calor e Secam a Umidade

Dissipar o calor e secar a umidade se refere ao método de tratamento que consiste em secar a umidade com ervas frias e amargas. Esta categoria de ervas medicinais é usada na abordagem de desordens da umidade-calor, com sinais e sintomas como dor e distensão abdominal; fezes finas e quentes com cheiro pútrido; e saburra amarela na língua. Embora as ervas desta categoria tratem a umidade, se esta for um elemento importante do padrão, poderá ser necessário combiná-las com outras plantas medicinais que tratam a umidade por meio da desinibição e da transformação.

No presente texto, esta é a subcategoria de maior peso de plantas medicinais que dissipam o calor. Por boas razões, a hidraste (*Hydrastis canadensis*) é provavelmente a mais famosa. Ela é amarga e fria por natureza e tem uma ação muito forte para eliminar o calor e secar a umidade. A hidraste também é eficaz no tratamento da congestão pulmonar causada por uma influência perniciosa do calor, eliminando o calor e transformando a fleugma. Sua natureza amarga e fria a torna valiosa no tratamento de doenças do fígado-vesícula causadas pela umidade-calor. A hidraste também é um fitoterápico externo importante em várias desordens da umidade-calor.

A raiz da uva do Óregon (*Mahonia aquifolium* e outras) é mais uma planta medicinal importante dessa categoria. Embora sua aplicação principal seja em desordens de repleção ou excesso, ela também pode ser usada no calor da vacuidade. Por essência, a genciana (*Gentiana lutea* e outras) é utilizada da mesma maneira que a genciana chinesa (*long dǎn cǎo*), para eliminar o calor e secar a umidade e para tratar o fígado e a vesícula biliar. O dente-de-leão (*Taraxacum officinale*) é basicamente análogo ao dente-de-leão chinês (*pú gōng yīng*). Contudo, uma vez que a medicina herbórea ocidental costuma considerar o dente-de-leão como uma erva adequada ao tratamento de doenças da umidade-calor, e como essa é a maneira como costumo usar essa erva, eu prefiro abordá-la aqui e não na subcategoria das plantas medicinais que dissipam o calor e drenam o fogo. Da mesma forma que a genciana, o dente-de-leão é importante no tratamento da umidade e do calor, assim como do fígado e da vesícula biliar.

As propriedades da azeda-crespa (*Rumex crispus*) tratam o intestino grosso, além do fígado e, por isso, essa erva é útil na abordagem da umidade-calor que afeta os aquecedores médio e inferior. Ela também é um fitoterápico importante no tratamento de doenças da pele. A alcachofra (*Cynara scolymus*) é amarga e picante. Seu amargor frio se revela bastante eficaz na drenagem de desordens da umidade-calor, em particular daquelas relacionadas com o fígado e a vesícula biliar. Pelo fato de ser picante, tem uma capacidade especial de promover o fluxo do *qì* estagnado. O ocotillo (*Fouquieria splendens*) é uma planta medicinal nativa do sudoeste desértico dos Estados Unidos e menos conhecida que as outras. Além de eliminar o calor e secar a umidade é especialmente capaz de mover a estagnação, tratando, por isso, tanto a estase do sangue quanto a estagnação do *qì*.

Hidraste

Hydrastis canadensis
Ranunculaceae
Hydrastidis Canadensitis rhizoma

Sabor e *qì*: amarga, fria
Meridianos nos quais atua: coração, fígado, pulmão, vesícula biliar, estômago, intestino grosso
Ações: antibacteriana, antifúngica, anti-inflamatória, anticatarral, adstringente, colagoga

Funções e Indicações

- ***Elimina o calor e seca a umidade.*** A hidraste é usada para tratar desordens disentéricas da umidade-calor no intestino e no estômago e a umidade-calor que afeta o intestino, com sintomas de hemorroidas, fissuras anais e prolapso do ânus acompanhado de ulcerações. A erva também é empregada em casos de calor do estômago, que provoca dor de estômago, náusea, vômitos, piorreia alveolar, gengivite com ou sem sangramento e mau hálito. As ações de drenagem (por causa de sua característica amarga) e dissipação do calor (característica fria) da hidraste são muito fortes, tornando-a excepcional no tratamento de afecções causadas pela umidade-calor, especialmente do estômago e intestino. Essa é a indicação mais importante do fitoterápico e, assim, ele pode ser comparado com o coptis chinês ou *phellodendron* (árvore de cortiça de Amur), combinado com ele ou usado, em muitos casos, como seu substituto.

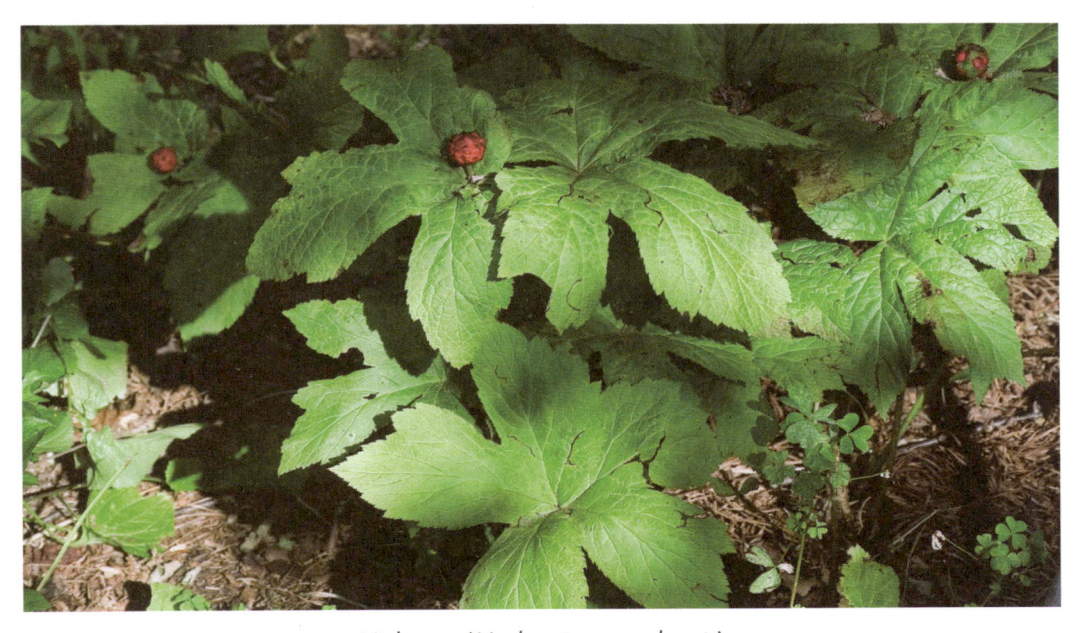

Hidraste (*Hydrastis canadensis*)

- *Dissipa o calor e transforma a fleugma.* A hidraste é empregada no tratamento da fleugma-calor que obstrui os pulmões, com sintomas de tosse; catarro abundante, malcheiroso e amarelo, verde ou escuro; saburra espessa, pegajosa e amarela na língua; pulso rápido e escorregadio. A ação forte da hidraste de dissipar e drenar o calor, e sua capacidade de transformar a fleugma, fazem dela um medicamento excelente em doenças nas quais o calor predomina e inflama os fluidos, provocando o aparecimento de fleugma. Ela também é útil quando a fleugma-calor obstrui as passagens nasais.
- *Elimina a obstrução dos canais do fígado e da vesícula biliar, causada pela umidade-calor.* A hidraste é útil na umidade-calor do fígado e da vesícula biliar, com sintomas de dor na área dos hipocôndrios, flancos e genital; icterícia e outros sintomas da umidade-calor, como prurido na região genital; calor ou queimação no trato urinário inferior ou vagina; calor e dor na área do fígado; constipação ou diarreia e urina escura e malcheirosa, com ou sem queimação. A hidraste também tem aplicação no calor e umidade instalados nos canais e acompanhados de dor muscular generalizada. Pelo fato de dissipar o calor e drenar a umidade, esse fitoterápico melhora a função do fígado e o ajuda a corrigir a dinâmica do *qi* quando este tiver sido obstruído pela presença da umidade-calor.
- *Elimina o calor e resolve as toxinas do fogo.* A hidraste é aplicada externamente como pó, banhos ou duchas no tratamento de muitas desordens causadas pelo calor e pelas toxinas, como conjuntivite, vaginose bacteriana, vaginite, cervicite, pé-de-atleta e abrasões. A natureza amarga e fria da hidraste a torna extremamente valiosa para aplicações externas. Por isso, quase todas as situações em que ocorrerem calor, umidade-calor ou acúmulo de calor tóxico podem se beneficiar com seu uso. Certifique-se de informar o paciente que essa erva mancha de amarelo-alaranjado qualquer coisa que tocar, incluindo a pele.

PRECAUÇÕES

A hidraste dissipa fortemente o calor e seca a umidade e, por isso, ambos os padrões deverão estar presentes para que a erva tenha indicação. Não use a hidraste por períodos muito longos. Tenha cautela com pessoas que apresentam vacuidade de *qi* no baço. Deve-se evitá-la durante a gravidez, em especial no primeiro trimestre. Mães que estão amamentando também devem evitar seu uso.

Dosagem e Preparo

Use 2-6 g em decocção (até 10 g podem ser utilizados); 1-4 ml de tintura. Os benefícios são maiores quando a hidraste é ingerida sob a forma de tintura ou de um preparado do qual são extraídas suas propriedades (um simples chá em que se colo-

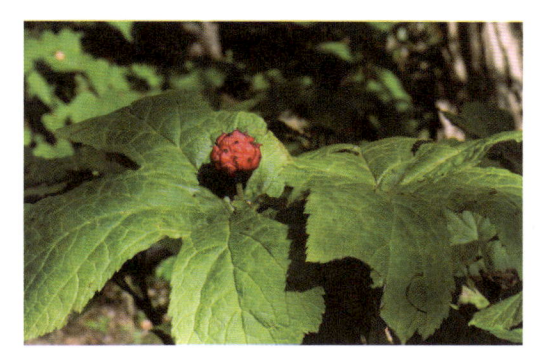

Fruto da hidraste (*H. canadensis*)

ca a planta medicinal pulverizada em água quente e se toma a xícara toda, com pó e tudo); entretanto, ela é eficaz se tomada como decocção.

A hidraste de boa qualidade é cultivada. A raiz seca deve ser entre firme e dura, e sua cor, variar entre o amarelo-escuro e o dourado, além de apresentar poucas radículas. O gosto da raiz é intensamente amargo e um pouco adstringente.

Principais Combinações

- Combine com eupatório e bupleurum para a umidade-calor no fígado e na vesícula, com sintomas como a alternância entre efusão de calor e aversão ao frio, gosto amargo na boca, náusea e vômitos, dor nas costelas ou do lado do corpo e urina de um tom amarelo-escuro ou avermelhado. Trata-se de uma doença *shào-yáng*, de acordo com a descrição na obra *Shāng Hán Lùn*.
- Combine com ruibarbo para o tratamento da umidade-calor no intestino e presença de abscesso, constipação, diarreia e/ou gases fétidos.
- Combine com escrofulária da Califórnia, ceanoto e aparine em caso de nódulos no pescoço ou região inguinal causados pela fleugma-calor. Adicione ocotillo para nódulos na região inguinal.
- Combine com solidéu chinês e botões de magnólia no tratamento da secreção nasal purulenta e bloqueio dos seios da face pela fleugma-calor.
- Combine com coptis, aucklandia e mirra aromática ocidental para utilização em padrões de umidade-calor nos aquecedores médio e inferior, com ou sem sangramento, padrões esses acompanhados de regurgitação ácida, diarreia, corrimento vaginal e urina escassa e amarela.
- Combine com genciana para padrões de umidade-calor nos canais do fígado e da vesícula biliar, com sintomas de icterícia e dor, inchaço, umidade ou prurido na área genital.

Comentário

A hidraste, que era conhecida pelos colonizadores brancos da América do Norte, começou a ser exportada para a Inglaterra em 1759. Foi somente em 1852, quando a erva apareceu no *Eclectic Dispensatory of the United States of America*, que ela começou a ser bastante usada na medicina profissional.

A hidraste é a "dourada preferida" do herborismo ocidental. Suas propriedades medicinais podem ser comparadas com as do solidéu chinês e do coptis. Ao contrário das amarelas chinesas, contudo, a hidraste não demonstra necessariamente ter preferência por qualquer aquecedor em particular, podendo ser usada da mesma forma para os três, como se pode ver nas funções e indicações citadas aqui. A tintura é a melhor forma de apresentação para a hidraste, uma vez que muitos de seus componentes não são, ou são muito pouco, solúveis em água. Embora as infusões e decocções dessa planta medicinal tenham uma longa história de utilização na tradição nativa norte-americana e sejam eficazes, eu recomendo que se use uma tintura preparada de maneira adequada.

Os ecléticos utilizavam a hidraste no tratamento de membranas mucosas finas e úmidas, atônicas, com tendência para secretar em excesso, sangrar ou desenvolver infecções de baixo grau. Isso encontra correspondência nas origens grega e latina do nome *Hydrastis*, que significa interromper o fluxo de água.

Essa planta corre um sério risco de extinção em seu *habitat*, e apenas recentemente começou a ser cultivada. Em vista disso, eu o alerto para usar hidraste de fontes cultivadas. A sensibilidade da hidraste ao meio ambiente foi assinalada já em 1898 no *King's American Dispensatory*; nesse livro, Felter e Lloyd afirmam, "a planta desaparece assim que o solo é mexido pelo colonizador".

A hidraste foi mencionada na *The United States Pharmacopoeia*, de 1831 a 1842, e foi citada oficialmente de 1863 a 1936; também foi relacionada no *The National Formulary (U.S.)* entre 1936 e 1960. Hoje, a hidraste faz parte oficialmente das farmacopeias do Reino Unido, da Argentina, da Bélgica, do Brasil, do Egito, da França, do México, de Portugal, da Romênia e da Espanha.

Raiz de Uva do Óregon

Mahonia aquifolium e outras
(antigamente, *Berberis* spp.)
Berberidaceae
Mahoniae cortex seu radicis

Sabor e *qì*: amarga, fresca
Meridianos nos quais atua: fígado, vesícula biliar, rim, estômago, intestino delgado, intestino grosso
Ações: antimicrobiana, tônico amargo e estimulante hepático

Funções e Indicações

- **Elimina o calor e drena a umidade do aquecedor médio.** A uva do Óregon é útil para sintomas como calor e dor na região epigástrica e dos hipocôndrios; redução de apetite; náusea; regurgitação; azia; constipação; diarreia moderada (calor úmido que invade o baço); sensação de peso no estômago depois das refeições e dificuldade para digerir gorduras e proteínas; conjuntivite; mau hálito e saburra espessa e amarela na língua; pulso cheio e rápido. A erva também tem indicação no calor úmido do intestino, quando o calor é o sinal predominante. Isso é evidenciado por diarreia malcheirosa ou constipação; fezes com presença de sangue; urina escura e com mau cheiro; sensação de plenitude na região epigástrica e do peito; dor abdominal; abscesso intestinal; febre; inquietação ou confusão; língua vermelha com saburra pegajosa e amarela; pulso rápido e escorregadio. A natureza amarga e fresca da uva do Óregon drena e refresca o calor com eficácia, ao mesmo tempo que drena a umidade do aquecedor médio.

- **Dissipa o calor.** A raiz de uva do Óregon pode ser eficazmente empregada no tratamento do calor, tanto da vacuidade quanto da repleção, em quadros nos quais o calor seca os fluidos corporais, causando sintomas como pele e boca seca, sangramento das gengivas ou do

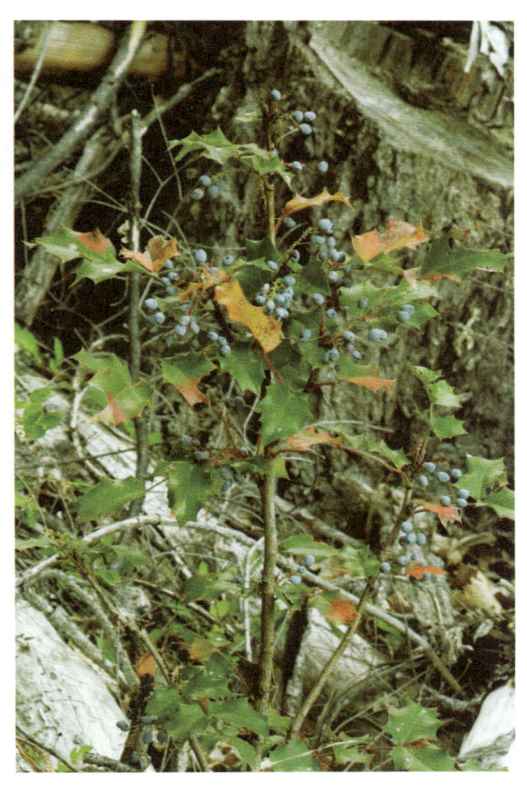

Uva do Óregon (*Mahonia aquifolium*) com exibição dos frutos

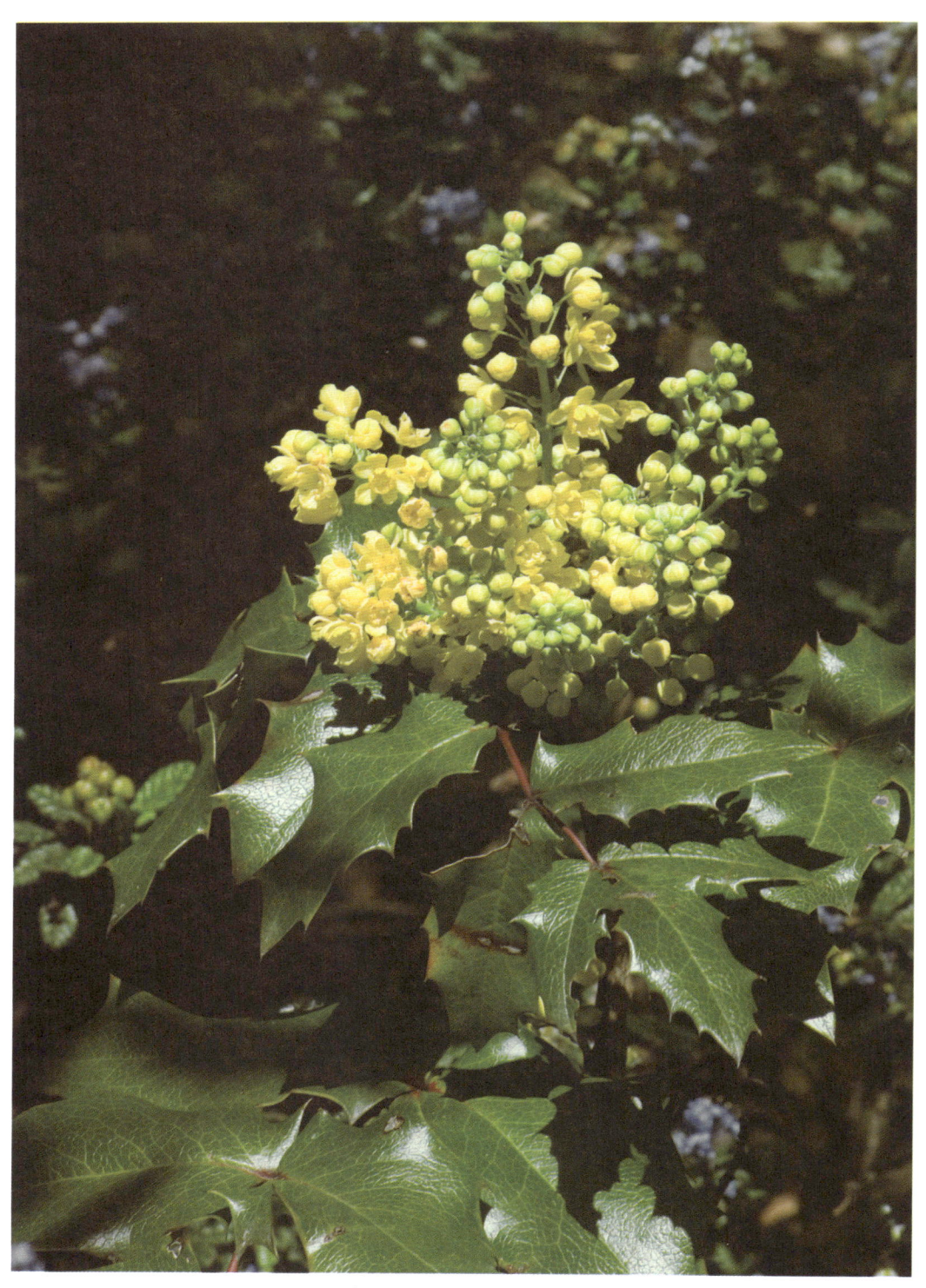

Uva do Óregon (*M. aquifolium*) em flor

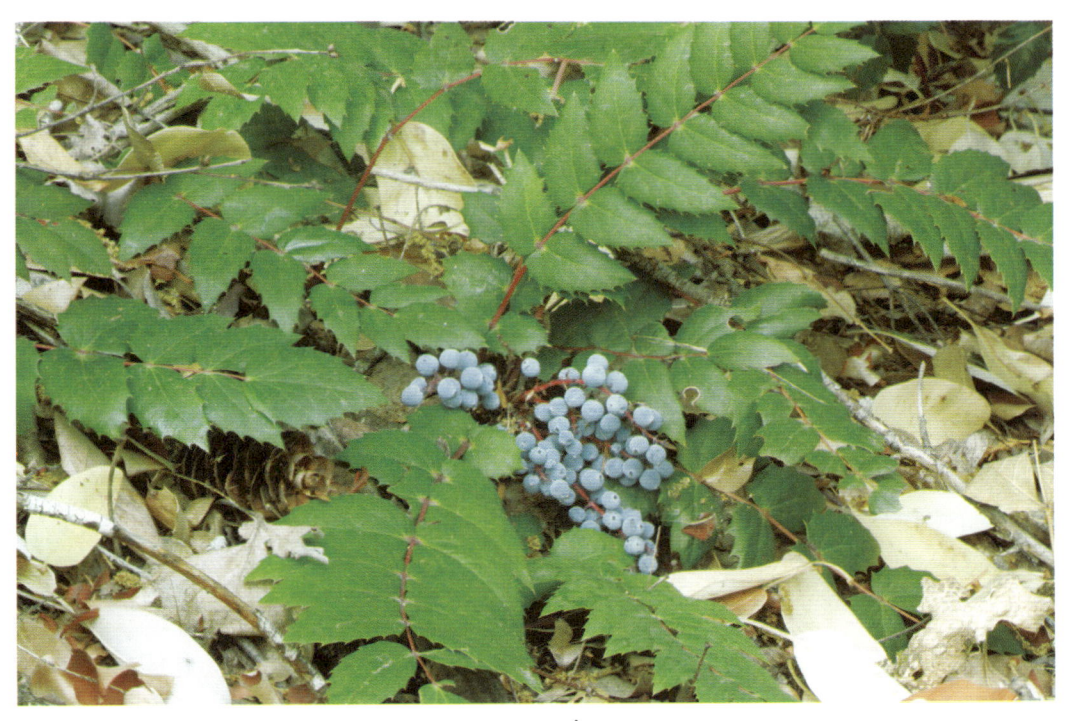

Outra espécie de uva do Óregon (*M. nervosa*)

nariz, olhos vermelhos, língua vermelha, com ou sem saburra amarela, e pulso rápido – e fino e fraco ou cheio e forte – dependendo da doença. Embora a raiz da uva do Óregon seja amarga e fresca, tratando efetivamente o calor da repleção, ela também é apropriada para o calor da vacuidade. É revigorante, sendo em geral a minha primeira escolha quando estou tratando o calor vazio. Para essa indicação, prefiro usar a raiz inteira em vez de apenas a casca da raiz. Isso nem sempre é possível quando se compra a erva de um fornecedor, mas a uva do Óregon continua sendo uma planta que eu mesmo gosto de colher. Além disso, algumas vezes um material de "baixa qualidade" (isto é, a raiz inteira) se encontra disponível quando as pessoas que o colhem não fazem o esforço de descascar a raiz. Essa situação pode ser vantajosa caso você queira usar a raiz inteira.

- **Elimina o calor e seca a umidade.** A uva do Óregon é aplicada externamente em banhos ou como pó solto para tratar doenças da pele causadas pelo calor ou pelo calor úmido. Da mesma forma que muitas outras ervas dessa categoria, a raiz de uva do Óregon pode ser usada externamente, com bons resultados. Preparada como banho de assento ou ducha, a erva é útil em afecções vaginais provocadas pela umidade-calor, com presença de excreções amarelas e malcheirosas. A folha da uva do Óregon pode ser infundida em óleo e aplicada externamente para eliminar o calor e resolver a toxicidade em abrasões. Esse preparado é refrescante e dissipa com eficiência o calor da pele por meio do contato.

PRECAUÇÕES

A raiz de uva do Óregon não é recomendada para uso prolongado. Deve ser empregada com cautela em pessoas fracas, afetadas pela vacuidade e que apresentem sinais de frio.

Dosagem e Preparo

Use 3-9 g em decocção; 2-4 ml de tintura; 0,5-2 ml de extrato fluido.

A tintura e o extrato fluido, preparados com a casca da raiz recém-dessecada, são as formas de apresentação preferidas, embora a decocção seja mais apropriada para pacientes que apresentam vacuidade de *yīn* com secura. A folha da uva do Óregon pode ser preparada como pomada ou creme para uso externo.

Um material seco de boa qualidade consiste somente em raiz e casca dos talos. Estas devem ter cor amarelo-alaranjada. A raiz inteira pode ser usada quando o núcleo estiver amarelo. Em geral, a raiz inteira da uva do Óregon é vendida, com frequência incluindo pedaços de talo. As qualidades mais importantes a serem avaliadas são a cor – quanto mais profundo for o tom de amarelo, melhor – e o sabor amargo.

Principais Combinações

- Combine com alteia para o calor do estômago com sintomas de dor, azia e refluxo ácido.
- Combine com genciana e alfazema para o calor úmido no aquecedor médio, com sensação de estômago muito cheio depois das refeições, gases malcheirosos e eructação, além da presença de saburra espessa e amarela na língua.
- Combine com azeda-crespa, solidéu chinês e gardênia para o calor úmido do fígado-vesícula biliar; acrescente folha de dente-de-leão se a umidade for o agente patogênico predominante.
- Combine com bardana para o tratamento de várias doenças da pele relacionadas com o calor, como acne rosácea, eczema, psoríase e acne simples.

Comentário

Embora o nome do gênero ao qual a uva do Óregon pertence tenha sido mudado de *Berberis* para *Mahonia* alguns anos atrás, uma certa confusão permanece quanto à classificação desta planta. *Berberis* é um antigo nome árabe da bérberis. A *Mahonia*, cujo nome é uma homenagem ao botânico irlandês-norte-americano Bernard MacMahon, já foi considerada como um grupo dentro do gênero *Berberis*; atualmente, porém, as duas estão agrupadas em diferentes gêneros. Existem duas diferenças entre elas.

As plantas do gênero *Mahonia* têm as margens das folhas cobertas de espinhos; as do *Berberis*, não. O fruto da *Berberis* contém de duas a três sementes, enquanto os frutos da *Mahonia* contêm entre três e nove sementes. Juntos, os gêneros combinados abrigam aproximadamente 600 espécies.

A uva do Óregon ocorre em grande quantidade no noroeste da costa do Pacífico nos Estados Unidos. Ela é uma planta pioneira e uma das primeiras a colonizar uma área depois de as companhias madeireiras terem devastado acres de floresta para tirar madeira. Sua abundância faz dela uma planta excelente e sustentável para uso na medicina herbórea. Além disso, a uva do Óregon tem uma longa história de uso e parece ser bastante segura. Eu a considero confiável e altamente recomendável para dissipar o calor. Acho, ainda, que ela é segura e eficaz para eliminar o calor que acompanha a vacuidade de *yīn* sem prejudicar o *yīn*; para essa finalidade, eu a igualo à árvore de cortiça de Amur. A uva do Óregon não somente dissipa com eficiência o calor que acompanha a vacuidade, mas também dá assistência ao *qì* de construção, gerando, assim, estrutura dentro do *yīn*.

Os nativos norte-americanos da costa noroeste do Pacífico tinham outras aplicações para essa planta além das medicinais. Eles ferviam a raiz e preparavam uma tinta amarela para tingir cestas e roupas. Colhiam os frutos maduros e os comiam, em diversos pratos, crus ou cozidos. Em raros casos, os bagos eram preservados por meio da desidratação, e algumas tribos os consideravam venenosos. O fruto é bastante azedo, o que pode explicar o fato de alguns o considerarem venenoso. Entretanto, ele pode ser fervido e transformado numa geleia de boa qualidade.

Várias espécies dessa planta medicinal apareceram oficialmente na *The United States Pharmacopoeia* e no *The National Formulary (U.S.)*, a partir de meados do século XIX até a metade do século XX. A *Mahonia aquifolium* foi oficialmente relacionada na *British Herbal Pharmacopoeia* (1983). Um dos componentes químicos mais importantes da uva do Óregon, a berberina, é oficialmente citada nas farmacopeias da China, da Índia e do Japão.

Tradução de Material de Pesquisa

A medicina chinesa utiliza várias espécies de *Mahonia*, que são divididas em três grupos principais. O primeiro – *shí dà gōng láo yè* (*M. bealei, M. fortunei, M. japonica*) – é amargo e fresco e penetra no canal do pulmão. Esse fitoterápico elimina o calor, suplementa a vacuidade e transforma a fleugma. É usado para tratar o calor que acompanha a vacuidade, tosse debilitante com catarro e hemoptise, o calor que parece vir dos ossos, febre intermitente de baixo grau, tontura e zumbido nos ouvidos, dor lombar, claudicação, joelhos fracos, inquietação no coração, olhos injetados e infestação de vermes. Uma fonte (*xiàn dài shí yòng zhōng yào*) afirma que essa planta medicinal é "fresca e dissipadora, revigorante e fortalecedora, e que suas ações são semelhantes às do Ligustri fructus, sendo eficaz no tratamento da febre intermitente, do calor que parece vir dos ossos, dor lombar, joelhos fracos, tontura, zumbido de ouvido e distúrbios relacionados". Outras fontes atribuem à uva do Óregon funções como a de drenar o fogo e reduzir a febre; tratar doenças do calor acompanhadas de febre, disforia do coração, diarreia e olhos vermelhos; combater a disenteria do calor; tratar os olhos injetados, inchados e doloridos; e tratar inchaços e toxinas presentes em abscessos fistulizados e feridas. A ampla gama de ações enumeradas aqui pode estar de certa forma relacionada com o fato de que várias espécies são citadas como um único fitoterápico.

Mù huáng lián representa outro grupo de plantas do gênero *Mahonia* usadas na medicina chinesa (*M. shenii, M. schochii, M. subimbricata* e *M. taronensis*). Esse fitoterápico é amargo e frio e penetra nos canais do coração e do fígado. Ele elimina o fogo do coração e do estômago, e as toxinas. É usado no tratamento de icterícia, disenteria do calor e olhos avermelhados. Também é aplicado externamente em ferimentos causados por faca, queimaduras e escaldaduras. O nome chinês significa literalmente "coptis de árvore", talvez porque tenha aplicações semelhantes às do coptis.

Cì huáng bǎi (*M. gracilipes, M. ganpinensis* e *M. fortunei*) é um terceiro grupo de plantas *Mahonia* usado na medicina chinesa. *Cì huáng bǎi* é amargo e fresco. Ele dissipa o calor e dispersa o fogo, elimina inchaços e faz a dor parar; é empregado no tratamento do fogo do fígado, feridas na boca e na língua, dor durante a micção, queimaduras e escaldaduras.

Nota: o nome *Cì huáng bǎi* é utilizado para três grupos de plantas medicinais. Os outros grupos pertencem ao gênero *Berberis*, o qual está intimamente relacionado com o gênero *Mahonia*.

Genciana

Gentiana lutea, G. calycosa e outras Gentianaceae
Gentianae Luteae radiz
Eu a chamo de *xīlóng dăn* ou genciana ocidental

Sabor e *qì*: amarga, fria
Meridianos nos quais atua: fígado, vesícula biliar, estômago
Ações: tônico amargo

Funções e Indicações

- ***Dissipa o calor e transforma a umidade.*** A genciana é usada em várias doenças causadas pela umidade-calor, incluindo o calor úmido no baço e no estômago, com sintomas de dispepsia, gastrite, borborigmo, dificuldade na digestão de gorduras, azia, náusea e vômitos; calor úmido que se instala no fígado e na vesícula e provoca icterícia, hepatite e dor nos flancos; umidade-calor que desce, se precipitando na bexiga, com micção frequente, urgente, dolorida e amarelo-avermelhada; umidade-calor que se precipita sobre o intestino grosso, produzindo tenesmo e pus nas fezes; e problemas de pele causados pelo calor úmido, como eczema. A natureza amarga e fria da genciana trata com eficiência desordens da umidade-calor, em especial aquelas relacionadas com o sistema fígado-vesícula biliar. Independentemente de a umidade-calor afetar os meridianos ou sistemas de órgãos, a genciana consegue penetrar neles e limpá-los e drená-los, em função de sua natureza fria e amarga.

- ***Dissipa o calor da vesícula biliar e restaura a função descendente do estômago no tratamento de doenças do shào-yáng.*** A genciana trata afecções do *shào-yáng*, com sintomas de náusea, perda de apetite, expressão facial sem brilho e repleção na região costal e dos hipocôndrios. Esses sintomas ocorrem quando a influência nociva do calor invade a vesícula biliar e prejudica a dinâmica do *qì*. Quando o calor na vesícula aumenta, o *qì* do estômago não consegue descer. Com sua natureza amarga e fria, a genciana elimina o calor da vesícula e, em seguida, do estômago, ajudando assim a restaurar as funções saudáveis de subida e descida desses órgãos. O que foi dito acima é, evidentemente, apenas uma parte do tratamento necessário, porque esse estágio da doença requer harmonização. Portanto, a completa eliminação da doença exigirá a combinação de genciana com ervas que dão suporte ao *qì* correto.

PRECAUÇÕES

Não use genciana na ausência do calor da repleção. Empregue com cautela em pacientes com vacuidade de *qì* do baço-estômago.

Dosagem e Preparo

Use 3-6 g em decocção; 2-3 ml de tintura; quando a genciana for empregada como um tônico amargo, 5-20 gotas serão suficientes.

Colha a raiz de genciana no outono, depois que as partes aéreas tiverem secado, às vésperas do inverno. Ela poderá ser cortada para a preparação de tintura da planta fresca ou cortada, dessecada e guardada para uso futuro. O material seco de boa qualidade tem uma cor que vai do caramelo até o marrom-claro e é firme. O sabor na boca deverá ser decididamente amargo.

Principais Combinações

- Combine com azeda-crespa, raiz de uva do Óregon e mirra aromática ocidental para calor úmido nos aquecedores médio e inferior, com sintomas como pouco apetite, constipação, urina escura e saburra pegajosa e amarela. Para uma constipação mais séria, adicione casca de cáscara-sagrada.
- Combine com yam mexicano quando o quadro for de náusea, perda de apetite, expressão facial sem brilho e repleção na região costal e dos hipocôndrios, associada com doenças do *shào-yáng*.

Comentário

A *Gentiana lutea* é análoga às várias espécies conhecidas na medicina chinesa como *lóng dăn*. Ela pode substituir a *lóng dăn* em qualquer fórmula chinesa. Com a raiz orgânica disponível no mercado de ervas ocidental, faz sentido empregar essa substituição.

A genciana é um tônico amargo clássico e, quando tomado em pequenas doses antes das refeições, age como estimulante da digestão. A erva está presente na maioria das fórmulas de tônicos amargos do Ocidente. O sabor amargo aumenta o apetite e faz com que os sucos digestivos fluam, aumentando a assimilação dos alimentos. Esse efeito é particularmente útil em casos de desarmonia do baço-fígado, assim como de umidade no baço e depressão do fígado. Quando a genciana é combinada com ervas mornas, como o gengibre, o cardamomo e outras, seu sabor amargo continua sendo essencial, porém a característica morna da fórmula compensa a natureza fria da genciana. Isso é importante, uma vez que o sabor amargo puro da genciana pode ser excessivamente estimulante para a digestão e muito frio para o baço, trazendo, portanto, mais danos do que benefícios. Uma combinação como a descrita coloca em uso a capacidade da genciana de mover a umidade-calor que pode se acumular sob um distúrbio causado pela vacuidade-umidade. Ao usar a genciana como tônico amargo, procure se lembrar de que os tônicos amargos têm por finalidade desencadear o processo digestivo e não alimentá-lo. Por essa razão, tais fórmulas não deveriam ser utilizadas em padrões de vacuidade ou por longos períodos.

Várias outras espécies de *Gentiana* são empregadas na medicina herbórea ocidental, tanto na Europa quanto na América do Norte. A *G. lutea* constou oficialmente da *The United States Pharmacopoeia,* de 1820 a

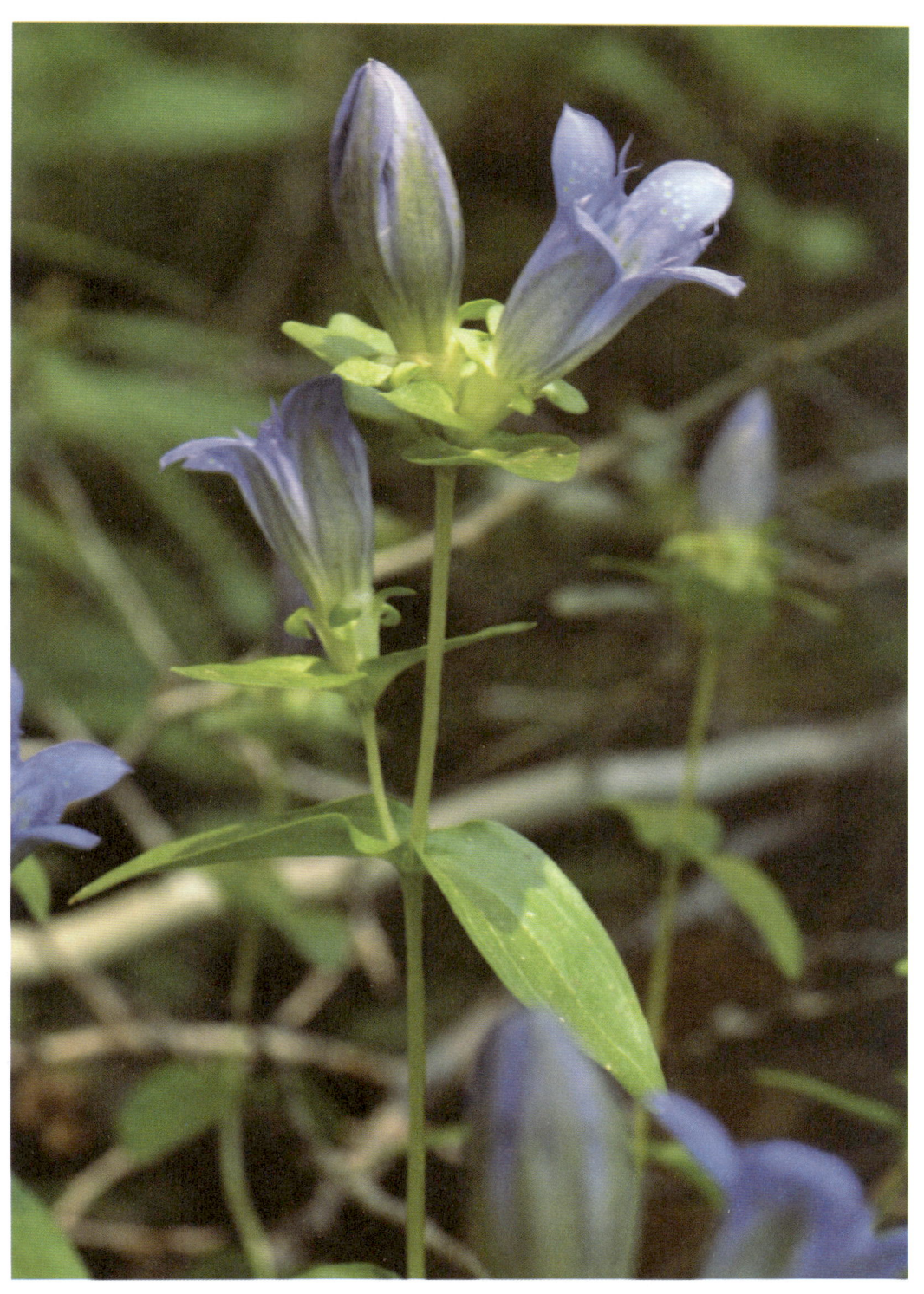

Um exemplo de genciana ocidental (*Gentiana calycosa*)

1955 e do *The National Formulary (U.S.)*, de 1955 a 1965. Uma espécie norte-americana, *G. catesbaei*, foi oficialmente reconhecida na *The United States Pharmacopoeia*, entre 1820 e 1882. A *G. lutea* é uma planta oficial nas farmacopeias da Argentina, da Áustria, do Reino Unido, da República Tcheca, do Egito, da França, da Alemanha, da Hungria, da Itália, do Japão, dos Países Baixos, da Polônia, de Portugal, da Romênia, da Escandinávia, da Espanha e da Suíça. Outras espécies são mencionadas como plantas oficiais nas farmacopeias da China, do Japão (apenas a *G. scabra*), da Áustria, da República Tcheca e da Hungria.

Muitas outras espécies são empregadas na prática biorregional dos Estados Unidos e em diferentes partes do mundo, onde qualquer uma das quase 300 espécies desse gênero cresce. Um grande número delas tem aproximadamente as mesmas funções e indicações. Uma espécie que já usei e da qual gosto muito é a *G. calycosa*, nativa da região noroeste dos Estados Unidos. Ela parece ter todas as qualidades das outras espécies mencionadas, mas é um pouco mais forte do que a maioria das usadas por mim. Isso pode em parte se dever ao fato de eu consegui-la em um estado mais fresco. Da mesma forma, prefiro a tintura da planta fresca dessa espécie às tinturas que preparei com qualquer outra espécie de *Gentiana*, fresca ou seca. Por favor, alguém aprenda a cultivá-la!

Dente-de-Leão

Taraxacum officinale
Asteraceae
Taraxaci Officinale planta

Sabor e *qì*: amargo, fresco
Meridianos nos quais atua: fígado, estômago, bexiga
Ações: antirreumática, colagoga, diurética, laxativa

Funções e Indicações

- **Dissipa o calor e drena a umidade.** O dente-de-leão é útil no tratamento da icterícia provocada pelo calor úmido ou outros distúrbios da umidade-calor que afetam o aquecedor médio ou inferior. Ele também é usado para tratar erupções provocadas pela umidade-calor. O dente-de-leão é uma planta medicinal simples, amarga e fresca. Seu sabor amargo drena o calor e a umidade, enquanto sua natureza fresca o torna uma erva eficaz no tratamento de várias doenças causadas pelo calor úmido, especialmente aquelas associadas com o fígado e a vesícula biliar.

- **Disisipa o calor, drena a umidade e resolve impedimentos.** O dente-de-leão trata o impedimento da umidade-calor e é empregado como terapia suplementar em casos de articulações quentes e inchadas. Como tratamento auxiliar, o dente-de-leão tem sua melhor atuação quando

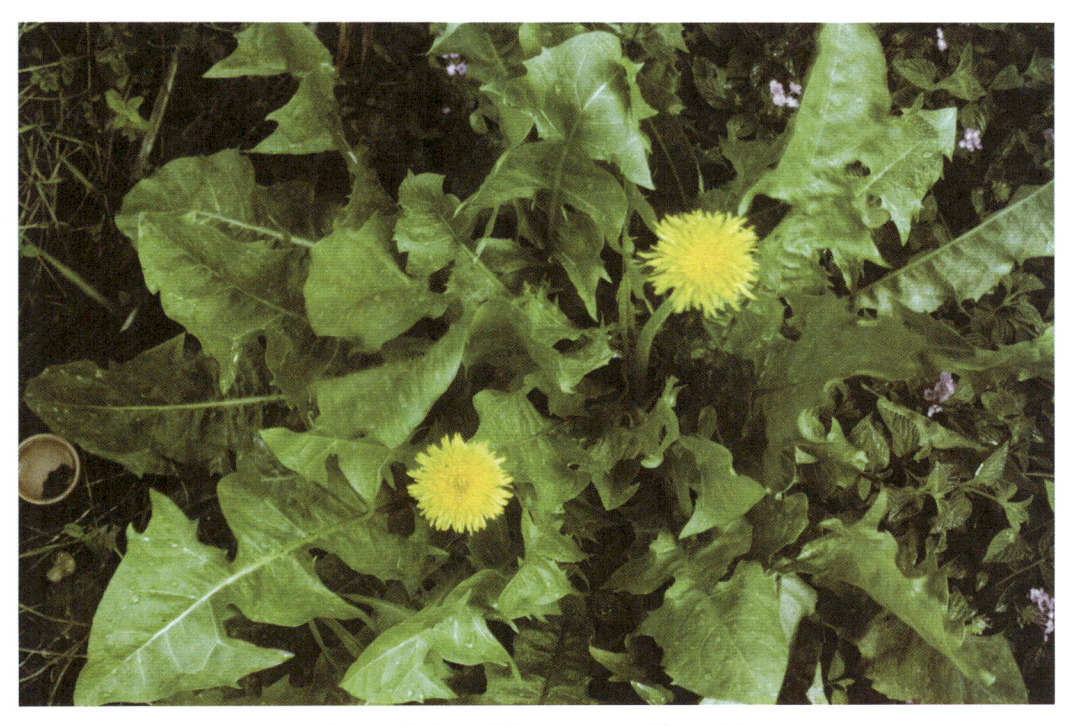

Dente-de-leão (*Taraxacum officinale*)

essa síndrome apresenta um quadro específico. Sinais a serem observados nesse caso são níveis elevados de colesterol, estrogênio elevado, com sintomas de TPM (em especial a irritação), edema e necessidade de consumir açúcar. Como mencionado acima, a natureza amarga e fresca dessa planta medicinal faz dela um fitoterápico muito eficaz na drenagem e dissipação do calor do fígado. Este é responsável pelo livre fluxo do *qì*; por isso, se estiver superaquecido, essa função será prejudicada, gerando estagnação e estase, as quais, por sua vez, levam ao acúmulo de calor. Além disso, o fígado é responsável pelos tendões, que ligam os músculos aos ossos e envolvem as articulações. Um fígado sobrecarregado não consegue nutrir de maneira adequada os tendões, o que resulta em contratura e dor. O dente-de-leão é fortemente indicado para o tratamento de um impedimento desse tipo, causado pelo calor úmido.

PRECAUÇÕES

O dente-de-leão é uma erva relativamente segura, mas deve ser usado com cautela por pessoas com vazio de *yáng*.

Dosagem e Preparo

Use 3-9 g em decocção; 3-6 ml de tintura.

A erva seca de boa qualidade apresenta folhas de um tom verde-escuro. A raiz seca deverá ter um revestimento escuro, cor preto-amarronzada, e ser cinza-esbranquiçada por dentro. A raiz deve estar firme e rija, e não esponjosa ou flexível. Se a planta inteira for usada, ela não deverá conter mais do que 5% do peso em flores ou cabeças de sementes. Observe que as flores em geral amadurecem depois de colhidas, reduzindo a flor amarelo-brilhante a uma massa branca e macia de pápus.

Principais Combinações

- Combine com azeda-crespa para o calor deprimido, acompanhado de sintomas como dor de cabeça, olhos injetados, constipação, urina avermelhada, língua vermelha com saburra amarela e pulso rápido e cheio.
- Combine com azeda-crespa e raiz de bardana para erupções causadas pela umidade-calor.
- Combine com estigma de milho e hidraste para umidade-calor na bexiga, com ou sem cálculos.
- Combine, modificando *Eight Corrections Powder* (*bā zhèng sǎn*), para dissipar mais fortemente o calor e drenar a umidade, com sintomas de urina escura e turva.
- Combine, modificando *Impediment Diffusing Decoction* (*xuān bì tāng*), para tratar articulações quentes, inchadas, vermelhas e doloridas.

Comentário

O dente-de-leão é uma erva muito importante para o fígado. Na verdade, os herboristas do Ocidente a veem como uma erva específica para o fígado. Os herboristas chineses, por outro lado, tendem a julgá-la útil na eliminação do calor e das toxinas, sem que elas tenham uma afinidade específica com qualquer órgão, embora muitos textos citem o fígado como um canal pelo qual essa planta medicinal penetra. No herborismo ocidental, o dente-de-leão é usado para quase todas as doenças do fígado ou com ele relacionadas. Ele é considerado um protetor e restaurador hepático.[3]

O dente-de-leão aumenta o fluxo de bílis e refresca o fígado. A planta é diurética, em especial as folhas, sendo empregada em problemas urinários associados com doenças inflamatórias. A folha do dente-de-leão atua como um diurético que poupa potássio. Essa propriedade torna a erva especialmente valiosa no tratamento de edemas relacionados com insuficiência cardíaca congestiva, assim como no tratamento do aumento de peso decorrente da retenção de líquidos ligada à TPM.

As folhas frescas do dente-de-leão costumam ser vendidas em casas de produtos naturais como um vegetal verde. Tradicionalmente, elas têm sido ingeridas como um vegetal verde de primavera para purificar o corpo depois do inverno, estação do ano em que as pessoas ficam mais sedentárias e comem em excesso. As partes verdes da planta têm um sabor semelhante ao do repolho crespo e constituem uma excelente fonte de nutrientes, em particular de oligominerais. As raízes do dente-de-leão e de outro vegetal aparentado, a chicória (*Cichorium intybus*), podem ser torradas e usadas como substituto do café. Ambas, com frequência, são combinadas com outras raízes torradas e preparadas sob a forma de um chá agradável e tomadas por aqueles que estão tentando deixar de tomar café. Embora a raiz torrada não seja tão refrescante para o fígado quanto a raiz ao natural, ela pode ajudar a resolver o *qì* do fígado ou sua depressão, um problema comum em pessoas que são dependentes do café. A flor, rica em luteína e benéfica para os olhos, pode ser transformada em um vinho tradicional, um preparado delicioso.

Uma espécie relacionada, *T. japonicum*, poderia ser um valioso agente quimiopreventivo contra a carcinogênese química. Em um estudo de laboratório, um extrato das raízes da *T. japonicum* demonstrou atividades antitumorais e antipromotoras. Além disso, o extrato demonstrou uma atividade antitumoral e anti-iniciadora na carcinogênese de dois estágios.[4] É provável que a nossa espécie possa ser utilizada da mesma maneira.

O nosso dente-de-leão e a espécie chinesa são análogos. A principal vantagem de se usar a espécie ocidental é a disponibilidade de uma erva de melhor qualidade; a *T. officinale* cultivada organicamente pode ser encontrada no mercado de plantas medicinais.

A raiz de dente-de-leão teve uma posição oficial na *The United States Pharmacopoeia* entre 1831 e 1926 e no *The National Formulary (U.S.)*, de 1888 e 1965. A *T. officinale* é citada oficialmente nas farmacopeias da Áustria, da Hungria e da Polônia. Outras espécies de *Taraxacum* são oficiais na China e na República Tcheca.

Azeda-Crespa

Rumex crispus
Polygonaceae
Rumex Crispii radix
Também conhecida como: língua-de-vaca, *niú ěr dà huáng*

Sabor e *qì*: amarga, levemente fria
Meridianos nos quais atua: fígado, vesícula biliar, intestino grosso
Ações: adstringente, estimulante hepático, laxativa suave

Funções e Indicações

- *Faz a energia do fígado circular, desinibe a bílis, dissipa o calor e drena a umidade.* A azeda-crespa trata efetivamente o calor úmido que se acumula no fígado e na vesícula biliar, com sintomas como repleção epigástrica, dor no peito, constipação, flatulência malcheirosa e icterícia. A planta também é usada para a umidade-calor que afeta a pele. É uma erva importante no tratamento de padrões de depressão do fígado com calor. Seu sabor amargo faz a energia do fígado circular e desinibe a bílis, permitindo, assim, a restauração da dinâmica do *qì* do fígado-vesícula biliar. Sua natureza amarga e um pouco fria elimina o calor com eficácia e drena a umidade, sobretudo por meio do intestino.
- *Dissipa o calor e refresca o sangue.* A azeda-crespa é empregada no tratamento do calor no sangue, como causa de erupções crônicas e de outros tipos de lesões

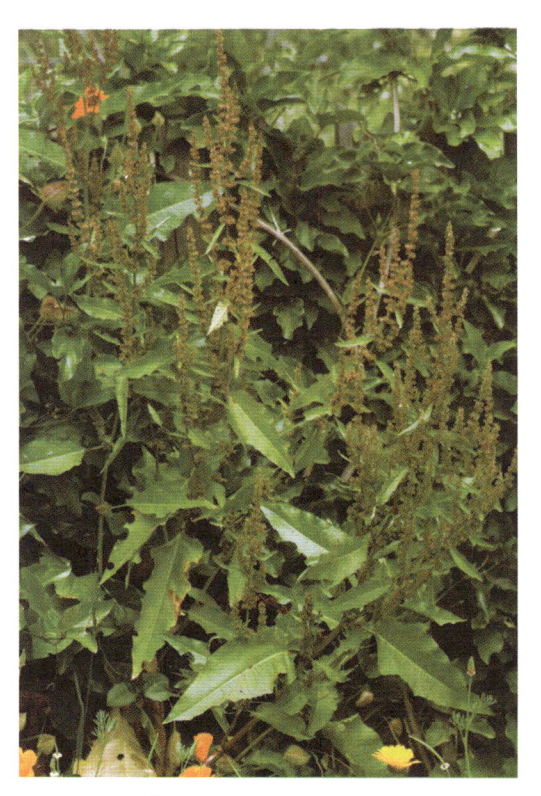

Azeda-crespa (*Rumex crispus*)

cutâneas crônicas. Embora a erva tenha efeito no sangue, suas ações principais são a eliminação da umidade-calor e a resolução de toxinas, que resultam do acúmulo de umidade-calor. Por isso, ela é o fitoterápico mais importante no tratamento de doenças da pele com secreção úmida e pegajosa. Quando o calor úmido se acumula internamente por um longo período, o calor pode entrar no sangue e causar erupções na pele, sangramentos pelo nariz e o aparecimento de sangue na urina e nas fezes. A natureza amarga e levemente fria da azeda-crespa penetra no sangue e elimina com eficiência o calor do aspecto sangue. Como observado

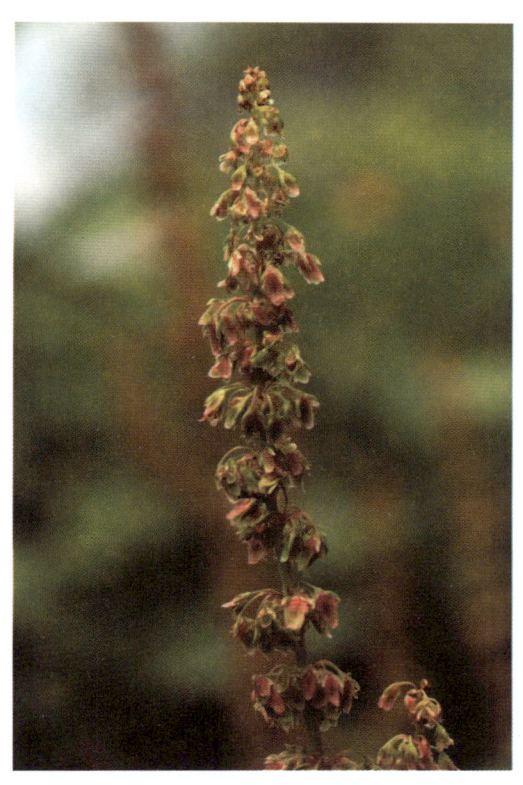

Flores de azeda-crespa (*R. crispus*)

acima, essa não é sua função principal; entretanto, ela é uma planta medicinal importante no tratamento do calor no sangue e não deveria ser esquecida.

- ***Dissipa o calor e drena o fogo quando o fogo do fígado invade os pulmões.*** A azeda-crespa é útil no tratamento do fogo do fígado que invade os pulmões, com sintomas de tosse e eliminação de catarro amarelo, constipação e sensação de plenitude no peito. Como essa planta medicinal faz a energia do fígado circular e drena o fogo, ela atua excepcionalmente bem na presença desse padrão, sendo, porém, ineficaz para outros tipos de tosse. Ela também é empregada para tratar a diarreia provocada pelo calor. Para essa finalidade, a decocção deverá ser mais longa.

PRECAUÇÕES

Use a azeda-crespa com cautela em casos de vacuidade de *qì* ou de *yáng*.

Dosagem e Preparo

Use 3-9 g em decocção leve; 2-4 ml de tintura.

A raiz seca de boa qualidade da azeda-crespa tem uma cor que vai de amarelo-escuro a laranja, é firme, chegando a ser dura, e seu gosto é amargo.

Principais Combinações

- Combine com raiz de bardana e *dāng guī* para a psoríase em placa (em que a pele fica coberta de escamas prateadas) (*yīn xié bìng*).[5]
- Combine com *dāng guī* e semente de cânhamo para o tratamento de fezes secas e prisão de ventre decorrente da vacuidade do sangue.
- Combine com casca de raiz de amoreira-branca e raspas de bambu para o fogo do fígado que invade os pulmões, com tosse e secreção amarela, constipação e sensação de plenitude no peito.

Comentário

A azeda-crespa é uma planta extremamente comum, sendo, de fato, considerada uma erva daninha em muitos lugares. Talvez você já tenha observado campos com tom acobreado em função da presença de ramos secos da planta e sementes cor de ferrugem. As hastes têm aproximadamente 0,5 a 1 m de altura. As sementes dessa planta medicinal são em geral abundantes e ela, com frequência, se difunde por um campo aberto.

A azeda-crespa tem uma história de uso como fonte de ferro. As parteiras costumam utilizá-las para tratar anemia. Em seu livro, *Wise Woman Herbal for the Childbearing Year*, Susun Weed afirma: "As raízes amarelas (…) preparadas como decocção, xarope ou tintura fornecem uma fonte de ferro excelente, totalmente absorvível e que não provoca constipação." Ela prossegue dizendo que as raízes "repõem a hemoglobina após uma hemorragia".

As folhas da azeda-crespa, juntamente com as folhas de urtiga e dente-de-leão, são algumas vezes incorporadas a vinagres de ervas, ricos em minerais, em particular potássio e magnésio, assim como em vitamina C. Esses vinagres podem ser usados para cozinhar e preparar molhos para saladas. As folhas da azeda-crespa são um excelente remédio de uso tópico para dermatites de contato (*jiē chù xìng pǐ yān*), causadas por queimaduras de urtiga.[6] Amasse as folhas e passe-as na área afetada. Isso diminuirá a queimação e ajudará a diminuir a inflamação.

Uma espécie relacionada de azeda, algumas vezes usada como medicamento, é a língua-de-vaca ou labaça (*R. obtusifolius*). Essa espécie é muito semelhante em aparência à azeda-crespa, mas tem folhas mais largas, sem bordas onduladas. Além disso, a inflorescência é mais esparsa e os galhos da planta saem da haste principal, formando ângulos maiores. As duas espécies se mesclam e se cruzam e, por isso, traços característicos de ambas as espécies podem ser vistos numa mesma planta. Esse fato parece não afetar adversamente a qualidade medicinal da raiz. Contudo, eu em geral prefiro a *R. crispus* como fitoterápico porque, com o passar dos anos, observei que a raiz da *R. obtusifolius*, mais vezes que a anterior, tende a ter um tom amarelo-pálido ou mesmo não apresentar o pigmento amarelo. Essas raízes são um medicamento de má qualidade e deveriam ser descartadas.

A designação da espécie da azeda-crespa, *crispus*, fala de suas folhas onduladas. É provável que o nome do gênero, *Rumex*, derive da palavra indo-europeia, *rumos*, que significa azedo ou amargo, e se refira às suas folhas azedas e raiz amarga. A azeda de jardim (*R. acetosa*), uma planta comum em culinária, é originária da mesma região do globo, sendo conhecida por suas folhas azedas e levemente amargas.

Pelo menos sete outras espécies de *Rumex* eram usadas pelos nativos norte-americanos com propósitos semelhantes. Essas espécies incluem a planta havaiana endêmica *R. giganteus* (*pāwale*), que era combinada com outras ervas para servir como purificador do sangue.[7] A espécie relacionada, *R. japonicum* (*yáng tí*), é mencionada no *Divine Husbandman's Materia Medica Classic*. O autor desse texto antigo afirmava que a erva é amarga e fria, sendo eficaz sobretudo no tratamento da calvície e do prurido causado por crostas de feridas, eliminando a febre; nas mulheres, segundo ele, curava a erosão genital.[8] Na medicina chinesa, a azeda-crespa é considerada um fitoterápico de destaque nas regiões do noroeste da China, mas uma planta medicinal de importância menor na parte leste dominante do país.

Desde o tempo dos gregos antigos até o presente, a língua-de-vaca tem ocupado um lugar elevado entre os herboristas ocidentais. A *R. obtusifolius* constou oficialmente da The United States Pharmacopoeia (1820-1905); e *R. crispus* teve presença oficial na The United States Pharmacopoeia (1863-1905) e no The National Formulary (U.S.) (1916-1936).

Tradução de Material de Pesquisa

A medicina chinesa utiliza várias espécies de *Rumex*, incluindo a principal planta medicinal descrita na apresentação acima, a qual é chamada de *niú ěr dà huáng* (*R. crispus* e *R. nepalensis*). É amarga e fria e penetra nos canais do coração, fígado e intestino grosso. Esse fitoterápico dissipa o calor e refresca o sangue, transforma a fleugma e acalma a tosse, libera fezes e mata vermes. É empregada no tratamento da hepatite aguda, bronquite crônica, ejeção de sangue, menorragia (profusa perda uterina de sangue), fezes secas e prisão de ventre, disenteria, escabiose e líquen, rachaduras da pele e furúnculos.

A *tǔ dà huáng* (*Rumex madaio*) é picante, amarga e fresca; ela dissipa o calor, move a estase, elimina vermes e resolve toxinas. É utilizada no tratamento da tosse com sangue, abscessos com secreção nos pulmões, caxumba, intestino preso, inchaço e toxinas de abscessos fistulizados, eczema, escabiose e líquen, dor causada por batidas e quedas, além de queimaduras e escaldaduras.

A *niú xī xī* (*Rumex patientia*) é amarga, azeda e fria. Ela dissipa o calor, resolve toxinas, ativa o sangue, estanca sangramentos, libera fezes e mata vermes. Essa planta medicinal é empregada no tratamento da disenteria, enterite crônica, dor resultante de pancadas e quedas, hemorragia interna, fezes secas e retidas, constipação, escabiose e líquen, abscessos fistulizados e bolhas purulentas e doloridas na pele, além de queimaduras e escaldaduras.

Alcachofra

Cynara scolymus
Asteraceae
Cynarae Scolymi folium
Também chamada de alcachofra comum

Sabor e *qi*: amarga, picante, fria
Meridianos nos quais atua: fígado, vesícula biliar, estômago
Ações: anticolestática, antiemética, tônico amargo, colagogo ou colerético, depurativa, diurética, hepatoprotetora, restauradora das funções hepáticas, hipocolesterolêmica

Funções e Indicações

- ***Faz a energia do fígado circular, resolve a depressão, desinibe a bílis, dissipa o calor e transforma a umidade.*** A alcachofra é usada no tratamento de padrões de umidade-calor no fígado-vesícula, que provocam dor do lado ou nas costelas, náusea, vômitos, sensação de estômago cheio e dor abdominal. A planta também tem aplicação em outras desordens do calor úmido, como umidade-calor no baço-estômago e umidade-calor na bexiga. É um fitoterápico muito importante para o tratamento da depressão do fígado e da umidade-calor no fígado-vesícula biliar a ela associada. A alcachofra faz a energia do fígado circular, desinibindo a bílis, e transforma a umidade com sua acridez. Em razão de sua natureza amarga e fria, ela dissipa e drena o calor fortemente.

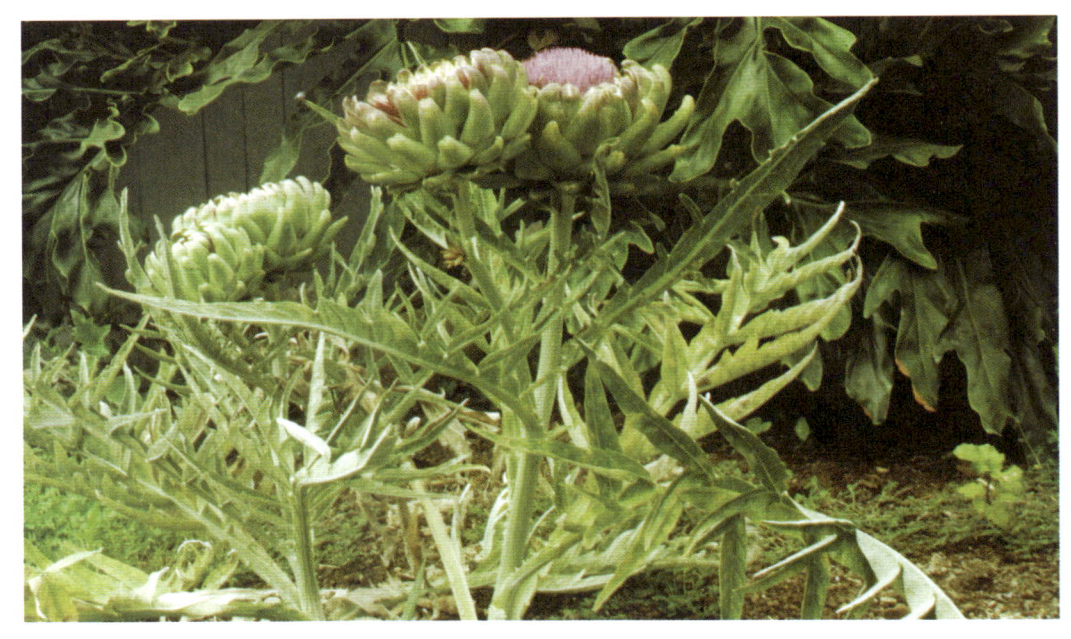

Alcachofra (*Cynara scolymus*)

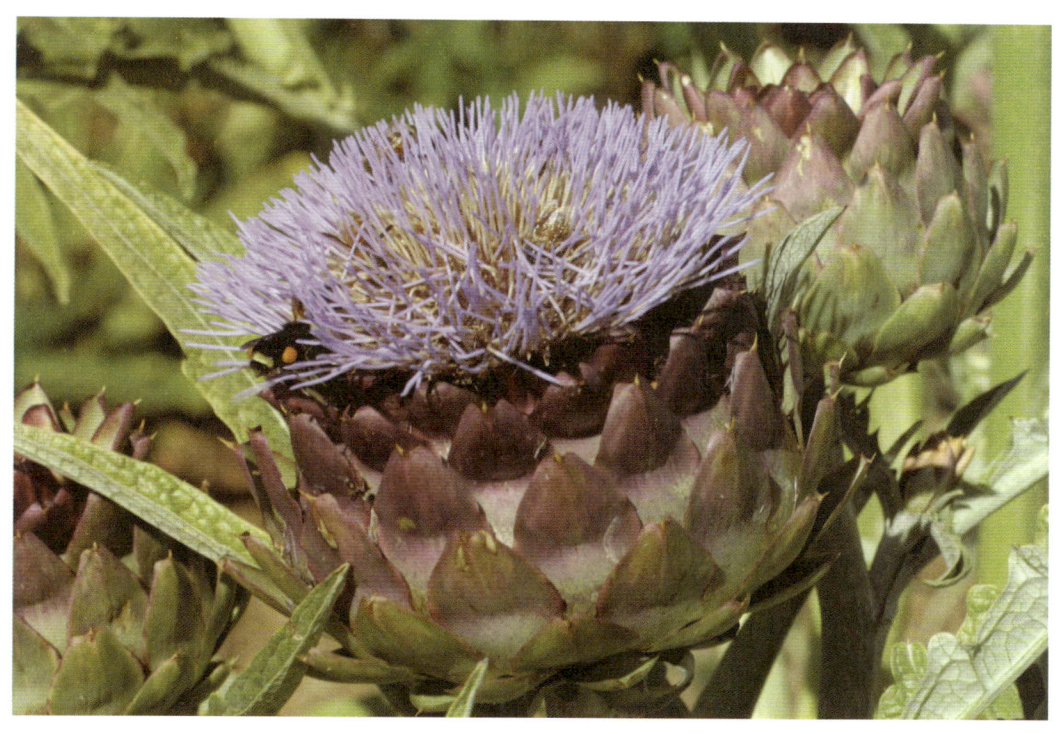

Flor de alcachofra (*C. scolymus*)

- ***Harmoniza o* shào-yáng**. A alcachofra libera suavemente o exterior enquanto elimina o calor interno, conduzindo outra vez o agente patogênico para fora, seu lugar de origem. Além disso, a planta dá suporte à energia correta, sendo, por isso, bastante adequada para tratar a desarmonia do *shào-yáng*. Os agentes patogênicos instalados no *shào-yáng* não são internos nem externos. Eles penetram na vesícula biliar através dos interstícios, desequilibrando a dinâmica do *qì* e causando retenção. Esse quadro exige harmonização, incluindo a expulsão do fator patogênico, limpeza do interior, regulação da dinâmica do *qì* e apoio ao *qì* correto. O *qì* da alcachofra é frio; por essa razão, ela também pode ser aplicada no tratamento de um padrão combinado *shào-yáng – yáng-míng*.

PRECAUÇÕES

Não use alcachofra se houver obstrução dos ductos biliares. Aplique com cautela em pacientes com cálculos na vesícula biliar.

Dosagem e Preparo

3-9 g em decocção; 1-3 ml de tintura; 0,5-2 ml de extrato fluido.

A tintura feita com a planta fresca é a forma de apresentação de escolha, em especial para uso por um curto período. A decocção é mais eficaz para doenças mais crônicas, nas quais há uma longa história de depressão do fígado e função prejudicada. A erva seca de boa qualidade é cinza-esverdeada e "espinhenta", além de conter pouco caule. Ela deverá ser um pouco aromática e fortemente picante e amarga.

Principais Combinações

- Combine com genciana e bupleurum para a estagnação do *qì* do fígado, acompanhada de fogo depressivo.
- Modifique a *Minor Bupleurum Decoction* (*xiāo chái hú tāng*) com alcachofra para desordens do *shào-yáng*, em especial quando houver calor de repleção ou umidade-calor.
- Modifique a *Major Bupleurum Decoction* (*dà chái hú tāng*) com alcachofra para desordens *shào-yáng – yáng-míng* combinadas.
- Combine com açafrão (*yù jīn*) e tiririca para a estagnação do *qì* do fígado, com presença de calor depressivo e sintomas como dor do lado ou nas costelas, inquietação no coração e dor no peito, respostas emocionais exageradas e um pulso em corda.

Comentário

A alcachofra é usada sobretudo em doenças da umidade-calor; ela também tem aplicação no calor sem umidade. Como a planta é amarga e picante, ela dissipa o calor e drena a umidade, além de promover o fluxo do *qì* do fígado. Essas qualidades fazem dela uma erva importante no tratamento do acúmulo da umidade-calor, que obstrui a dinâmica do *qì*. Essa provavelmente é a razão pela qual a alcachofra é um dos tônicos amargos mais populares da Europa. Contudo, a maioria dos tônicos amargos não apresenta, como a folha da alcachofra, a ação de fazer a energia do fígado circular. (Para mais informações sobre tônicos amargos, ver o comentário na seção dedicada à genciana.) O *qì* da alcachofra é frio. Sua eficácia em promover o fluxo do *qì* do fígado a torna útil no tratamento de muitas doenças nas quais o *qì* do fígado está deprimido, o que leva ao calor ou mesmo ao fogo.

A alcachofra tem sido um vegetal reverenciado desde a Antiguidade. No século V a.C., Teofrasto a descreveu como "uma planta cuja cabeça é um alimento agradável e característico, tanto cozido quanto cru, mas especialmente quando a alcachofra está em flor". Como no caso do cardo-mariano, os extratos aquosos da folha e da raiz promovem a regeneração do fígado. A raiz já demonstrou potencialidade como um fitoterápico que suplementa, mas eu não tenho experiência suficiente com ele ainda para oferecer informações clínicas válidas.

A alcachofra está oficialmente relacionada nas farmacopeias do Brasil, da França e da Romênia; na *British Herbal Pharmacopoeia* (1996); e na *Martindale: The Extra Pharmacopoeia* (33ª ed.); foi aprovada pela Comissão Alemã E. Também é citada no *PDR for Herbal Medicine* (2ª ed.).

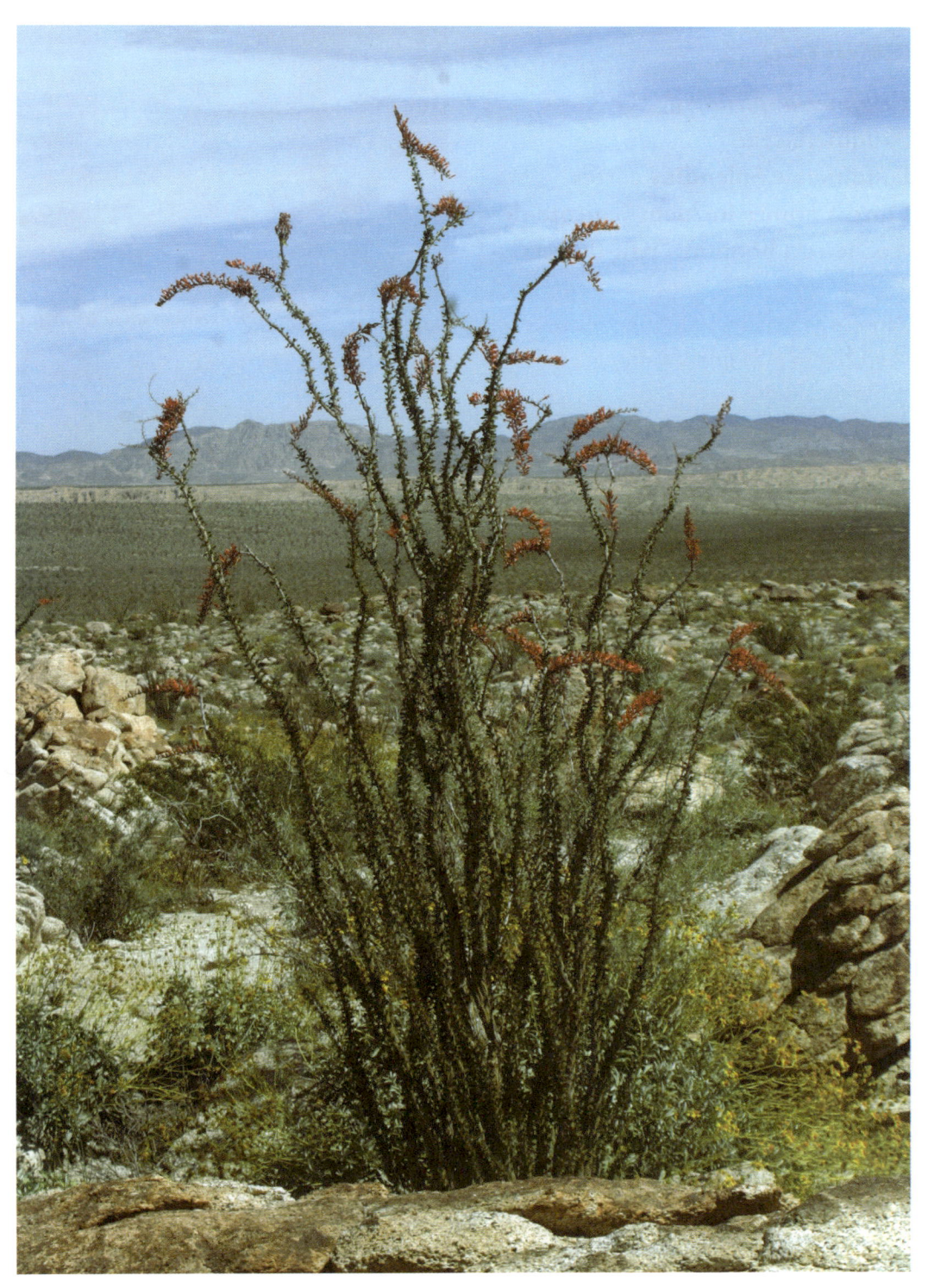

Ocotillo (*Fouquieria splendens*)

Ocotillo

Fouquieria splendens
Fouquieriaceae
Fouquieriae Splendins córtex
Outros nomes incluem "chicote-de-cocheiro", boojum, "pau-de-vela"

Sabor e *qì*: amargo, picante, fresco
Meridianos nos quais atua: fígado, baço, triplo-aquecedor
Ação: linfática

Funções e Indicações

- ***Dissipa o calor e transforma a umidade.*** O ocotillo é usado no tratamento da umidade-calor que se acumula internamente, com sintomas como sensação de repleção no baixo abdômen, micção frequente e breve, acompanhada de dor vaga, mas sempre presente, corrimento vaginal, hemorroidas, prurido e vermelhidão na parte interior das coxas. Esta erva pode ser utilizada quando a umidade-calor afeta duas fases: madeira (fígado-vesícula biliar) e terra (baço-estômago). Quando a umidade-calor compromete a fase terra, aparecem sinais que incluem falta de apetite, sede sem desejo de beber e fezes viscosas ou até mesmo constipação, se o calor predominar. Quando a umidade-calor se acumula na fase madeira, haverá alternância entre efusão de calor e aversão ao frio, gosto amargo na boca e dor do lado ou nas costelas.
- ***Ativa o sangue e resolve a estagnação.*** O ocotillo trata a estase do sangue e a estagnação do *qì* no aquecedor inferior, com sintomas como hemorroidas e varicosidades nas pernas, além de concreções e conglomerações. A natureza picante do ocotillo resolve a estase e a estagnação; sua natureza amarga dissipa o calor associado ao acúmulo de *qì* e sangue. Juntas, as características picante e amarga do ocotillo são eficazes no tratamento da estase sanguínea e da estagnação de *qì* a ela relacionada.

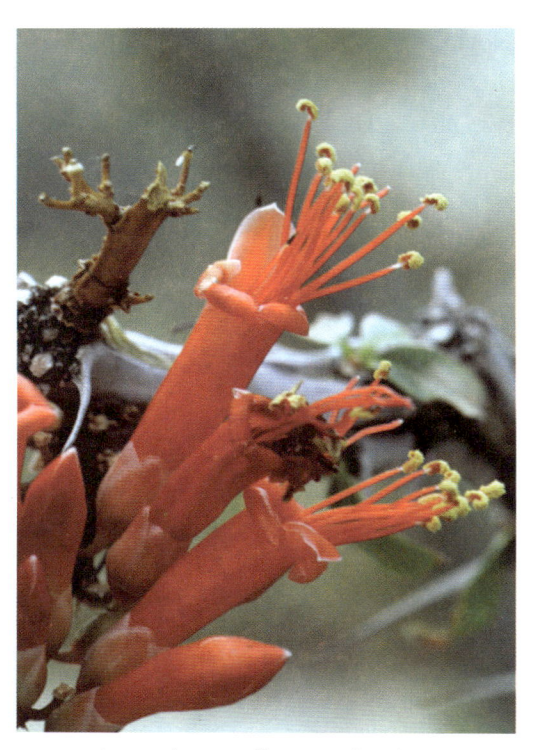

Flores de ocotillo (*F. splendens*)

PRECAUÇÕES

Use ocotillo com cautela em pacientes com vacuidade de *qì*.

Dosagem e Preparo

Use 3-9 g em decocção leve; 2-4 ml de tintura.

A matéria vegetal dessecada de boa qualidade tem a casca interior marrom-claro, com uma pele verde-floresta, coberta por uma casca externa seca e escameada; o odor se apresenta penetrante e fétido, característico do ocotillo. As flores deverão ser imaturas e preservar sua cor vermelha, intensa e profunda.

Principais Combinações

- Combine com ceanoto e aparine para tratar a umidade-calor no aquecedor inferior, abscesso rompido e protrusão do conteúdo abdominal decorrente da umidade-calor. Essa combinação também pode ser usada em casos de concreções e conglomerações. Embora essas desordens não costumem ser consideradas na medicina chinesa como uma questão relacionada com a umidade-calor, a combinação desses fitoterápicos sob a forma de tintura é muito útil no tratamento de vários tipos de concreções e conglomerações associadas com patologias ginecológicas, como cistos fibroides e massas inflamatórias.
- Combine com ceanoto e castanha-da-Índia para a estase do sangue, com ou sem umidade-calor no aquecedor inferior, em que se manifestam sintomas como hemorroidas, varicosidades nas pernas e endometriose.

Comentário

O ocotillo é uma erva muito segura e eficaz. De ocorrência comum no sudoeste desértico dos Estados Unidos, essa planta é significativamente subutilizada, considerando-se sua eficácia e segurança. Sua ação não é rápida, mas definida. As flores são doces, azedas, amargas e neutras; elas acalmam o coração e o fígado e são usadas para olhos secos, com visão obscurecida, calor importuno nos cinco corações e sudorese noturna.

Os índios Mahuna, do sudoeste dos Estados Unidos, consideravam esse fitoterápico específico para o tratamento do sangue, usando-o como purificador e tônico sanguíneo.[9] Muitos povos nativos preparavam as flores e sementes como alimento ou bebida. O mais interessante desses usos alimentares vem dos índios Papago, que espremiam as flores, endureciam o suco, como no açúcar-cande, e o mascavam como se fosse uma iguaria.[10]

O ocotillo não está disponível comercialmente, e a planta é protegida pelo governo no estado do Arizona. Por isso, se você decidir colhê-la em seu *habitat*, faça-o na Califórnia, em Utah, no Novo México, no Texas ou no México; se morar no Arizona, colha-a em sua propriedade privada. Um galho grande dessa planta lhe fornecerá entre 1 e 3 quilos de casca seca.

Ervas que Dissipam o Calor e Resolvem a Toxicidade

As toxinas do calor são uma categoria de doenças de repleção da medicina chinesa, caracterizadas pela presença de calor que inflama (*zhuó rè*), efusão de calor, inchaço e distensão, dor, supuração e putrefação. As plantas medicinais que fazem parte dessa categoria estão intimamente associadas com o que os herboristas ocidentais considerariam como medicamentos antibacterianos, antifúngicos ou antivirais. De acordo com a teoria biomédica, os agentes patogênicos bacterianos, fúngicos ou virais são os que levam a sinais e sintomas relacionados com essa categoria de plantas medicinais na medicina chinesa.

Quatro plantas medicinais pertencentes a essa subcategoria de dissipação de calor são abordadas aqui. A mais importante e também a mais versátil é a equinácea (*Echinacea* spp.). A equinácea pode ser o acréscimo mais significativo, até agora, à matéria médica chinesa, proporcionado pela matéria médica do Ocidente. De fato, quando estive no Beijing Medicinal Botanical Gardens, vi a equinácea crescendo ao lado das plantas medicinais chinesas. Foi a única espécie norte-americana que pude observar em todo o jardim botânico chinês.

A equinácea é amarga e picante, dissipa o calor e drena o fogo, enquanto resolve toxinas, transforma a umidade e a fleugma e dispersa o sangue, fazendo parar o seu movimento frenético, causado pelo calor ou pelo fogo. A úsnea (*sōng luó*) é um fitoterápico com usos mais específicos, mas não menos valioso dentro de sua gama de ações. A úsnea (*Usnea barbata* e outras) combina os sabores amargo e neutro para criar uma ação descendente e de desinibição. Seus focos principais são os pulmões e a bexiga, o que torna o medicamento útil em doenças como abscessos pulmonares rompidos e estrangúria. A salsaparrilha (*Smilax* spp.), intimamente relacionada com a espécie chinesa (*tǔ fú ling*) é uma planta medicinal muito importante no tratamento das toxinas do calor associadas com síndromes de umidade e impedimento. O trevo-dos-prados (*Trifolium pratense*) é usado com frequência no herborismo ocidental, em especial pela medicina popular, sendo considerado mais fraco em termos de ação do que muitos outros medicamentos desta categoria. Entretanto, o trevo-dos-prados apresenta uma ação definitiva de dissipação do calor e resolução de toxinas, assim como uma capacidade de revitalizar o sangue, porque o acelera e nutre.

Equinácea

Echinacea spp.
Asteraceae
Echinaceae herba seu flos cum radice cum semen
Entre os diversos nomes populares se encontram equinácea purpúrea, rudbéquia, flor-de-cone de folha estreita (angustifólia), *sōng guŏ jú*

Sabor e *qì*: picante, amarga, fresca
Meridianos nos quais atua: pulmão, fígado, bexiga
Ações: alterativa, anti-inflamatória, imunomoduladora, linfática, vulnerária

Funções e Indicações

- **Dissipa o calor, resolve toxinas e dispersa o vento.** A equinácea é útil no tratamento de qualquer forma de calor ou toxicidade do fogo, causados por agentes patogênicos exógenos ou desequilíbrio interno, incluindo o impedimento da garganta do vento-calor, escrófula do vento-fogo, vento-calor que invade os pulmões, eczema e psoríase. Essa erva é muito eficaz nos estágios iniciais de uma doença do calor (ou do frio) (isto é, *wèi* dos Quatro Aspectos ou *tài-yáng* dos Seis Estágios). Contudo, não negligencie a equinácea nos estágios mais avançados da doença, que são, talvez, o momento mais apropriado para a sua aplicação (por exemplo, *yíng* e *xuè* dos Quatro Aspectos ou *jué-yīn* dos Seis Estágios). Os sabores picante e amargo da equinácea têm uma ação poderosa. No tratamento da invasão externa do vento e do calor, sua natureza picante elimina o vento e expele os agentes patogênicos, enquanto sua natureza amarga e fresca dissipa o calor. No caso de uma doença em seus estágios mais avançados, a acridez da equinácea penetra e dispersa o *qì* patogênico, enquanto seu sabor amargo o drena. Essa ação, combinada com a natureza fresca da erva, proporciona à equinácea uma forte e singular capacidade de dissipar o calor ou o fogo e de resolver toxinas.

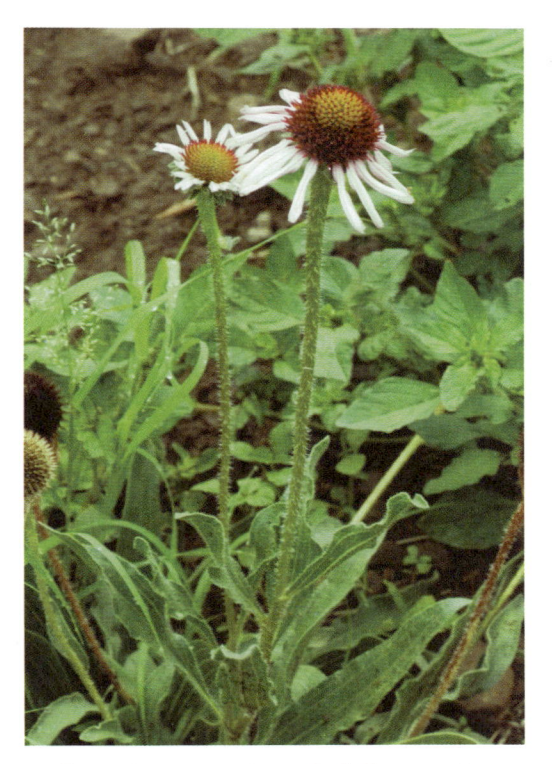

Equinácea purpúrea de folha estreita
(*Echinacea angustifolia*)

- ***Dissipa o calor e transforma a fleugma.*** A equinácea é empregada no tratamento da obstrução dos pulmões pela fleugma-calor, com sintomas de tosse e efusão de calor, acompanhadas de catarro espesso, amarelo ou verde, difícil de expectorar. Essa erva também é eficaz quando o calor penetra nos pulmões, causando abscesso e sangramento, com expectoração purulenta. A natureza picante da equinácea transforma a fleugma, enquanto suas características amarga e fresca dissipam o calor.
- ***Dissipa o calor e refresca o sangue.*** A equinácea é usada para tratar sintomas associados com picadas e mordidas de qualquer animal peçonhento. Esta erva é famosa por sua capacidade de penetrar no sangue e agir sobre toxinas desse tipo. Sua natureza picante e amarga ataca o *qì* pernicioso e drena as toxinas do calor. Quando estou tratando esse tipo de doença, em geral prescrevo uma tintura de equinácea separadamente, e digo ao paciente para tomar de 30 e 60 gotas a cada 30 a 90 minutos, dependendo da gravidade da situação. Acredito que uma tintura permite que o medicamento entre no sangue de modo mais rápido, ataque o *qì* nocivo e resolva as toxinas do calor.
- ***Dissipa o calor, drena o fogo e para os sangramentos.*** A equinácea trata o calor extremo e o fogo que danificam os canais colaterais, causando hemorragia – excesso de fogo nos pulmões, vômitos e estrangúria provocados pelo calor. Como foi observado, a equinácea é muito eficaz na dissipação do calor e drenagem do fogo. Em padrões do tipo descrito aqui, sua natureza picante penetra no *qì* do sangue e o ajuda a permanecer no interior dos vasos.
- ***Dissipa o calor e resolve toxinas.*** A equinácea é aplicada no tratamento de sintomas associados com a umidade-calor ou a umidade-toxinas: furúnculos, carbúnculos, intumescimento linfático, dor de garganta, otite média (infecção no ouvido médio), sinusite, estrangúria, sangue nas fezes ou vômitos com sangue. De maneira geral, a planta é usada externamente para dissipar o calor e resolver toxinas em feridas abertas, furúnculos, carbúnculos e inflamações. Para uso externo, a tintura pode ser combinada com argila verde na preparação de uma pasta que será aplicada em furúnculos que ainda não afloraram e picadas venenosas. Para feridas abertas, combine com hidraste recém-pulverizada e uma pequena quantidade de argila verde, formando uma pasta. Aplique essa pasta e troque o curativo duas vezes por dia, mantendo a ferida limpa e livre de partículas estranhas. A equinácea também é utilizada no tratamento de pápulas vermelhas, máculas, furúnculos e carbúnculos devidos ou associados ao calor do sangue, assim como hemorragias causadas pelo calor do sangue, em doenças como turvação vermelha (urinária) e hemorroidas por repleção.

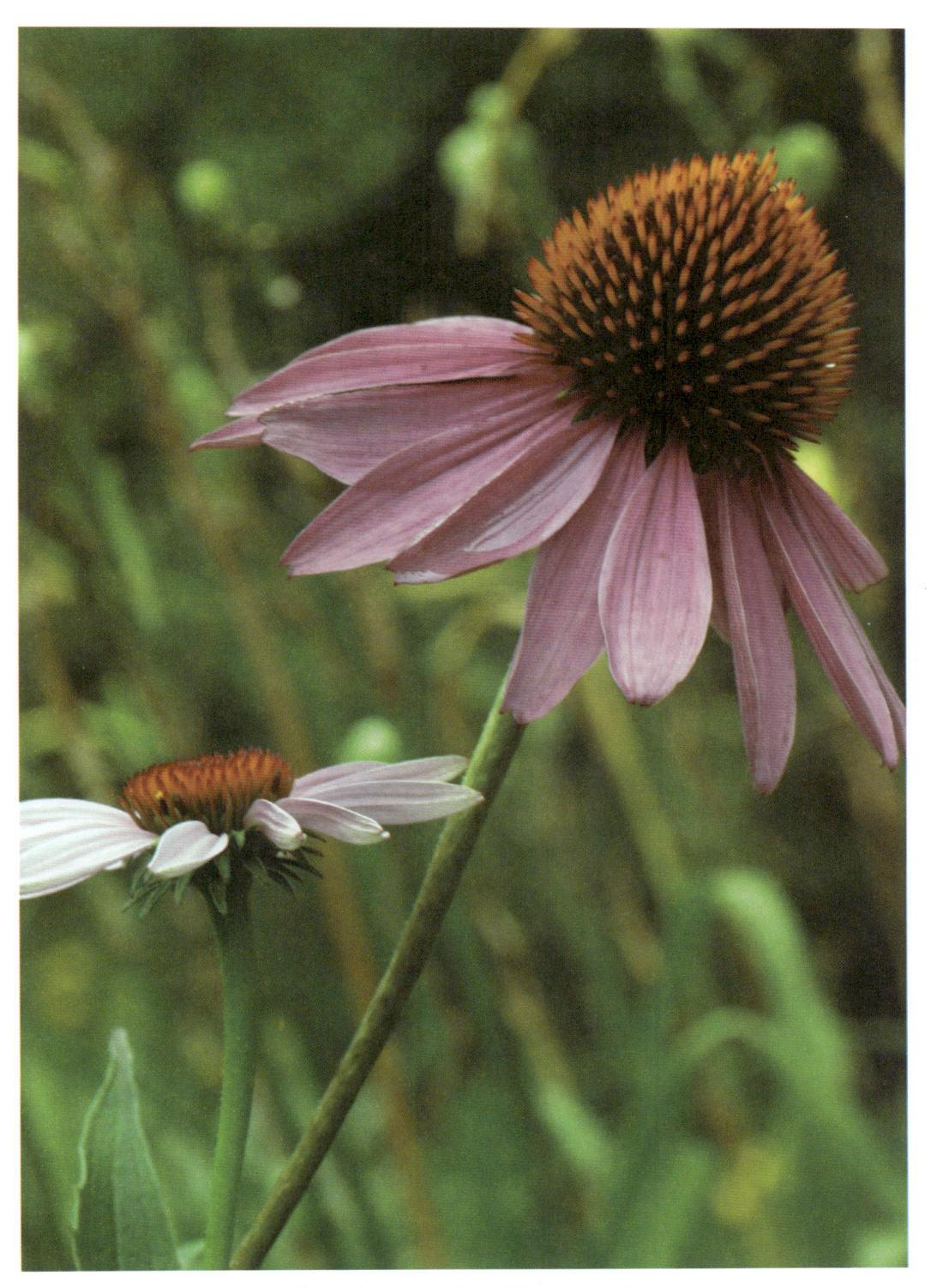

Equinácea purpúrea (*E. purpurea*)

PRECAUÇÕES

Como a equinácea estimula a atividade do sistema imune, existe muita controvérsia a respeito de ela ser ou não apropriada para pacientes portadores de doenças autoimunes. Algumas fontes relatam que ela é contraindicada; outras afirmam que é indicada. Eu opto por não usar a equinácea em pessoas que apresentam desordens autoimunológicas, a menos que, em minha opinião, ela seja indicada para um padrão agudo específico. Em razão de seu sabor picante, a característica fresca da equinácea não prejudica o baço; por isso, pessoas como vacuidade de *qì* no baço podem utilizá-la com segurança. Por outro lado, o uso prolongado de uma erva com essa natureza poderia prejudicar o *yīn* e os humores sanguíneos; portanto, tenha cautela no caso de terapias prolongadas.

Dosagem e Preparo

Use 3-9 g em decocção (no caso de doenças agudas, até 30 g); 2-4 ml de tintura; 1-2 ml de extrato fluido; 1-3 g de extrato em pó.

Nota: para a máxima eficácia em doenças graves e agudas, empregue doses frequentes, de moderadas a grandes, de equinácea. Em casos agudos menos graves ou mais crônicos, a dosagem-padrão será suficiente. Durante infecções agudas, recomendo a administração dessa erva, além da fórmula prescrita, como uma tintura simples ou outro preparado, para ser tomada de hora em hora ou em algum outro intervalo regular durante o dia. Em geral, sugiro que o paciente tome uma grande dose inicial (4 a 8 ml) e, a seguir, 1 a 3 ml a cada 30 a 60 minutos, dependendo da gravidade da doença.

A equinácea seca de boa qualidade deve ser verde a verde-escuro e conter poucos talos. As flores deverão reter a maior parte de suas estrias púrpura e as cabeças intatas. As sementes devem ser marrons – do claro até o escuro – e estar firmes. A raiz, ao secar, adquire uma cor entre o preto e o cinza. A raiz cortada apresenta linhas radiais escuras. Todas as partes devem deixar a boca e a garganta dormentes após serem mascadas.

Principais Combinações

- Combine com casca de árvore-franja para desordens do *shào-yáng* ou adicione à *Minor Bupleurum Decoction* (*xiāo chái hú tāng*).
- Combine com hidraste e úsnea para fleugma-calor nos pulmões, com escarro espesso, amarelo e purulento. Essa combinação também é útil em casos de turvação urinária causada pelo calor úmido.
- Combine com fruto de tricosanto e fritilária para tosse da fleugma-calor, com catarro espesso, amarelo ou verde.
- Combine com ísatis e flor-leopardo para o tratamento de doenças febris, acompanhadas de garganta dolorida ou inchada, causadas por padrões de fogo,

toxinas do fogo ou fleugma-fogo. A equinácea também pode ser combinada com úsnea e escrofulária da Califórnia para tratar os mesmos padrões.
- Combine com coptis e tanchagem moída e transformada em pó, preparando uma pasta para aplicação em feridas externas.
- Combine com *Jade Windscreen Formula* (*yù píng fēng sǎn*) para uso profilático quando houver ameaça de se contrair uma doença de um membro da família ou paciente por meio de contágio.
- Combine com Madressilva e Pó de Forsítia (*yí qiáo sàn*) para fortalecer a capacidade da equinácea de dissipar o calor e resolver toxinas. Trata-se de um eficaz e potente acréscimo a uma fórmula já valiosa. A combinação se encontra disponível no mercado como remédio patenteado.

Comentário

Considero a equinácea inestimável na prática clínica. Sua capacidade de dissipar o calor em vários padrões de calor é quase como a de uma droga farmacêutica em sua rapidez. Em decorrência de sua força na dissipação do calor em diferentes padrões de calor (incluindo umidade-calor, vento-calor, calor-fleugma, calor-toxina e calor-retenção), a equinácea é acrescentada a um grande número de fórmulas no herborismo ocidental, com o objetivo de realizar a função daquilo que os herboristas chineses chamariam de "dissipar o calor". Com isso em mente, nós, herboristas chineses, podemos incorporar a erva em muitas de nossas fórmulas tradicionais, para aumentar sua eficácia. As duas fórmulas comuns citadas em "Combinações" são apenas exemplos; muitas outras fórmulas poderiam se beneficiar com a adição de equinácea. Embora a planta inteira (incluindo as sementes) seja, em geral, usada em fórmulas vendidas a granel, eu, com frequência, utilizo somente a raiz. Não existe necessariamente qualquer razão terapêutica para isso; na verdade, é uma questão de facilidade quando se trabalha numa clínica movimentada. Entretanto, ao preparar a equinácea como tintura, eu combino todas as partes da planta.

A equinácea é uma das ervas mais populares na América do Norte. Infelizmente, por causa dessa popularidade, muitas espécies estão ameaçadas em seu *habitat*. Por isso, deveríamos usar somente material da planta cultivada. A *E. purpurea*, uma flor comum de jardim, é fácil de cultivar, sendo encontrada prontamente no comércio, e pode ser plantada em quase qualquer jardim. Se o clima for adequado, outras espécies, como a *E. angustifolia*, também crescerão sem demora. Contudo, para propósito de cultivo, a *E. purpurea* é a preferida; ao contrário de outras espécies relacionadas, a *E. angustifolia*, a *E. pallida* e outras, ela não possui uma raiz mestra, mas se mantém presa à terra por meio de um crescimento compacto de raízes menores, porém mais prolíficas.

A maioria dos povos nativos norte-americanos tinha vários usos em comum para pelo menos três espécies de equinácea. Eles mascavam a planta (principalmente a raiz) ou faziam gargarejos com um chá da erva para dor de garganta, dor de dente e feridas na boca. Aplicavam cataplasmas ou banhos, como anódino local em queimaduras, doenças sépticas, ferimentos, picadas venenosas, inflamações e inchaços reumáticos. Os nativos usavam a equinácea como medicamento interno para venenos, toxinas e intumescimentos relacionados no corpo. Os cheienes combinavam a raiz de equinácea com esporos de cogumelo bufa-de-lobo e óleo de gambá para aplicação externa em furúnculos.[11]

Os médicos Ecléticos do final do século XIX e início do século XX demonstravam uma grande predileção pela planta. Em 1898, Felter e Lloyd escreveram: "Conspícua entre os remédios introduzidos em anos recentes, a equinácea indubitavelmente ocupa a posição superior." Ellingwood afirmou em 1919: "É o remédio por excelência para o envenenamento do sangue, se existe algum na Matéria Médica." No *Physio-Medical Therapeutics, Materia Medica and Pharmacy*, publicado em 1897, Lyle recomenda o uso da equinácea no tratamento da língua negra, assim como da septicemia.

A equinácea foi oficializada em muitos países. Ela é citada na *British Herbal Pharmacopoeia* (1996), na farmacopeia francesa (1988), nas Monografias da Comissão E e nas Monografias sobre Plantas Medicinais Selecionadas, da Organização Mundial da Saúde (1999). Ambas, a *E. angustifolia* e a *E. pallida* foram plantas oficiais no *The National Formulary (U.S.)* entre 1916 e 1950.

Úsnea

Usnea barbata e outras
Usneaceae
Usneae thallus
Também chamada de barba-
-de-velho

Sabor e *qì*: amarga, neutra, fria
Meridianos nos quais atua: pulmão, bexiga
Ações: antibiótica, antiviral, cardiotônica, diurética, expectorante, antitérmica

Funções e Indicações

- ***Dissipa o calor, resolve a toxicidade e desinibe a umidade.*** A úsnea é usada para tratar o calor e a toxicidade que afetam os pulmões e a bexiga, incluindo o agente patogênico do calor que invade os pulmões, a fleugma-calor que obstrui os pulmões, a umidade-calor na bexiga e outros tipos de estrangúria associada com o calor. A natureza amarga e fria da úsnea dissipa o calor e resolve toxinas, enquanto seu sabor amargo e neutro desinibe a umidade. Essas propriedades tornam a úsnea extremamente útil no tratamento do calor úmido no aquecedor inferior – assim como de enfermidades dos pulmões, nas quais a dinâmica do *qì* dos pulmões é afetada em decorrência de umidade, fleugma ou calor. Os pulmões são a "fonte superior de água". O Capítulo 21 do *Sù Wèn* afirma: "(...) os pulmões que, regulando as passagens de água, a enviam [fluido] para a bexiga." Ao desinibir a umidade, a úsnea ajuda a promover o livre movimento de fluidos no corpo.

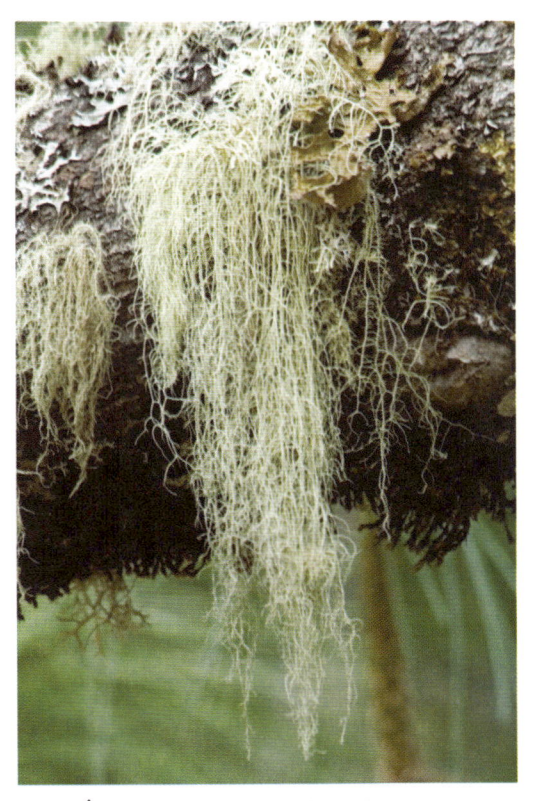

Úsnea, também conhecida como barba-de-velho (*Usnea* sp.)

PRECAUÇÕES

A úsnea, algumas vezes, é utilizada como um remédio profilático contra resfriados, gripe e outras infecções, sendo vendida para essa finalidade em casas de produtos naturais, nos Estados Unidos. Isso não é recomendável. Como a natureza dessa planta medicinal é fria, seu uso excessivo poderá causar danos ao *qì* do baço.

Dosagem e Preparo

Use 3-6 ml de tintura; 6-15 g em decocção.

A úsnea é um tipo de líquen, que consiste num relacionamento simbiótico entre um fungo e uma alga. No caso dessa planta medicinal, o fungo é o "cordão" interno, revestido do lado de fora pela alga cinza-esverdeada. A maioria das autoridades no assunto tem sugerido que o medicamento primário se origina da alga que cobre o fungo; contudo, não é necessário nem prático separá-los.

A erva é administrada no Ocidente principalmente sob a forma de tintura, sendo mais raro seu uso como decocção. A tintura preparada com álcool quente tem melhores resultados, porém, em razão da extrema volatilidade desse solvente, eu não recomendo que você tente se envolver nesse processo de preparação. Existe um extrator especial para esse propósito, chamado Soxlet. Portanto, sugiro que você compre a tintura dessa planta comercialmente produzida, de um fabricante bem conceituado.

O medicamento forte, que dissipa o calor, se origina da alga cinza-esverdeada que cobre o hospedeiro fúngico branco e elástico. Já ouvi dizer que alguns preparados comerciais são feitos com essa porção da planta somente. Estes seriam produtos mais fortes, pelo menos teoricamente, porém não existem dados comparativos disponíveis; eu não tenho nenhuma experiência no que se refere à comparação e, por isso, não poderia oferecer uma opinião neste momento.

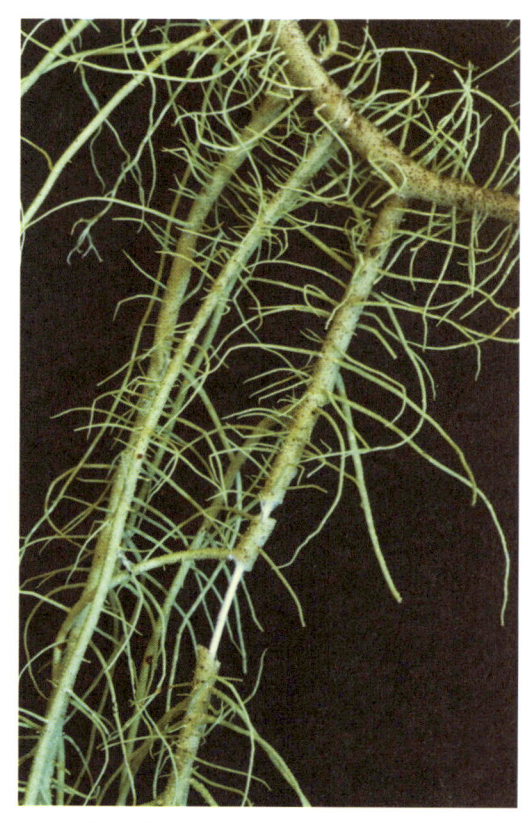

Detalhe da úsnea, mostrando o cordão fúngico interno, de cor branca, revestido exteriormente pela alga cinza-esverdeada (*Usnea* sp.)

O material dessecado de boa qualidade é cinza-esverdeado-claro (brilhante) e maleável. Deve haver um cordão branco, com uma qualidade elástica, sob o córtex cinza-esverdeado (isto é, se não houver um cordão branco e se ele estiver presente, mas não tiver uma qualidade elástica, o material não será úsnea). É aceitável que o córtex se apresente quebradiço, até certo ponto, mas o cordão interno deverá ser elástico.

Principais Combinações

- Combine com raiz de uva do Óregon, dente-de-leão e uva-ursina para tratamento da estrangúria causada pela umidade-calor.
- Combine com solidéu chinês e ínula para fleugma-calor nos pulmões.
- Combine com hidraste e ínula para tratar disenteria amebiana (epidêmica).

Comentário

A úsnea é um líquen comum, que cresce em árvores e arbustos ao redor do mundo. A erva normalmente está disponível sob a forma de tintura, mas é raro encontrá-la a granel em lojas que vendem produtos naturais. Entretanto, ela se encontra à venda em algumas farmácias de ervas. Muitos produtos comerciais, que contêm úsnea em suas fórmulas, podem ser facilmente encontrados, incluindo vários originários da Alemanha e do Reino Unido.

A úsnea é sobretudo usada para infecções dos tratos respiratório e urinário. Ela é forte, eficaz e relativamente abundante; reduz a febre e elimina a infecção tão bem quanto qualquer erva. O fato de a úsnea não ser muito usada pelo público em geral constitui uma omissão. Há uma certa preocupação quanto à colheita comercial, uma vez que a úsnea é sensível à poluição; ela é um dos primeiros organismos a morrer devido à poluição do ar. A planta também absorve toxinas do ar poluído e, por essa razão, quando colhida perto de cidades ou rodovias ela pode, potencialmente, expor os pacientes a essas toxinas. Entretanto, existem incontáveis acres de úsnea crescendo em florestas limpas no mundo todo. Na maior parte dos lugares onde há chuva em quantidade suficiente, ela consegue crescer até 1 metro de comprimento durante uma estação. Em climas mais secos, seu crescimento é de apenas alguns centímetros (talvez até 3 cm). Com esses fatores em mente, é importante os profissionais exigirem que os fornecedores mantenham um controle cuidadoso das fontes da erva, para se assegurarem de que ela é limpa e pode ser usada com segurança.

Tradução de Material de Pesquisa

Duas espécies de úsnea são usadas na medicina chinesa, a *U. longissima* e a *U. diffracta* (*sōng luó*). A planta medicinal é amarga, doce e neutra (uma fonte de informações diz que ela é insípida, levemente amarga e fresca). A úsnea limpa o fígado, transforma a fleugma, estanca o sangue e resolve toxinas. É utilizada para tratar dores de cabeça, olhos injetados, tosse com catarro profuso, malária, escrófula, corrimento vaginal branco, menorragia e pequena perda de sangue entre duas menstruações, sangramento excessivo decorrente de um ferimento externo, abscesso rompido e intumescido e picadas de cobras venenosas.

Salsaparrilha

Smilax officinalis e outras
Liliaceae
Smilax radix et rhizoma
Também chamada de alegra-campo e *tǔ fú líng*

Sabor e *qì*: amarga, levemente picante, levemente fria
Meridianos nos quais atua: fígado, pulmão, baço, estômago
Ações: alterativa, anti-inflamatória, antipruriginosa, antisséptica

Funções e Indicações

- **Resolve a toxicidade e drena a umidade.** A salsaparrilha é usada para tratar a umidade-toxinas na pele, acompanhadas de lesões quentes e rubras, com ou sem supuração, inclusive eczema e psoríase. Sua natureza amarga e levemente fria drena e resolve a toxicidade, enquanto suas características amarga e um pouco picante drenam a umidade e dispersam toxinas. Com sua natureza levemente picante e fria, a salsaparrilha também é usada para tratar doenças da pele resultantes do vento-calor. Além disso, por conta de seu *qì* e sabor, essa planta medicinal é algumas vezes incorporada como assistente em fórmulas que se destinam ao tratamento do calor que entra no aspecto construção-sangue.

- **Dissipa o calor, dispersa a umidade e os impedimentos e alivia a dor.** A salsaparrilha é útil no tratamento de todos os tipos de impedimento pelo calor, independentemente de sua etiologia, incluindo impedimentos da pele, das articulações e da carne.

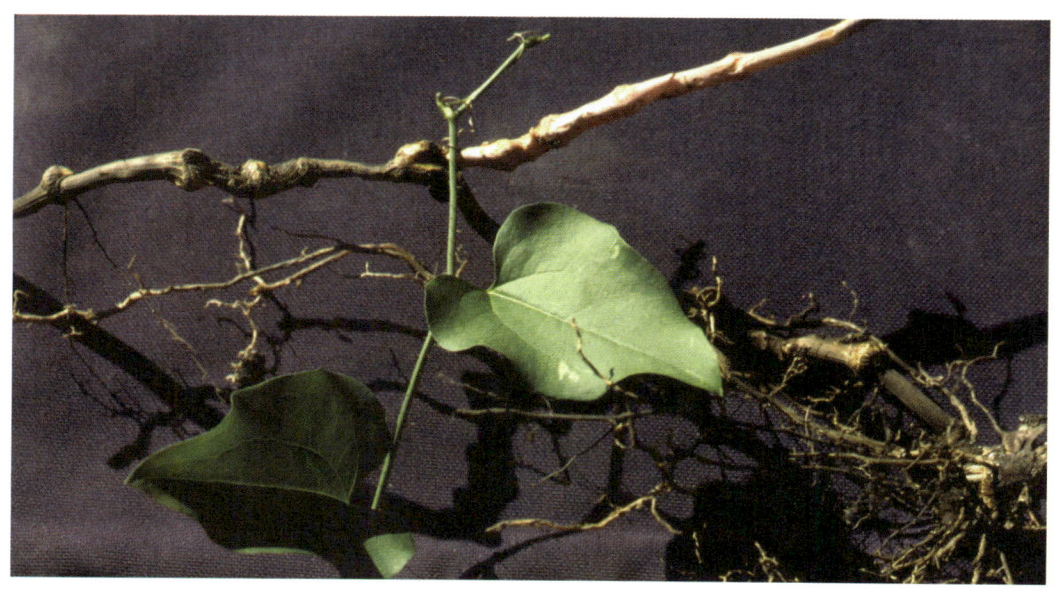

Uma espécie de salsaparrilha que ocorre no oeste norte-americano (*Smilax californica*)

PRECAUÇÕES

Nenhuma é necessária, de acordo com o que foi observado.

Dosagem e Preparo

Use 3-9 g em decocção; 2-4 ml de tintura.
    O material seco de boa qualidade tem uma cor levemente avermelhada.

Principais Combinações

- Combine com equinácea, raiz de uva do Óregon, escrofulária da Califórnia e bardana para tratar a umidade-toxinas na pele, com lesões quentes e vermelhas, e supuração.
- Combine com equinácea e *Four-Valiant Decoction for Well-Being* (sì miào yŏng ān tāng) para fortalecer a fórmula.
- Combine a salsaparrilha com *Impediment-Diffusing Decoction* (xuān bì tāng), como assistente da fórmula. Eu costumo prescrever essa fórmula sob a forma de uma pílula de extrato de chá, com a salsaparrilha como um chá separado (normalmente com um pouco de alcaçuz), a ser tomado com as pílulas de chá.

Comentário

Aproximadamente 300 espécies de *Smilax* podem ser encontradas no mundo todo. Elas vêm da Jamaica, das Américas do Norte e do Sul (principalmente do México e das regiões sul, leste e oeste dos Estados Unidos), da América Central e da China. Há até mesmo uma espécie endêmica no Havaí – *S. melastomifolia*. Existem diferenças significativas entre as espécies, embora algumas sejam bastante semelhantes. Michael Moore afirma preferir a espécie de *Smilax* originária do oeste dos Estados Unidos (encontrada na Califórnia e no sul do Óregon) – que ele chama de "material de primeira".[12] Essa espécie, a *S. Califórnica,* é muito difundida em minha área, e eu a tenho usado com uma frequência cada vez maior. Infelizmente, ela não é encontrada no mercado de plantas medicinais.

Meu amigo e colega, David Winston, emprega a salsaparrilha como parte de um protocolo mais amplo relacionado com a doença de Lyme. A salsaparrilha liga endotoxinas e regenera a mucosa do intestino, o que a torna um elemento importante em um protocolo de tratamento da síndrome de vazamento do intestino. Winston ainda a utiliza em certas doenças autoimunes, como artrite reumatoide, escleroderma e artrite psoríaca. Os índios cheroquis, da região ocidental da Carolina do Norte e do noroeste da Geórgia, usavam várias espécies de *Smilax*. Eles preparavam decocções para tratar reumatismo e problemas do estômago e para auxiliar a expulsão de secundinas.[13] Os iroqueses do interior do estado de Nova York e do sul de Québec utilizavam a *S. herbácea* para preparar uma decocção composta, que aplicavam como vapor externo e banhos no tratamento do reumatismo; uma decocção composta diferente era usada para a "perda dos sentidos durante a menstruação". Esses nativos em-

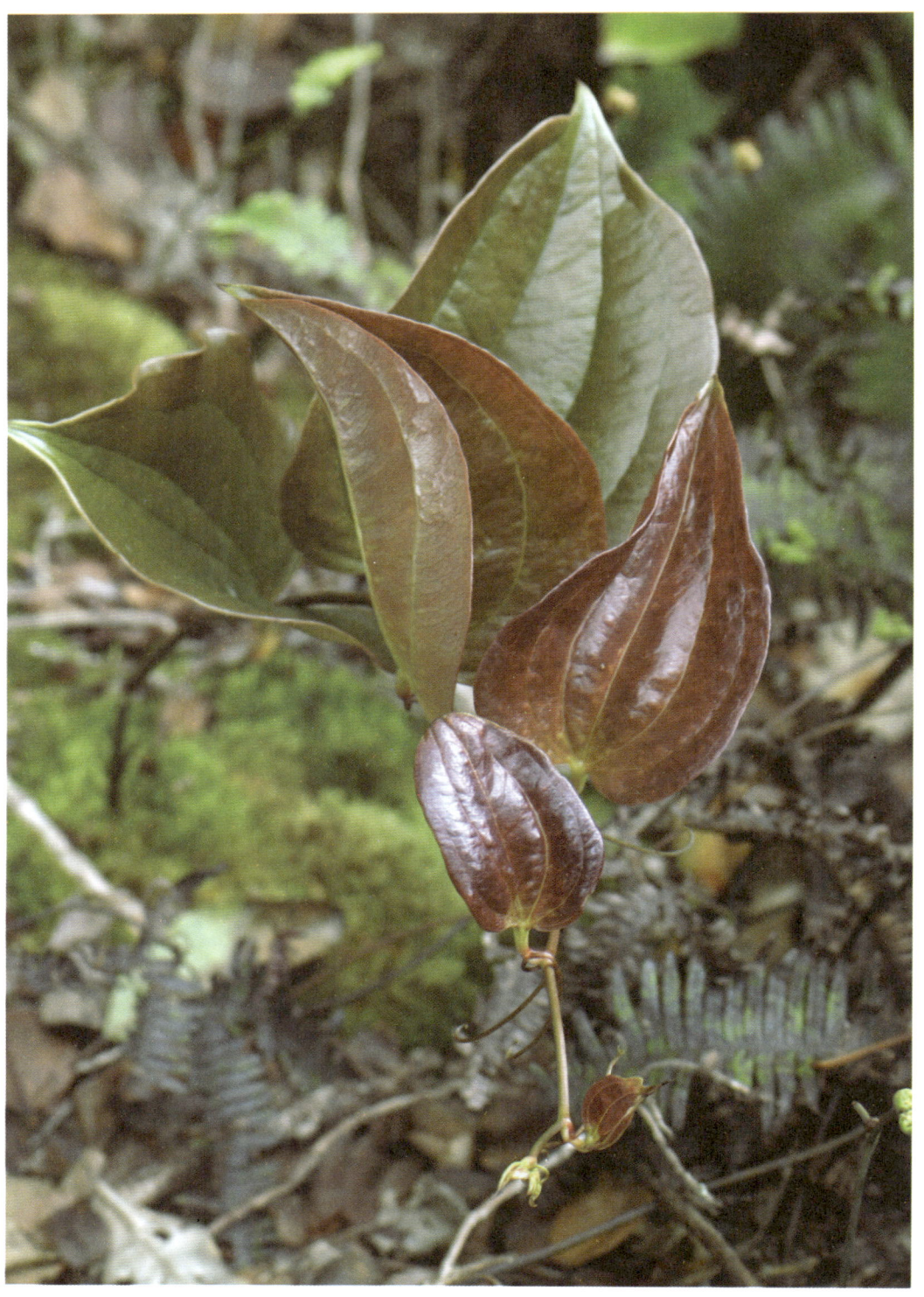

Uma espécie de salsaparrilha, endêmica no Havaí (*S. melastomifolia*)

pregavam ainda a raiz de *Smilax* em decocção, administrando-a a pessoas idosas com problemas estomacais.[14]

A *Smilax officinalis* é muito semelhante à espécie adotada pela medicina chinesa, podendo ser utilizada como análogo da *S. glabra* (*tŭ fú líng*). A vantagem de se usar a *S. officinalis* é que sua qualidade, em geral, se revela muito superior à do produto chinês vendido nos Estados Unidos.

Embora a etimologia do nome do gênero não esteja clara, uma fonte afirma que a palavra deriva do grego *smil*, cujo significado é "ferramenta de esculpir". O nome popular vem do espanhol *sarza*, que representa arbusto espinhoso, e *parilla*, que quer dizer "gavinha" ou "vinha".

A salsaparrilha (correspondente a várias espécies de *Smilax*) constou oficialmente na *The United States Pharmacopoeia*, de 1820 a 1955, e no *The National Formulary (U.S.)*, de 1955 a 1965. As farmacopeias da Bélgica e de Portugal relacionam diversas espécies de *Smilax*, enquanto as farmacopeias da China e do Japão especificam a *S. glabra* como a planta medicinal oficial.

Trevo Vermelho

Trifolium pratense
Fabaceae
Trifolii Pratense flos

Sabor e *qì*: amargo, levemente doce, frio
Meridianos nos auais atua: fígado, coração, pulmões
Ações: alterativa, expectorante, tônico do sistema linfático

Funções e Indicações

- **Dissipa o calor, resolve a toxicidade do fogo, energiza o sangue e reduz o inchaço.** O trevo vermelho é útil para inchaços de origem tóxica que se manifestam tanto de forma externa quanto interna. A planta também é extensivamente usada em quadros de concreções, conglomerações, acúmulos e coleções. É de natureza amarga e fria, e seu sabor um pouco doce estimula o organismo a atraí-la profundamente para os aspectos construção e sangue. Embora sua natureza amarga e fria dissipe o calor e resolva a toxicidade do fogo, essa ação não é rápida, e o fitoterápico tem de ser ingerido em doses altas. Não obstante, ele é uma parte importante do tratamento de concreções, conglomerações, acúmulos e coleções – sobretudo concreções e acúmulos. O trevo vermelho também é aplicado no tratamento de erupções e outras doenças da pele, como eczema e psoríase.

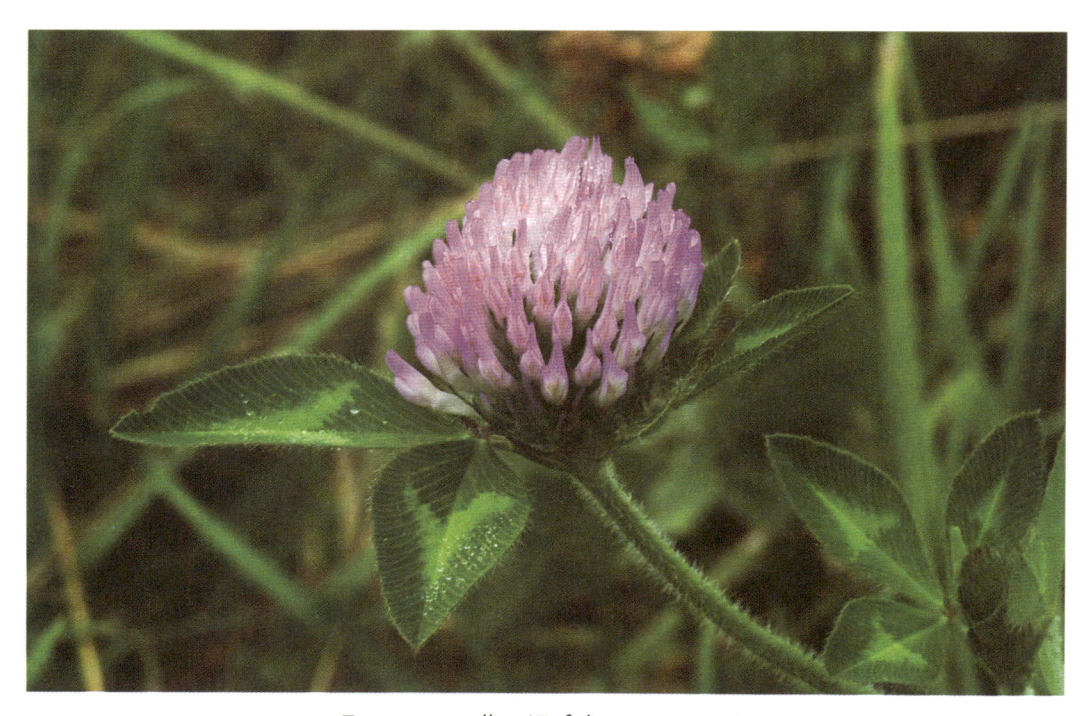

Trevo vermelho (*Trifolium pratense*)

- ***Nutre e ativa o sangue.*** O trevo vermelho é empregado no tratamento de diversas desordens relacionadas com a vacuidade e a estase do sangue. Sua ação, nesses casos, é muito suave, embora a planta seja bastante popular na tradição herbórea ocidental. Há uma forte tradição de uso dessa erva para tratar várias doenças nas quais a vacuidade do sangue leva à estase sanguínea ou quando há incidência concomitante de outras patologias. Ao ser utilizado dessa maneira, o trevo vermelho pode representar uma parte eficaz do tratamento de concreções, acúmulos e coleções, com ou sem sinais de calor. Em razão da natureza fria desse medicamento, uma formulação adequada torna-se essencial quando ele for usado para essa finalidade.

PRECAUÇÕES

Tenha cuidado com essa erva ao prescrevê-la para pacientes que estão tomando anticoagulantes; o trevo vermelho pode apresentar o potencial de afinar o sangue ainda mais, causando sangramentos espontâneos. Se a planta for dessecada de modo impróprio e lhe for permitido fermentar, as cumarinas contidas no trevo vermelho se transformam em dicumarol, que tem efeitos anticoagulantes. Uma secagem adequada diminui a probabilidade de ocorrência desses efeitos. Entretanto, a menos que você esteja absolutamente seguro da idoneidade de seu fornecedor, acautele-se.

Dosagem e Preparo

Use 3-9 g em decocção leve ou infusão (até 30 g podem ser usados); 2-4 ml de tintura.

As flores secas de boa qualidade devem estar inteiras e ter cor púrpura, sem nenhuma descoloração que as deixe marrons; a erva não deverá conter mais de 15% de folhas, as quais devem ser de verde-brilhante a um verde levemente mais escuro.

Principais Combinações

- Combine com salsaparrilha e sassafrás para o tratamento de várias doenças da pele decorrentes do calor que entra no sangue e do vento.
- Combine com grindélia e fritilária para tosse causada pelo calor nos pulmões, acompanhada de catarro espesso e amarelo com presença de sangue.
- Combine com hidraste, madressilva e forsítia para intumescimentos tóxicos com supuração.
- Combine com astrágalo e tanchagem para abscessos difíceis de curar.

Comentário

O nome do gênero dessa planta, *Trifolium*, é um simples termo latino composto e denota os três (*tri*) folíolos de cada uma das folhas compostas (*folium*). O trevo vermelho cresce como erva daninha nas latitudes setentrionais ao redor da maior parte do planeta. Em função de seu uso como plantio para conservação do solo e forragem de animais, ele pode ser encontrado quase em qualquer lugar onde a terra tenha sido cultivada. O trevo vermelho é amplamente utilizado em fórmulas comerciais, estando disponível a granel (flores ou a erva toda com as flores). Embora a erva inteira seja muito usada hoje e custe menos, as flores constituem o medicamento tradicional, e eu as prefiro.

O trevo vermelho tem uma ação moderada e é suave, porém seus efeitos combinados de nutrição e ativação do sangue lhe garantem um lugar interessante e importante na matéria médica. Embora a planta seja eficaz para as indicações descritas na apresentação acima, ela é uma erva relativamente branda. Por isso, deveria ser sempre usada como parte de um protocolo mais amplo e em doses apropriadas. Empregado de maneira adequada, o trevo vermelho dissipa o calor com eficiência e faz uma diferença significativa quando adicionado a fórmulas. Essa planta medicinal também contém um rico complexo mineral, ao qual em grande escala é atribuída a propriedade de nutrir o sangue; muitos herboristas do Ocidente recomendam o fitoterápico com um tônico nutritivo em pequenas doses. Além disso, o trevo vermelho ativa muito suavemente o sangue, uma ação que pode ser intensificada pela fermentação parcial da erva durante a secagem. Essa ação tem o potencial de beneficiar muitas pessoas no mundo atual, em que é comum os estilo de vida sedentário.

Tradução de Material de Pesquisa

Na medicina chinesa, o trevo vermelho (*sān xiāo cǎo*) é neutro e levemente doce. Ele dissipa o calor, refresca o sangue e é usado para tratar a síndrome da abstinência.

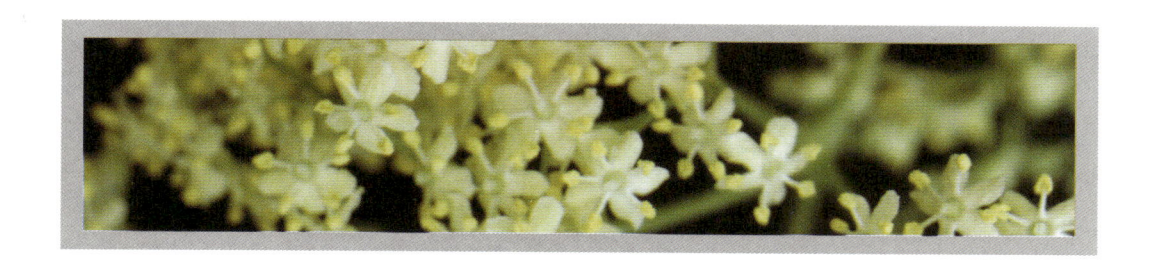

ERVAS QUE PRECIPITAM

Esta é uma categoria muito importante na matéria médica, mas que deve ser aplicada com cautela. Os fitoterápicos desta categoria são usados quando os fatores perniciosos se acumulam no interior, causando a retenção ou o bloqueio do *qì*. Por fim, essa retenção leva ao calor, o qual resseca os fluidos e pode deixar o intestino mais lento ou preso; a retenção também pode ser diretamente causada pelo calor. Como este pode subir, o método de precipitação é algumas vezes usado para tratar o calor ou o fogo na parte superior do corpo e, em particular, doenças associadas com os pulmões ou com a trajetória de seu canal, como consequência do relacionamento entre o intestino grosso e os pulmões (*yáng--míng*). Os padrões tratados com esta categoria de plantas medicinais são os de repleção ou excesso. Em geral, a repleção dessa natureza é tratada por um procedimemto agressivo, o que torna invasivo o método de tratamento (um dos oito métodos). Dependendo dos fitoterápicos prescritos, esse método pode ser aplicado para tratar a estase do sangue, fleugma, acúmulo de alimentos e parasitas.

A cáscara-sagrada (casca) (*Rhamnus* spp.) é o único representante desta categoria no presente texto. Ela trata efetivamente a prisão de ventre causada pelo acúmulo de calor. A planta também dissipa o calor, sendo usada para o fogo do fígado que inflama os pulmões. Ela também drena o impedimento pelo calor e tem efeito analgésico.

Cáscara-Sagrada

Rhamnus californica, R. cathartica, R. purshiana, R. frangula
Rhamnaceae
Rhamni fructus seu cortex
Também conhecida como café-da-califórnia (*R. californica*), rhamnus (*R. purshiana*) e amieiro (*R. frangula*)

Sabor e *qì*: amarga, fria
Meridianos nos quais atua: intestino grosso, estômago
Ações: diurética, laxativa

Funções e Indicações

- **Drena o calor e retira o acúmulo.** A cáscara-sagrada é empregada no tratamento de todas as formas de constipação por repleção, nas quais o calor está envolvido, com sintomas de efusão de calor; distensão abdominal, acompanhada de desconforto à pressão; saburra espessa, pegajosa e amarela na língua; e pulso flutuante. A cáscara-sagrada é amarga e fria, sendo um medicamento de drenagem e precipitação. Muito semelhante em ação ao ruibarbo chinês, essa planta medicinal é extremamente útil no trata-

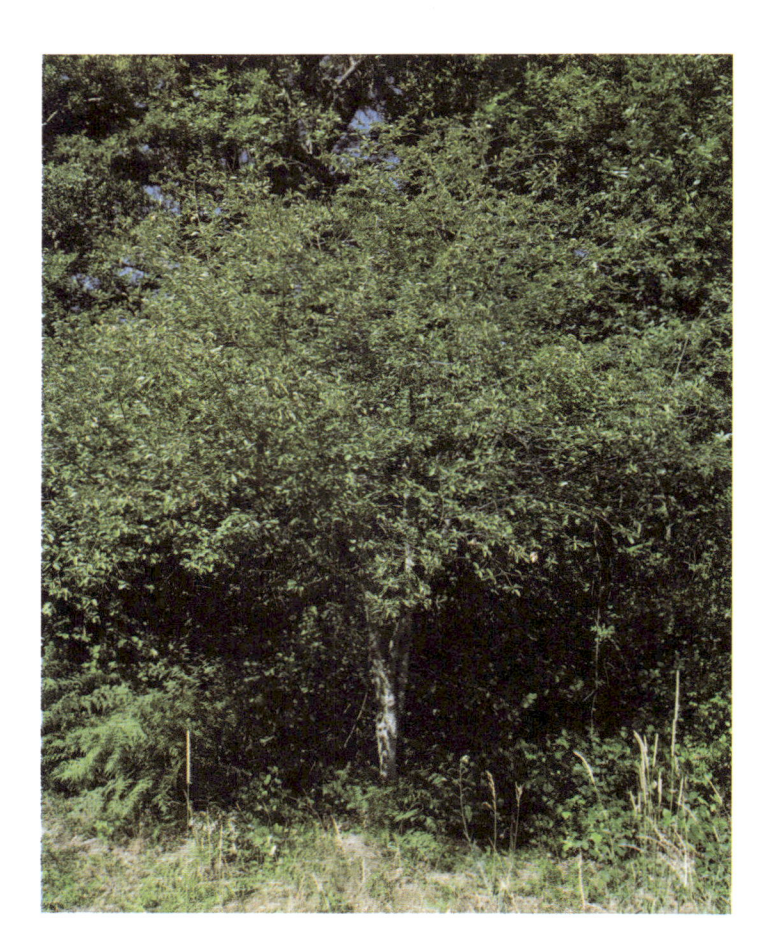

Árvore cáscara-sagrada
(*Rhamnus purshiana*)

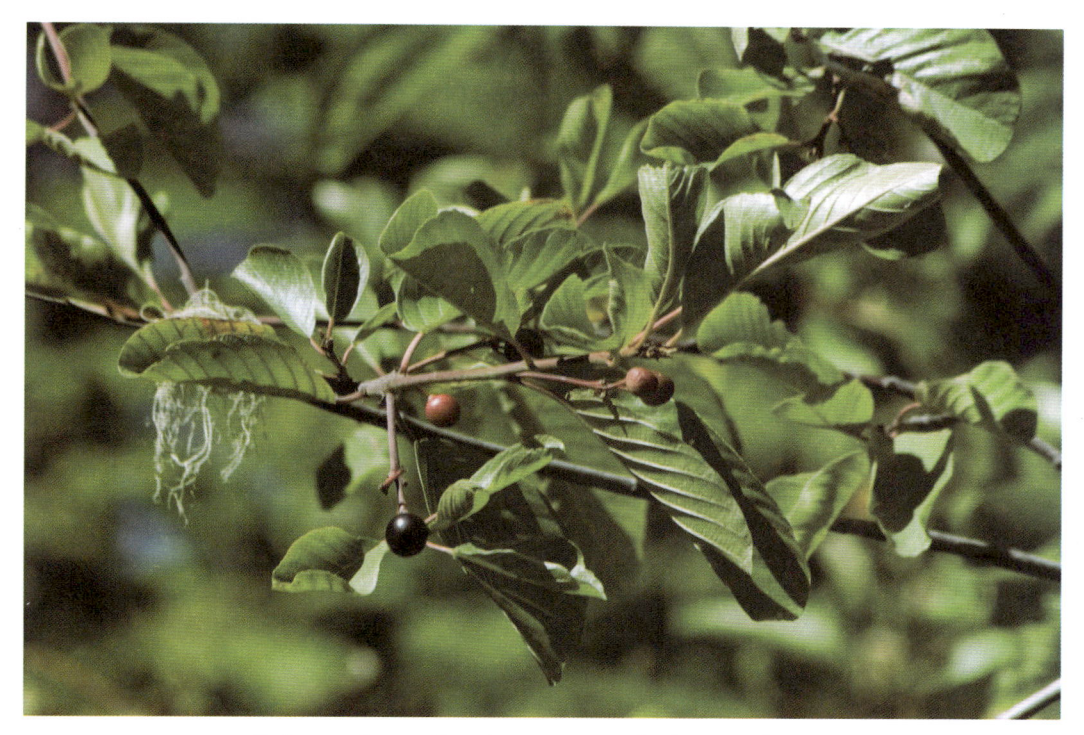

Folhas e frutos da cáscara-sagrada (*R. purshiana*)

mento do aspecto *qì* e do estágio *yáng-míng* de acúmulo de calor.

- ***Dissipa o calor, drena o fogo e resolve o acúmulo de fleugma.*** A cáscara-sagrada é utilizada no tratamento do fogo do fígado que invade os pulmões (também conhecido como a madeira-fogo que afeta o metal), com congestão dos seios da face; prisão de ventre ou intestino lento, fezes secas e presença de muco; e micção difícil e escassa-escura. Poderá haver outros sintomas associados com o fogo que flameja para cima, tais como olhos injetados, dor quente no peito, dor de cabeça, impaciência e gosto amargo na boca. De natureza amarga e fria, a cáscara-sagrada drena o fogo do fígado, precipita as fezes e dá assistência às funções de depuração e descida dos pulmões, drenando, dessa forma, a fleugma dos seios da face e dos pulmões.
- ***Dissipa o calor, dispersa a umidade, libera o impedimento e acalma a dor do impedimento pelo calor.*** Ao passar por um período mais longo de decocção (isto é, juntamente com o restante da fórmula), a capacidade de precipitar fezes da cáscara-sagrada é reduzida, porém ela continuará sendo útil no tratamento do impedimento pelo calor. Sua natureza fria e amarga dissipa o calor, drena a umidade e alivia a dor causada pelo impedimento.

PRECAUÇÕES

A cáscara-sagrada não deverá ser usada por períodos longos ou durante a gravidez. Essa planta tem uma ação laxativa particularmente forte; entretanto, quando tomada em doses adequadas, ela se mostra segura e muito eficaz. Tenha cautela com pacientes que apresentam *qì* original insuficiente.

Dosagem e Preparo

Use 1-6 g de casca em infusão fria ou decocção; 1-3 ml de tintura (casca ou frutos).

Para um efeito de precipitação mais forte, é melhor preparar uma decocção rápida ou infusão fria. Quando se utiliza essa planta medicinal para a dissipação do calor e tratamento de síndromes do impedimento, a decocção mais demorada poderá ser apropriada, uma vez que esta reduzirá a ação de precipitação do fitoterápico.

A casca de boa qualidade é marrom por fora e dourada-amarela interiormente. Os frutos, quando frescos, deverão ser brilhantes, pretos e carnudos; quando frescos, deverão ser firmes.

Principais Combinações

- Combine com laranja amarga e gengibre para prisão de ventre acompanhada de cólicas intestinais; em caso de cólicas mais fortes, adicione yam mexicano e alcaçuz.
- Combine com escrofulária da Califórnia, cimicífuga preta e yerba mansa para o tratamento de articulações quentes, vermelhas e inchadas, assim como dor decorrente de artrite ou gota.

Comentário

É provável que o nome do gênero *Rhamnus* seja derivado da palavra grega *rhabnos*, que significa "bengala" ou "bastão". O nome da espécie, *cathartica*, vem do grego *kathartikos* e *karthos*, que quer dizer "aquilo que limpa" e "puro", respectivamente.

A casca da cáscara-sagrada é usada, sobretudo, como laxativo. Na verdade, quase nunca é empregada com outra finalidade. Ela é útil em quadros de intestino preguiçoso. Para isso, apenas uma pequena dose é necessária. Em razão de seu efeito diurético, a planta também tem aplicação no caso de a constipação ser acompanhada por problemas urinários ou vice-versa – uma ideia que corresponde à do *Eight Corrections Powder* (*bā zhèng sàn*), exceto pelo foco, que dá mais ênfase ao intestino do que à bexiga.

É interessante observar que o padrão original para o *bā zhèng sàn* é o calor no meridiano do coração; de acordo com uma fonte de informações, a *R. californica* era usada pelos índios Yokia, do norte da Califórnia, para tratar manias ou obsessões.[1] Parkinson recomendava uma decocção dos frutos da cáscara-sagrada para tratamento da inflamação das articulações e gota. Uma vez que a casca e os frutos contêm aproximadamente as mesmas substâncias medicinais, é razoável supor que a casca também poderia exercer essa função. A minha experiência, até o presente, de utilização da casca da cáscara-sagrada com essa finalidade tem sido bastante positiva. As antraquinonas contidas na planta, responsáveis pelas propriedades laxativa e de descida, são destruídas ou transformadas durante o processo de cozimento, de forma que essas ações são substancialmente diminuídas; contudo as ações anti-inflamatória e de dissipação do calor não são afetadas. Além disso, o processo de fervura direciona a ação no sentido das articulações. Para fortalecer essa ação, tome a cáscara-sagrada com uma pequena quantidade de vinho ou álcool.

Desde meados de 1990 tenho utilizado somente a R. californica. Descobri que ela é tão eficaz quanto as espécies mais comumente usadas, mas sem causar as cólicas que acompanham essas espécies. Isso poderia estar relacionado com o envelhecimento impróprio da casca comercialmente disponível. A casca não envelhecida causa desconforto, podendo provocar muita dor e uma precipitação explosiva. A casca envelhecida de cáscara-sagrada dá origem a um medicamento que é não apenas eficaz, mas também mais suave e que causa menos dor.

Embora a R. californica nunca tenha sido citada oficialmente, a R. purshiana e a R. frangula são mencionadas na maior parte da Europa como plantas oficiais. A R. carthatica aparece oficialmente nas farmacopeias da Argentina, da Rússia e da Espanha.

Tradução de Material de Pesquisa

A medicina chinesa reconhece várias espécies de Rhamnus. A *nǔ ér chá* (R. hetero-*phylla*) é picante, levemente amarga e fresca. Esse fitoterápico dissipa o calor, refresca e estanca o sangue. É usado para tratar a evasão de sangue, menorragia e pequenas perdas fora do período menstrual, menstruação irregular, disenteria e hemorroidas com sangramento.

A *dòng lǚ cì* (R. globosus) é amarga, adstringente e levemente fria. Elimina vermes, faz o *qì* descer, elimina a fleugma e dispersa alimentos acumulados.

A *jiàng lí mù zǐ* (R. leptophylla) é amarga, fria e levemente tóxica. Ela dispersa alimentos, move a água e libera o intestino. É empregada no tratamento do acúmulo de alimentos e sensação de estômago muito cheio, inchaço por retenção hídrica, distensão abdominal e constipação por retenção no intestino grosso. A folha dessa planta (*jiàng lí mù yè*) é administrada para o acúmulo de alimentos de sensação de estômago muito cheio. A raiz (*jiàng lí mù gēn*) é amarga e fria. Ela dispersa alimentos, move a água e elimina a estase. É empregada no tratamento de sensação de estômago muito cheio, inchaço resultante da retenção de água, distensão abdominal e interrupção da menstruação.

A *lù tí gēn* (R. utilis) é amarga e fria. Ela dissipa o calor, refresca o sangue e resolve toxinas, sendo usada no tratamento da escabiose, pápulas causadas pela umidade, inchaços com sensação ou aspecto de areia, além de contusões e quedas.

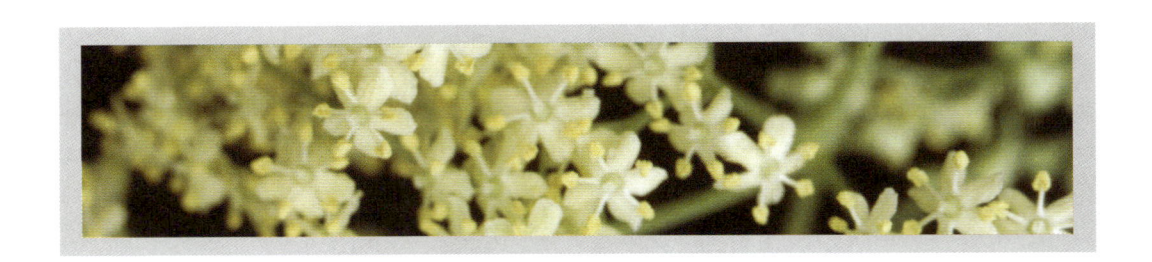

ERVAS QUE DRENAM A UMIDADE

O conceito de drenagem ou desinibição da umidade está relacionado com a medida terapêutica de se estimular o fluxo da umidade patogênica pela urina. A umidade é um dos *seis excessos* e pode causar numerosos problemas no corpo todo. Por natureza, a umidade é viscosa e se prolonga, permanecendo no organismo por muito tempo; as doenças que apresentam complicações decorrentes da umidade são, com frequência, difíceis de tratar. A umidade torna os movimentos mais lentos e promove a estagnação, levando a um acúmulo que, por sua vez, resulta potencialmente em calor e se transforma em fleugma. A umidade também pode causar a estagnação do *qì* e a estase sanguínea. É provável que o baço seja a víscera mais prejudicada pela umidade; e isso pode estar associado com muitas desordens digestivas, tais como perda de apetite e sede; distensão abdominal; glomus e opressão no ducto do estômago e peito; náusea e vômitos; presença de uma crosta espessa e pegajosa na língua; pulso flutuante e macio (mole). O acúmulo de umidade também pode ser evidenciado pelo corrimento vaginal, inchaço na parte inferior do corpo ou doenças da pele com exsudação.

Três plantas medicinais pertencentes a esta categoria estão representadas no texto. O aparine (*Galium aparine*) é um fitoterápico particularmente importante desta categoria. É amargo, salgado e frio; e trata acúmulos de umidade, calor e fleugma. A tanchagem (*Plantago* spp.) é a folhagem de uma planta, cuja semente a maior parte dos herboristas chineses conhece, *chē qìàn zǐ*. Embora a porção herbácea seja usada na medicina chinesa, ela é conhecida em menor escala na China do que no Ocidente. A tanchagem é refrescante e neutra, efetuando a percolação e drenando a umidade e o calor. Ela também é útil por causa da sua capacidade de gerar carne. Trata-se de uma qualidade muito importante no tratamento de lesões externas ou internas. A urtiga (*Urtica dioica*) tem uma ampla gama de ações, mas, sobretudo, é uma planta medicinal fresca, neutra, eficaz na percolação da umidade.

Aparine

Galium aparine
Rubiaceae
Galii Aparine herba
Outros nomes populares incluem amor-de-hortelão, aparinas, garança

Sabor e *qì*: amargo, salgado, frio
Meridianos nos quais atua: rim, bexiga, baço, pulmão
Ações: alterativa, aperiente, diurética

Aparine (*Galium aparine*)

Funções e Indicações

- **Desinibe a umidade e dissipa o calor.** Empregado em qualquer doença causada pela umidade-calor, em especial no aquecedor inferior, o aparine é excelente tanto para drenar a umidade quanto para limpar o calor. Ele pode ser usado em várias desordens, mas deveria ser reservado para aquelas nas quais a umidade é o fator nocivo principal. Por causa da sua capacidade de drenar a umidade, essa erva é valiosa no tratamento de um grande número de doenças da umidade, quentes ou frias, quando combinada com outros fitoterápicos apropriados. O aparine desinibe a umidade com seu sabor amargo e natureza fria e, ao mesmo tempo, dissipa efetivamente o calor. Essa planta tem uma distinta afinidade com o aquecedor inferior, e seu sabor salgado é importante quando há acúmulo de calor e umidade que levam ao inchaço quente.
- **Drena a umidade, elimina o calor, resolve toxinas e dissipa os inchaços quentes.** O aparine é útil no tratamento de erupções cutâneas com secreção. A erva também pode ser usada para doenças da pele causadas pelo calor úmido, como no caso da psoríase. A eficácia confiável do aparine para essa indicação está ligada ao seu sabor amargo e natureza fria. Embora seja amargo e frio, o aparine não afeta o baço com facilidade, o que o torna útil para pacientes com deficiência de *qì* correto.
- **Suaviza a rigidez e transforma a fleugma.** O aparine é empregado no tratamento de nódulos de fleugma e da escrófula. A erva pode ser usada para tratar nódulos de fleugma, nos quais não há calor associado com a doença, ou escrófula, na qual o calor, especialmente a vacuidade pelo calor, é um fator importante. O sabor amargo e salgado da planta suaviza a rigidez e transforma a fleugma, enquanto sua natureza fria dissipa o calor, dada a depressão

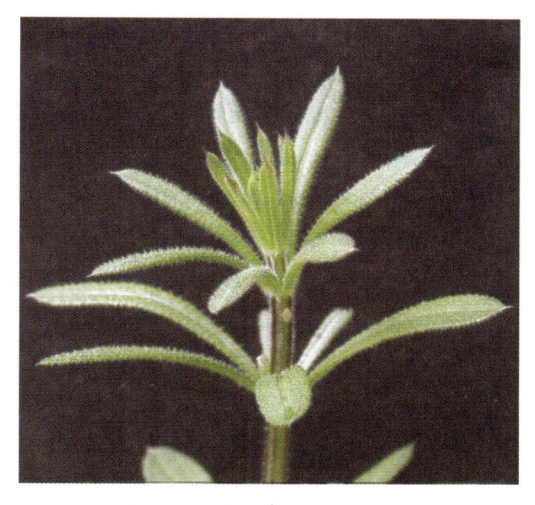

relacionada com nódulos de fleugma. Algumas vezes chamado "linfático" pela medicina herbórea ocidental, o aparine é muito eficaz no tratamento de nodos linfáticos inchados e quentes.

- **Dissipa o calor e drena a umidade.** O aparine drena a umidade por meio do intestino delgado no tratamento de padrões de calor no coração e fogo no coração, acompanhados de insônia, irritabilidade, lesões na boca, pulso rápido e saburra amarela na língua. O sabor amargo da erva penetra na fase fogo para drenar o calor e a umidade. Esta não é uma ação primária do aparine, mas eu descobri que a planta representa uma valiosa contribuição em fórmulas que abordam esse padrão.

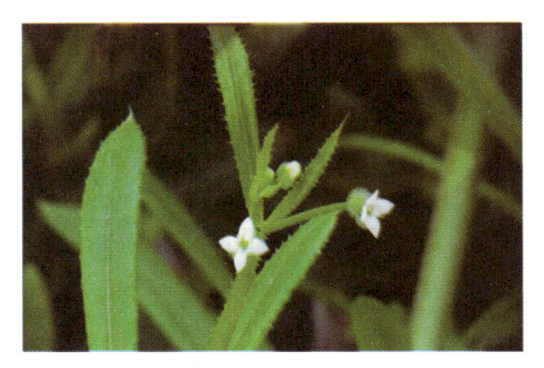

Detalhe das flores de aparine (*G. aparine*)

PRECAUÇÕES

Em vista de sua ação de drenagem, use o aparine com cautela em casos de vacuidade de *yīn*.

Dosagem e Preparo

Utilize 5-15 g em decocção ou infusão; 3-6 ml de tintura.

O suco fresco, preparado com uma centrífuga comercialmente disponível, é outro método excelente de administração. Recomende a ingestão de suco em uma dose de 15-30 ml. Embora o suco preparado no momento do consumo seja significativamente superior ao produto conservado, o suco poderá ser guardado para uso posterior pela adição de álcool ou glicerina. O material dessecado de boa qualidade é limpo e verde-brilhante, podendo conter flores, mas não frutos ou raízes.

Principais Combinações

- Combine com ceanoto, ocotillo e cáscara-sagrada para o inchaço causado pela umidade-calor.
- Combine com escrofulária da Califórnia, ceanoto e equinácea para o tratamento da escrófula, com formação de nódulos quentes e doloridos no pescoço, axilas ou virilhas.
- Combine com azeda-crespa e bardana para o calor úmido que afeta a pele, em doenças dermatológicas recalcitrantes, como psoríase e eczema.
- Combine com raiz de tanchagem-d'água, poria e árvore de cortiça de Amur para o tratamento da umidade-calor que se precipita na bexiga, o que resulta em micção escura e difícil.

Comentário

O aparine é muitíssimo comum em todo o hemisfério ocidental. Ele pode ser encontrado em quase todos os pontos dos Estados Unidos, uma vez que consegue colonizar até mesmo pequenas áreas de terreno existentes nas grandes cidades. A erva é delicada e deve ser armazenda em vidro, longe da luz solar (mesmo indireta), para que suas propriedades não diminuam muito rapidamente.

O nome *Galium* deriva da raiz grega *galion*, que significa "garança", por causa da forma como a planta cresce. A raiz do nome *Galium* é *gala*, do grego, e quer dizer "leite", porque algumas espécies têm sido usadas na produção de queijo como substituto do coalho para azedar o leite. O nome da espécie vem do grego *apairein* e significa "agarrar", e é provável que seja uma referência aos pelos em forma de gancho da planta, os quais facilmente ficam presos a superfícies como roupas e cabelo (incluindo pernas cobertas de pelos).

Desde a Antiguidade o aparine é conhecido como remédio para muitas doenças. Os curandeiros greco-romanos aplicavam essa planta medicinal internamente para picadas de cobra e de aranha e, na parte externa, para dor de ouvido e tumefação de glândulas. Mais tarde, o aparine foi considerado benéfico em casos de hidropisia, doenças do fígado e da pele, bócio e escrófula. Durante o século XIX a erva foi recomendada para o tratamento do câncer; algumas vezes, referências ao seu uso em vários tumores ainda podem ser vistas. A frase seguinte inicia a descrição sobre o aparine no *King's American Dispensatory*: "Uma planta diurética e refrescante das mais valiosas; vamos descobrir que ela é muito benéfica em numerosas doenças dos órgãos urinários, como supressão de urina, calculoses, inflamação dos rins e da bexiga, e para escaldadura da urina na gonorreia." Essas afirmações demonstram de forma clara o significado da planta na obra que é amplamente considerada a matéria médica mais importante já escrita na América do Norte.

Os índios Mi'kmaq, da Nova Escócia, Ilha Príncipe Eduardo e áreas costeiras vizinhas, os índios Ojibwa, da parte superior do meio-oeste e sul de Ontário, e os índios Penobscot, do norte da Nova Inglaterra e das províncias marítimas do Canadá, usavam o aparine para "problemas dos rins". Os Ojibwa também empregavam a erva medicinal no tratamento do "bloqueio da micção decorrente da presença de areia e desordens relacionadas".[1]

Tradução de Material de Pesquisa

Na medicina chinesa, o *bā xiān cǎo* (*Galium aparine, G. asperifolium*) é amargo, picante e frio, e penetra nos canais *shao-yīn* e *tài-yīn*. O fitoterápico elimina a umidade-calor, dissipa a estase, dispersa os inchaços e resolve toxinas. É usado para tratar estrangúria-turvação, sangue na urina, contusões e quedas, abscessos intestinais rompidos, furúnculos com tumefação e infecção do ouvido médio.

Tanchagem

Plantago major, P. lanceolata
Plantaginaceae
Plantaginis herba
Outros nomes populares incluem transagem, tanchagem comum, tanchagem inglesa, tanchagem de folha de lança, *dà chē qìán* (*P. major*)

Sabor e *qì*: doce, neutra, fria
Meridianos nos quais atua: bexiga, baço, estômago
Ações: anti-inflamatória, demulcente, diurética, vulnerária

Funções e Indicações

- **Dissipa o calor e drena a umidade.** A tanchagem é usada para tratar a síndrome *lín* (dor ao urinar), em que a micção é dolorosa, e a urina escassa e de tom amarelo-escuro. A erva também ajuda a eliminar o calor e drenar para baixo, em quadros de fleugma-calor nos pulmões. A tanchagem tem um sabor doce e neutro e sua natureza é fria. Ela atua para percolar e drenar a umidade com sua neutralidade e dissipa o calor com eficiência, por meio de sua natureza fria. Embora o uso da erva seja primariamente interno para o aquecedor inferior, ela também se mostra valiosa para os pul-

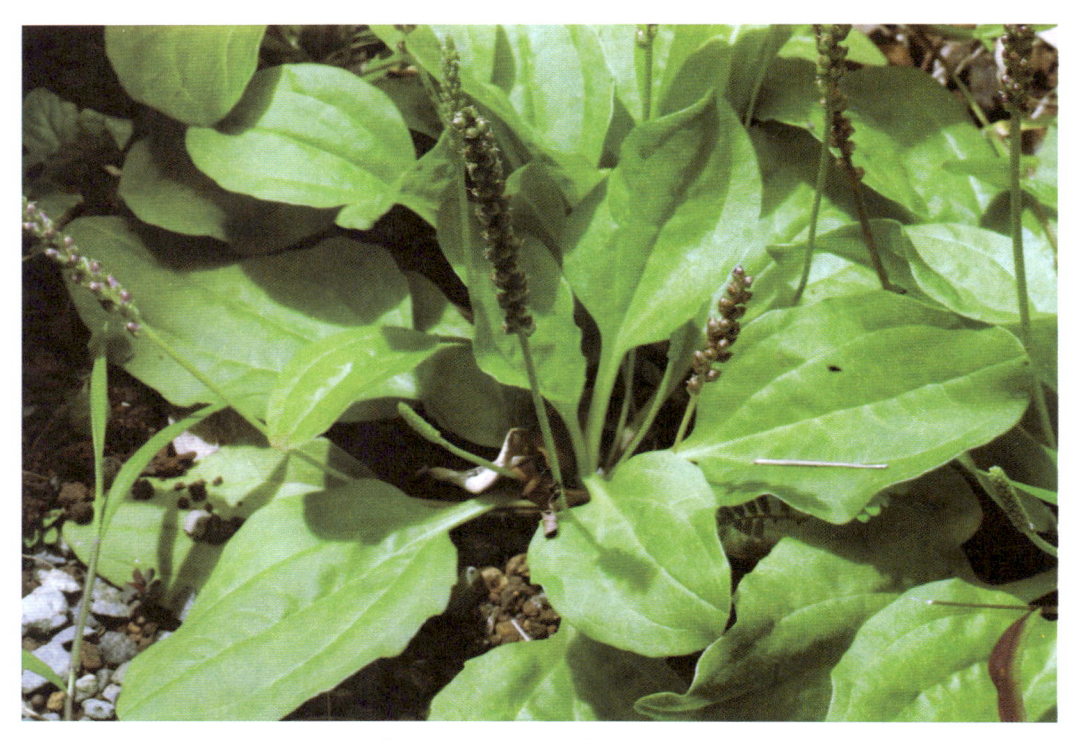

Tanchagem comum (*Plantago major*)

mões, em virtude de suas ações de drenagem e dissipação do calor. Além disso, o sabor doce da tanchagem proporciona uma qualidade de nutrição do *yīn*. Como o *yīn* pode ser facilmente prejudicado pela síndrome *lín* ou pelos fitoterápicos utilizados em seu tratamento, essa ação faz da tanchagem uma planta medicinal muito importante desta categoria.

- ***Dissipa o calor e estanca hemorragias.*** A tanchagem é um excelente medicamento para dissipar o calor e cessar os sangramentos resultantes de lesões nos vasos sanguíneos provocadas pelo calor, com sintomas como expetoração sanguinolenta e sangue na urina e nas fezes.
- ***Elimina o calor e gera carne para a cicatrização de lesões internas ou externas.*** A tanchagem é doce e fria, sendo inestimável no tratamento de feridas na carne, tanto internas quanto externas. Essa planta medicinal é uma das espécies botânicas superiores para a cicatrização da carne, e sua ação é essencial em feridas, cortes, abscessos ou quaisquer outras situações nas quais os tecidos precisam de cicatrização. Aplique-a externamente sob a forma de cataplasma ou incorpore-a como um dos ingredientes de uma pomada ou unguento. A infusão ou a decocção são mais eficazes para uso interno.

PRECAUÇÕES

No caso de pacientes com vacuidade de *qì* no baço, tenha cuidado ao administrar a tanchagem na parte interna.

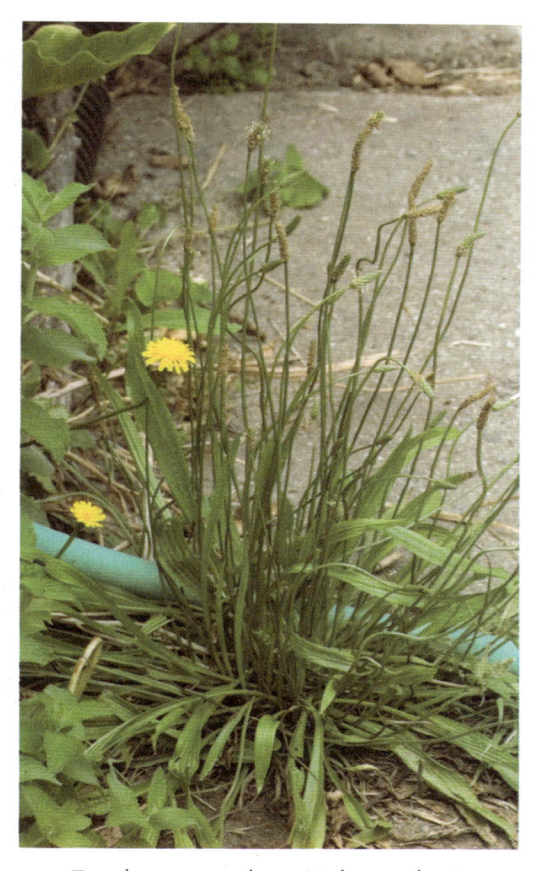

Tanchagem inglesa (*P. lanceolata*)

Dosagem e Preparo

Use 5-15 g em decocção ou infusão; 3-6 ml de tintura.

Prepare a tanchagem para aplicação externa, esmagando as folhas frescas e aplicando-as diretamente sobre a área afetada; ou infunda-as em óleo para obter uma infusão em óleo ou uma pomada. A erva seca de boa qualidade é verde, de um tom que varia entre o claro e o escuro, e se apresenta inteira. Não deve haver nenhum odor; contudo, ao provar a folha e mantê-la na boca por alguns minutos, a sensação será levemente pegajosa.

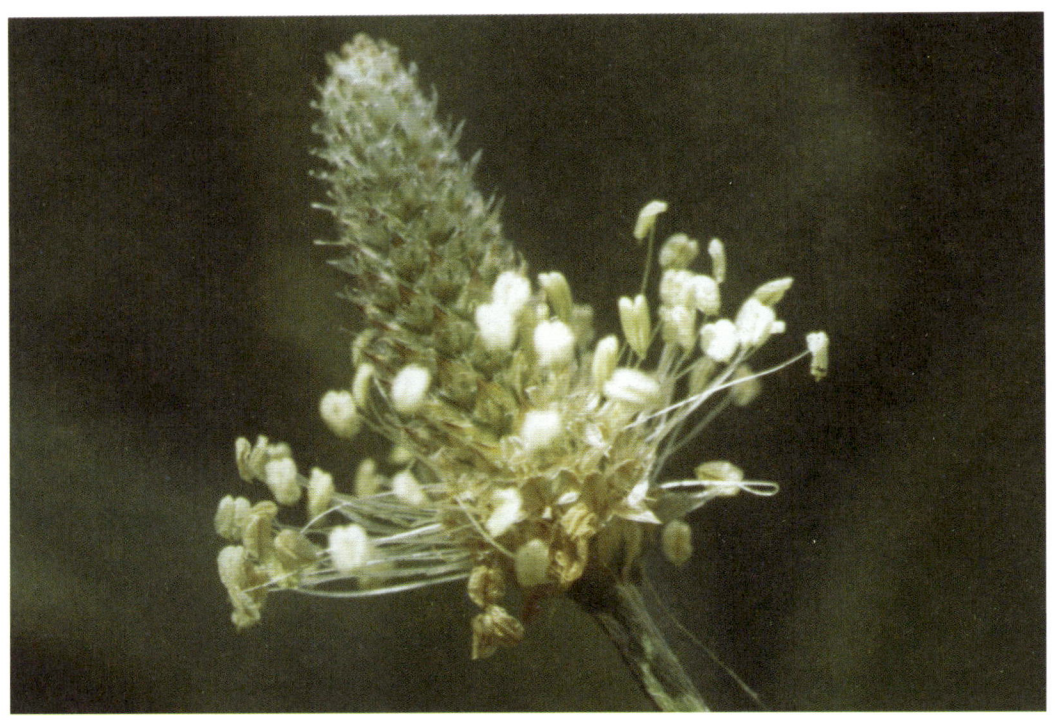

Flor da tanchagem (*P. lanceolata*)

Principais Combinações

- Substitua a semente de tanchagem chinesa por essa planta medicinal na *Eight Corrections Powder* (*bā zhèng sàn*), o que ajudará a apoiar a energia correta e tratar lesões causadas pelo calor na bexiga. Isso é especialmente útil quando há presença de sangue na urina.
- Combine com hidraste, gardênia, arnébia e angélica chinesa para aplicação externa em abscessos rompidos, resultantes do calor-toxinas.

Comentário

O nome do gênero *Plantago* se origina do termo latino *planta*, cujo significado é "sola do pé"; esse nome se refere à folha da *P. major*, que se assemelha à parte inferior de um pé humano. A tanchagem é uma planta comum no mundo todo; suas folhas são usadas no Ocidente, enquanto as sementes (e em uma escala menor, as folhas) têm aplicação na medicina chinesa. Embora espécies distintas sejam utilizadas na China e no Ocidente, há pouca diferença entre suas propriedades, sendo essas espécies intercambiáveis.

Pelo fato de ela refrescar e ser cicatrizante, tenho obtido grande sucesso com a tanchagem sob a forma de suco fresco, usando-o como enema na colite ulcerativa. Todos os pacientes relataram alívio da dor e da queimação, além de afirmar que, em comparação com qualquer outro tratamento, este lhes proporcionou o alívio mais imediato. O suco de tanchagem também pode ser administrado internamente para o tratamento de úlceras estomacais, corrosão do esôfago decorrente da regurgitação ácida e afecções semelhantes.

Essa planta contém baicalina, um componente também encontrado no solidéu chinês, que revelou propriedades anti-inflamatórias e antialérgicas. A tanchagem tem sido empregada como fitoterápico desde a Antiguidade, de acordo com menções em muitos dos textos mais antigos. Salmon afirma que tomar o suco de tanchagem em doses de 3 a 8 colheres cheias durante vários dias "ajuda na destilação de reuma da garganta, glândulas, pulmões etc.".[2] Segundo a literatura etnobotânica dos nativos norte-americanos, um grande número de tribos usava a tanchagem para todas as indicações mencionadas nesta seção; talvez este seja um exemplo de como os colonizadores europeus ensinaram os povos nativos a usar uma planta que trouxeram com eles ao cruzarem o Atlântico.

Tradução de Material de Pesquisa

A maior parte dos terapeutas está familiarizada com *chē qiàn zǐ* – semente de tanchagem chinesa – um componente de grande importância em muitas fórmulas diuréticas. A folha é conhecida como *chē qiàn yè*, um nome que abrange três espécies (*P. asiatica, P. depressa, P. major*). Essa planta é doce e fria. Ela desinibe a água, dissipa o calor, dá brilho aos olhos e elimina a fleugma. É utilizada para tratar quadros de obstrução urinária, estrangúria-turvação, corrimento vaginal, sangue na urina, icterícia, inchaço pela água [edema], disenteria decorrente do calor, diarreia, hemorragia nasal, olhos injetados e inchados, impedimento da garganta por "mariposa de garganta" [amigdalite aguda], tosse e lesões ulcerativas da pele.

Urtiga

Urtica dioica, U. urens e outras
Urticaceae
Urticae Dioicae herba
Outros nomes populares incluem urtiga-anã e *qìán má* (em chinês)

Sabor e *qì*: salgada, neutra, levemente picante, doce, fresca
Meridianos nos quais atua: fígado, pulmão, bexiga
Ações: antirreumática, adstringente, diurética, tônica

Funções e Indicações

- ***Promove a micção, elimina o calor e lixivia a umidade.*** A urtiga trata com eficácia o acúmulo de umidade em qualquer parte do corpo, com sintomas como retenção pré-menstrual de água, dificuldade urinária, edema e rigidez nas articulações. A urtiga também é usada nos casos em que a fleugma-umidade obstrui as passagens nasais. Essa erva desinibe a água por meio de uma percolação branda, e sua natureza fresca elimina o calor. A característica ligeiramente picante da urtiga dispersa o acúmulo de umidade e tem efeito sobre a obstrução das passagens nasais provocadas pela fleugma-umidade.

- ***Expele o vento-umidade e o vento-calor.*** A urtiga é utilizada para tratar a obstrução dos meridianos causada pela umidade, com manifestação de dor e pouca mobilidade das articulações. Ela também expele o vento-calor da pele, tratando erupções com características úmida e

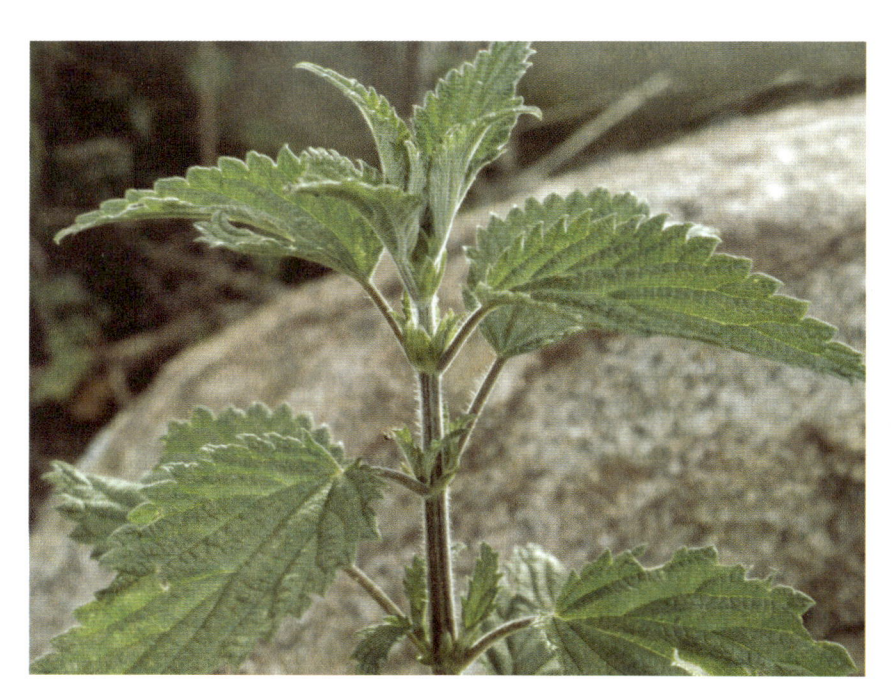

Urtiga
(*Urtica dioica*)

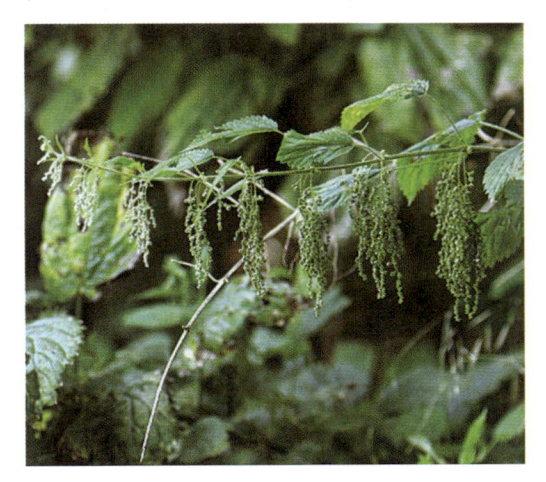

Flores de urtiga (*U. dioica*)

dras na vesícula biliar. Embora não seja muito usada para essa finalidade atualmente, a erva tem uma longa história de aplicação nesses tipos de doenças. Como a urtiga é salgada e um pouco picante quanto ao sabor, assim como fresca quanto à natureza, ela suaviza a rigidez; eu costumo incluí-la como auxiliar no tratamento de nodos linfáticos inchados e enrijecidos.

PRECAUÇÕES

Se a urtiga for ingerida com somente pequenas quantidades de água, ela será menos eficaz como diurético. A Comissão E da Alemanha alerta contra o uso da urtiga como diurético quando a retenção de líquidos é causada por insuficiência cardíaca ou renal.

Dosagem e Preparo

Use 9-30 g em decocção ou infusão; 4-9 ml de tintura; 3-6 g de extrato em pó.

A erva seca de boa qualidade tem um tom verde-escuro e deve estar o mais inteira possível. Deve apresentar poucos talos (menos de 10%), sem nenhum talo grosso e fibroso.

Principais Combinações

- Combine com tanchagem e uva-ursina para desordens quentes e dolorosas do trato urinário.

quente. A urtiga tem um sabor levemente picante, e sua natureza é fresca. Ela penetra nos canais e expele o impedimento resultante do vento-umidade. Por ser fresca, a planta é em especial adequada ao tratamento de doenças do calor, porém tem aplicação em doenças do frio por meio de uma formulação específica.

- ***Refresca e nutre o sangue***. A erva é útil no tratamento da perda menstrual excessiva ou no aparecimento de gotas de sangue no meio do ciclo, tosse com expectoração de sangue, hemorragias nasais ou sangue nas fezes. De sabor doce e natureza fresca, a urtiga penetra no sangue, refrescando suavemente, nutrindo e auxiliando no estancamento de síndromes hemorrágicas, causadas pela vacuidade do sangue ou pelo calor que penetra no sangue.
- ***Modera a rigidez***. A urtiga é aplicada no tratamento de nódulos e cálculos, como escrófula, calculose urinária e pe-

- Combine com erva-santa quando fluidos fleumáticos estiverem obstruindo as passagens nasais.
- Combine com fritilária Sichuan, selo-de-salomão aromático e grindélia para o tratamento da vacuidade do sangue e catarro com traços de sangue.
- Combine com yerba mansa e angélica chinesa para tratar o impedimento causado pelo vento-umidade acompanhado de dor, em especial nos joelhos e cotovelos.
- Combine com escrofulária da Califórnia, ceanoto e solidéu chinês para tratar nodos linfáticos inchados e enrijecidos. Se houver rubor considerável no local ou febre, acrescente equinácea, madressilva e forsítia.

Comentário

O nome do gênero, *Urtica*, vem do latim *urere*, que significa "queimar", referente à sensação que uma pessoa experimenta ao roçar na planta. O nome da espécie, *dioica*, corresponde à natureza dioica da planta ("de duas casas") e quer dizer que existe tanto a planta masculina quanto a feminina e que estas são necessárias para a reprodução. Especula-se que o nome comum urtiga (*nettle*, em inglês) seja derivado da palavra anglo-saxônica *noedl*, que significa *neddle* ("agulha"), ou possivelmente do latim *nere*, que quer dizer "costurar".

A folha de urtiga é normalmente consumida como um vegetal nutritivo da primavera. É rica em muitos nutrientes, sobretudo minerais. Em razão de seu alto teor de minerais, a planta é benéfica para pessoas com anemia. Entretanto, embora a erva seja comumente empregada como um tônico nutricional na tradição ocidental, essa prática deveria ser adotada com cuidado. Há perigo de se danificar o *yīn*, se grandes quantidades de chá de urtiga forem consumidas e houver um efeito diurético significativo.

A urtiga é encontrada nos escritos de numerosos mestres famosos do nosso passado, incluindo Dioscórides, Hipócrates, Hildegard von Bingen e Paracelso. Entre esses autores, Dioscórides parecia favorecer ao máximo a planta, citando em seus trabalhos muitas aplicações, por exemplo, em amenorreia, úlceras cancerosas, queimaduras, furúnculos, neoplasias, glândulas intumescidas, entorses, hemorragia nasal, queixas relacionadas com o baço, pleurisia, pneumonia, asma, tinha facial e afecções da boca; ele também descreveu efeitos diuréticos, antiflatulentos e suavizadores.

Numerosas tribos nativas norte-americanas empregavam a urtiga para fins medicinais; a maioria desses usos espelha o que eu incluí na descrição principal desta erva. Contudo, cito aqui algumas aplicações adicionais interessantes, com o objetivo de proporcionar um contexto histórico para a importância desta planta medicinal. Os iroqueses do norte do estado de Nova York e sul de Quebec utilizavam a planta juntamente com sangue seco de cobra, obtendo um "remédio para encantamentos".[3] Ao tratar a dor, os índios Hesquiaht, da região costeira da Colúmbia Britânica, friccionavam a planta fresca sobre a área afetada, ferindo a pele e causando uma contrairritação. Em casos de inchaço e artrite, eles ferviam as folhas e as raízes, aplicando-as como cataplasma. Os Hesquiaht não eram os únicos que adotavam a planta como um contrairritante; outras tribos nativas também utilizavam a urtiga como medicamento, entre elas as dos Kwakiutl (dores no peito), Nitinaht (artrite), Okanagan-Colville (artrite), Paiute do norte (artrite), Thompson (artrite), Carrier (artrite), Chehalis (artrite), Cowlitz (paralisia), S'klallam (dor e rigidez), Pomo de Kashaya (reumatismo e outras dores do mesmo tipo), Quileute (reumatismo) e Quinault (paralisia).

A ampla gama de usos da urtiga não se restringia ao caráter medicinal. Os povos nativos teciam cordas, barbantes, fios finos, redes de pesca, cordas de arco, roupas e outros objetos com as fibras dos talos de urtiga. Numerosas tribos empregavam a planta em cerimônias. Os Okanagan-Colville, do noroeste, preparavam um chá de urtiga para ser tomado enquanto estavam no "local de transpiração" ou sauna cerimonial, e lavavam sua pele e cabelo com ele para purificar o corpo. Esses nativos também se banhavam em uma decocção de urtiga com o objetivo de se proteger de feitiçaria.[4]

As sementes e raízes de urtiga também possuem propriedades medicinais significativas, que não são discutidas aqui. Ambas têm propriedades nutritivas, em especial as sementes, podendo ser usadas como um fitoterápico de suplementação. A raiz é utilizada para fins medicinais de uma forma semelhante à da erva, como foi explicado acima.

A erva, as folhas e as raízes de urtiga são fitoterápicos aprovados pela Comissão Alemã E.

Tradução de Material de Pesquisa

A medicina chinesa reconhece quatro espécies de *Urtica* (*U. cannabina, U. angustifolia, U. fissa, U. laetevirens*), todas conhecidas como *qiān má*. Essa planta medicinal é picante, amarga, fria e levemente tóxica. É usada pela tratar dores causadas pelo vento-umidade, contrações musculares do vento no pós-parto, convulsões infantis e erupções cutâneas (provocadas pela própria urtiga).

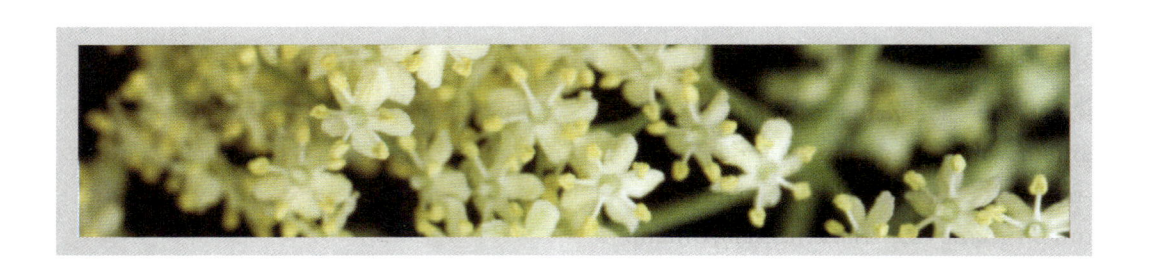

ERVAS QUE DISPERSAM O VENTO E A UMIDADE

Os fitoterápicos usados para dispersar o vento e eliminar a umidade compreendem uma categoria especial, algumas vezes erroneamente chamada de "antirreumáticos" no Ocidente. A função dessas ervas é remover dos meridianos, dos canais colaterais, da carne e das articulações os fatores patogênicos do vento e da umidade. Quando o vento e a umidade penetram nessas áreas do corpo, eles produzem dor que, dada a natureza do vento, costuma ser uma dor que se desloca.

Quatro plantas medicinais que expelem o vento e eliminam a umidade estão representadas neste texto. A angélica é provavelmente uma imagem familiar nesta categoria de fitoterápicos chineses, que são tipificados pela angélica duhuo. A planta descrita no texto é bastante diferente e, por isso, não posso chamá-la de análoga à espécie chinesa; entretanto, ela é usada para os mesmos tipos de padrão.

A yerba mansa (*Anemopsis californica*) é outro exemplo clássico de uma planta medicinal pertencente a esta categoria. Ela é picante, amarga, morna e especialmente indicada para o tratamento da umidade, em particular a umidade estagnada, a umidade acumulada, que se juntou para formar fleugma, e de toxinas da umidade. A canela-sassafrás (*Sassafras albidum*) é útil no tratamento do vento-umidade e do frio, mas proporciona o benefício adicional de avivar o sangue, que se apresenta estático em doenças crônicas. A gualtéria (*Gaultheria procumbens*), outra erva valiosa desta categoria, também aborda desordens provocadas pelo calor úmido no aquecedor inferior, como a estrangúria.

Angélica

Angelica breweri, A. arguta, A. hendersonnii
Apiaceae
Angelicae Breweri seu Argutae radix
Também conhecida como angélica de Brewer, angélica de Lyall, angélica de Henderson

Sabor e *qì*: picante, amarga, morna
Meridianos nos quais atua: rim, pulmão, bexiga
Ações: anti-inflamatória, antirreumática, diurética

Funções e Indicações

- **Dissipa o vento-umidade e dispersa o frio.** A angélica é utilizada no tratamento do impedimento pelo vento-frio-umidade, acompanhado de sintomas como dor e rigidez nas articulações (em especial as articulações da parte superior do corpo) e uma sensação de peso. A angélica é picante e morna, e efetivamente expele o vento, a umidade e o frio. Quando essas influências abalam os canais, o *qì* fica estagnado, e o sangue se torna estático. Isso leva à dor; daí o termo "impedimento". As características morna e picante da angélica também atuam com o objetivo de ativar o *qì* e o sangue dentro dos meridianos, atenuando a dor.
- **Libera o exterior, expele o vento e dispersa o frio.** A angélica trata o vento-frio acompanhado de sintomas como dor de cabeça, tensão no pescoço e ombros, além de calafrios. Sua natureza morna e picante expele o vento e dispersa o frio, resolvendo o exterior; ela atua com eficácia em quadros de ataques exógenos do vento-frio.
- **Faz o *qì* circular, aviva o sangue e atenua a dor.** A angélica é um excelente fitoterápico no que se refere ao tratamento da dor resultante da estagnação do *qì* e da estase sanguínea relacionadas com o vento e o frio ou com lesões traumáticas. Use internamente, de acordo com a descrição abaixo, ou prepare a erva como linimento para aplicação externa no tratamento de dores nas articulações, dores musculares ou ferimentos causados por traumas.

PRECAUÇÕES

Prescreva angélica com cautela para casos de vacuidade de *yīn* com sinais de calor, assim como para pessoas com estômago sensível ou história de refluxo ácido. Evite o uso durante a gravidez.

Dosagem e Preparo

Use 3-9 g em decocção; 2-4 ml de tintura.

A decocção de angélica é o método preferido de preparo, uma vez que a tintura é muito picante e difícil de mascarar mesmo quando adicionada a uma grande fórmula. Com a planta seca, prepare a tintura para uso interno. Para preparados de

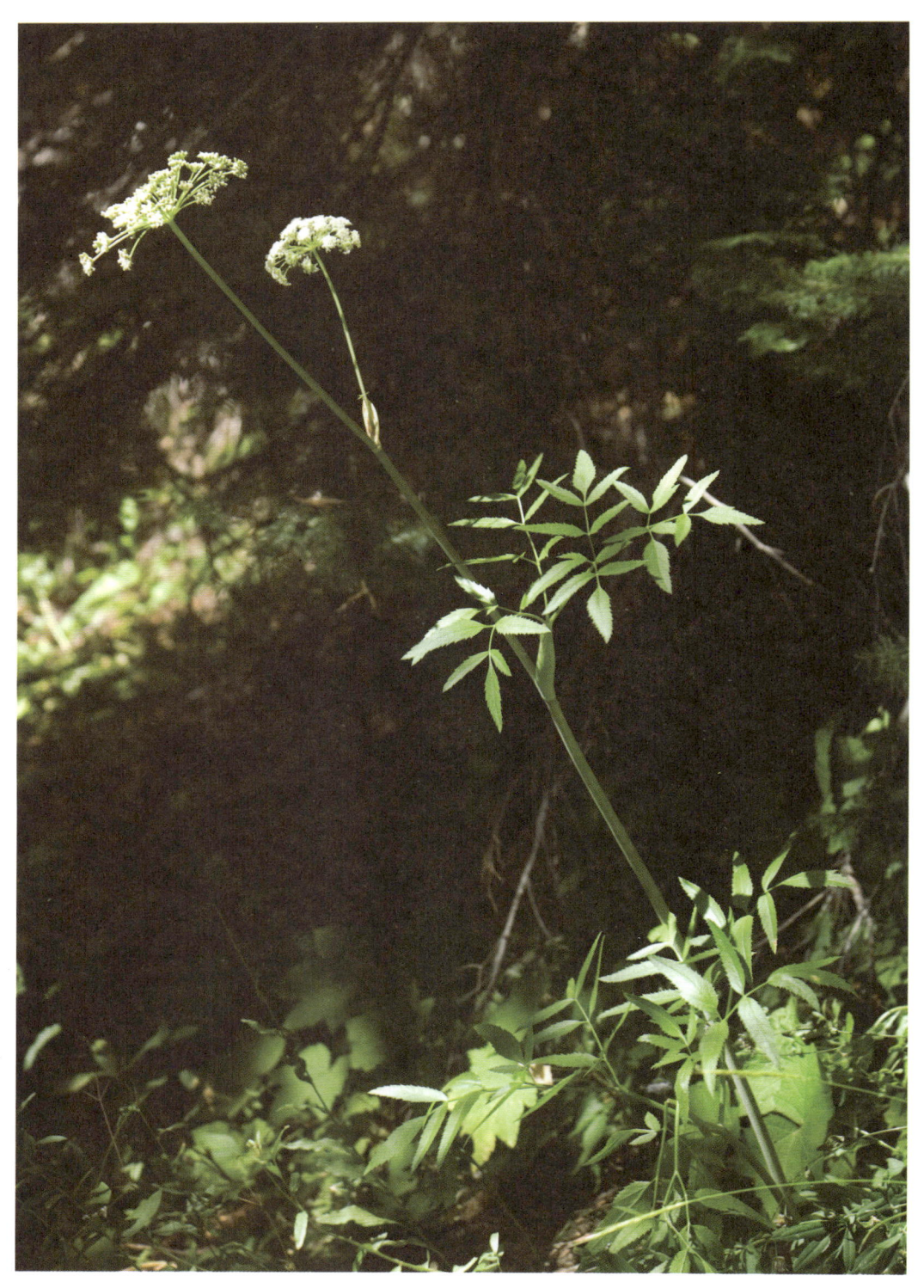

Angélica de Lyall (*Angelica arguta*)

uso externo, é preferível utilizar a planta fresca para a tintura. O material dessecado de boa qualidade é firme, aromático e resinoso. Deve haver uma significativa quantidade de resina, suficiente para manchar, dando uma aparência de mármore à parte interna das raízes.

Principais Combinações

- Combine com yerba mansa e açafrão-da-terra para tratar o impedimento dos ombros, cotovelos ou pulsos causado pelo vento-umidade-frio. Essa combinação também é excelente quando aplicada externamente como linimento ou emplastro.

- Combine com ligústica para casos de vento-frio que invade o exterior, com sintomas de rigidez no pescoço, dor de garganta, calafrios, febrículas e dores de cabeça. Essa combiação é ainda eficaz em quadros de invasões do vento-umidade.

Comentário

Embora as duas principais espécies ocidentais de angélica que discuti aqui (*Angelica breweri* e *A. arguta*) estejam comercialmente disponíveis de maneira apenas limitada, elas são encontradas em abundância, e sua disponibilidade poderia mudar com o aumento da demanda. Tenho usado a *A. breweri* desde antes de eu ter iniciado a mi-

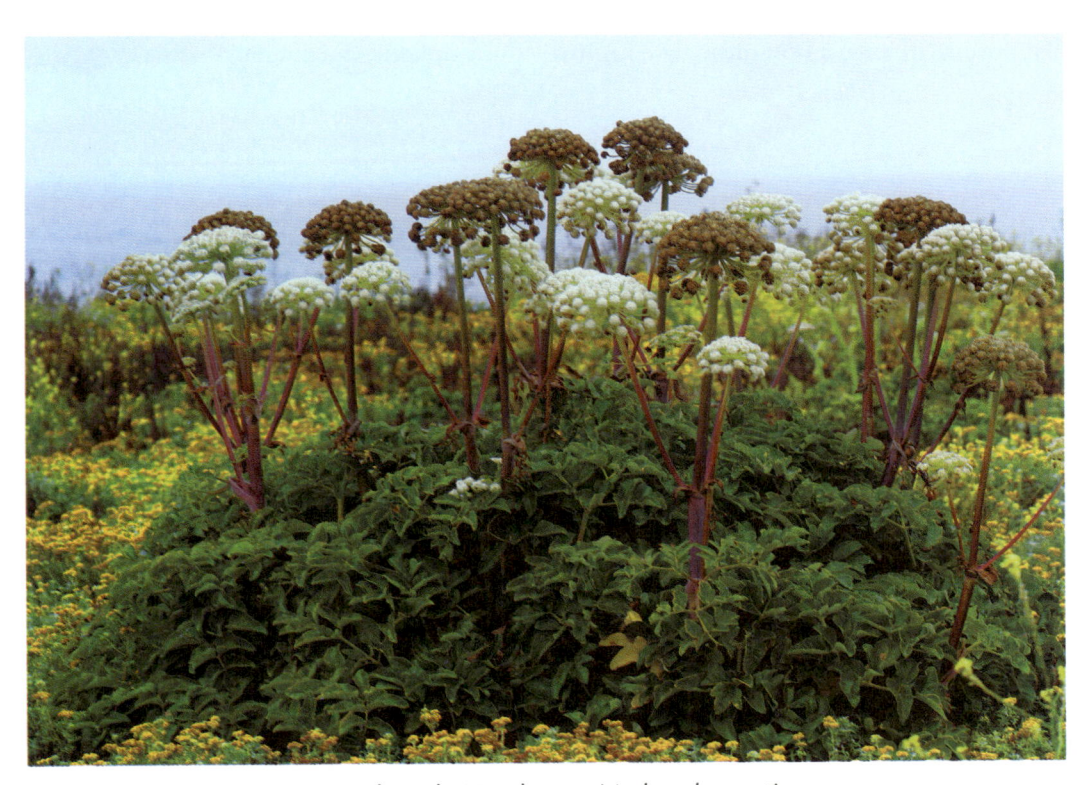

Angélica de Henderson (*A. hendersonii*)

nha prática profissional. A planta é nativa das regiões norte e central da Sierra e das Montanhas High Cascades da Califórnia e do Óregon. Embora não tenha estado disponível para mim até recentemente, a literatura etnobotânica apoia muito as aplicações que descrevi acima, o que me encorajou a incluí-la neste livro.

A segunda espécie mencionada, *A. arguta*, tem um âmbito maior, sendo mais empregada por herboristas no oeste dos Estados Unidos. Várias empresas de pequeno porte, dedicadas à colheita no *habitat* da planta, fornecem a *A. arguta*. Sua raiz é significativamente menor, mas, ainda assim, grande o suficiente para torná-la um produto comercial viável. Minha experiência com essa planta é limitada; porém, quanto à botânica, ela é muito semelhante à *A. breweri*, e os medicamentos preparados com ambas praticamente se confundem.

Os índios Miwok, que habitavam a Sierra Nevada e seus contrafortes ocidentais, mascavam a raiz da *A. breweri* para tratar dores de cabeça e resfriados. Os Paiute da Grande Bacia de Nevada preparavam a mesma planta como uma decocção e a empregavam em casos de resfriados e de problemas no peito e nos rins. Eles também mascavam a raiz para tratar dores de garganta e tosse, além de incorporar a raiz amassada a uma pomada que usavam para cortes e feridas. Os Shoshoni tinham, talvez, um sentido mais desenvolvido em relação a essa planta e a incluíam como auxiliar em fórmulas para aumentar o efeito de outras plantas medicinais.

Yerba Mansa

Anemopsis californica
Saururaceae
Anemopsi Californicae radix et rhizoma
Outros nomes populares incluem manso, rabo de lagarto

Sabor e *qì*: picante, amarga, morna, aromática
Meridianos nos quais atua: pulmão, bexiga, baço
Ações: antibacteriana, antifúngica, anti-inflamatória, antirreumática, adstringente

Funções e Indicações

- ***Dissipa o vento e a umidade.*** A yerba mansa é empregada no tratamento do impedimento causado pelo vento-umidade, em especial quando associado com o frio, em que se manifestam sintomas como dor e inchaço nas articulações e dor nas articulações que piora com o frio e quando o tempo está úmido. Essa planta também pode ser usada para tratar fleugma instalada nos canais. Por natureza, a erva é picante e morna e dissipa o vento e a umidade com eficácia, resolvendo o impedimento resultante da invasão externa do vento-umidade. Graças à sua natureza morna, ela é especialmente útil nos quadros de vento-umidade associados com o frio. Contudo, sua natureza amarga lhe proporciona uma distinta ação de secagem, tornando-a enfaticamente indicada em doenças da umidade; se formulada de forma adequada, essa erva pode ser incluída, com bons resultados, na composição de medicamentos destinados ao tratamento

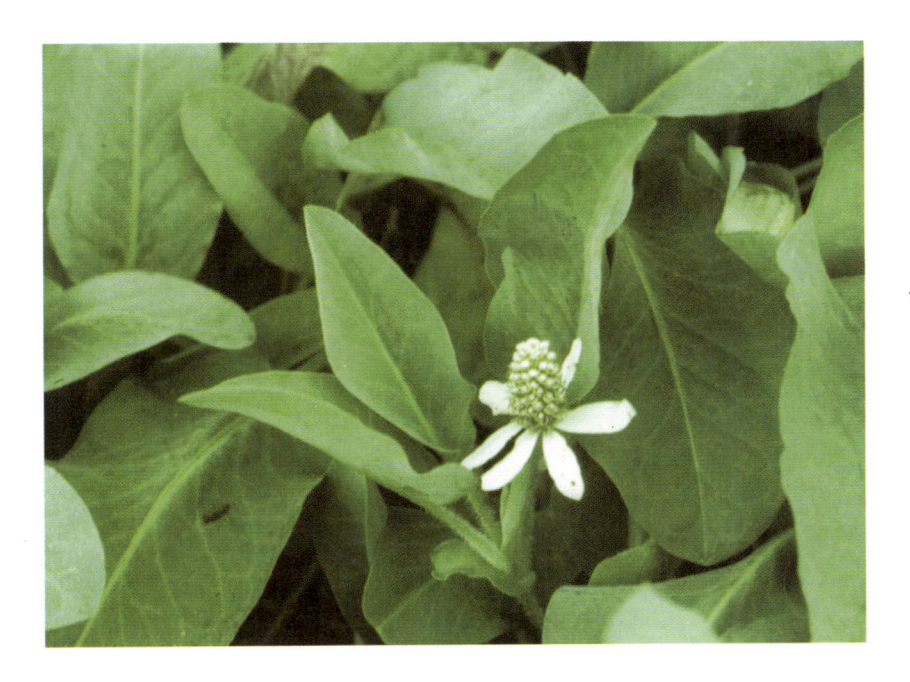

Yerba mansa (*Anemopsis californica*)

tanto do vento-umidade-frio quanto do vento-umidade-calor. Com as folhas trituradas se prepara um emplastro muito bom para essas desordens, apesar de eu dar preferência às raízes por serem mais fácil de encontrar. Quando desordens prolongadas da umidade não são tratadas, a umidade se acumula nos meridianos. Com o tempo, ela se solidificará, formando fleugma. No momento em que a coleção de fleugma fica estagnada nos canais, o *qì* e o sangue deixam de fluir normalmente e a dor se manifesta. A natureza picante, amarga e morna da yerba mansa transforma a fleugma nos meridianos, ativa o sangue, revigora o *qì* e resolve a dor e o impedimento.

- **Dissipa o vento e dispersa o frio.** A yerba mansa é útil na invasão do vento-frio, com sua influência perniciosa e presença de sintomas de efusão de calor, aversão ao frio, tosse, dor de cabeça, dores generalizadas, ausência de transpiração e congestão nasal, além de coriza e presença de catarro claro e fino. A natureza picante e morna da yerba mansa dissipa o vento, dispersa o frio e efetivamente expulsa os fatores patogênicos exógenos do vento-frio. A erva tem uma afinidade com a cabeça e o rosto e é específica para a invasão externa do vento-frio que afeta os seios da face. Seu sabor amargo e tendência para secar drenam e secam essa região com eficácia se ela se apresentar congestionada. Essa aplicação pode se estender para a fleugma-calor nos seios da face e muco nasal espesso, pegajoso e amarelo.

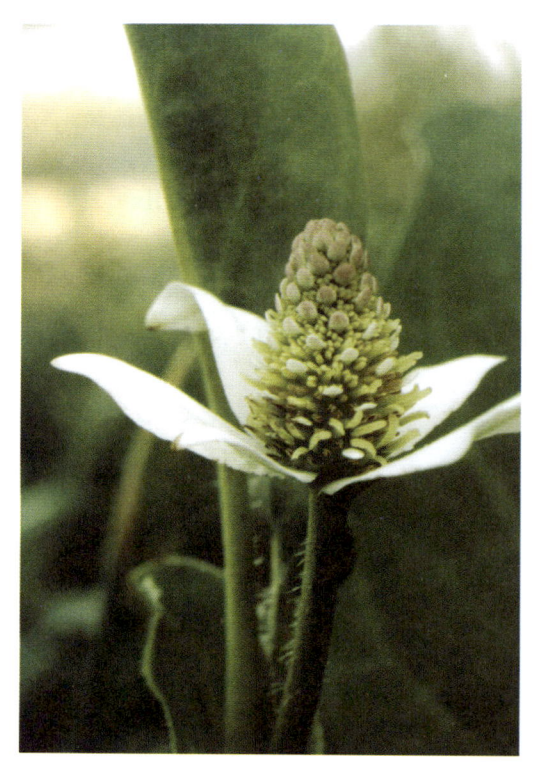

Flor de yerba mansa (*A. californica*)

- **Seca a umidade, dispersa o frio e atua como auxiliar em feridas de cicatrização lenta.** A yerba mansa é eficaz no tratamento de feridas de cicatrização lenta e inchaços tóxicos (tais como inchaços indeterminados decorrentes de toxinas), nos quais a etiologia é de origem úmida e fria. Como essa erva seca muito fortemente a umidade, pode ser combinada com outras para tratar inchaços tóxicos causados pela umidade-calor. A yerba mansa é amarga e morna; ela drena efetivamente a umidade e dispersa o frio. Essa planta também é picante e morna e, portanto, dispersa a estagnação e transforma a umidade estagnada.

PRECAUÇÕES

A yerba mansa é segura, mas dada a sua qualidade de dispersão e o fato de secar é melhor evitá-la durante a gravidez. Tenha cuidado com pacientes que apresentam vacuidade de *qì* ou *yīn*, uma vez que a erva move e seca fortemente. Embora a natureza da yerba mansa seja morna, ela é muito usada em doenças do calor e do calor-toxinas. Isso pode parecer estranho para algumas pessoas; entretanto, trata-se de uma das exceções nas quais ervas com *qì* morno podem ser usadas para tratar enfermidades do calor.

Dosagem e Preparo

Use 3-9 g em decocção; 2-4 ml de tintura.

A tintura da planta fresca é a melhor forma de apresentação, embora a preparada com a erva seca seja suficiente para atender às necessidades de um tratamento. A decocção funciona muito bem, mas seu gosto desafia o paladar. As folhas (ou a raiz) podem ser preparadas como um banho ou unguento para aplicação externa. As folhas também fornecem um excelente banho para o impedimento em articulações ou músculos. A erva dessecada de boa qualidade tem cor de ferrugem e é aromática. Ela deverá se apresentar picante e amarga, causando uma certa dormência na boca.

Principais Combinações

- Combine com cimicífuga preta, escrofulária da Califórnia e casca de salgueiro para tratamento de articulações rijas, quentes e doloridas. Em caso de doença grave e aguda, adicione pequenas doses de raiz de iuca.
- Combine com ambrosia, botões de magnólia e erva-santa para congestão dos seios da face e catarro claro ou branco. Essa combinação pode ser administrada em casos de fleugma copiosa, que é eliminada com constância ou difícil de eliminar. Para fleugma amarela ou verde, adicione equinácea, hidraste e solidéu chinês.
- Combine com hidraste, solidéu chinês e equinácea no tratamento de quadros de inchaços tóxicos e lesões decorrentes da umidade-calor. Aplique tanto externa quanto internamente, associando a erva com alcaçuz e gengibre para uso interno. Acrescente *dāng guī* e astrágalo para feridas de cicatrização lenta.

Comentário

Yerba mansa disputa com a hidraste o papel de agente antibacteriano, embora não seja um substituto dessa última. A hidraste é de natureza fria, já a yerba mansa é morna, uma distinção importante que não deve ser negligenciada. Como agente antibacteriano, a yerba mansa atua com mais eficácia quando a origem da infecção e da inflamação é uma doença induzida pelo frio. Afecções como gripe e pneumonia, que se iniciam como padrões de doença do *tài-yáng*, são as indicadas aqui. Na doença do *tài-yáng*, se a influência patogênica externa não for resolvida, ela poderá se interiorizar e ficar congestionada nos pulmões, gerando calor. Isso pode se manifestar como infecção das vias respiratórias superiores, que incluiriam os pulmões e os seios da face. É uma situação perfeita para a yerba mansa. A erva é amarga, picante e morna, criando uma ação ascendente e de expulsão que ajuda os pulmões a restabelecerem uma difusão apropriada do *qì*, enquanto elimina os fatores nocivos congestionados.

Em padrões de vento-calor, quando o fator patogênico estiver atacando a defesa dos pulmões, com sintomas como dor de garganta, febre, sede, tosse, ponta da língua vermelha e pulso flutuante e rápido, essa erva poderá não ser tão eficaz se usada de forma isolada. Entretanto, combinada com outras ervas, específicas para o quadro, a yerba mansa pode ser incorporada a uma fórmula por suas propriedades que dispersam o vento e secam a umidade, desde que tenhamos em mente sua energia morna. Por exemplo, a combinação de yerba mansa com madressilva e Pó de Forsítia (*yín qiào sǎn*) para o padrão de vento-calor já mencionado poderá ser uma excelente escolha, sobretudo se houver tosse com expectoração de catarro amarelo e excreção de muco nasal amarelo. A yerba mansa é conhecida por suas propriedades antibacterianas e antifúngicas, o que pode ser útil nessas situações. Embora não se disponha de dados que apoiem essa afirmação, a yerba mansa provavelmente tem também uma ação antiviral.

Essa planta é muito eficaz em doenças do vento. Ela afeta com maior profundidade a parte superior do corpo, podendo, assim, ser empregada com eficácia no tratamento da rinite e da sinusite. A yerba mansa dispersa o vento e transforma a umidade. Ela tem indicação em ambos os estágios, crônico e agudo, de uma doença, sendo útil, em particular, quando a doença vem acompanhada de dor de cabeça.

Durante milênios, os nativos norte-americanos do sudoeste dos Estados Unidos e da região central do México trataram reumatismo e artrite com yerba mansa. Essa planta é de extrema importância em casos nos quais a doença é exacerbada pela umidade e pelo frio. Ela tem ação anti-inflamatória; lembre-se, porém, que sua natureza é morna e, por isso, ela atua como anti-inflamatório pelo efeito de movimentar (e, até certo ponto, por ser adstringente) e não de refrescar. Por essa razão, essa erva é especialmente útil se a inflamação for causada pela estagnação resultante de uma doença associada ao frio e à umidade. Quando a estagnação é rompida, permitindo ao *qì* e ao sangue se moverem através da área afetada, a inflamação tende a ceder. A yerba mansa combina bem com a escrofulária da Califórnia, peônia da Califórnia, angélica e gengibre-selvagem no tratamento dessas desordens. Se a doença for causada pelo calor, reduza a angélica e o gengibre-selvagem e adicione cimicífuga preta e raiz de genciana grande. A yerba mansa também pode ser transformada em um preparado anti-inflamatório de uso externo, para ser aplicado na área afetada.

Além das indicações relacionadas acima, havia outras; os nativos norte-americanos usavam essa planta medicinal para tratar úlceras estomacais, resfriados, peito congestionado, cólicas menstruais e como analgésico em geral. Eles a preparavam com um banho externo para feridas abertas e lesões, além de amassar as folhas para aplicação em inchaços.

As propriedades antibacteriana e antifúngica da yerba mansa são muito fortes; por isso, é indispensável tê-la na farmácia. Usada externamente, a erva demonstra significativo potencial para o tratamento de várias desordens, incluindo infecções por fungos nos pés, infecções vaginais e micose de unha.

Sassafrás

Sassafras albidum
Lauraceae
Sassafras Albidi cortex radicis
Outros nomes populares incluem casca-preciosa, canela-sassafrás

Sabor e *qì*: picante, amargo, morno aromático
Meridianos nos quais atua: pulmão, fígado, estômago
Ações: alterativa, antirreumática, antisséptica, carminativa, diaforética, diurética

Funções e Indicações

- ***Dispersa o frio, transforma a umidade e repele o vento***. O sassafrás é usado para tratar o impedimento causado pelo vento-umidade-frio. Ele é picante e aromático, móvel e penetrante. Por isso, essa planta medicinal tem um papel importante na expulsão de agentes patogênicos quando há ataques externos do vento-umidade. Se, por um lado, a natureza aromática e picante do sassafrás o torna particularmente eficiente no tratamento de doenças do vento e da umidade, é importante observar que essas qualidades também ativam o sangue e estimulam o movimento do *qì*. Embora seja de natureza morna e eficaz na dispersão do frio, essa erva é com frequência usada para doenças do calor. O calor em síndromes de impedimento é em geral causado pela estagnação e pela estase. Assim, o calor pode ser eliminado ao se solucionar a

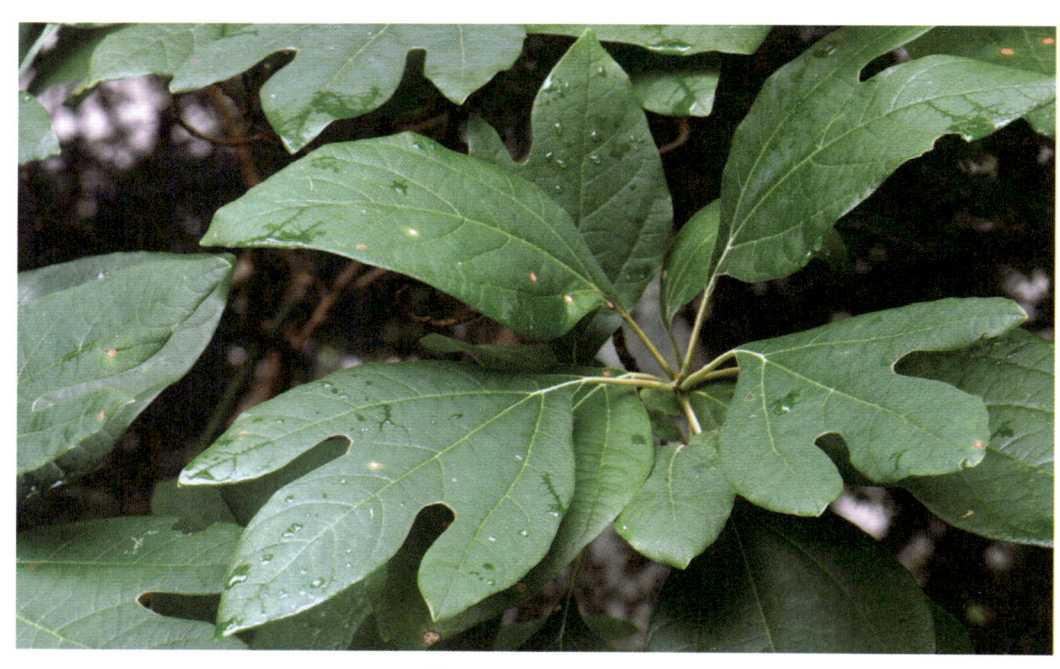

Sassafrás (*Sassafras albidum*)

estagnação e a estase. É provável que esse seja o modo e o porquê de a canela-sassafrás ser efetivamente utilizada nas síndromes de impedimento com calor associado. A planta também é útil nos quadros em que o vento-umidade afeta a pele, com presença de prurido. Para essa indicação, o sassafrás tem aplicação tanto em doenças do calor quanto do frio.

- **Ativa o sangue e transforma a estase**. O sassafrás trata a estase do sangue resultante de várias etiologias, como trauma, síndromes de impedimento e bloqueio da menstruação. No tratamento da estase sanguínea, a erva pode ser administrada interna ou externamente. Ela é picante, amarga, aromática e morna. É móvel e penetrante. A canela-sassafrás move o *qì* e energiza o sangue; ela penetra nos meridianos, abrindo-os e liberando-os, enquanto ativa os canais colaterais.

PRECAUÇÕES

Foi descoberto que o safrole, uma substância encontrada em quantidades significativas no sassafrás (e em menor escala na canela, na noz-moscada e na cânfora) é cancerígena em animais. A FDA (U.S. Food and Drug Administration) e a Health Canada baniram produtos alimentares que contêm safrole.[1] Além disso, como a casca da raiz do sassafrás pode ser usada na sintetização de algumas drogas recreativas populares, como MDMA (ecstasy) e MDA, a venda desse produto é monitorada pela U.S. Drug Enforcement Agency. Por essas razões, muitas pessoas passaram a evitar o sassafrás; contudo, que seja do conhecimento do autor, o uso correto em doses apropriadas nunca causou câncer em seres humanos. McGuffin *et al.* afirmam que a erva não deve ser ingerida por longos períodos e que a dose recomendada (segundo eles, de 10 g de pó de raiz e 2-4 ml de extrato líquido da casca da raiz) não deve ser excedida.[2] O uso prolongado do sassafrás é contraindicado, assim como a aplicação do óleo essencial nas regiões internas.

Dosagem e Preparo

Use 3-6 g em infusão ou decocção leve; 1-2 ml de tintura.

A casca da raiz seca de boa qualidade tem cor de ferrugem e é fortemente aromática. Em geral, o produto se torna "poeirento" depois de ser processado.

Principais Combinações

- Combine com raiz de uva do Óregon, salsaparrilha e trevo vermelho para tratar doenças cutâneas rebeldes, de várias etiologias, associadas com o calor.
- Combine com escrofulária da Califórnia, raiz de uva do Óregon e bardana em caso de impedimento causado pelo vento-umidade-calor.

- Combine com gualtéria, yerba mansa e angélica para tratar o impedimento resultante do vento-umidade-frio.

Comentário

O sassafrás é uma árvore comum no leste dos Estados Unidos e nos oferece uma casca agradável e aromática. Esta é empregada como demulcente e carminativo aquecedor para suavizar e revigorar o processo digestivo quando há formação de gases e sensação de estômago muito cheio. Essa planta medicinal faz o *qì* circular e dissipa o calor das articulações em doenças reumáticas, reduz a dor e aumenta a mobilidade. Ela costuma ser usada em doenças eruptivas da pele, assim como no eczema e na psoríase. É uma boa erva para se acrescentar a uma fórmula destinada ao tratamento de problemas urinários crônicos.

Os europeus tiveram o primeiro contato com o sassafrás no século XVI, depois de exploradores franceses e espanhóis terem chegado à costa leste dos Estados Unidos. Os primeiros brotos da árvore foram plantados na Grã-Bretanha em 1612. Esse fitoterápico foi bastante popular na Europa entre os séculos XVII e XIX, quando era usado para combater a sífilis e como purificador do sangue em geral.

É provável que o termo latino *Sassafras* derive de *saxifragus*, que significa "quebrar pedras"; esse nome está relacionado com o emprego histórico da planta em cálculos renais. O nome da espécie, *albidum,* vem do latin *albus*, isto é, "branco". Essa árvore é comum em minha cidade natal no estado de Massachusetts, sendo encontrada em todo o leste dos Estados Unidos. Ela está disponível em casas de produtos naturais e de ervas, onde é vendida a granel, em tintura e em muitas fórmulas.

O sassafrás foi ou é citado oficialmente no *Deutsches Arzneibuch* (6ª ed., 1926), e na *Martindale: The Extra Pharmacopoeia* (31ª ed., 1966). O óleo de sassafrás consta ofocialmente nas farmacopeias de Portugal e da Espanha.

Gualtéria

Gaultheria procumbens
Ericaceae
Gaultheriae Procumbens folium

Sabor e *qì*: picante, amarga, fresca, aromática
Meridianos nos quais atua: fígado, rim, bexiga, estômago
Ações: anti-inflamatória, antirreumática, diurética

Funções e Indicações

- **Dissipa o vento-umidade e elimina o calor.** A gualtéria ajuda a tratar o impedimento do vento-umidade nos casos em que o vento-frio-umidade se transforma em um impedimento do calor, o qual se apresenta com sintomas de articulações quentes, intumescidas e doloridas e dor nas articulações, que piora quando há vento ou o tempo está úmido ou quente. Graças à sua capacidade de dissipar a umidade, essa erva é eficaz no tratamento de síndromes agudas nas quais a umidade se instala nos músculos, causando dor e rigidez muscular. A planta também é aplicada externamente para tratar desordens desse tipo. O óleo essencial da gualtéria é o principal preparado para uso externo, sendo encontrado em numerosos linimentos (incluindo formulações chinesas). Essa erva é picante e fresca, o que a torna excelente para dispersar o vento e eliminar o

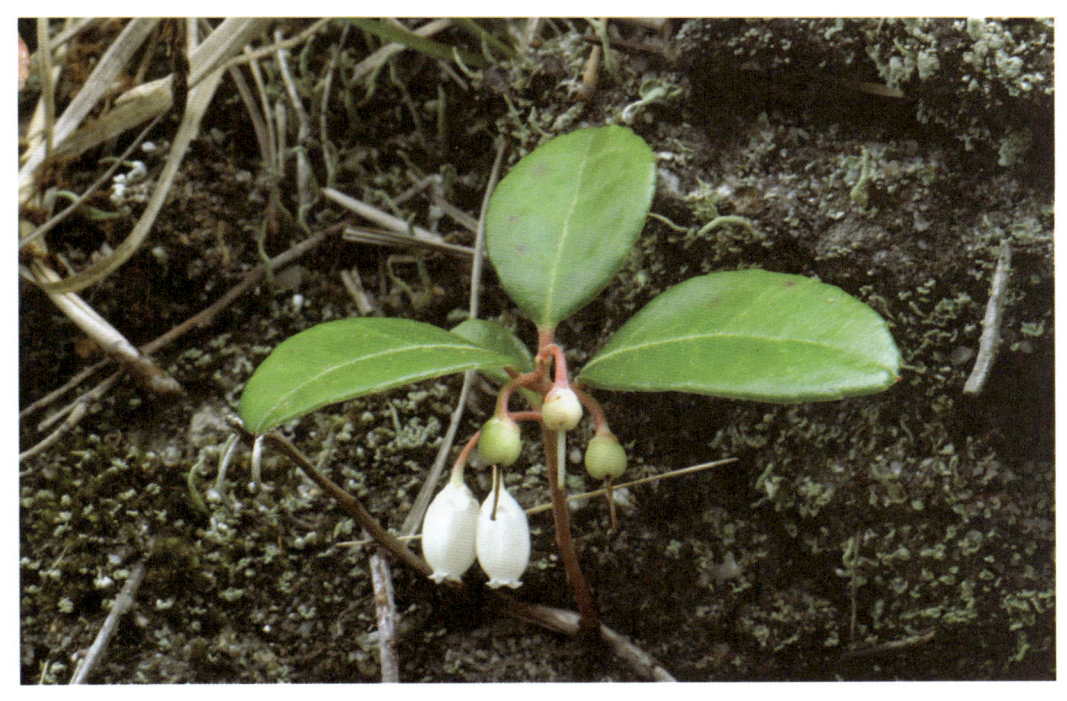

Gualtéria (*Gaultheria procumbens*)

calor em doenças inflamatórias crônicas ou agudas. Ela ajuda em casos de distúrbios relacionados com o ataque exógeno do calor ou com outros aspectos que deixaram de ser tratados, transformando-se, por isso, em calor.

- **Drena a umidade e dissipa o calor no aquecedor inferior.** A gualtéria é útil na síndrome *lín* da umidade-calor, com sintomas de dor ao urinar, obstrução da micção, sangue na urina, dor causada pela hipertrofia benigna da próstata e dor nos rins anatômicos decorrente de uma inflamação. A gualtéria é amarga e fresca. A primeira qualidade drena, e a segunda dissipa o calor, tornando a erva eficaz em doenças da umidade-calor. Além disso, essa planta medicinal tem afinidade com os rins anatômicos e o restante do aquecedor inferior. Por isso, ela é muito útil no tratamento de inflamação nos rins biomedicamente definida, assim como de distúrbios associados com síndromes do calor – de repleção ou vacuidade – da fase água. A planta também pode ser usada para dissipar o calor na vacuidade de *yīn* nos rins, com sintomas de aumento de desejo sexual e espermatorreia.
- **Penetra nos meridianos e mobiliza o qì e o sangue.** A gualtéria é empregada no tratamento de padrões de estagnação do *qì* e estase do sangue que se transformaram em calor, como na dismenorreia, amenorreia, cólica, dor epigástrica ou abdominal e dor de dente. A depressão do *qì* e do sangue leva ao calor depressivo. A gualtéria é amarga e muito aromática. Ela é móvel e penetrante, e abre a depressão, o que faz dessa erva um importante fitoterápico para vários tipos de calor depressivo.

PRECAUÇÕES

Como os salicilatos contidos na gualtéria podem interagir com algumas drogas, causando sangramentos e outros efeitos colaterais, tenha cautela com pacientes que tomam abortifacientes, anticoagulantes, antieméticos, antiepiléticos, citotóxicos, diuréticos, NSAIDs (anti-inflamatórios não esteroides) ou drogas uricosúricas. Deve-se observar que salicilatos naturais são menos ativos que a aspirina; por isso, menor cautela é exigida.[3] O óleo essencial de gualtéria deve ser usado apenas em regiões externas.

Dosagem e Preparo

Use 2-6 g em infusão (quente ou fria); 0,5-3 ml de tintura.

Para a umidade-calor no aquecedor inferior, aconselha-se o uso de uma infusão fria. O óleo essencial de gualtéria deve ser usado apenas externamente. Ele é combinado com outros ingredientes e preparado como pastas, emplastros, linimentos e óleos para tratar traumas. A erva seca de boa qualidade é verde, aromática e não contém talos.

Principais Combinações

- Combine com aparine e úsnea para a síndrome *lín* da umidade-calor, que se apresenta com sintomas de urina escassa, amarelo-escuro, com ou sem dor à micção e sangue na urina.
- Para uso externo, combine com yerba mansa e pimenta-de-caiena até formar uma pasta para dor nas articulações. Quando essa é a finalidade, eu prefiro o óleo essencial, que misturo cuidadosamente na pasta. Uma boa alternativa é combinar a gualtéria com hipérico, arnica e pimenta-de-caiena em linimentos ou óleos, para aplicação externa.

Comentário

Embora a gualtéria seja de natureza fresca, ela é móvel e penetrante. Essas qualidades a tornam, de forma especial, clinicamente útil, uma vez que a ação de muitas plantas medicinais com essas qualidades é de aquecimento. Seus frutos são doces, um pouco picantes e mornos, e podem ser usados para nutrir o *yáng* dos rins.

Eu cresci comendo frutos de gualtéria. Essa planta ocorre com abundância no solo de florestas do nordeste dos Estados Unidos. Muitos povos nativos comiam os frutos, crus ou preparados como bolos que eram desidratados e armazenados para consumo futuro. Os iroqueses faziam um molho ou um condimento para ser servido com pão de milho.[4]

A salal (*Gaultheria shallon*) é uma espécie relacionada que cresce no noroeste dos Estados Unidos e oeste do Canadá e tem aplicações muito semelhantes. Os quinault, da costa sudoeste da Península Olímpica utilizavam a salal com fins medicinais, para tratar diarreia, cólica e azia, e também como alimento sob a forma de tortas, que mergulhavam em óleo de baleia ou de foca.[5]

Embora a gualtéria não seja uma planta medicinal oficial em nenhum país, o metilsalicilato (um componente do óleo das folhas de gualtéria) é citado em numerosas farmacopeias ao redor do mundo. Algumas dessas farmacopeias afirmam que o produto deve ser sintético, enquanto outras admitem que ele deriva da fonte vegetal. É necessário que essa fonte seja indicada no rótulo.

Tradução de Material de Pesquisa

A medicina chinesa usa duas espécies de *Gaultheria*. A *dà tòu gŭ xiāo* (*G. forrestii*) é amarga, picante e morna. Ela dissipa o vento e elimina a umidade, sendo empregada no tratamento da paralisia do vento-umidade e de ulcerações produzidas pelo frio.

A *tòu gŭ xiāng* (*G. yunnanensis*) é picante e morna. Ela dispersa o vento e elimina a umidade, ativa o sangue e libera os canais colaterais, sendo utilizada para tratar a dor nas articulações causada pelo vento-umidade, a distensão abdominal (por ascite), golpes e quedas, dor de dente e pápulas provocadas pela umidade.

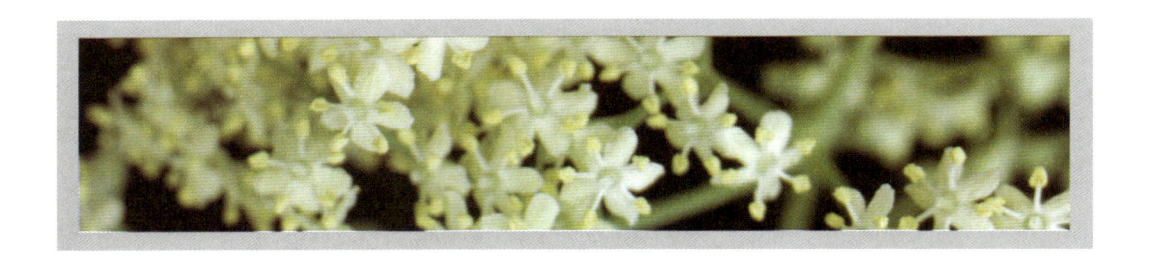

ERVAS QUE TRANSFORMAM A FLEUGMA E TÊM AÇÃO ANTITUSSÍGENA

Esta categoria é dividida em duas ou mesmo três categorias em muitas matérias médicas, com o objetivo de distinguir as plantas medicinais entre mornas, que refrescam ou que têm a ação de fazer a tosse parar. Eu as combinei aqui porque não estou apresentando muitas dessas plantas. Entretanto, não se deve presumir que as três plantas discutidas neste capítulo sejam usadas somente para a fleugma nos pulmões. A transformação da fleugma implica um processo relativamente suave de eliminar a fleugma. A eliminação da tosse, por outro lado, requer a descida do *qì* e o restabelecimento da função depurativa dos pulmões.

A raiz de erva daninha de borboleta (*Asclepias tuberosa*), uma importante planta medicinal dentro desta categoria e na matéria médica como um todo, tem uma ampla gama de ações. Essa erva é de natureza amarga, picante e fria, sendo muito eficaz na difusão do *qì* dos pulmões e em fazer o *qì* do peito circular. Assim, ela ajuda no tratamento de várias afecções do peito, incluindo tosse, retenção grave no peito e asma. A erva-santa (*Eriodictyon californicum*) é provavelmente a mais famosa entre as ervas nativas da Califórnia. Ao contrário da erva daninha de borboleta, a erva-santa é morna e útil na transformação da fleugma nos pulmões e no baço. A erva-santa também oferece o benefício extra de aquecer o *yáng* do baço e resolver a reuma. Ambas, a erva daninha de borboleta e a erva-santa, resolvem o exterior, porém suas ações são diferentes. A grindélia (*Grindelia* spp.) é amarga, picante e fresca em sua natureza, sendo valiosa na difusão e descida do *qì* dos pulmões. A grindélia também é útil no tratamento do aquecedor inferior em decorrência de suas características fresca e amarga, dissipando o calor dos rins e da bexiga.

Erva-Santa

Eriodictyon californicum, E. tricocalyx, E. angustifolium **e outras**
Hydrophyllaceae
Eriodictyonis Californicus folium
Também chamada de bálsamo da montanha

Sabor e *qì*: picante, amarga, doce, morna
Meridianos nos quais atua: pulmão, baço
Ações: anti-inflamatória, descongestionante, digestiva, expectorante

Funções e Indicações

- ***Transforma a fleugma e promove a descida do* qì *dos pulmões*.** A erva-santa é usada em padrões como a obstrução dos pulmões pela fleugma-umidade, com tosse e catarro branco copioso, opressão no peito e respiração difícil. Essa planta também é útil em casos de glomus decorrente de fleugma. As características morna e picante da erva penetram profundamente e transformam a fleugma, enquanto sua natureza amarga faz o *qì* descer do pulmão. Ela é muito eficaz no tratamento da fleugma, em especial a fleugma-frio e a fleugma-umidade.

- ***Aquece o* yáng *e transforma a reuma*.** A erva-santa é empregada para tratar sintomas como perda de apetite, tosse crônica, dispneia, repleção do peito, catarro nas fezes (com ou sem diarreia) e expectoração de catarro copioso, branco

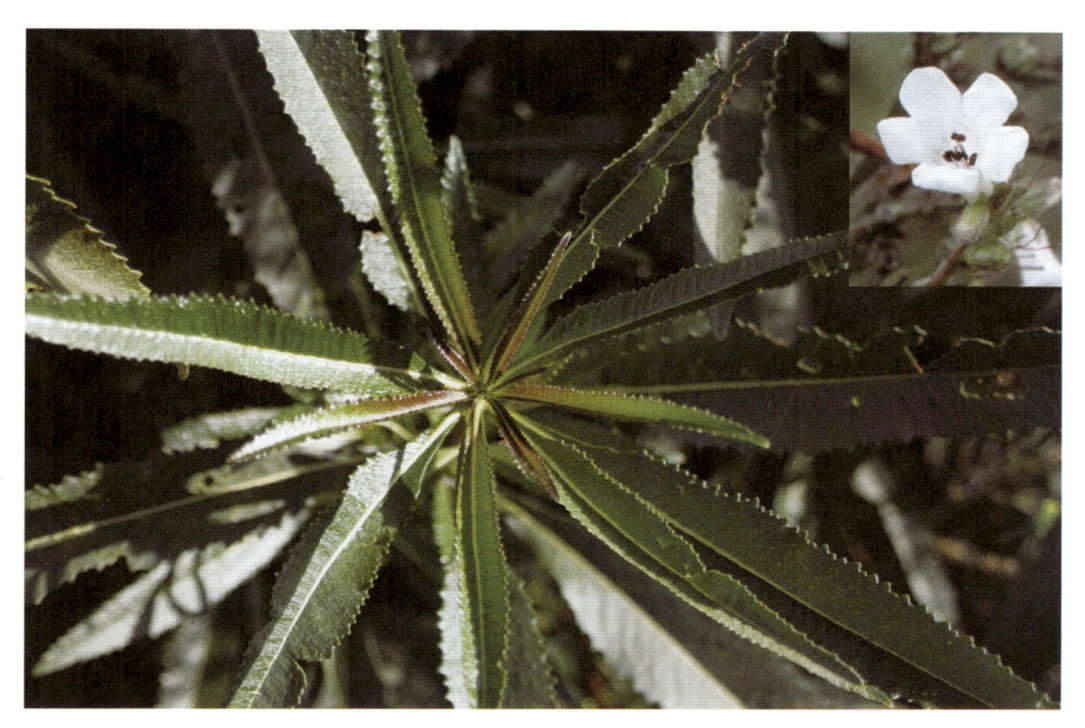

Erva-santa (*Eriodictyon californicum*), com detalhe da flor e possivelmente espumoso. A natureza doce da erva-santa aborda a fleugma com mais intensidade ao atingir a fonte – baço – aquecendo o *yáng* do baço, além de ajudar na recuperação de desordens recalcitrantes da fleugma-umidade.

- **Circula o exterior, dissipa o vento e difunde o qì do pulmão.** A erva-santa é útil no tratamento da coriza de qualquer etiologia, com fleugma transparente ou branca, olhos lacrimejantes e espirros. Essa planta medicinal é eficaz em quadros de alergias e febre de feno, em especial quando a alergia é mediada por alimentos. Ao ser adicionada a uma fórmula adequada, essa erva pode ser valiosa em doenças do calor que afetam os seios da face. A acridez da erva-santa é o principal sabor responsável por essa ação. A acridez move o exterior, dissipa o vento e difunde o *qì* do pulmão. Os sabores picante e amargo ajudam a acessar a fonte do muco nasal, o pulmão. O vento prejudica a função dos pulmões, interrompendo, assim, sua ação descendente sobre os fluidos do corpo, o que provoca o acúmulo de fluidos nesses órgãos. Os fluidos, depois, se transformam em fleugma no interior do canal e dos orifícios associados com aquele sistema. Além disso, os pulmões governam o *qì*; qualquer disfunção nesses órgãos pode levar à vacuidade do *qì*. A vacuidade de *qì* no baço gera a produção de fleugma. Portanto, os sabores doce e picante abordam a "última" fonte da fleugma, o baço. A erva-santa aquece e estimula o baço, enquanto transforma a fleugma, se dirigindo integralmente à fonte dessa doença.

PRECAUÇÕES

Use erva-santa com cautela em pacientes com vacuidade de *yīn*.

Dosagem e Preparo

Use 3-9 g em decocção; 2-4 ml de tintura.

A erva-santa é útil como chá ou tintura, mas eu prefiro a tintura preparada com a planta fresca, que tem uma natureza mais quente e é mais eficaz na transformação da fleugma e da reuma.

As folhas dessa planta podem ser colhidas quase que o ano todo, mas folhas novas, apanhadas na primavera ou no início do verão, fornecem uma erva de melhor qualidade. As folhas são bastante resinosas e tendem a aderir umas às outras. Ao serem secadas, devem ser espalhadas para a obtenção de uma secagem uniforme. A erva dessecada de boa qualidade é de um tom verde-escuro e resinosa, livre de talos e flores, devendo desprender um aroma adocicado.

Principais Combinações

- Combine com grindélia para tosse acompanhada de dificuldade para respirar e asma. Essa combinação também é eficaz externamente em erupções causadas por carvalho ou hera venenosa.
- Combine com angélica chinesa, gengibre-selvagem e yerba mansa para trata-

mento de coriza, com secreção copiosa de muco claro.

- Combine com ínula se houver tosse com perda de apetite, fraqueza nos membros e letargia.

Comentário

O nome *Eriodictyon* vem do grego *erion*, que significa "lã"; trata-se de uma referência à parte inferior lanuginosa da folha. O nome da espécie, *californicum,* diz respeito ao fato de que, exceto no sudoeste do Óregon, essa espécie é endêmica na Califórnia.

A erva-santa é uma das poucas ervas nativas da Califórnia que desfrutam de aclamação internacional. Essa planta é um excelente descongestionante, além de, secundariamente, atuar bem com expectorante em doenças que envolvem tanto o calor quanto o frio, dependendo das outras ervas que entram na composição da fórmula. Ela é excepcionalmente útil na congestão dos pulmões e passagens nasais, com sensação de peso na cabeça e repleção no peito. Sua ação é eficaz em especial quando o catarro é copioso e pouco espesso (frio).

A erva-santa aumenta a salivação e age como estimulante digestivo. Os nativos norte-americanos do condado de Mendocino enrolavam as folhas de erva-santa até obter uma bola, a qual mascavam; eles afirmavam que isso tornava uma pessoa doce por dentro.[1] O sabor inicial é amargo, mas este é substituído por uma doçura peculiar. O sabor amargo inicial estimula o fluxo de bílis, enquanto o sabor doce e forte aumenta a produção de saliva. A combinação de ambos os sabores costuma estimular o processo digestivo.

A maioria dos povos nativos com acesso à planta tinha múltiplos usos para ela. Segundo uma fonte de informações, os índios Miwok, da região ocidental da Sierra Nevada, utilizavam a planta para resfriados, tosse e reumatismo, tanto interna quanto externamente, e como auxiliar dermatológico, gastrointestinal e ortopédico.

O Professor John Michael Maisch introduziu a erva-santa na ciência médica dos colonizadores brancos norte-americanos durante um encontro do Philadelphia College of Pharmacy, em março de 1875. Mais tarde, no mesmo ano, o Dr. J. H. Bundy, da Califórnia, publicou um artigo no *The Eclectic Medical Journal*; quando o Professor John Scudder divulgou o nome botânico na mesma revista em 1876, a planta se tornou amplamente conhecida, passando a fazer parte da prática médica comum. Parke-Davis foi o primeiro laboratório farmacêutico a comercializar o extrato. Até hoje, a erva-santa é incluída, como ingrediente, em alguns preparados farmacêuticos por sua capacidade de umedecer as membranas mucosas da boca e da garganta.

A erva-santa fez parte oficialmente da *The United States Pharmacopoeia*, de 1894 a 1905 e de 1916 a 1947, e tem sido citada no *The National Formulary (U.S.)* desde 1947.

Erva Daninha de Borboleta

Asclepias tuberosa
Asclepiadaceae
Também chamada de raiz de pleuriz, raiz de vento

Sabor e *qì*: amarga, picante, fria
Meridianos nos quais atua: pulmão, intestino grosso
Ações: anticatarral, antitussígena, diaforética, expectorante

Funções e Indicações

- **Dissipa o calor, difunde o qì do pulmão e transforma a fleugma.** A erva daninha de borboleta é valiosa em quadros de calor do pulmão, com sintomas de dor no peito, febre e tosse, além de expectoração difícil ou ausência de expectoração. De natureza fria, a planta tem sabor amargo e picante, que transforma a fleugma e drena o calor de repleção do pulmão, enquanto dispersa o *qì* desse órgão. Sua natureza fria dissipa fortemente o calor. Os sabores e sua característica fria se combinam para transformar a fleugma, eliminar o calor e dar assistência ao *qì* do pulmão em suas ações depuradora e difusora. A erva daninha de borboleta também resolve o exterior, apoiando o corpo na expulsão de quaisquer agentes patogênicos que possam ter entrado no organismo, vindos de fora.
- **Promove a circulação do qì do peito, alivia a dor e harmoniza o aquecedor**

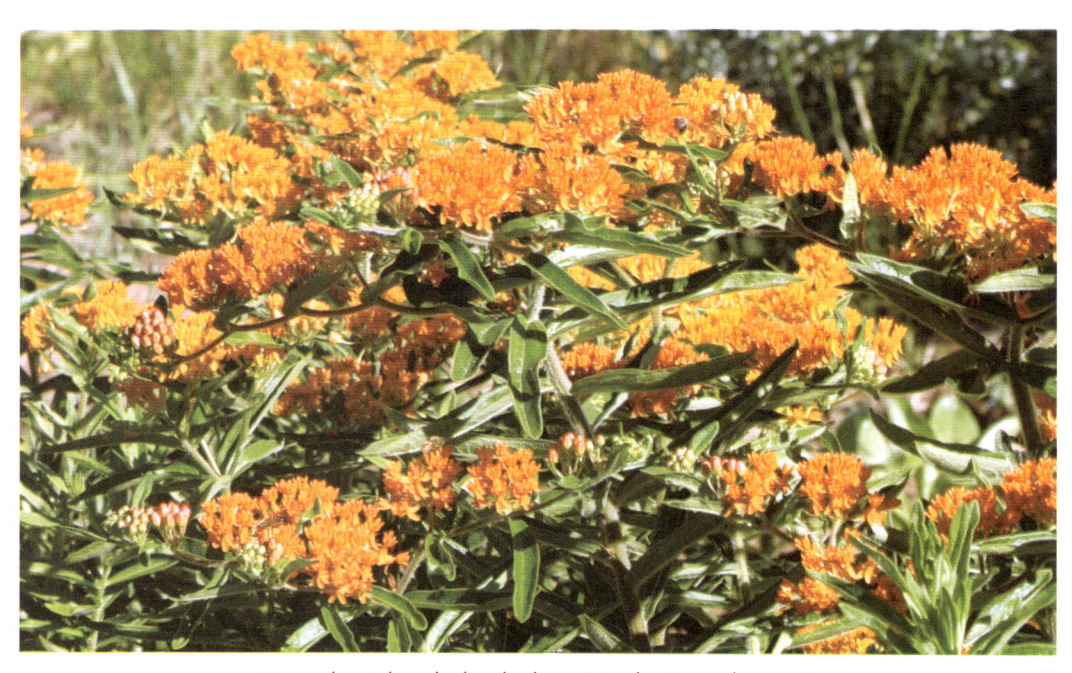

Erva daninha de borboleta (*Asclepias tuberosa*)

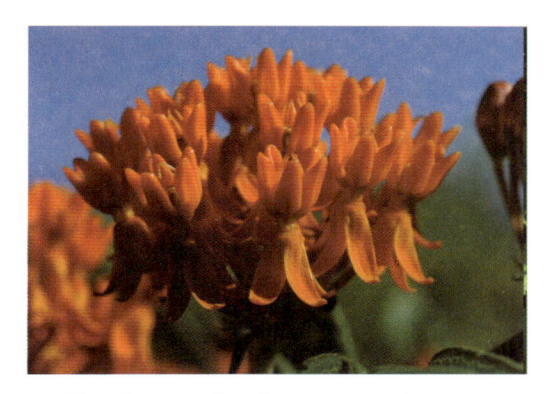

Flor da raiz de pleuriz vista de perto (*A. tuberosa*)

superior. Essa erva é muito eficaz no tratamento de acúmulos torácicos graves (*dà jié xiōng*), causados por calor crônico e fleugma, nos quais o calor predomina; o pulso é apertado e rápido. A raiz da pleuriz apresenta os sabores picante e amargo. A acridez expulsa, enquanto o sabor amargo faz descer. Essa combinação de sabores cria uma ação de harmonização no peito, com o qual essa planta medicinal tem afinidade. Em virtude de sua acridez e natureza fria, a erva circula o *qì* no peito, transforma a fleugma e dissipa o calor, atenuando, assim, a dor, além de resolver efetivamente o bloqueio do peito. A erva daninha de borboleta também é útil na asma quente, acompanhada de dor no peito e dificuldade para respirar. Essa planta medicinal é eficaz para qualquer tipo de calor no peito; contudo, em razão de sua natureza fria, ela deve ser combinada com plantas que aquecem para pacientes com deficiência extrema.

- **Resolve o exterior e expele o vento.** A raiz de pleuriz é usada para tratar casos de invasão externa do vento-calor, com sintomas como transpiração incompleta, tosse, febre, dor de garganta e um pulso flutuante e rápido. A erva é picante e fria, e força a saída do vento e do calor. É uma aplicação importante da planta e ocupa uma parte significativa da literatura que aborda seu uso histórico.

- **Elimina o calor e refresca o sangue.** A erva daninha de borboleta trata a febre, acompanhada de pele seca, língua vermelha e pulso rápido e cheio. O calor penetrando no sangue a partir do aspecto sangue causa doenças sérias; a raiz de pleuriz constitui um importante fitoterápico para esse padrão. Essa erva tem sabor amargo e natureza fria, uma combinação essencial para o tratamento do calor no aspecto sangue. Além disso, o fitoterápico é picante, o que ativa o *qì*, ativando, secundariamente, o sangue. Essa ação secundária é benéfica para a ação total da erva, uma vez que a estase e a estagnação são fatores de confusão comuns quando o calor penetra no aspecto sangue. A erva daninha de borboleta também é útil no tratamento de erupções na pele, nas quais o calor do sangue faz parte do padrão.

PRECAUÇÕES

A erva daninha de borboleta é de natureza fria, devendo ser usada com cautela por pessoas com vacuidade de *qì* no baço ou com frio interno. Evite a utilização durante a gravidez.

Dosagem e Preparo

Use 2-6 g em infusão forte ou decocção; 2,5-5 ml de tintura.

A tintura de raiz de pleuriz preparada com a planta fresca é superior à da planta seca. Colha a erva no outono, depois de a planta ter murchado ou no início da primavera. A raiz é preparada enquanto fresca ou picada e dessecada para armazenamento. A raiz seca de boa qualidade é branca-acinzentada e se apresenta firme. Ela é bastante fibrosa e, por isso, a raiz cortada e peneirada conterá quantidades significativas de fibra.

Principais Combinações

- Combine com ginseng norte-americano e cálamo-aromático para a fleugma-calor nos pulmões. Ajuste as doses dos fitoterápicos de acordo com o quadro clínico.
- Combine com grindélia, Fritilária e Pó de Anemarrhena (*èr mǔ sǎn*) para o tratamento da tosse seca forte, acompanhada de catarro espesso e amarelo, difícil de expectorar.
- Combine com lobélia para a tosse quente, espasmódica e expectoração difícil.
- Combine com cimicífuga preta em caso de febre reumática aguda, com dor artrítica que piora com o movimento, dor abdominal e febre alta.
- Combine com licopus para dor no peito resultante da estagnação do calor (com ou sem tosse), acompanhada de catarro raiado de sangue.

Comentário

A erva daninha de borboleta é excepcional no tratamento do calor nos pulmões, em especial quando a fleugma for um fator de confusão. Além disso, ela é um fitoterápico muito eficaz para tratar acúmulos torácicos importantes no peito (*dà jié xiōng*). A seguinte citação, de um médico eclético, Grover Coe (1858), ilustra o valor da erva:

> Na verdade, não conseguimos pensar em nenhuma situação patológica que seria agravada por seu emprego. Ela expele o vento, atenua a dor, relaxa espasmos, induz e promove a perspiração, uniformiza a circulação, harmoniza a ação do sistema nervoso e realiza seu trabalho sem agitação; não aumenta a força ou a frequência da pulsação nem eleva a temperatura do corpo.

O nome do gênero, *Asclepias*, deriva da denominação do antigo deus grego da medicina, Asclépio (latinizado como Esculápio). O nome da espécie, *tuberosa*, se refere ao amplo sistema de raízes da planta. Esse gênero é endêmico na América do Norte. Fibras de *Asclepias* foram encontradas no estado de Ohio, em tecidos que datam de até 700 a.C. Os cheroquis usavam a planta para tratar dores no peito, estômago e intestino.[2] Além disso, a maioria dos nativos norte-americanos, das regiões em que a planta cresce, a utilizava em doenças dos pulmões.

Sob o título de "Bronquite aguda", os herboristas modernos Mills e Bone, afirmam: "Ervas diaforéticas são indicadas durante a fase febril, particularmente a *Asclepias tuberosa* [erva daninha de borboleta] que é quase um medicamento específico para infecções agudas do aparelho respiratório inferior. Em geral, ela é combinada com *Zingiber*, com o objetivo de aumentar sua eficácia."[3]

A erva daninha de borboleta constou oficialmente da *The United States Pharmacopoeia* entre 1820 e 1905 e do *The National Formulary (U.S.)*, de 1916 a 1936. Ela é citada na *British Herbal Pharmacopoeia* (1983), na *Martindale: The Extra Pharmacopoeia* (33ª ed.) e no *PDR for Herbal Medicine* (2ª ed.).

Grindélia

Grindelia spp.
Asteraceae
Grindeliae flos immaturus et folium
Também chamada de mal-me-quer-do campo

Sabor e *qì*: amarga, picante, fresca
Meridianos nos quais atua: pulmão, rim, bexiga
Ações: anti-inflamatória, antiespasmódica, expectorante

Funções e Indicações

- ***Difunde e faz o* qì *do pulmão descer, elimina a fleugma.*** A grindélia é usada para tratar a tosse de muitas etiologias, acompanhada de dificuldade para respirar. Embora essa erva refresque por natureza, ela pode ser empregada no tratamento de várias doenças, quentes ou frias, quando combinada com outras plantas medicinais adequadas. A acridez da grindélia promove o fluxo do *qì* do pulmão, enquanto sua característica amarga estimula a sua descida. Pelo apoio que dá às funções depurativa e de descida do pulmão, a grindélia favorece o *qì* do corpo, ajudando a tornar a expectoração mais completa. Além disso, a erva tem uma ação levemente umedecedora e refrescante; ela afina a fleugma, facilitando a expectoração.
- ***Transforma a fleugma.*** A grindélia é útil no tratamento de uma variedade de afecções fleumáticas (tanto reais quanto

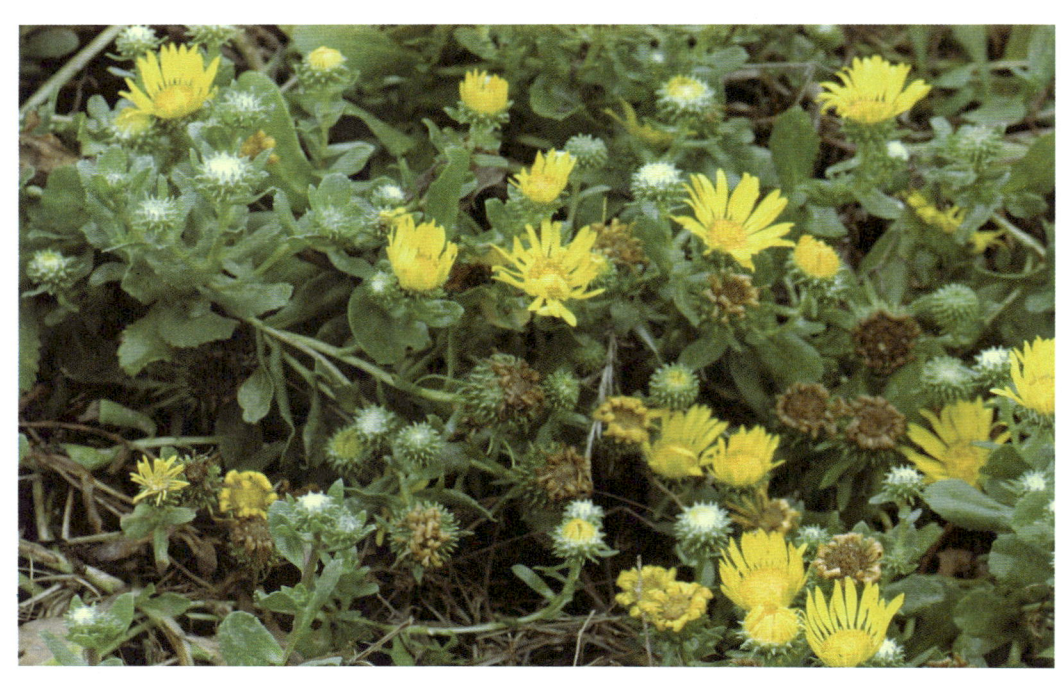

Grindélia (*Grindelia* sp.)

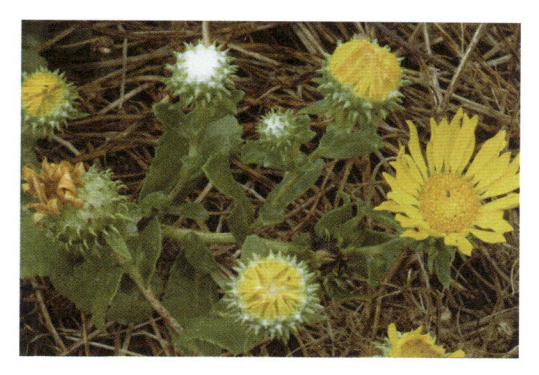

Flores de grindélia (*Grindelia* sp.)

insubstanciais), com sintomas de dor de cabeça, tontura, lassidão de espírito, aparência entorpecida e inerte, além de opressão no peito. Essa planta medicinal é importante para o tratamento de desordens agudas e crônicas, acompanhadas de fleugma. Sua acridez transforma a fleugma, mas é a natureza amarga e fresca da erva que elimina o calor e a retenção. Por isso, a grindélia é excelente em doenças nas quais o catarro se apresenta preso.

- **Dissipa o calor no aquecedor inferior.** A grindélia é empregada no tratamento de padrões de calor que afetam a bexiga. Por ser amarga e fresca ela drena e elimina o calor. Essa erva tem uma longa história de uso medicinal nas inflamações dos rins e da bexiga biomedicamente definidas. A tintura da planta fresca é ideal para essa finalidade.
- **Trata o vento-calor-toxinas por meio de aplicação externa.** A grindélia também é utilizada no tratamento do vento-calor-toxinas que tem como causa o carvalho venenoso (*Toxicodendron diver-*

silobum) e outras fontes de dermatites de contato. Com a acridez, a grindélia dispersa o vento; com suas características amarga e fresca ela dissipa o calor e resolve as toxinas. Essa planta medicinal é classicamente combinada com erva-santa para tratar dermatites provocadas pelo carvalho venenoso.

PRECAUÇÕES

A grindélia não deve ser usada por longos de período, uma vez que apresenta a tendência de absorver selênio do solo. Esse fator, somado ao elevado conteúdo de resina da planta, pode prejudicar os rins.

Dosagem e Preparo

Use 3-9 g em decocção; 2-4 ml de tintura.

Tanto a decocção quanto a tintura são formas de apresentação aceitáveis para a grindélia – para uso interno ou externo. A tintura da planta fresca é a minha preferida. Em pessoas que têm problemas em relação ao álcool, a decocção funciona bem, embora a tintura ainda seja superior.

Apanhe as flores em botão na primavera e no início do verão. Como a planta é bastante pegajosa, tome cuidado quando for secá-la. Assegure-se de espalhá-la de maneira uniforme; os melhores resultados serão obtidos se o ambiente estiver moderadamente quente e muito bem ventilado. A erva seca de boa qualidade é verde-clara a verde, com pelo menos 50% de botões e menos de 5% de flores abertas. É preferível que não haja flores abertas, sementes ou talos grandes.

Constatou-se que a *G. squarrosa*, em particular, concentra selênio e é considerada tóxica. Com base nessa informação, é aconselhável evitar o uso dessa espécie.

Principais Combinações

- Combine com arália e erva-santa para tosse ou dificuldade de respirar e catarro copioso, claro ou branco. Essa combinação é especialmente útil em casos crônicos, nos quais o *yáng qì* está enfraquecido.
- Combine com alteia e erva daninha de borboleta para tratar a tosse acompanhada de catarro espesso, amarelo e difícil de expectorar.
- Combine com trichostema para respiração arquejante e difícil (por exemplo, na asma).
- Combine com erva-santa, mil-folhas, arnébia e tanchagem no tratamento do vento-calor-toxinas causado pelo carvalho venenoso. Esse preparado se destina sobretudo à aplicação externa, mas também pode ser usado internamente.

Comentário

A grindélia, nativa dos Estados Unidos, é uma planta medicinal de extrema importância. Embora precisa em sua ação, ela é suficientemente segura para ser administrada, em doses normais, a crianças. Representa um excelente acréscimo a muitas fórmulas para tosse, associada com padrões de calor. Em especial, a grindélia é útil em doenças crônicas, nas quais o *yīn* do pulmão se encontra prejudicado. Embora não nutra diretamente o *yīn* do pulmão, ela dissipa o calor sem secar ou lesar ainda mais o órgão. Trata-se de um atributo excepcional de uma planta medicinal com tamanha força para transformar a fleugma.

Os povos nativos das Américas empregavam esse gênero de maneira ampla e tinham múltiplos usos para a espécie que crescesse nas regiões que habitavam. Como exemplo, os índios Flathead, de Idaho e oeste de Montana, utilizavam a *G. squarrosa* extensivamente como remédio para resfriados e tosse, como auxiliar dos pulmões (para coqueluche e pneumonia), como apoio respiratório (para bronquite e asma), no tratamento da tuberculose e na medicina veterinária.[4]

A denominação do gênero, *Grindelia*, deriva do nome do médico alemão, farmacêutico herborista e botânico D. H. Von Grindel. O dr. C. A. Canfield, de Monterey, Califórnia, escreveu pela primeira vez sobre a grindélia no *Pacific Medicine and Surgery* por volta de 1863, porém a erva não foi regularmente empregada na medicina norte-americana até cerca de 1875, quando James G. Steele, de São Francisco, apresentou um trabalho à American Pharmaceutical Association.

A grindélia foi um medicamento oficial na *The United States Pharmacopoeia* entre 1882 e 1926 e no *The National Formulary (U.S.)*, entre 1926 e 1960.

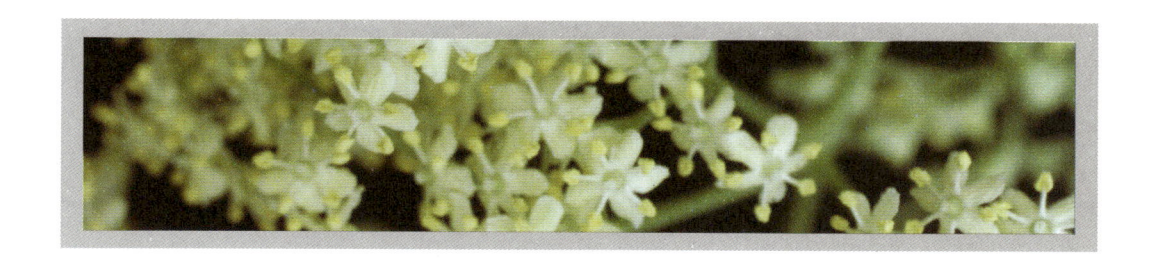

ERVAS QUE TRANSFORMAM AROMATICAMENTE A UMIDADE

Esta categoria especial de plantas medicinais na medicina chinesa é semelhante àquela conhecida como "carminativa" pela medicina herbórea ocidental. Esses fitoterápicos têm um forte aroma e são ricos em óleos essenciais e, com frequência, em resinas. A principal função desta categoria de ervas medicinais é estimular o baço quando este se apresenta comprometido pela umidade túrbida, a qual obstrui sua capacidade de transformar fluidos. A transformação da umidade é realizada pela natureza aromática dessas plantas medicinais, que penetra a turbidez e move o *qì*, especificamente o *qì* do baço. Esses fitoterápicos tendem a ser mornos, o que lhes proporciona uma ação mais forte pelo fato de o calor drenar a umidade. Sinais e sintomas da umidade incluem pouco apetite, sensação de estômago cheio após as refeições, língua pálida e, em geral, molhada e um pulso mole (flutuante e macio).

Este texto inclui somente uma planta medicinal do Ocidente, representativa desta categoria, porém ela é importante. A mirra aromática ocidental (*Osmorhiza occidentalis*) é picante, amarga, doce, morna e aromática. Essa combinação de sabores e naturezas dá à planta a capacidade de mover o *qì* pela acridez, drenar pela sua característica amarga, agir sobre o baço e o estômago pela doçura, drenar com sua natureza morna e transformar pelo aroma. Assim, ela oferece um conjunto inteiro de atributos, o que a torna um membro de destaque nesta categoria.

Mirra Aromática Ocidental

Osmorhiza occidentalis
Apiaceae
Osmorhizae Occidentalis radix et rhizoma
Também chamada de raiz doce e osmorhiza

Sabor e *qì*: picante, amarga, doce, morna, aromática
Meridianos nos quais atua: baço, estômago, intestino grosso
Ações: antibacteriana, antifúngica, carminativa

Funções e Indicações

- ***Transforma aromaticamente a umidade e promove a descida do* qì**. A mirra aromática ocidental é eficaz no tratamento da umidade quando esta obstrui o aquecedor médio e provoca sintomas como regurgitação, dor abdominal, náusea, sensação de estômago muito cheio, gases, falta de apetite e sensação de repleção e opressão no peito. Essa planta medicinal é picante, amarga e aromática. Sua acridez e aroma estimulam o movimento do *qì* e aromaticamente transformam a umidade, enquanto sua característica amarga faz o *qì* descer. Essa combinação de sabores con-

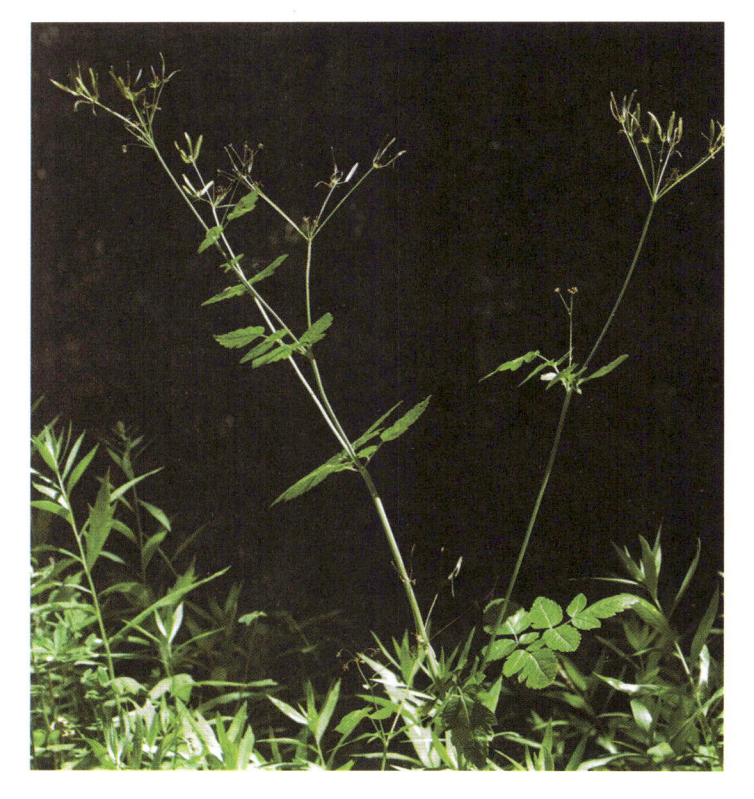

Mirra aromática ocidental (*Osmorhiza occidentalis*)

corre com o aroma e *qì* morno do fitoterápico na restauração da função de descida do estômago, revitaliza o baço e permite ao intestino delgado assumir o controle dos humores, separando o limpo do turvo.

- **Fortalece o baço e harmoniza o estômago**. Pelas ações de secar o baço, transformar a umidade e fazer o *qì* descer, a mirra aromática ocidental fortalece o baço, dando-lhe apoio quando este se encontra prejudicado pela umidade em sua função de promover a "subida do puro". Dessa forma, ela harmoniza o estômago, dado assistência à ação de descida do *qì* do estômago "sobre o túrbido". Essas funções permitem que a planta atue em casos de glomus, repleção, distensão e opressão no ducto do estômago, arrotos e vômitos, com líquido azedo.
- **Seca a umidade e dá apoio ao dài mài**. A mirra aromática ocidental é usada para tratar a umidade que se precipita para baixo, com corrimento vaginal e sensação de repleção, frio e dor no aquecedor inferior. Embora essa planta medicinal seja morna, ela pode ser usada em desordens da umidade-calor quando combinada com ervas adequadas.

PRECAUÇÕES

Use a mirra aromática ocidental com cautela em pacientes com sinais de calor na vacuidade de *yīn*, especialmente a vacuidade de *yīn* no estômago.

Dosagem e Preparo

Use 3-9 g em uma decocção leve ou infusão forte; 2-4 ml de tintura.

Colha as raízes e rizomas no outono ou início da primavera. Eles devem ser lavados com cuidado, cortados e preparados como uma tintura de planta fresca, ou fatiados e dessecados para armazenamento. A raiz seca de boa qualidade é muito aromática; seu cheiro é doce como o de alcaçuz ou aniz. A raiz possui a parte interna levemente estriada (tem uma aparência de sal e pimenta) e uma pele fina, preta ou marrom-escura.

Principais Combinações

- Combine com atractilodes e atractilodes branco para fortalecer a combinação em sua ação de revitalizar e suplementar o baço, enquanto transforma a umidade.
- Combine com hidraste para o tratamento de distúrbios nos quais umidade e calor obstruíram o aquecedor médio, com sintomas como regurgitação, náusea e vômitos. Se o calor estiver começando a sobrepujar a umidade, acrescente raiz de alteia.

Comentário

O nome do gênero, *Osmorhiza*, vem do grego e significa "raiz doce". É um gênero pequeno, de aproximadamente dez espécies, das quais a maioria (oito) se encontra na América do Norte. As outras são originárias da Ásia. A mirra aromática ocidental é relativamente desconhecida no comércio; na verdade, pode ser difícil consegui-la. Eu venho colhendo essa erva desde o início dos anos 1990 na cordilheira de Sierra Nevada, na Califórnia e em Nevada, e nas cadeias de Klamath-Siskiyou e Cascade, no Óregon. A planta é bastante disseminada, crescendo com abundância em muitas das regiões nas quais é nativa. Não obtive nenhum sucesso com o seu cultivo; por outro lado, não tentei plantá-la em áreas montanhosas, que são o seu *habitat*. A erva tem um sabor doce, de aniz ou de alcaçuz, e um gosto picante distintivo quando é mordida.

Os Paiute da Grande Bacia e áreas vizinhas tinham uma ampla gama de aplicações para essa planta medicinal. A decocção era usada para dores de estômago, cólicas provocadas por gases, indigestão e, ainda, como "purgante". Eles também empregavam a planta para tratar resfriados e afecções pulmonares, acompanhadas de calafrios e febre. Externamente, ela era aplicada para aliviar a dor de dente, inchaços e contusões, e mascada em caso de dor de garganta.[1] Os índios Shoshoni, da mesma região, tinham aplicações semelhantes para a planta, mas também a usavam para regular o ciclo menstrual e como tônico para prevenir doenças. Eles também a combinavam com raiz de bálsamo (*Balsamorhiza sagittata*) para o tratamento daquilo que chamavam "tosse pesada".[2] Ambas, a mirra aromática ocidental e a raiz de bálsamo, são aromáticas e secam a umidade. Embora a primeira seque de forma aromática a umidade e resolva a fleugma até certo ponto, ela não é um fitoterápico particularmente forte para resolver a fleugma. A raiz de bálsamo, entretanto, é uma erva forte na resolução da fleugma. Essa combinação das duas ervas feita pelos Shoshoni pode ser equiparada à fórmula chinesa clássica, *Two Matured Ingredients Decoction* (Decocção de Dois Ingredientes Amadurecidos) (*èr chén tāng*).

Os Pé Preto de Montana, Alberta e Saskatchewan tinham outro uso ginecológico interessante para a mirra aromática ocidental, que eu ainda não experimentei; ele envolvia a aplicação de uma infusão da raiz em seios inchados.[3] Não sei se esse remédio era administrado para dificuldades pré-menstruais, mas isso parece provável, uma vez que a planta tem propriedades reguladoras do *qì*. Estas, creio, estão relacionadas sobretudo com os óleos essenciais presentes na raiz, alguns dos quais seriam absorvidos pela pele e, assim, regulariam o *qì*, aliviando a dor.

O conhecido herborista norte-americano Michael Moore sugere a aplicação de uma tintura diluída de mirra aromática ocidental (que ele chama de "raiz doce") externamente para o tratamento da *Tinha* e de outras infecções por fungos. Ele também declara: "(...) a tintura ou chá da raiz é definitivamente útil na candidíase alta do intestino ou nos arrotos sulfurosos crônicos, resultantes de uma má alimentação ou de uma infecção estomacal leve." Moore recomenda uma ducha ou enema para infecções fúngicas e candidíases, respectivamente, afirmando: "Em especial, isso parece ser eficaz quando as infecções se seguiram a uma terapia anti-inflamatória com antibióticos ou imunossupressores; esse tratamento é menos útil na imunossupressão crônica ou quando a infecção está bem estabelecida, sendo agravada com frequência pelo consumo excessivo ('embriaguez') de açúcar."[4]

Uma espécie relacionada, algumas vezes chamada de mirra doce (*O. chilensis*), é encontrada em toda a América do Norte e no sul da América do Sul. Os índios Cheiene, de Montana e Oklahoma, incluíam essa planta medicinal como ingrediente de remédios; os Karok do norte da Califórnia a consideravam uma panaceia para todas as doenças. Esses nativos também usavam uma infusão de raiz de mirra doce como banho para pessoas enlutadas. Além disso, os Pé Preto serviam a raiz da planta às éguas no inverno, preparando-as para o parto na primavera.[5]

Com base em minha pesquisa etnobotânica e limitada experiência clínica com ela, penso que a *O. chilensis* tem grande potencial como fitoterápico para suplementação do *qì*. Em razão de seu pequeno tamanho e falta de disponibillidade no comércio, contudo, até agora tive pouca experiência clínica com essa espécie.

Tradução de Material de Pesquisa

A medicina chinesa utiliza uma espécie de *Osmorhiza*. A *xiāng gēn qín* (*O. aristata*) é picante e morna. Ela dissipa o frio e efunde o exterior, tem efeito analgésico e é usada para tratar o resfriado comum causado pelo vento-frio, dor no alto da cabeça e dor generalizada no corpo.

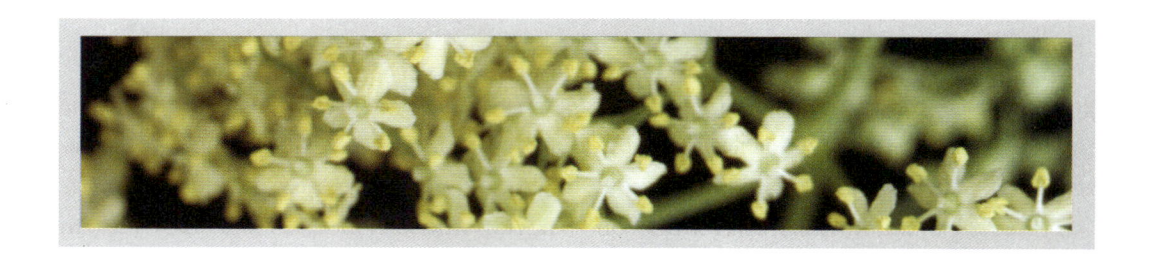

ERVAS QUE RETIFICAM O *QÌ*

Retificar o *qì* significa corrigi-lo. Essa correção envolve fazê-lo se mover quando ele está estagnado ou mudar seu curso se este estiver em sentido contracorrente, por exemplo, quando o fluxo contracorrente do *qì* descendente se manifesta como tosse ou vômitos. O conceito de *qì* inclui uma qualidade imaterial, porém dinâmica. Assim, uma anomalia do *qì* geralmente exige as qualidades leves e dinâmicas das plantas medicinais aromáticas. Embora essa qualidade aromática esteja com frequência presente, ela não é necessária. Alguns fitoterápicos são bastante úteis para regular o *qì*, sem qualidades aromáticas. Plantas medicinais com aroma também são encontradas na categoria das que transformam a umidade.

As duas plantas medicinais pertencentes a esta categoria e que constam do presente texto são acréscimos muito importantes, originários da matéria médica ocidental. O agnocasto ou vitex (*Vitex agnus-castus*) está intimamente relacionado com várias espécies usadas pela medicina herbórea chinesa; a mais conhecida dos terapeutas do Ocidente é *màn jīng zǐ*, da categoria de ervas frescas que resolvem o exterior. Embora essas duas ervas do gênero *Vitex* sejam muito próximas no aspecto botânico, elas são empregadas de maneiras muito diferentes na medicina. A *V. agnus-castus* é picante e amarga, e tem uma ação forte de mover, mas também é neutra; por isso, ela não seca ou prejudica os humores sem necessidade.

A cimicífuga preta (*Actaea racemosa*) está intimamente relacionada com a cimicífuga preta chinesa (*shēng má*), mas atua de forma um pouco diferente. Mais uma vez, os profissionais ocidentais que se dedicam à medicina chinesa vão reconhecer que a espécie chinesa relacionada pertence a uma categoria de ervas frescas que resolvem o exterior; eu, contudo, creio que isso seja mera coincidência. A cimicífuga preta foi uma planta medicinal difícil de classificar neste texto, e eu presumo que algumas pessoas possam questionar a sua inclusão nesta categoria. Entretanto, descobri que sua principal função é mover o *qì* – e o sangue – enquanto estimula o *yáng qì*. Esta última função não é tradicionalmente considerada dentro da categoria de retificação do *qì*, mas eu argumentaria que elevar o que está no fundo realmente o corrige.

Agnocasto

Vitex agnus-castus
Verbenaceae
Vitex Agni-Casti fructus
Entre os nomes populares encontramos vitex, árvore-da--castidade, pimenta dos monges ou pimenteiro-silvestre

Sabor e *qì*: picante, amargo, neutro
Meridianos nos quais atua: fígado, coração
Ações: regula o equilíbrio hormonal

Funções e Indicações

- ***Faz a energia do fígado circular e regula o* qì.** O agnocasto é eficaz na estagnação do *qì* do fígado, que afeta o *rèn mài* e o *chōng mài* e é acompanhado de sintomas como dor menstrual, bloqueio da menstruação, inchaço pré-menstrual dos seios, irregularidades menstruais, dor ovulatória e outros problemas pré--menstruais. Vitex é picante e amarga. Sua acridez promove o fluxo do *qì* do fígado, dispersando a estagnação do *qì* desse órgão. Embora a planta não resfrie, sua qualidade amarga lhe proporciona uma ação de descida. Quando há uma estagnação do *qì* do fígado, há também calor e, por isso, o *qì* tende a subir. A ação descendente da erva ajuda a liberar o fluxo do *qì* e a tratar muitas manifestações desse padrão. O agnocasto também é útil em outros padrões asso-

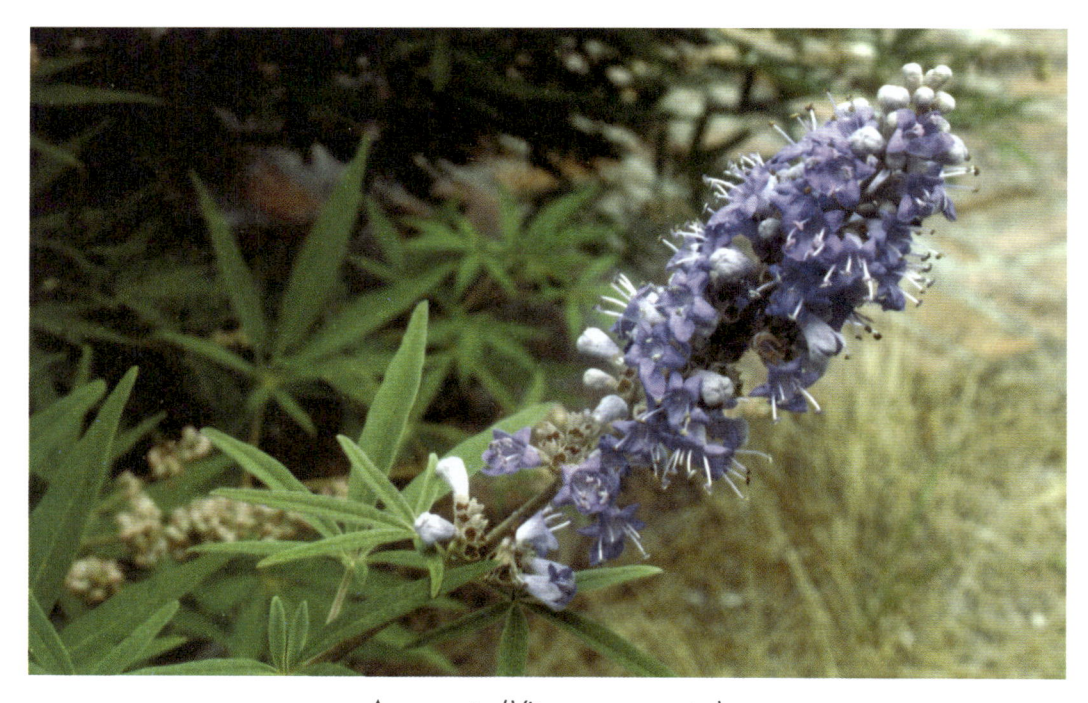

Agnocasto (*Vitex agnus-castus*)

ciados com a estagnação do fígado, nos quais esta afeta outros sistemas de órgãos, pelo impedimento do *qì* ou pela transferência do calor do fígado em decorrência de sua depressão prolongada. Um exemplo de padrão e doença tratada dessa maneira é o calor no estômago e nos pulmões que provoca acne.

- ***Move o*** **qì*****, libera a depressão e abre os canais colaterais.*** O agnocasto é útil no tratamento do bloqueio ou da redução da lactação decorrentes da estagnação do *qì* pela depressão do fígado, com distensão e repleção dos seios, raiva, ressentimento, irritabilidade, saburra fina na língua e pulso em corda. A erva é picante e tem sabor amargo; ela resolve fortemente a depressão, embora seu *qì* neutro a torne especialmente apropriada para casos como o citado acima, uma vez que esse tipo de depressão pode, com frequência, resultar em calor, causando mastite. Esse fitoterápico ainda é usado em desordens simples e sem complicações, mesmo quando derivam da vacuidade. Como esta leva à estagnação, torna-se muito positivo incluir o agnocasto numa fórmula destinada ao tratamento de bloqueios ou à diminuição de leite em padrões de vacuidade.

PRECAUÇÕES

O agnocasto não deve ser usado por mulheres após a menopausa. Dois de seus nomes populares, árvore-da-castidade e pimenta de monge, vêm de sua aplicação mais antiga – a diminuição do desejo sexual em homens.

Dosagem e Preparo

Use 3-9 g em decocção; 2-4 ml de tintura; 1-3 ml de extrato fluido; 0,5-2 g de extrato em pó.

Colha os frutos de agnocasto no final do verão e início do outono, quando já estiverem maduros. Eles podem ser moídos e transformados em tintura, ainda frescos, ou então dessecados e armazenados para uso futuro. Os frutos secos de boa qualidade permanecem inteiros, têm cor preto-acizentada e são aromáticos.

Principais Combinações

- Substitua o bupleurum pelo agnocasto, na *Warm the Menses and Contain the Blood Decoction* (*wēn jīng shè xuè tāng*, do *Fù Qīng-zhǔ's Gynecology*) para casos de menstruação intensa que ocorre com atraso. Em minha experiência clínica, essa substituição resulta numa fórmula mais eficaz.
- Substitua o bupleurum ou adicione agnocasto à *Menses-Stabilizing Decoction* (*dìng jīng tāng*) para o tratamento da menstruação que ocorre em intervalos irregulares, associada com um padrão de estagnação do *qì* causada pela depressão do fígado.
- Combine com cimicífuga preta e viburno para dor durante a menstruação,

resultante da estagnação do *qì* e/ou da estase do sangue.
- Combine com *dāng guī* para falta de leite decorrente da estagnação do *qì*. Em casos de vacuidade do sangue do fígado e do baço, acrescente cardo-mariano a essa combinação.

Comentário

O agnocasto é um dos aliados mais importantes do ciclo menstrual. O vitex "intensifica o desenvolvimento do corpo lúteo (corrigindo, assim, uma relativa deficiência de progesterona), por intermédio de uma atividade dopaminérgica sobre a pituitária anterior (que inibe a prolactina); normaliza o ciclo menstrual, estimula a ovulação. Indicado para qualquer tipo de desconforto pré-menstrual".[1]

Parteiras com frequência recomendam o agnocasto para mulheres que ainda estão amamentando – e cuja menstruação não recomeçou –, mas que desejam engravidar novamente. Para esses casos, use a tintura em doses de 2,5 ml, duas a três vezes ao dia.[2] Esse tratamento também é bastante confiável para mulheres com história de abortos espontâneos e que estão tentando conceber.

Em quadros de menstruação irregular (*jīng zhǔ's xiān hòu wú dìng qī*), o *Fù Qīngzhǔ* sugere que a depressão e o bloqueio do *qì* do fígado constituem os mecanismos patogênicos mais importantes de tais quadros. Para esse padrão, o agnocasto é inestimável; quando usado de maneira isolada, ele costuma regular a menstruação, sem que haja necessidade de uma fórmula. É evidente que um complexo de padrões está quase sempre presente e, por isso, a maneira mais eficaz de tratar essa doença envolve o uso de uma fórmula; contudo, eu não elaboraria uma fórmula para essa doença ou padrão sem incluir o agnocasto. Essa erva também é extremamente valiosa no tratamento de outros padrões que afetam o ciclo menstrual, como atrasos na menstruação (*jīng shuī hòu qī*). Sua natureza neutra e capacidade de resolver o *qì* do fígado fazem dela uma parte bem-vinda de qualquer fórmula destinada ao tratamento desse padrão patológico.

A origem do nome do gênero, *Vitex*, não está clara e parece ser anterior a Lineu. Entretanto, o nome da espécie, *agnus-castus*, deriva dos idiomas grego e latino e, em ambos, se refere à castidade. Essa planta foi usada historicamente para manter a libido do homem baixa, tendo sido incorporada por muitos povos antigos em rituais de castidade. Especula-se a respeito de essa ser uma afirmação dúbia, mas não tenho conhecimento de nenhuma evidência específica que sugira que o agnocasto não possa ser empregado com esse propósito.

Cimicífuga Preta

Actaea racemosa (anteriormente *Cimicifuga racemosa*)
Ranunculaceae
Actaea Racemosae rhizoma et radix
Também conhecida como erva-de-
-são-cristóvão, raiz-preta-de-cobra

Sabor e *qì*: amarga, picante, doce, fresca
Meridianos nos quais atua: fígado, baço, pulmão, coração, intestino grosso
Ações: anti-inflamatória, antiespasmódica, antitussígena, diurética, emenagoga, hipotensiva, sedativa

Funções e Indicações

- **Move o *qì*, ativa o sangue e transforma a estase.** A cimicífuga preta é usada para tratar a estagnação do *qì* – com estase o sangue – que provoca amenorreia, dismenorreia, síndrome da menopausa, dor abdominal, dor nos flancos, mastite e impedimento do peito. Essa planta é picante e tem a ação de mover; ela estimula o sangue e movimenta o *qì*. A ativação ajuda a resolver muitas questões relacionadas com a estagnação e a estase, as quais prevalecem na cultura atual em razão da vida sedentária que um grande número de pessoas leva. A cimicífuga preta é usada, com frequência, no tratamento de "problemas femininos", ligados ao movimento mensal do sangue e associados com o *qì* do fígado. Embora a erva estimule primariamente o movimento, tanto do *qì* quanto do sangue, sua natureza doce suaviza a aspereza que pode estar relacionada com plantas medicinais que apresentam essa ação. Além disso, a recente aplicação da cimicífuga preta no tratamento de sintomas da menopausa sugere ser possível utilizá-la para nutrir o sangue do fígado; eu descobri, na prática clínica, que ela é benéfica para essa finalidade. Portanto, se, por um lado, primariamente, a cimicífuga preta move o sangue, ela também apresenta propriedades nutritivas.

- **Eleva o yáng qì.** A cimicífuga preta é usada no tratamento da deficiência do *yáng qì*, o que causa dor contínua, vaga ou muito forte na região sacrolombar, nos músculos ou no peito. Essa erva também é utilizada em casos de falso alarme (dores que simulam o trabalho de parto) (feto escorregadio), no qual a vacuidade do *yang qì* não consegue manter o feto no útero. Assim como a espécie *shēng má*, com a qual está intimamente relacionada, a cimicífuga preta tem uma ação ascendente sobre o *qì*, sendo muito eficaz em doenças nas quais o *qì* do baço deixou de subir. A cimicífuga preta apresenta uma longa história de utilização em casos de dor intensa na região lombossacral, o que enfatiza sua inerente capacidade de fazer o *yáng qì* subir. Além disso, seu sabor doce e ação suave de nutrição do sangue indiretamente alimentam o *qì*, auxiliando, assim, o baço e o estômago. Isso faz da cimicífuga preta um importante acréscimo a fórmulas que suplementam o meio. Na medicina chinesa a *shēng má* tem um lugar de destaque para o mesmo propósito, sendo usada em fórmulas como *Supplement the Center* (Suplemento do Centro) e *Boost the Qì Decoction* (Decocção que Estimula o *Qì*) (*bǔ zhōng yì qì tāng*). Essa é a razão principal pela qual acredito que a espécie norte-americana (*A. racemosa*) pode ser empregada como análogo, sendo talvez, na verdade, superior às espécies chinesas (*A. foetida* e outras).

- **Dispersa o vento e a umidade no tratamento do impedimento pelo vento-umidade.** A cimicífuga preta é eficaz no tratamento do impedimento pelo vento-umidade, com sintomas como dores musculares, dor lombar e dor nas articulações. Essa erva também é útil para padrões agudos do vento, em especial quando complicados pela umidade, em que ocorrem sintomas como sensação de frio e tremores, efusão de calor, rigidez no pescoço, dor de cabeça e dores no corpo. A natureza picante e amarga da cimicífuga preta efetivamente expele o vento e a umidade, atenuando a dor. Combinada com outras plantas medicinais apropriadas, ela é útil para o impedimento causado pelo vento-umidade-calor ou pelo vento-umidade-frio. Graças ao seu sabor doce e ação nutritiva, a erva é eficaz no tratamento de desordens do vento úmido, sem danificar o *qì* correto. Sua capacidade de dissipar agentes patogênicos externos sem espoliar o *qì* correto faz da cimicífuga preta uma adição de grande importância à matéria médica.

PRECAUÇÕES

Use a cimicífuga preta com cautela durante a gravidez, em particular durante o primeiro trimestre. Uma dose excessiva dessa erva poderá causar dor vaga na região frontal da cabeça.

Dosagem e Preparo

Use 3-9 g em decocção; 2-4 ml de tintura.

A raiz fresca da cimicífuga preta em bom estado é bastante doce, assim como é a tintura preparada com a planta fresca – o medicamento líquido de escolha. A raiz seca de boa qualidade tem o exterior preto, sendo acinzentada no interior, e seu aroma é adocicado. O gosto deve ser amargo e levemente picante e doce. O ideal é que haja uma quantidade pequena de radículas muito finas, embora pequenas raízes sejam aceitáveis numa proporção de cerca de 15% do peso total. O rizoma deverá estar rijo e um pouco quebradiço, e não meduloso.

Principais Combinações

- Combine com cimicífuga azul para o tratamento de várias desordens menstruais, incluindo amenorreia e dismenorreia, assim como para partos difíceis e na preparação para o parto.
- Combine com agripalma e licopus para o impedimento do peito, com o objetivo

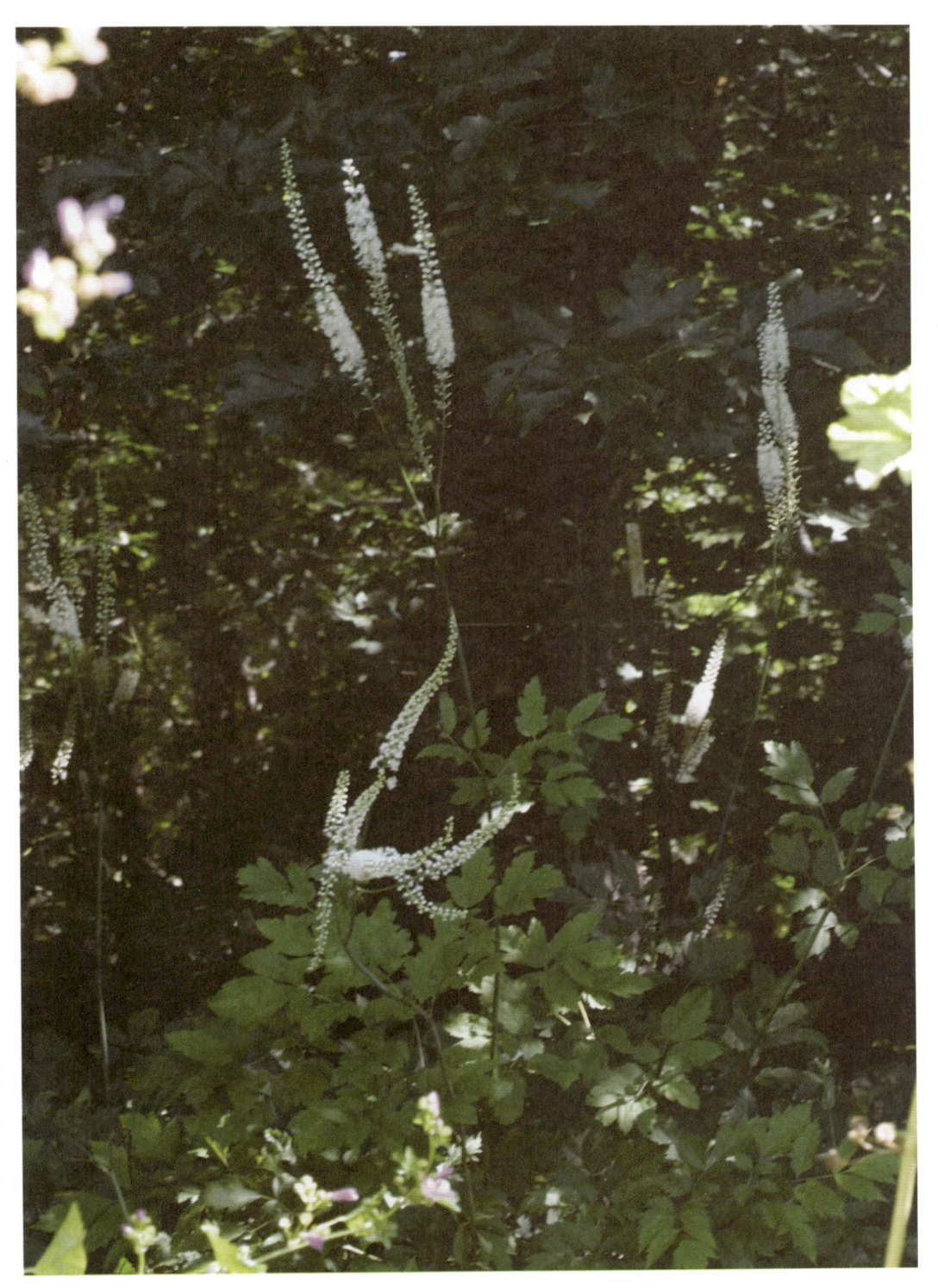

Cimicífuga preta (*Actaea racemosa*)

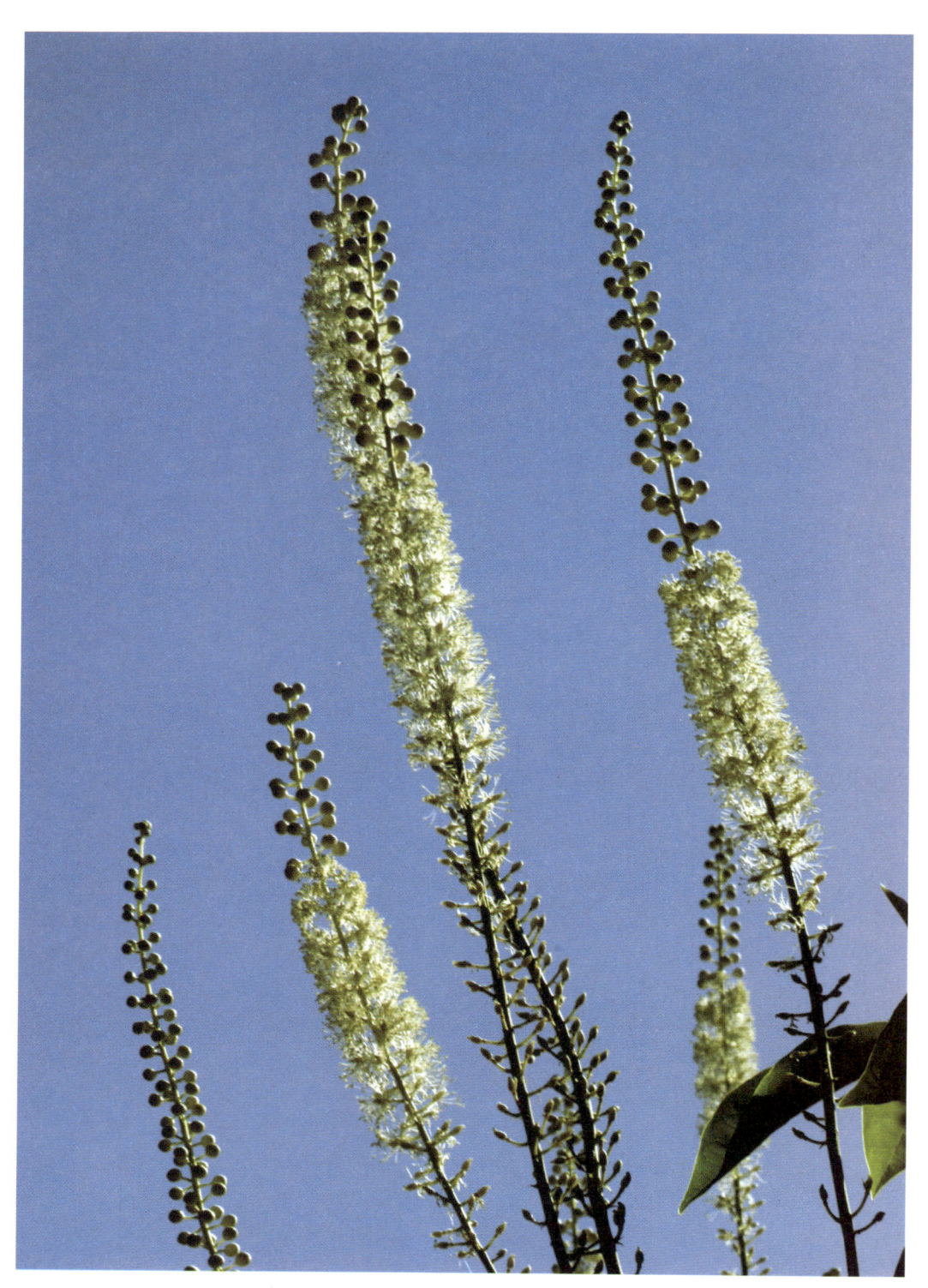

Flores de cimicífuga preta (*A. racemosa*)

de tratar a estase do sangue. Essa combinação pode ser adicionada a uma fórmula maior, destinada a tratar a dor no peito decorrente da vacuidade ou da repleção. Entretanto, é importante lembrar que quase todas as dores no peito apresentam um padrão subjacente de vacuidade.

- Combine com marmelo chinês para quadros de dor espasmódica na parte inferior das costas ou nas extremidades.
- Combine com agnocasto, tiririca e botões de rosa para dor menstrual vaga e constante, dor nos flancos e sensibilidade nos seios.
- Combine com angélica duhuo e cardo-penteador bravo para dor crônica na parte inferior das costas ou outras síndromes de impedimento, acompanhadas de dor e padrões de vacuidade do *yáng qì* decorrentes do frio-umidade.
- Combine com raiz de dan-shen e noto-ginseng para o impedimento do peito, acompanhado de irregularidades cardíacas, palpitações e dor.

Comentário

A cimicífuga preta é indicada para a dor imprecisa, constante, espasmódica ou prolongada em qualquer parte do corpo. Ela é usada no tratamento do reumatismo, dores de cabeça (incluindo as causadas por fadiga ocular, em que se manifesta uma sensação de "contusão"), amenorreia, dismenorreia e dores musculares. Essa erva é, ainda, um excelente antiespasmódico, útil em casos de espasmos musculares, falso alarme, coqueluche e asma. Em termos históricos, a cimicífuga preta é combinada com cimicífuga azul e baga de perdiz ou trevo-de-inverno *(mitchella repens)* e tomada diariamente durante as seis semanas que precedem o nascimento, para facilitar o parto. Nos dias de hoje, tem havido uma certa preocupação a respeito do uso da cimicífuga azul *(caulophyllum thalictroides)*, uma planta não relacionada, durante a gravidez. Contudo, o único incidente citado não leva o autor, ou a maioria dos profissionais da área, a acreditar que a cimicífuga azul cause problemas, em particular se considerarmos a longa história de aplicação para a finalidade mencionada acima. Eu já prescrevi essa combinação, com adições, a dezenas de mulheres grávidas e nunca houve relatos de reações desfavoráveis. Ao contrário, estes têm sido predominantemente positivos, tanto de mães quanto de obstetrizes – centenas das quais utilizam essa fórmula todos os anos, com algumas variações em sua composição, sem constatar efeitos adversos.

A cimicífuga preta está intimamente relacionada com a *shēng má*; ela pode ser empregada de numerosas formas como análogo da erva chinesa. Entretanto, é interessante observar que a planta norte-americana é muito mais usada no tratamento de uma variedade maior de afecções do que a espécie chinesa. Por exemplo, a *A. racemosa* é indicada para diferentes doenças ginecológicas; na verdade, muitos a consideram um medicamento de suma importância em ginecologia. Segundo o conhecimento tradicional dessa área, a cimicífuga preta é útil para o tratamento da amenorreia, dismenorreia, menorragia, dor nos ovários, mastite, leucorreia, dores do parto e dores pós-parto. Pesquisas recentes asseguraram à cimicífuga preta um papel de destaque no tratamento da sintomatologia da menopausa e da insuficiência ovariana; essa erva pode ainda ser eficaz em desordens que exijam a redução nos níveis do hormônio luteinizante (LH).[3]

Além da ginecologia, a cimicífuga preta tem aplicação em numerosas doenças espasmódicas. Na medicina chinesa, a palavra "espasmo" (*jìng luán*) não é tradicional, sendo antes um termo médico ocidental que foi adotado pelos chineses. Contudo, esse termo pode cobrir um grande terreno, como foi sugerido por Wiseman e Feng em sua obra monumental *A Practical Dictionary of Chinese Medicine*. De acordo com esse texto, espasmo na medicina chinesa pode significar qualquer uma das situações abaixo:

- *Hipertonia*, normalmente atribuída ao vento e, em específico, ao vento-frio; é possível, porém, que seja uma manifestação da vacuidade do sangue ou de líquidos, que privam os vasos dos tendões de alimento.[4]
- *Cãibras* causadas pela insuficiência de *qì* e sangue, fadiga, umidade ou frio.[5]
- *Mandíbula cerrada*, em decorrência do vento-frio.[6]
- *Coluna curvada e rigidez*, relacionada com o vento-frio-umidade; ou quando o fogo fica estagnado nos meridianos; ou, ainda, por insuficiência de sangue, fluidos e *qì*, o que permite ao vento da vacuidade agitar-se internamente.[7]
- *Repuxamento e afrouxamento* causados pelo calor exuberante quando este danifica o *yīn*, com o vento e o fogo exacerbando um ao outro, o que leva à congestão da fleugma-fogo; na doença febril ou do calor do verão este é um sinal de que o *qì* foi lesado; na epilepsia e no tétano esse quadro costuma ser atribuído ao vento-fleugma ou à fleugma-calor, vacuidade do baço-estômago, frio no fígado ou perda de sangue.[8]

Como se pode deduzir da relação acima, três fatores principais dentro da medicina chinesa parecem causar ou contribuir para muito daquilo que é condensado no termo ocidental espasmo: vento (em geral com frio e/ou umidade), vacuidade e calor. A *A. racemosa* é altamente eficaz na resolução da maioria dessas questões. Ela dispersa o vento e a umidade, eleva o *yáng qì* e trata a vacuidade. Embora não elimine por completo o calor, ela é fresca e, por isso, não resiste às tentativas de limpar o calor em uma fórmula. Além disso, acredito que essa planta medicinal nutra o sangue; entretanto, como não estou seguro quanto a essa função, eu não a enfatizei no texto.

A cimicífuga preta também é hipotensiva, podendo ser usada para tratar a pressão sanguínea alta, sobretudo quando esta estiver relacionada com a ansiedade e o estresse. A erva diminui, mas fortalece, os batimentos cardíacos, de maneira semelhante à da digitalina – porém com segurança e pequena possibilidade de que uma dose excessiva cause mais do que uma vaga dor de cabeça.

Os cheroquis, do oeste das Carolinas e norte da Georgia, onde a cimicífuga preta silvestre é mais abundante, tinham um grande número de aplicações para essa planta. Eles a usavam para estimular a menstruação; tratar dores, resfriados, tosse, prisão de ventre e fadiga; ajudar os bebês a dormirem; como diurético; e, sob a forma de tintura, para reumatismo. Os índios Delaware, da costa leste dos Estados Unidos, combinavam cimicífuga preta com ínula e raiz de pedra (*collinsonia canadensis*) e a ingeriam como tônico. Os iroqueses do norte do estado de Nova York e sul de Ontário se banhavam numa decocção de raiz de cimicífuga preta como tratamento para a dor do reumatismo. Eles também a empregavam como purificador do sangue e para promover o fluxo de leite nas mulheres; preparavam um cataplasma com as folhas amassadas e a aplicavam para dor nas costas dos bebês. As tribos dos Micmac e dos Penobscot usavam a raiz internamente para problemas renais.[9]

O nome anterior do gênero, *Cimicífuga*, é um termo composto; ele consiste em *cimex*, que significa "inseto", e *fuga*, que quer dizer "repelente", uma referência à aparente resistência da planta à infestação de insetos. O nome da espécie, *racemosa*, é o equivalente em latim para "cacho de uvas", e se baseia no aspecto da planta durante a frutescência.

A cimicífuga preta é ou foi citada oficialmente nos seguintes textos: *British Herbal Pharmacopoeia* (1996), *British Pharmaceutical Codex*, 1934 a 1973, *Farmacopeia do Brasil* (1926), Monografias da Comissão E (1989), *Martindale: The Extra Pharmacopoeia* (31ª ed.), *Pharmacopoeia of Japan* (11ª ed.), *The National Formulary (U.S.)*, de 1955 a 1975, e na *The United States Pharmacopoeia*, de 1820 a 1936.

Tradução de Material de Pesquisa

A medicina chinesa usa várias espécies de *Cimicifuga*.* A *sān miàn dāo* (*C. acerina*) é doce, amarga, fria e levemente tóxica. Ela dissipa o calor, vivifica o sangue e resolve toxinas. É usada para tratar dor de garganta seca, pancadas e quedas, lesões por esforço, dor resultante do vento-umidade na região lombar e pernas, além de furúnculos intumescidos.

A *yě shēng má* (*C. simplex*), que parece ter uma composição química semelhante à da *A. racemosa* (discutida na monografia principal acima), é doce, picante, ligeiramente amarga e um pouco fria. Essa planta medicinal dissipa o vento, resolve toxinas, faz o *yáng* subir e exterioriza pápulas. Ela é empregada no tratamento da pestilência epidêmica sazonal, dor de cabeça relacionada com o *yáng-míng*, dor de garganta, erupções maculopapulares, lesões resultantes do vento-calor, diarreia prolongada com prolapso de ânus, menorragia e corrimento vaginal, além de sarampo infantil.

---

* O nome desse gênero foi mudado recentemente, passando de *Cimicifuga* para *Actaea*; contudo, grande parte da literatura médica ainda não está atualizada em relação à literatura botânica.

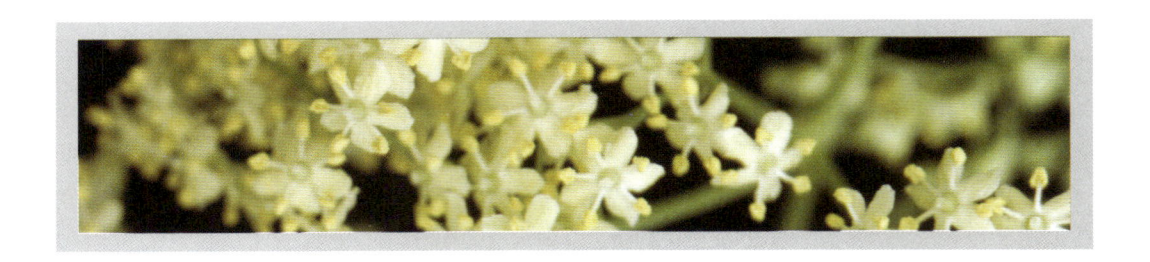

ERVAS QUE REGULAM O SANGUE

A regulação do sangue se refere a uma categoria geral de plantas medicinais que fazem o sangue voltar à sua atividade normal, regular. Existem duas subcategorias principais dentro desta grande categoria: estancamento de hemorragias e energização do sangue. Os fitoterápicos que vivificam o sangue compõem uma categoria de grande importância na medicina chinesa; uma compreensão clara de suas ações e funções produzirá excelentes resultados clínicos em muitos casos crônicos observados na prática clínica ocidental. Não incluí neste livro quaisquer plantas medicinais especificamente pertencentes à subcategoria das anti-hemorrágicas. Entretanto, no texto, há várias plantas medicinais que estancam sangramentos como ação secundária. Um exemplo é a pimenta-de-caiena, citada na categoria das Ervas que Aquecem o Interior e Expelem o Frio, e excelente em sua função hemostática.

Diante da importância desta categoria, pode ser prudente pararmos um momento para explorar o significado por trás da palavra chinesa *huó*, que tratei aqui como "ativar, avivar, estimular" e não como "mover ou revigorar", o que é feito em muitos textos do Ocidente. Essa não é uma designação de minha autoria; pelo contrário, ela faz parte do trabalho de Nigel Wiseman e Feng Ye, apresentado no livro *A Practical Dictionary of Chinese Medicine*. Em chinês, *huó* significa "vivo" ou "estar vivo, ativo ou em movimento"; a conotação subjacente é o processo ativo de viver. Assim, a atribuição do significado de "vivo *e* em movimento" à palavra *huó* faz mais sentido do que simplesmente "mover ou revigorar". De acordo com a perspectiva médica chinesa, a vivacidade é um aspecto crucial do caráter do sangue e, por isso, a categoria da regulação do sangue é uma parte vital da prática da medicina herbórea chinesa. (Não se deve confundir esse conceito com o de nutrir o sangue, que é um aspecto mais material do tratamento do sangue.)

Ervas que Energizam o Sangue e Transformam a Estase

A ideia da estase sanguínea é central para o conceito de regulação do sangue. A estase indica debilidade ou cessação do fluxo normal do sangue. A lista de possíveis sinais e sintomas relacionados com esse fenômeno é desconcertante. Contudo, algumas manifestações comuns incluem dor, massas e inchaços, sangramento, língua púrpura-escuro com manchas causadas pela estase e pulso fino e agitado.

Existe uma hierarquia de ações úteis para dissipar a estase, das quais a energização é a mais comum, porém a mais suave. Três das quatro plantas medicinais discutidas nesta categoria têm como ação primária a vivificação do sangue: viburno, agripalma e ceanoto. A ação seguinte em intensidade na hierarquia é a transformação da estase. Todos os fitoterápicos discutidos aqui transformam a estase, mas a arnica tem a ação mais forte. O terceiro e último nível da hierarquia abrange medicamentos que rompem a estase do sangue e que, em geral, são insetos na medicina chinesa. Nenhum medicamento no presente texto se encontra sob esse cabeçalho.

Arnica

Arnica montana, A. cordifolia, A. latifolia e outras
Asteraceae
Arnicae herba cum radice
(Arnicae flos)

Sabor e *qì*: picante, muito morna (quase quente), levemente tóxica
Meridianos nos quais atua: coração, pericárdio, fígado
Ações: anti-inflamatória, estimulante

Funções e Indicações

- **Transforma a estase do sangue e alivia a dor.** A arnica trata com eficiência a dor causada por pancadas e quedas, com sintomas de inchaço e contusão. A arnica pode, ainda, ajudar em relação a outros padrões de estase sanguínea, responsáveis pela manifestação da dor. Embora sua aplicação seja sobretudo externa, ela pode ser usada interna ou externamente para qualquer distúrbio associado com o sangue estático. Essa erva tem uma forte ação de transformação e dispersão, em virtude de sua energia bastante morna e picante. Em razão de sua natureza quase quente e um pouco tóxica, ela pode lesar o estômago e provocar queimação. Entretanto, o emprego de pequenas doses, até mesmo em pacientes idosos, pode trazer benefícios, para ajudar a transformar a estase sanguínea relacionada com o processo normal de envelhecimento.

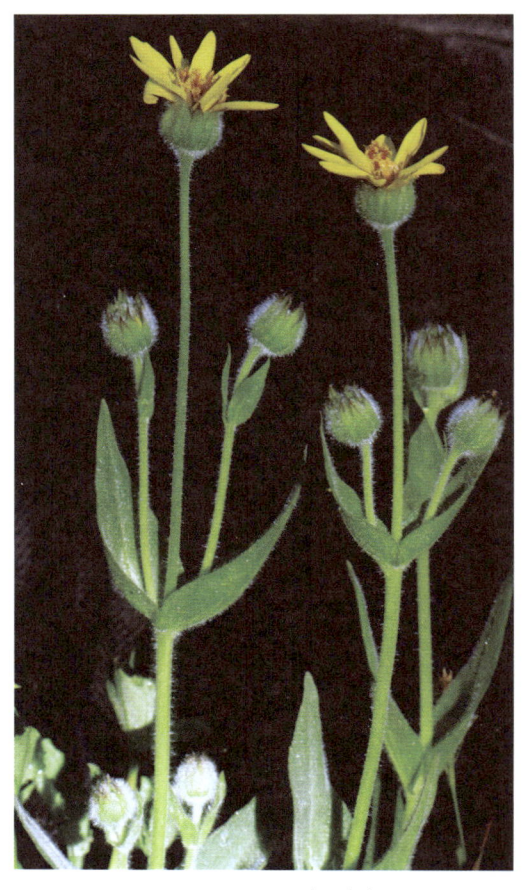

Arnica (*Arnica latifolia*)

PRECAUÇÕES

Não aplique em feridas abertas. A arnica não deve ser usada, interna ou externamente, por longos períodos. Uma dose excessiva poderá causar queimação no estômago, além de outros possíveis sintomas, como tontura, tremor, taquicardia, arritmia e desmaios.[1]

Dosagem e Preparo

Externa: para trauma e dor crônica, aplique abundantemente óleo e tintura diluída. Interna: 5-20 gotas de tintura.

Colha as flores de arnica no verão, quando estas estão no auge do desenvolvimento. A planta inteira pode ser apanhada ao mesmo tempo. Se apenas a raiz for necessária, colha-a no outono. É melhor processar as flores e a planta fresca, embora elas possam ser dessecadas com cuidado para uso futuro. A flor de arnica seca de boa qualidade é um pouco aromática e amarelo-brilhante e não deverá ter chegado ao ponto de formar sementes. A planta seca deve ser verde a levemente aromática. A raiz e o rizoma precisam estar limpos e um pouco aromáticos ao serem partidos.

Principais Combinações

- Combine com hipérico ou erva-de-são-joão e pimenta-de-caiena para aplicação externa, no tratamento de articulações intumescidas e doloridas, além da dor muscular causada por estiramentos. Prepare essa fórmula como um linimento com base de óleo ou de álcool.
- Combine com raiz de *dān-shēn*, *dāng guī*, cártamo, caroço de pêssego e qualquer outro fitoterápico apropriado para a energização do sangue, no tratamento de padrões de estase sanguínea, acompanhada de dor.
- Combine com raiz de *dān-shēn* e cártamo para quadros de impedimento do peito. Para essa finalidade, combine tinturas na razão de 1:10:5 e administre doses de 4 ml a cada 30 minutos, até que a dor diminua.

Comentário

O uso da arnica é sobretudo externo. Embora ela possua importantes aplicações internas, tenha cautela ao empregá-la dessa maneira.

A arnica é um dos medicamentos de primeiros socorros mais úteis na matéria médica do Ocidente e deveria estar presente em todos os *kits* usados com esse propósito. É provável que seja a erva mais valiosa para o tratamento externo de edemas leves, causados por pancadas ou ferroadas, contusões e outros traumas nos quais a pele não é rompida. O óleo infundido de arnica é mais usado com esse propósito; resultados dramáticos podem ser observados quando o preparado é aplicado de forma abundante na região afetada. A aplicação de óleo de arnica estimula o sangue, aliviando, assim, a dor. Essa ação também interrompe o aparecimento e reduz as contusões antes que elas se manifestem, e diminui qualquer contusão que já possa ter ocorrido. A tintura de arnica pode ser usada externamente com o mesmo objetivo, sob a forma de linimento, de modo isolado ou em combinação com outras tinturas ou óleos essenciais.

O índios Catawba, da região do Rio Catawba, nas Carolinas, usavam as raízes da *A. acaulis* em infusão para dor nas costas.[2] Os Thompson, do sudoeste da Colúmbia Britânica, esmagavam a *A. cordifolia* para utilização em inchaços e contusões, além de tomar uma infusão feita com a planta para quadros de tuberculose.[3] Afirma-se que Goethe, o famoso filósofo, poeta e cientista, pediu chá de arnica quando teve angina nos últimos anos de vida.[4]

O nome do gênero, *Arnica*, não tem raízes antigas, e sua origem específica é desconhecida. Alguns estudiosos especulam que a palavra se origine do idioma árabe, enquanto outros acreditam que ela seja latina ou grega. Aparentemente, sua denominação não constou de quaisquer textos até o século XIV. O nome da espécie europeia, *montana*, corresponde a "montanha", em latim. O nome *cordifolia* vem do latim *cor*, que significa "coração", e *folia*, "folha", pelo fato de a folha dessa espécie ter formato de coração. O nome *latifolia* deriva da palavra latina que significa "largo" ou "grande", uma referência às folhas largas da *A. latifolia* que às vezes são encontradas. Muitas outras espécies são encontradas em todo o oeste dos Estados Unidos. Eu já usei várias e elas parecem ter uma ação semelhante.

A *A. montana* (a planta inteira) constou oficialmente da *The United States Pharmacopoeia* entre 1820 e 1851, mas somente as flores tiveram presença oficial de 1851 a 1925. A mesma planta foi citada oficialmente no *The National Formulary* (*U.S.*) entre 1926 e 1960. A raiz de arnica teve presença oficial na *The United States Pharmacopoeia*, de 1882 a 1905. *A. montana*, *A. fulgens*, *A. sororia* e *A. cordifolia* constaram do *The National Formulary* (*U.S.*) entre 1947 e 1960. A citação das três espécies nativas dos Estados Unidos (*A. fulgens*, *A. sororia* e *A. cordifolia*) refletiu uma necessidade de encontrar e utilizar plantas medicinais nativas depois que a Segunda Guerra Mundial irrompeu e alastrou-se pela Europa. A flor de arnica é relacionada oficialmente nas farmacopeias da Áustria (incluindo a raiz), da Bélgica, da França, da Alemanha, da Polônia, de Portugal, da Romênia, da Espanha e da Suíça.

Viburno

Viburnum opulus
Caprifoliaceae
Viburni Opuli cortex
Outros nomes populares incluem sabugueiro-vermelho, árvore de bola de neve, rosa-de-gueldres

Sabor e *qì*: amargo, picante, levemente doce e fresco, adstringente
Meridianos nos quais atua: fígado, coração
Ações: antiespasmódica, adstringente, calmante para os nervos, sedativa

Funções e Indicações

- **Vivifica e suplementa o sangue, relaxa os tendões e abre os canais de energia.**
  O viburno é empregado no tratamento da dor e de cãibras associadas com a estase sanguínea, causada ou somada à vacuidade do sangue. Em especial, essa erva é útil em doenças ginecológicas, assim como em espasmos e tensão nos tendões, em razão da vacuidade do sangue do fígado, o que gera dor nos membros, tronco e órgãos internos, como intestino e bexiga. Com sua característica amarga e acridez, o viburno energiza o sangue e abre os canais. Com sua natureza doce, ele nutre o sangue e relaxa os tendões. Essa combinação de sabores atua de uma maneira incomum, movendo, relaxando e nutrindo, o que resulta numa ação muito útil na prática clínica. Além disso, quando utilizado sob a forma de tintura e em doses adequadas, o viburno pode agir com rapidez; isso tor-

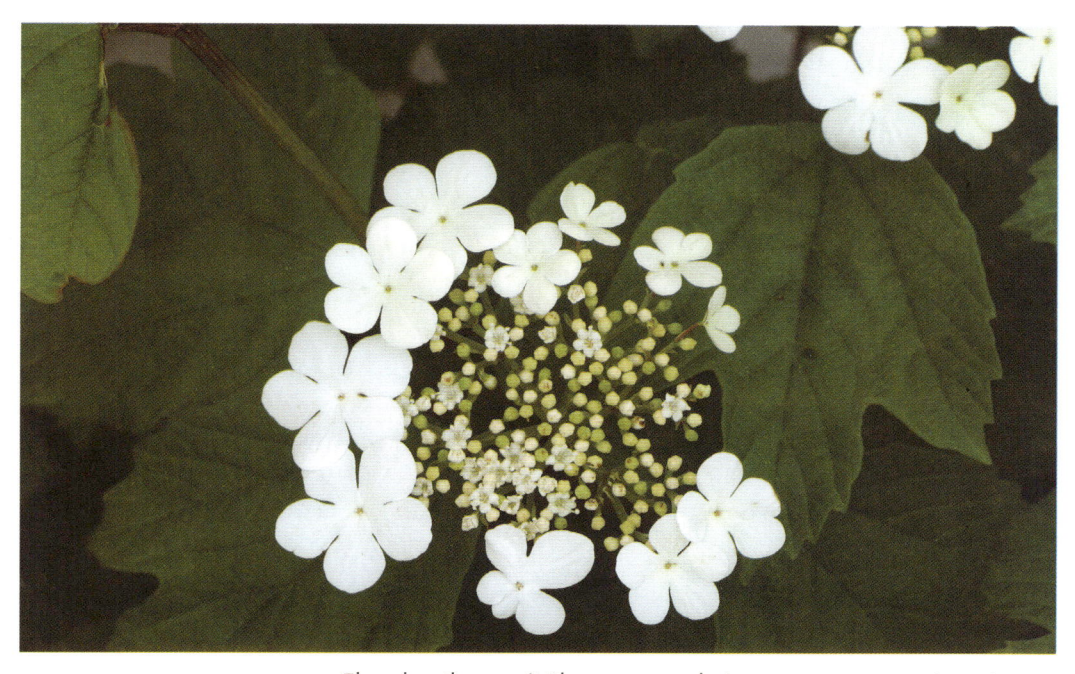

Flor de viburno (*Viburnum opulus*)

na seu uso benéfico em doenças agudas. Eu costumo preparar uma pequena quantidade de "bebida", feita inteira ou principalmente de viburno, para qualquer paciente que venha à clínica com queixa de dor menstrual, um tratamento que pode trazer alívio significativo em um período de 30 a 120 segundos.

- **Transforma a estase e estanca sangramentos.** O viburno é útil em casos de perda excessiva de sangue durante a menstruação e sangramentos ao longo da gestação, causados pela estase sanguínea. Por meio da acridez, essa planta transforma a estase; com sua natureza amarga e fresca ela dissipa suavemente o calor da depressão do sangue. Por ser adstringente, o viburno faz o sangramento parar em casos de menstruação excessiva ou perda de sangue inapropriada, como durante a gravidez. Sua natureza doce lhe dá uma ação suave de nutrição, que apoia a energia correta, enquanto trata a doença, tornando o viburno seguro e eficaz durante a gravidez. Muitos herboristas e parteiras usam uma espécie relacionada, o espinheiro-negro (*V. prunifolium*), para essa função. Alguns profissionais consideram o espinheiro-negro um medicamento mais forte.

- **Nutre o coração, aquieta o espírito e dissipa o calor.** O viburno é utilizado para tratar a vacuidade do sangue do coração e/ou do *yīn*, com sintomas de palpitações, insônia, agitação e ansiedade. Por meio de seus sabores doce e amargo, essa erva nutre o coração e aquieta o espírito e, ao mesmo tempo, nutre com suavidade o sangue do coração. Sua adstringência ajuda a restringir o *yīn*, preservando, assim a energia correta. Além disso, o sabor amargo da erva dá apoio à sua ação, tanto por direcioná-la para o coração quanto por drenar de forma branda o calor do coração; o calor decorrente da deficiência de *yīn* e da depressão em geral está relacionado com essa síndrome.

PRECAUÇÕES

Nenhuma a ser observada.

Dosagem e Preparo

Use 3-9 g em decocção; 3-10 ml de tintura.

Colha o viburno na primavera, quando as folhas estão se desenvolvendo. Ele pode ser apanhado em outras épocas do ano, mas é na primavera que a planta fornece o melhor medicamento, sendo mais fácil descascar os galhos nessa estação. O viburno seco de boa qualidade é acinzentado por fora e apresenta pequenas protuberâncias pretas, sendo marrom-claro internamente. Seu gosto é adstringente e amargo.

Principais Combinações

- Combine com agripalma, tiririca e *dāng guī* para menstruação dolorosa decorrente da vacuidade e estase do sangue.
- Combine com cimicífuga preta para espasmos musculares e cãibras, causados pela estase ou pela vacuidade. Para casos

mais sérios de espasmos, com envolvimento do vento, acrescente lobélia.
- Combine com flores de albízia, agripalma e jujuba para o tratamento da ansiedade, insônia e agitação causadas pela vacuidade do sangue do coração. Acrescente tiririca a essa combinação se ocorrerem quaisquer sintomas relacionados com a depressão do fígado.

Comentário

A excelente capacidade do viburno de acalmar o espírito de pacientes que apresentam dor causada pela vacuidade e pela estase do sangue lhe proporciona um nicho muito útil dentro da prática clínica. Pacientes com dor provocada pela vacuidade em geral são agitados e irritáveis em razão do desconforto, assim como da falta de sangue para nutrir o coração e fornecer ao *shén* um local apropriado para se alojar.

O viburno é uma planta comum nas regiões central e leste dos Estados Unidos e áreas adjacentes do Canadá. Ela também costuma estar presente nas regiões norte da Europa e da Ásia. É interessante observar que o viburno foi muito pouco usado na Europa antes do século XVIII. Os nativos norte-americanos a empregavam, sobretudo os iroqueses do norte do estado de Nova York e sul de Quebec. Eles consideravam a planta valiosa para uma série de doenças, como as hemorragias após o parto. Esses nativos a incluíam numa decocção composta para "regular o coração". Eles também a consideravam um remédio importante para o sangue e a administravam numa decocção composta para melhorar a força pré-natal.[5] Entretanto, foram provavelmente os índios Chippewa, da região dos Grandes Lagos, que mostraram aos colonizadores brancos a eficácia do viburno como analgésico (eles o tomavam para dor de estômago). Os Meskwakis, de Iowa, também utilizavam uma decocção de viburno para dor em qualquer parte do corpo.[6]

O viburno vem sendo cultivado há muitas décadas; numerosas variedades da planta estão disponíveis em viveiros. É uma planta ornamental atraente, mas somente as espécies mencionadas devem ser usadas para fins medicinais. O viburno fez parte oficialmente da *The United States Pharmacopoeia*, entre 1894 e 1916, e do *The National Formulary (U.S.)*, entre 1916 e 1960.

Tradução de Material de Pesquisa

A medicina chinesa tem usado um grande número de espécies de *Viburnum*. Em nome da brevidade, incluí apenas duas aqui. *Shān wǔ wèi zǐ* (*Viburnum foetidum* var. *ceanothoides*) é doce e neutro. Ele dissipa o calor, resolve o exterior, atua como antitussígeno e trata a dor de cabeça e a dor generalizada no corpo.

Xīn yè jiá mí gēn (*V. cordifolium*) é adstringente e morno, e penetra no canal do fígado. Essa espécie é usada no tratamento do torpor causado pelo vento-umidade, da dor nos tendões e nos ossos, de pancadas e quedas, acompanhadas de sangue coagulado e estático, e da distensão do *qì* na região lombar e parte lateral das costelas.

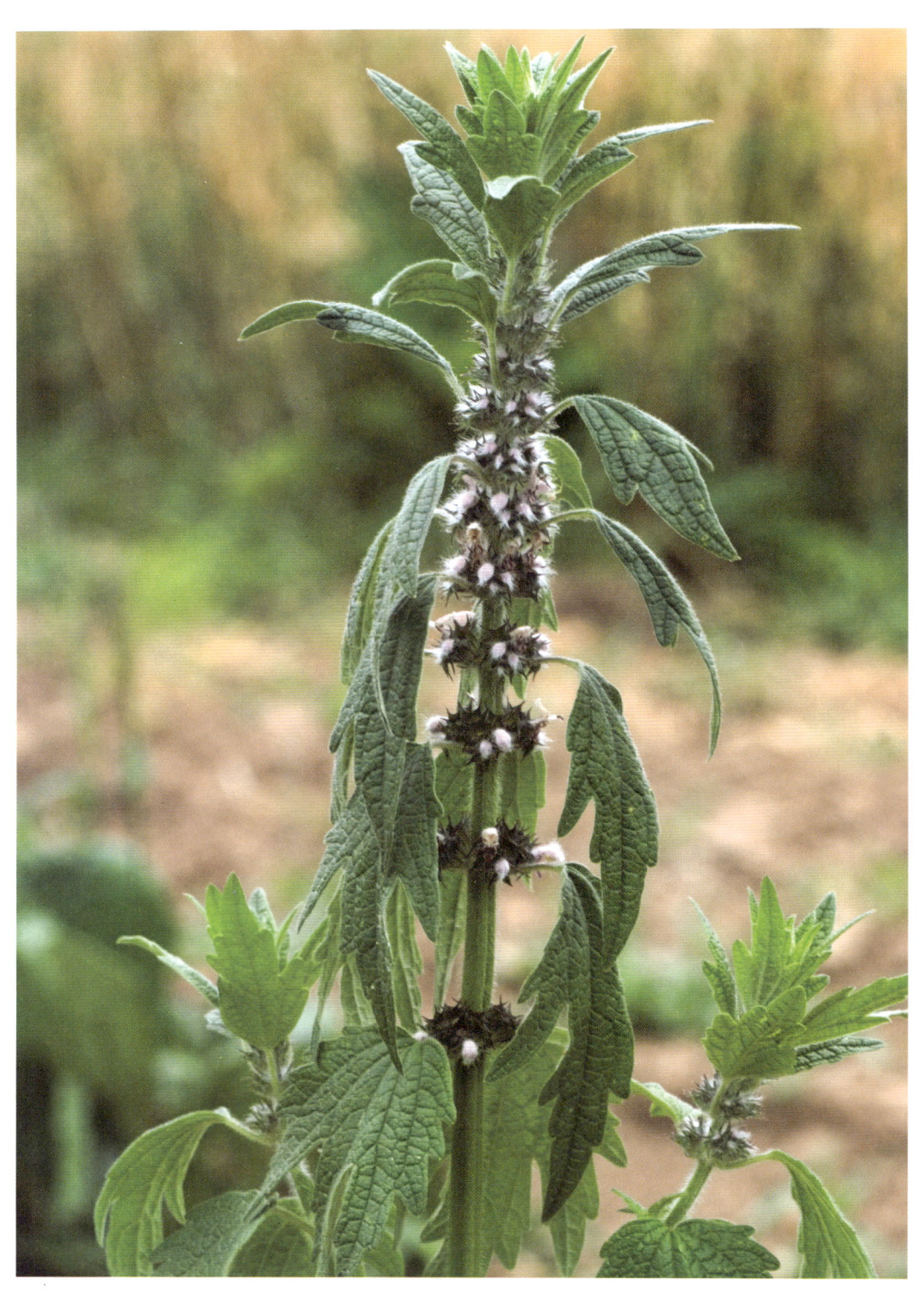

Flores de agripalma (*Leonurus cardiaca*)

Agripalma (Leonuro)

Leonurus cardiaca
Lamiaceae
Leonuri Cardiacae herba

Sabor e *qì*: amarga, picante, levemente fria
Meridianos nos quais atua: coração, fígado, bexiga, intestino delgado
Ações: antiespasmódica, tônico cardíaco, diurética, emenagoga, sedativa

Funções e Indicações

- **Estimula o sangue, transforma a estase e elimina a dor.** A agripalma é utilizada no tratamento da estagnação do sangue, com sintomas de dor no útero ou no peito, ou de outras síndromes dolorosas, relacionadas com a estagnação do sangue. Essa planta medicinal é indicada para quase todas as desordens menstruais, uma vez que não apenas revigora o sangue, mas também regula a menstruação. A erva é amarga e picante, penetrando diretamente no sangue. Ela energiza o sangue com sua acridez, mas não o prejudica. Nutre o sangue sem causar estagnação. Se essas funções lhe parecem muito semelhantes com às da agripalma chinesa (*yì mǔ cǎo*) é porque elas realmente o são! A principal razão de se usar a espécie ocidental de agripalma é a pronta disponibilidade da erva orgânica de alta qualidade.
- **Nutre o sangue do coração e acalma o espírito.** A agripalma é útil em casos de palpitações, ansiedade, insônia, histeria

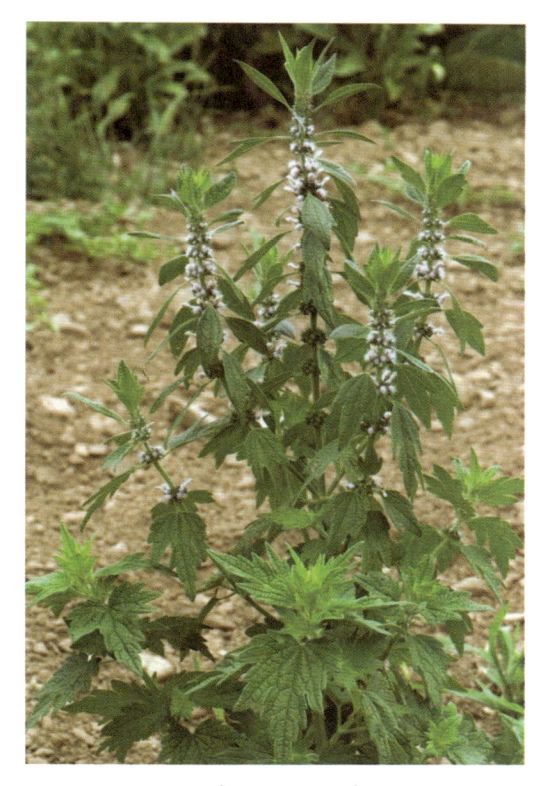

Agripalma (*L. cardiaca*)

e inquietação decorrentes da vacuidade do *yīn* e do sangue do coração. A agripalma é um fitoterápico muito importante no tratamento da vacuidade do coração, acompanhada de perturbações do *shén*. Esse padrão de vacuidade no coração cria a ausência de uma morada para o espírito, o que resulta na inquietação ou agitação do *shén*. A natureza amarga da erva direciona sua ação para o coração. Como mencionei em outra oportunidade, a agripalma nutre o sangue; sua natureza levemente fria elimina o calor gerado pela vacuidade. Essa planta medicinal penetra no sangue e, pelo fato de o coração governar o san-

gue, penetra no coração. Ela age no coração, dando suporte à produção de sangue, enquanto nutre diretamente o coração e acalma o espírito.
- **Promove a micção e dissipa o calor.** A agripalma é empregada no tratamento do calor nos meridianos do coração e do intestino delgado, acompanhado de irritabilidade, micção escassa e dolorosa e edema. A natureza fria e amarga da erva drena o calor e promove a micção. Embora essa ação seja secundária, ela é importante e torna a agripalma útil tanto para o calor produzido pela vacuidade do *yīn* quanto para o calor de repleção no coração e no intestino delgado. Embora seja levemente frio em sua natureza, o leonuro não lesa o baço ou o *qì* correto. Ele pode ainda ser usado no tratamento precoce da dor dos nervos, decorrente do herpes, antes de ocorrerem as erupções.

PRECAUÇÕES

Use agripalma com cautela durante a gravidez. A erva normalmente é utilizada no período gestacional, mas, de maneira geral, apenas no terceiro trimestre, não devendo ser administrada no primeiro trimestre.

Dosagem e Preparo

Use 9-30 g em decocção; 2-6 ml de tintura; 2-4 g de extrato em pó.

Colha o leonuro no verão, quando as extremidades floridas estiverem meio abertas. Faça feixes, amarrando os talos, e pendure-os para secar ou então arranque as folhas e as flores para preparados da planta fresca. Quando estiverem secos, os talos maiores deverão ser removidos. A erva seca de boa qualidade tem uma cor verde, de aspecto sadio, e deverá estar relativamente inteira e livre de talos grossos. Não deve ter sementes, mas pequenas quantidades de flores são aceitáveis.

Principais Combinações

- Combine com cimicífuga preta para dor durante a menstruação, causada pela estagnação do *qì*, com vacuidade do sangue. Acrescente viburno à combinação acima para o tratamento da dismenorreia, acompanhada de ansiedade, irritabilidade e nervosismo. Para fortalecer a capacidade dessa combinação de acalmar o espírito, adicione maracujá. Como alternativa, combine com tiririca e *dāng guī* para dor durante a menstruação, causada pela estagnação do *qì*.
- Combine com jujuba no tratamento da ansiedade e irritabilidade decorrentes da vacuidade do *yīn* e do sangue do coração.
- Combine com crataegos e raiz de *dān-shēn* para palpitações e batimentos cardíacos que provocam medo, assim como para tontura, perda de memória e insônia decorrentes da vacuidade do sangue do coração. Em quadros de lassitude do espírito, respiração ofegante e transpiração espontânea, decorrentes da vacuidade

do *qì* do coração, acrescente codonopsis ou ginseng.

Comentário

A agripalma costuma ser usada para facilitar o parto em mulheres que têm uma história de partos difíceis ou naquelas em que o nascimento do bebê já passou da data prevista. A erva é bastante semelhante, quanto à função, à espécie chinesa (*Leonurus heterophyllus*), mas como ela tem uma gama maior de usos e é amplamente conhecida como tônico no Ocidente, vejo-a como a espécie superior. Descobri que ela faz tudo o que a agripalma chinesa faz e um pouco mais; por isso, eu a uso como substituta da espécie chinesa.

O nome grego do gênero, *Leonurus*, significa cauda de leão. O nome da espécie, *cardiaca*, também tem origem grega e quer dizer "tendo vida" ou "doença do coração". A reputação do leonuro como erva medicinal é antiga, e ele tem sido usado na medicina desde a Antiguidade. Culpeper afirma: "Não há erva melhor do que esta para afastar do coração os vapores da melancolia, para fortalecê-lo e tornar a alma alegre, contente e satisfeita."[7] Atribui-se a Macer, um escritor alemão dos séculos XII e XIII, a declaração de que a erva trata os espíritos maus no coração.[8] Em seu tomo de 1869, William Cook escreveu: "Como tônico para o sistema nervoso, para a dor e palpitações do coração, para os sofrimentos peculiares às mulheres e a inquietação habitual, ele é um agente que merece profundo respeito."[9]

Como podemos ver, a partir dessas fontes históricas, a agripalma há muito tempo é considerada uma planta de extrema importância. Hoje, numa época em que são observados altos níveis de estresse, ataques cardíacos precoces e em que os problemas menstruais são excessivamente comuns, a agripalma continua a encontrar lugar em numerosas prescrições para distúrbios ginecológicos, afecções do coração ou desordens do sistema nervoso.

A agripalma foi aprovada como fitoterápico pela Comissão Alemã E.

Ceanoto

Ceanothus spp.
Rhamnaceae
Ceanothi cortex seu radicis
Também conhecido como chá-de-nova-jérsey, lilás-da-califórnia, árvore-de-chá-do-óregon

Sabor e *qì*: amargo, levemente picante, morno
Meridianos nos quais atua: fígado, baço, vesícula biliar
Ações: antiespasmódica, adstringente, expectorante

Funções e Indicações

- ***Vivifica o sangue, transforma a estase sanguínea, resolve a estagnação do* qì *e suaviza a rigidez.*** O ceanoto é empregado no tratamento de concreções e conglomerações; úlceras de difícil cicatrização; dores de cabeça; hemorroidas dolorosas e hemorrágicas; veias varicosas; dor no aquecedor inferior (por exemplo, prostática ou cervical); cistos de mama e ovarianos. Este é um importante fitoterápico para pacientes com depressão do sangue ou do *qì*. O ceanoto penetra no *qì* do sangue, energizando-o e transformando a estase por meio de suas características amarga e picante. Sua natureza morna e picante resolve a estagnação do *qì*. Essa combinação de sabores e de *qì* atua com o intuito de suavizar a rigidez, tratando efetivamente concreções e conglomerações, assim como a depressão localizada do sangue e do *qì*, que são responsáveis por desordens como úlceras difíceis de curar, veias varicosas, hemorroidas e várias afecções do aquecedor inferior, acompanhadas de dor.

- ***Aviva o sangue e estanca sangramentos.*** O ceanoto é utilizado para tratar padrões de sangramento gerados pela estase sanguínea, com ou sem calor no sangue, e sintomas como hemorragia nasal, vômitos e tosse em que sangue é expelido, e perda excessiva de sangue durante a menstruação. Ao usar ceanoto para tratar sangramentos causados pelo calor com estase, lembre-se de que ele não possui uma natureza fresca e, por isso,

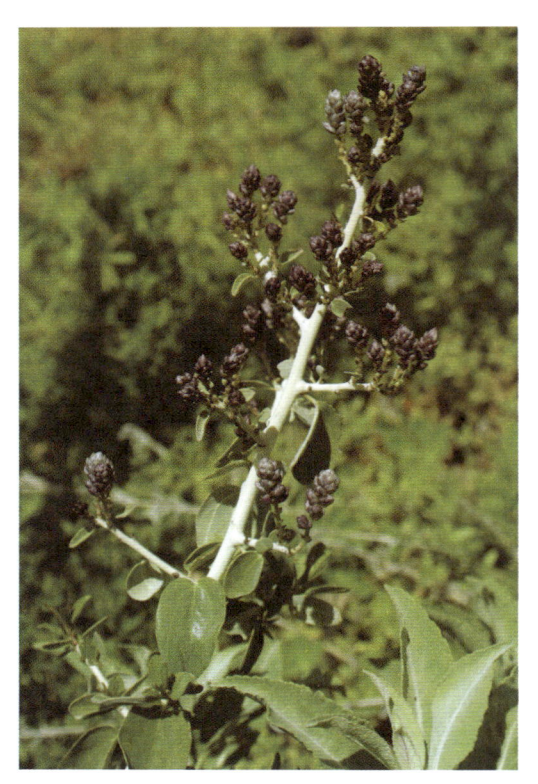

Ceanoto (*Ceanothus oliganthus*)

deve ser combinado com plantas medicinais que eliminam o calor. Contudo, esse fitoterápico movimenta o sangue de uma maneira que o torna indicado para o tratamento de sangramentos causados pela estase. Essa erva também é utilizada em gargarejos para dor de garganta.

PRECAUÇÕES

Nenhuma a ser observada.

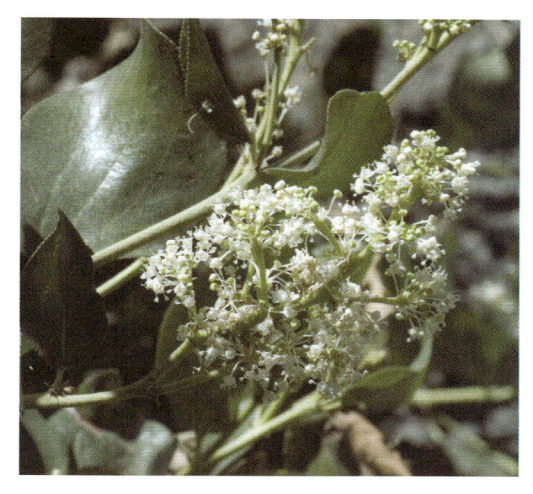

Flores de ceanoto (*Ceanothus* sp.)

Dosagem e Preparo

Use 3-9 g em decocção; 2-4 ml de tintura.

Colha a casca da raiz e, em alguns casos, a casca dos talos no início da primavera, antes da floração. A casca pode ser picada para a preparação de tintura da planta fresca ou dessecada para uso futuro. A casca seca da raiz de ceanoto de boa qualidade é marrom, preta ou cinza na parte exterior, entre o vermelho-brilhante e o marrom-avermelhado por dentro e adstringente ao paladar.

Principais Combinações

- Combine com aparine e escrofulária para tratar inchaços no pescoço e na garganta.
- Combine com ocotillo no tratamento de hemorroidas causadas pela repleção. Em casos persistentes ou crônicos, acrescente peônia *mudan*, caroço de pêssego ou ligústica para tratar o calor do sangue, secura e vento, associados com a doença.
- Combine com açafrão (*yù jīn*) e espargânio para quadros de concreções e conglomerações.
- Combine com tiririca e açafrão (*yù jīn*) no tratamento de acúmulos.
- Combine com equinácea e tomilho e use em gargarejos em caso de dor de garganta decorrente do vento-calor. Uma fórmula agradável e eficaz para esse propósito pode ser preparada misturando-se uma parte de cada uma das seguintes ervas: ceanoto, equinácea, tomilho, ligústica e sálvia preta da Califórnia; adicione, ainda, ao preparado um pouco de suco de limão.

Comentário

O ceanoto é uma das plantas medicinais mais singulares da América do Norte; em consequência, esta foi uma das seções sobre ervas mais difíceis de escrever. Embora seja extremamente útil, o ceanoto não produz respostas muito óbvias, sendo quase sempre usado em combinação com outras ervas, mesmo no modelo ocidental. Isso torna árduo o trabalho de determinar suas ações com precisão, sob a perspectiva da medicina chinesa. Em seu livro *Medicinal Plants of the Pacific West*, o herborista Michael Moore afirma: "O ceanoto é um dos melhores exemplos e recomendações para a utilização de ervas na situação subclínica indefinida que antecede a manifestação da doença." Isso não quer dizer que a planta não seja útil após a instalação da doença. Mais adiante, em seu texto, Moore diz: "Essa erva não vai *curá-lo* – apenas o tornará mais capaz de curar a si mesmo." A afirmação envolve o conceito de que a erva ajuda ou estimula o corpo a realizar ajustes, de forma a poder ser curado. Ela age sobre as proteínas do sangue e, de acordo com Moore:

> Ela ajuda a melhorar a qualidade da carga elétrica do sangue, elevando, dessa forma, a carga de repulsão das células dos capilares. Com as cargas reforçadas, há um transporte mais eficaz do fluido sanguíneo para os coloides intersticiais e uma absorção mais eficiente de linfa, assim como o retorno mais eficiente do fluido para os capilares sanguíneos existentes e para as veias.[10]

A explicação acima sugere uma ação sobre o sangue e a linfa, levando-me à conclusão de que o ceanoto atua no sangue, como é compreendido pela medicina chinesa. Quando adicionado a fórmulas, elaboradas de acordo com o paradigma médico chinês, o ceanoto é especialmente eficaz em quadros nos quais há um óbvio envolvimento da linfa. Entretanto, aprendi que o ceanoto é um elemento importante na maioria das fórmulas que se destinam ao tratamento de qualquer acúmulo de sangue, causado pela estagnação do *qì*, pela estagnação da umidade ou pelo calor.

Os índios Okanagon, do estado de Washington e da região fronteiriça do Canadá, e a tribo dos Thompson, do sudoeste da Colúmbia Britânica, administravam *Ceanothus velutinus*, tanto interna quanto externamente, para dor.[11] Os Thompson também utilizavam essa espécie para tratar queixas de dores reumáticas – interna e externamente.[12] Os nativos Alabama preparavam uma decocção de raiz de *C. americanus* para banhar pernas e pés machucados.[13] Os cheroquis, das Carolinas, usavam a mesma espécie como uma infusão que era mantida na boca quando a pessoa tinha dor de dente.[14] Os iroqueses, que habitavam o norte do estado de Nova York e sul de Québec, tomavam uma decocção para atrasos na menstruação, causados por friagens, assim como para abortar um feto ferido nos primeiros dois a três meses de gravidez.[15]

O nome do gênero, *Ceanothus*, vem de uma palavra grega que significa "planta com espinhos". O nome popular, chá-de-nova-jérsey, se refere ao uso histórico das folhas da espécie de ceanoto encontrada na costa leste dos Estados Unidos como substituto do chá (*Camellia sinensis*), durante a Revolução Americana.

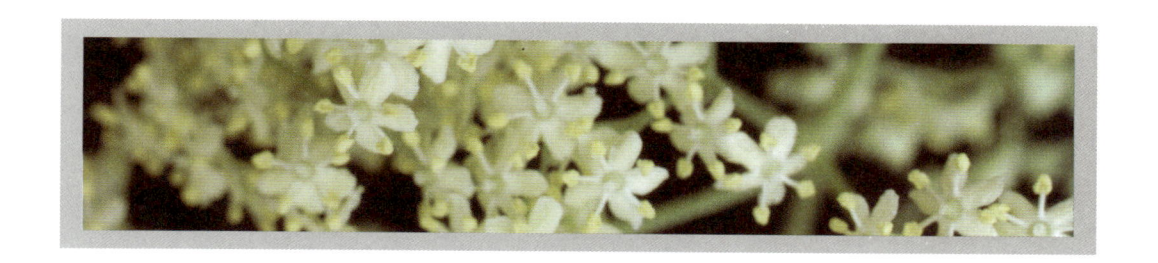

ERVAS QUE AQUECEM O INTERIOR E EXPELEM O FRIO

O aquecimento do interior descreve uma categoria de ervas medicinais usadas para dissipar o frio que penetra no interior, causando debilitação do *yáng qì*. Os padrões patológicos indicados aqui são principalmente produzidos pelo frio pernicioso externo, que consegue abrir seu caminho até o interior e não é controlado pela capacidade inerente ao corpo de se corrigir (isto é, com o *yáng qì*) ou por um tratamento apropriado. Por outro lado, o frio é devido a uma vacuidade do *yáng qì*, que permite ao *yīn* se tornar exuberante. Alguns sinais e sintomas do frio incluem uma sensação de frio, aversão ao frio, pouca sede, ou total ausência, exceto, possivelmente, por uma vontade de tomar líquidos quentes, micção prolongada com urina clara, pulso apertado e língua azulada.

A invasão do agente patogênico *yīn* do frio é marcada por um pulso apertado e sintomas que afetam a digestão. A vacuidade do *yáng qì*, mais observada na prática clínica, é marcada por sintomas mais sistêmicos do frio, tais como encolher-se, assumindo uma posição fetal, frio nos membros em decorrência da inversão do fluxo de energia, livre drenagem de fluidos claros através do ânus e do sistema urinário e pulso lento.

O único fitoterápico desta categoria discutido no texto – pimenta-de-caiena (*Capsicum annuum*) – é nativo das Américas, mas hoje pode ser encontrado no mundo todo. A caiena é picante, azeda e quente. É excelente para tratar o frio; contudo, em razão de sua natureza picante e que, portanto, dispersa, deve ser usada com cuidado em padrões de vacuidade.

Pimenta-de-caiena

Capsicum annuum, C. minimum, C. frutescens
Capsici fructus
Solanaceae
Também chamada de pimenta vermelha, pimenta chili, pimenta-de-passarinho

Sabor e *qì*: picante, azeda ou ácida, quente
Meridianos nos quais atua: rim, coração, baço, estômago
Ações: antisséptica, carminativa, contrairritante, diaforética, rubefaciente, estimulante

Funções e Indicações

- ***Aquece o interior, expele o frio e resgata o yáng em colapso.*** A pimenta-de-caiena é usada para tratar a transpiração, pele fria, frio de inversão nos membros, apatia e falta de vontade de beber líquidos ou desejo de tomar líquidos quentes. A pimenta-de-caiena dispersa o frio por meio da acridez, enquanto aquece e dá assistência ao *yáng* com seu *qì* quente.
- ***Dispersa o frio, aquece os meridianos e atenua a dor.*** A pimenta-de-caiena é útil na obstrução dos canais pelo vento-umidade-frio, acompanhada de dor e de uma sensação de frio. Para o trata-

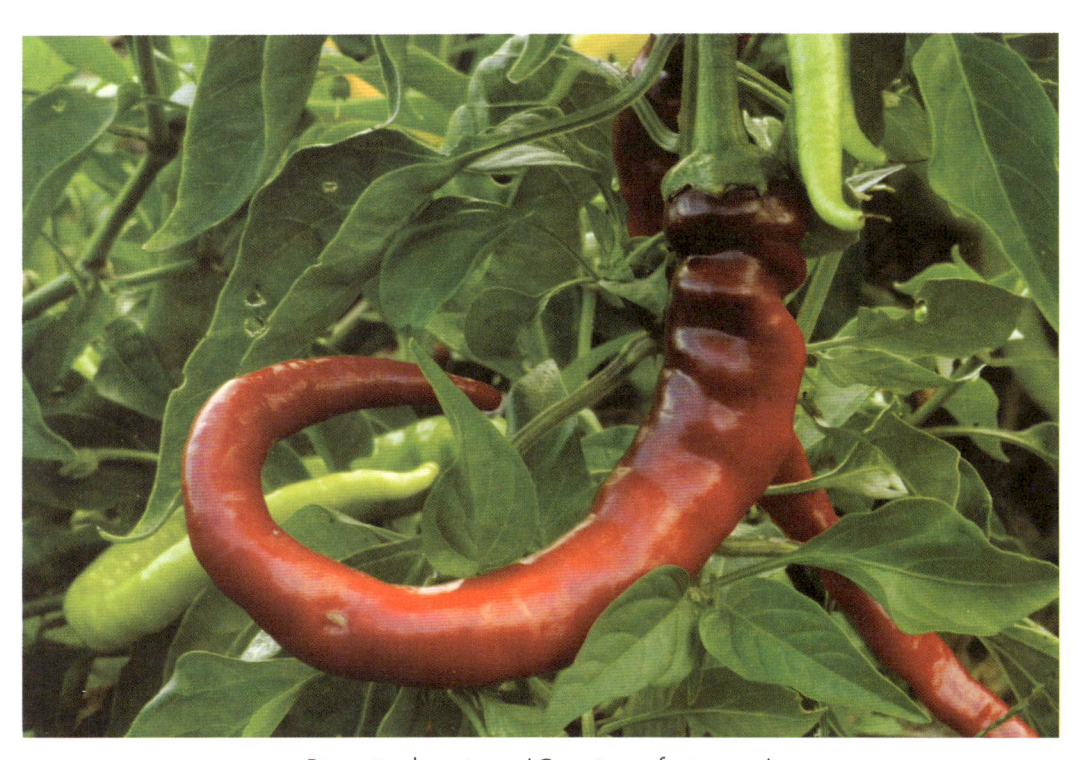

Pimenta-de-caiena (*Capsicum frutescens*)

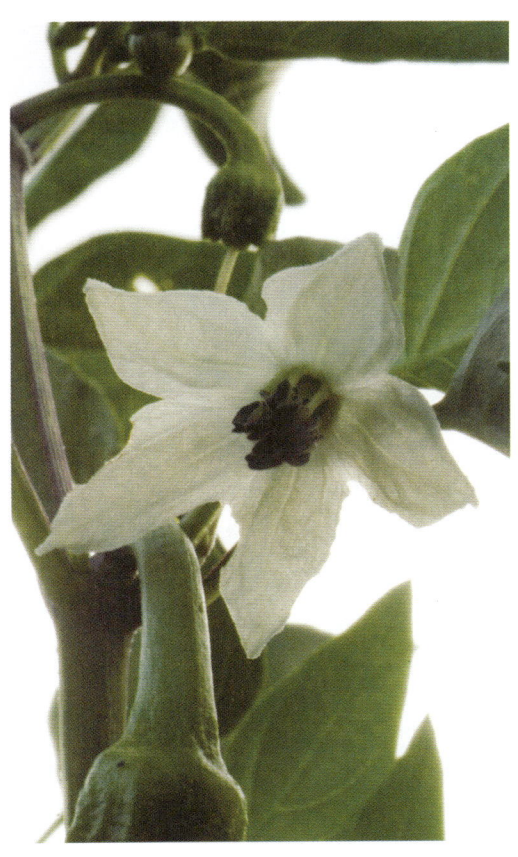

Flor da pimenta-de-caiena (*C. frutescens*)

PRECAUÇÕES

Não administre pimenta-de-caiena quando houver sinais de calor relacionado com a vacuidade.

Dosagem e Preparo

Use 0,3-1,5 g em decocção ou infusão; 0,25-1 ml de tintura.

Principais Combinações

- Combine com casca de canela para aquecer o centro e resgatar o *yáng*.
- Combine com açafrão e ramos de canela para aquecer os canais e aliviar a dor causada pelo frio nos meridianos.
- Combine com crataegos e raiz de *dān-shēn* para o impedimento do peito decorrente de estase sanguínea produzida pelo frio.
- Combine com arnica, hipérico ou erva-de-são-joão e óleo de gualtéria para tratar a dor causada por pancadas e quedas. Esta combinação se destina à aplicação externa, sob a forma de óleo ou creme.

Comentário

mento dessa doença, a planta é em geral aplicada externamente, sob a forma de linimento. A pimenta-de-caiena dispersa o frio dos meridianos, penetrando neles e aliviando a dor por meio de sua natureza quente e picante.
- **Estanca sangramentos.** A aplicação tópica da pimenta-de-caiena é muito eficaz para parar a hemorragia causada por traumas. Sua natureza azeda refreia o sangue e tem efeito hemostático. Ela também estanca sangramentos por resolver a estase com sua natureza picante e quente.

A pimenta-de-caiena é um condimento comum na culinária, sendo usado no mundo todo como alimento e remédio. Embora seja uma planta nativa das Américas, ela foi rapidamente adotada como um alimento importante por culturas ao redor do planeta. Na realidade, todas as pimentas relacionadas também provêm das Américas; porém, se você for à Tailândia ou ao sul da China, encontrará um número extraordinário de pratos feitos com elas (não confunda essas pimentas com as verdadeiras, do gênero *Piper*, como a pimenta-do-reino ou a pimenta longa).

A pimenta-de-caiena é uma planta medicinal importante, tanto para uso interno quanto externo. Contudo, ao empregá-la internamente, tenha cuidado para não se exceder. Embora não seja tóxica, ela tem uma natureza muito quente e pode causar queimação no estômago ou diarreia "quente", assim como refluxo ácido e outros sinais de calor no centro que desequilibram a dinâmica do *qì*.

A pimenta-de-caiena se tornou um medicamento de uso externo muito popular para aliviar a dor, em razão da oleorresina que contém; ela é vendida como "capsicum" ou sob vários outros nomes. É muitíssimo eficaz para essa aplicação, sendo, em geral, bem tolerada. Com esse propósito, eu utilizo a pimenta-de-caiena em forma de linimento, creme ou óleo. Recomendo colocar um pouco do produto em uma pequena área da pele do paciente, para verificar se ele não terá reações adversas.

A pimenta-de-caiena consta oficialmente das farmacopeias da Áustria, da Bélgica, do Egito, da Europa, da Alemanha, da Hungria, da Itália, do Japão, da Polônia, de Portugal, da Espanha, da Suíça e do Reino Unido. Ela foi relacionada na *The United States Pharmacopoeia* (26ª ed.), na *British Herbal Pharmacopoeia*, no *The National Formulary (U.S.)* (21ª ed.), na *Martindale: The Extra Pharmacopoeia* (33ª ed.) e no *PDR for Herbal Medicine*, além de ter sido aprovada pela Comissão Alemã E.

Tradução de Material de Pesquisa

Na medicina chinesa, *Capsicum frutescens* (*là jiāo*) é considerada picante, amarga e quente. Essa planta medicinal aquece o centro e faz o *qì* descer, dissipa o frio e elimina a umidade, abre o estômago, dispersa os alimentos, resolve a fleugma da depressão e é usada para tratar a estagnação do frio no abdômen, vômitos, diarreia, ulcerações produzidas pelo frio, crostas e líquen (*jiè xiǎn*).

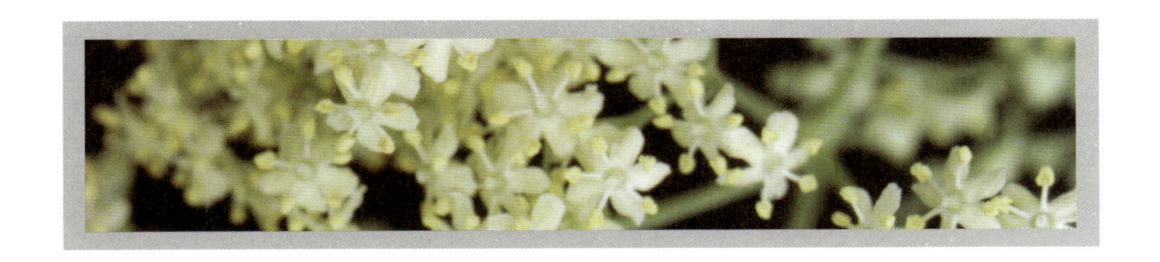

ERVAS QUE SUPLEMENTAM

A suplementação é um método de tratamento – um dos oito métodos – usado para tratar a vacuidade. Existem quatro subcategorias dentro dessa categoria principal: a que suplementa o *qì*, a que suplementa o sangue, a que suplementa o *yīn* e a que suplementa o *yáng*. Embora a maior parte das matérias médicas chinesas separe essas ações em grupos distintos, eu optei por não fazê-lo, porque há somente seis plantas medicinais do grupo todo neste texto. Entretanto, a leitura das anotações referentes a cada uma das ervas deverá indicar, pelo menos em um sentido geral, qual é a subcategoria que melhor descreve cada um desses seis fitoterápicos.

A suplementação é um conceito de certa forma exclusivo da medicina chinesa; o número de plantas medicinais que suplementam, encontrado e usado com frequência na prática herbórea chinesa diária, é significativo. Os estudantes aprendem desde o início que não se deve suplementar quando um agente patogênico está presente. É lamentável que esse conceito básico tenha a tendência de se fixar com tenacidade na mente das pessoas, a ponto de se tornar absoluto, o que não é necessariamente correto. A suplementação é uma maneira efetiva de se dar suporte ao *qì* correto. Assim, se um paciente estiver fraco demais para sobrepujar um agente patogênico, a mera expulsão deste não promoverá a verdadeira cura. Em casos como esse, o tratamento, para ser eficaz, deverá levar em consideração o princípio, segundo o qual: "Pelo apoio ao que é correto, os fatores perniciosos são dissipados."

Fitoterápicos que suplementam, e que são discutidos neste livro, incluem ínula (*Inula helenium*), uma planta medicinal morna, picante e amarga, que suplementa o *qì* do baço e transforma a umidade; crataegos (*Crataegus* spp.), uma erva levemente morna, que suplementa o *qì* e o sangue, em específico o do coração; cardo-mariano (*Silybum marianum*), uma erva amarga, doce e neutra, que suplementa o *yīn*, dissipa o calor e resolve toxinas; alteia (*Althaea officinalis*), um fitoterápico doce, um pouco amargo e frio, cuja ação primária é suplementar o *yīn* dos pulmões e do estômago, mas que, ao mesmo tempo, dissipa o calor; aveia (*Avena* spp.), uma planta medicinal doce e neutra que nutre o *yīn* e o *qì*, enquanto também nutre o coração; e, por fim, damiana (*Turnera diffusa*), uma erva picante, doce e morna, que suplementa sobretudo o *yáng* dos rins e do coração.

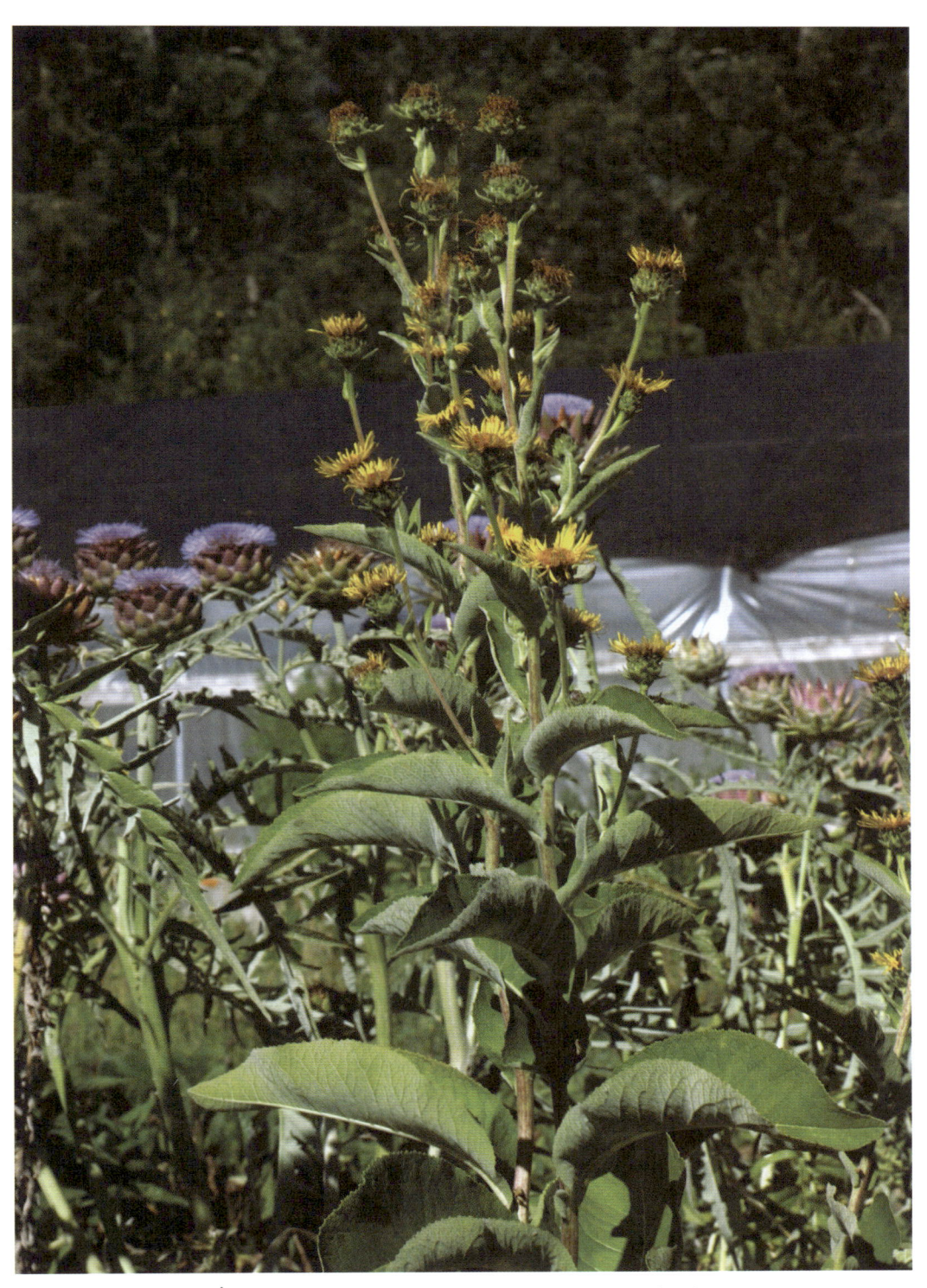

Ínula (*Inula helenium*), com cardo-globo no fundo

Ínula

Inula helenium
Asteraceae
Inulae Heleni radix
Outros nomes incluem elecampana, *tu mu xiang*

Sabor e *qì*: amarga, picante, morna
Meridianos nos quais atua: baço, estômago, pulmão
Ações: anti-helmíntica, diurética, diaforética, expectorante

Funções e Indicações

- ***Suplementa o* qì *e resolve a umidade.*** A elecampana é útil no tratamento da vacuidade do *qì* do baço, que causa indigestão, sensação de estômago muito cheio e diarreia. Para a suplementação do baço, a erva deverá ser tostada com mel. Quando preparada dessa forma, ela se torna doce, amarga, ligeiramente picante e morna. Essa combinação de sabores e *qì* suplementa sem causar estagnação, enquanto resolve o acúmulo de umidade em decorrência da vacuidade do baço.
- ***Transforma a fleugma.*** Essa planta medicinal é usada para tratar a fleugma nos pulmões e estômago, em quadros agudos ou crônicos de fleugma-umidade, em especial os relacionados com o frio. A ínula abre com sua acridez e faz descer com seu sabor amargo, transformando com eficácia a fleugma-umidade. É utilizada para várias desordens em que a fleugma-umidade obstrui os pulmões e o estômago, com sintomas de tosse, acompanhada de escarro abundante, transparente ou branco; chiado; asma; náusea e vômitos; e opressão no peito e respiração difícil.
- ***Aromaticamente transforma a umidade.*** A ínula é eficaz no tratamento do acúmulo de umidade no aquecedor médio. Por meio do aroma, do sabor amargo e da acridez, essa erva transforma a umidade e revigora o baço. Além disso, sua natureza promove a descida do *qì* do estômago, harmonizando, assim, o aquecedor médio. Essa ação é bastante semelhante a do atractilodes (*cāng zhú*); por essa razão, a ínula pode ser usada em substituição a ele.

PRECAUÇÕES

A natureza amarga, picante e morna da ínula pode prejudicar o *yīn* e dispersar o *qì*. Por isso, ela deve ser usada com cautela para pacientes que apresentam vacuidade de *yīn*.

Dosagem e Preparo

Use 3-9 g em decocção; 2-4 ml de tintura. Como tônico, a ínula deverá ser tostada com mel, o que aumentará sua ação de suplementação.

Colha a raiz e o rizoma da ínula na primavera ou no outono, após a planta ter secado. O material colhido pode ser picado e dessecado ou cortado para a preparação de uma tintura da planta fresca. A matéria vegetal seca de boa qualidade é firme, marrom-clara na parte externa e quase branca interiormente, com estrias curvas. A raiz deverá ser muito aromática.

Principais Combinações

- Use a versão tostada com mel da elecampana, combinada com atractilodes branco e astrágalo, para a vacuidade de *qì* no baço, acompanhada da sensação de estômago muito cheio e diarreia.
- Combine com pinélia e casca de tangerina para o tratamento da tosse com grandes quantidades de escarro branco ou transparente. Para esse propósito, use a erva crua ou tostada com mel. A decisão deverá estar baseada no nível de vacuidade do *qì* presente no baço. Se houver uma pequena deficiência, utilize a erva crua, que seca mais fortemente a fleugma. Contudo, diante da vacuidade do *qì* do baço, o tratamento da vacuidade resolverá o problema de forma mais rápida e completa.
- Combine com raiz de tricosantes, ceanoto e solidéu chinês para diarreia com fleugma e sangue nas fezes, causada pelo calor e pela estase sanguínea no intestino.

Comentário

A ínula está intimamente relacionada com a *xuán fù huā* (*Inula britannica*), uma erva usada na medicina chinesa para fazer o *qì* descer e como antitussígeno. Nenhuma das duas espécies é nativa da China, mas a *I. helenium* é cultivada hoje no país, juntamente com a *I. britannica*. A raiz da *I. helenium* é a parte da planta utilizada no Ocidente, sobretudo para tratar a fleugma nos pulmões. Contudo, quando observamos atentamente a maneira pela qual os herboristas ocidentais empregam essa erva, pela lente do paradigma médico chinês, ficamos com a impressão de que ela atua como uma erva de suplementação. Em minha busca infindável de plantas medicinais que suplementam na matéria médica do Ocidente, tornou-se natural para mim experimentar indicar essa erva como um suplemento do *qì*. Os resultados foram em parte, mas não totalmente, satisfatórios; nessa situação, pareceu apropriado usar *páo zhì* para intensificar a ação inerente à erva. A erva tostada com mel demonstrou ser uma excelente escolha e resultou num produto semelhante a uma síntese de atractilodes branco-pinélia.

De acordo com uma fonte de informações, essa é uma das mais antigas plantas medicinais conhecidas na Europa. Todos os autores mais importantes do passado a descreveram como um fitoterápico de grande significado. O médico grego, Dioscórides, a recomendava para tosse, cólicas, flatulências, ciática, fraqueza gástrica e para firmar dentes que estivessem soltos. Ele também a chamava de "planta medicinal preciosa" para a gripe de estômago, asma, congestão do peito, tosse e problemas digestivos. William Cook afirma: "Ela aquece e fortalece os pulmões" e "enquanto atende a um excelente propósito quando há casos subagudos e crônicos em que a estrutura pulmonar está relaxada e a expectoração é viscosa ou muito profusa (como na asma úmida), ela não é adequada para casos de qualquer tipo em que os pulmões estão irritados ou secos – pelo fato de aumentar a secura e causar uma sensação de constrição".[1]

A elecampana é classificada como espécie em extinção na Turquia. Ela é encontrada na *British Herbal Pharmacopoeia* (1996), no *British Herbal Compendium* (1992), na Farmacopeia francesa (1988), na *Martindale: The Extra Pharmacopoeia* (33ª ed.), na Farmacopeia dos Países Baixos V (1926) e no *PDR for Herbal Medicine* (2ª ed.), tendo sido aprovada pela Comissão Alemã E.

Tradução de Material de Pesquisa

A medicina chinesa usa muitas espécies de *Inula*. Incluí aqui somente as espécies discutidas na descrição acima. A *tǔ mù xiāng* (*Inula helenium*) é picante, amarga, morna e penetra nos canais dos pulmões, do fígado e do baço. Ela fortalece o baço e harmoniza o estômago, move o *qì* e tem efeito analgésico. É usada para tratar distensões, repleções e dores no peito e abdômen, vômitos e diarreia, disenteria e malária.

Crataegos

Crataegus laevigata, C. oxyacantha, C. monogyna, C. douglasii
Rosaceae
Crataegi fructus seu flos et folium

Sabor e *qì*: doce, levemente amargo, neutro, levemente morno
Meridianos nos quais atua: coração, pericárdio
Ações: antiesclerótica, tônico cardíaco, hipotensiva

Funções e Indicações

- **Suplementa o qì do coração.** Crataegos suplementa o *qì* do coração quando o paciente sente que há congestão e opressão no peito, acompanhadas de taquicardia ou bradicardia, e a respiração fica ofegante após qualquer esforço. O crataegos é doce, um pouco amargo e ligeiramente morno. Uma planta medicinal ideal de suplementação, o crataegos suplementa o *qì* do coração sem causar estagnação. Até certo ponto, ele é suave, mas definitivo em sua ação; por não ter efeitos colaterais, pode ser usado por longos períodos. A neutralidade da erva desinibe a umidade, que se acumula em razão da vacuidade do *qì* do coração. De acordo com mecanismos patológicos clássicos, o acúmulo de umidade, associado com a vacuidade do *qì* do coração, resulta da vacuidade do *yáng* do fígado. Contudo, acredito que há casos nos quais o acúmulo de umida-

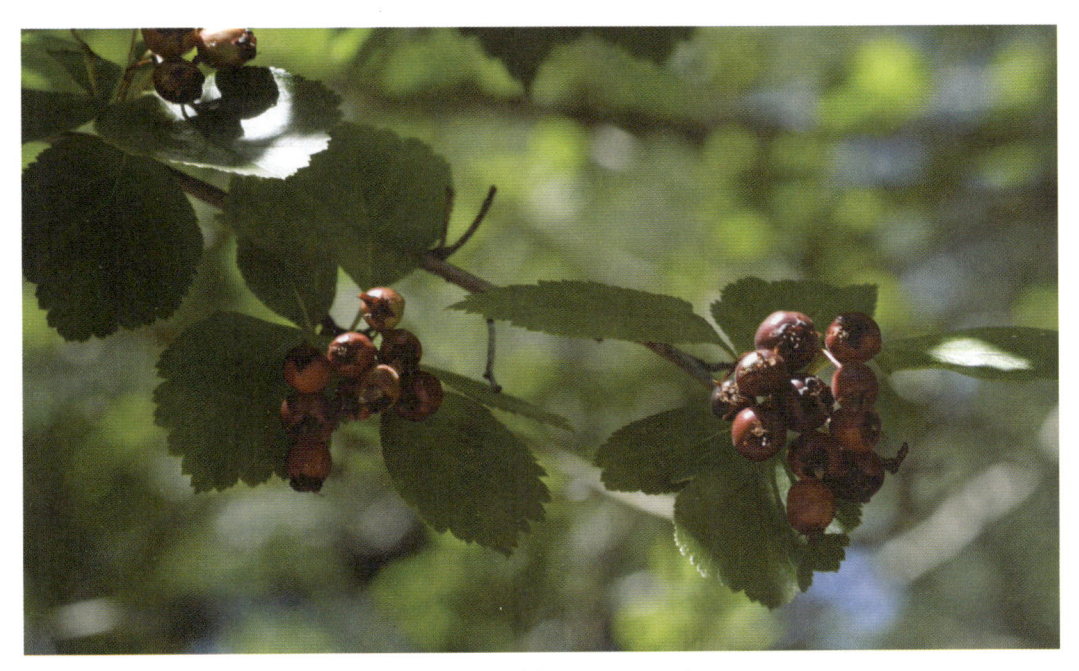

Crataegos (*Crataegus* sp.)

de ocorre mesmo na ausência da vacuidade do *yáng* do fígado. O *qì* do coração está intimamente relacionado com o *qì* do pulmão; uma vacuidade do *qì* do coração com frequência vem acompanhada da vacuidade do *qì* do pulmão. Isso pode ser considerado uma dupla vacuidade – do coração e do pulmão – na qual a vacuidade do pulmão causa um acúmulo de umidade, em decorrência de sua função de regular os canais dos fluidos.

- **Suplementa e energiza o sangue; acalma o espírito.** O crataegos é empregado no tratamento da vacuidade do sangue e do *qì*, que leva à estagnação do sangue no peito, provocando angina, palpitações e pulso escorregadio na posição *cun*. Quando o sangue do coração se apresenta vazio, o *qì* do coração se torna vazio. Quando o *qì* do coração se torna vazio, o sangue do coração se torna vazio. Se esse ciclo ocorrer, o sangue se tornará estático. Embora não seja uma planta medicinal que vivifique o sangue de uma maneira particularmente forte, o crataegos é importante no tratamento da estase do sangue do coração.

PRECAUÇÕES

Pacientes que já estiverem tomando digitalina devem ser monitorizados, porque o crataegos pode potencializar seus efeitos.

Dosagem e Preparo

Use 3-9 g em decocção; 2-4 ml de tintura; 1-3 ml de extrato fluido; 2-3 g de extrato em pó.

Colha os frutos do crataegos no final do verão e início do outono, quando estão maduros por completo. Os frutos podem ser dessecados ou processados frescos. As folhas e flores de crataegos deverão ser apanhadas no final da primavera e início do verão, época em que as flores estão completamente abertas. As folhas e as flores podem ser processadas frescas ou dessecadas com cuidado – devendo-se protegê-las da luz e do calor forte. Os frutos de boa qualidade se apresentam totalmente secos e inteiros e são vermelho-escuro. As folhas e as flores deverão permanecer inteiras tanto quanto possível. As folhas devem estar verdes ou verde-escuras e não ter talos. As flores deverão ser brancas ou rosa e não marrons.

Principais Combinações

- Combine com a fórmula clássica *Celestial Emperor Heart-Supplementing Elixir* (*tiān wáng bǔ xīn dān*), para fortalecer essa fórmula.
- Combine com agripalma e raiz de *dān-shēn* para dor no peito ou impedimento com dor, ansiedade e pulso escorregadio. Em casos de impedimento do peito, adicione laranja amarga ainda não madura (*zhǐ shí*) e casca de tricosantes (*guā lóu pí*).
- Combine com rehmannia crua, *dāng guī* e jujuba para tratar ansiedade, ataques de pânico e insônia relacionados com a

vacuidade do sangue do coração. Acrescente agripalma e raiz de *dān-shēn* se o paciente estiver com palpitações.

Comentário

Embora o crataegos seja levemente morno, ele é bem tolerado por pessoas que apresentam calor, em especial se for combinado com outras ervas que refrescam. As espécies ocidentais são bem diferentes da espécie principal usada na medicina chinesa, *Crataegus pinnatifida* (*shān zhā*). Em primeiro lugar, o crataegos ocidental suplementa mais que a espécie chinesa. Outra diferença entre as espécies do Ocidente e a chinesa é que o crataegos ocidental não parece ter uma história de uso como remédio digestivo.

O crataegos ocidental é um suplemento verdadeiro, de modo que certo tempo é necessário para seus benefícios de tornarem aparentes. A erva pode ser tomada por longos períodos, sem que haja qualquer efeito prejudicial conhecido. Uma fonte de referência moderna afirma: "Na medicina herbórea do Ocidente, o crataegos é hoje considerado a erva mais significativa no tratamento da doença cardíaca isquêmica; existe um número considerável de provas objetivas para apoiar esse *status*." Os autores prosseguem, enumerando os seguintes efeitos: "Aumenta a força de contração do miocárdio, aumenta o fluxo sanguíneo coronário, reduz a demanda de oxigênio do miocárdio, protege contra lesões do miocárdio, é hipotensivo, melhora a variabilidade da frequência cardíaca, é antiarrítmico."[2]

Em minha experiência com o crataegos ocidental como fitoterápico de suplementação, as flores e as folhas são mais fortes para suplementar o *qì* e mover o sangue (as flores sendo as mais fortes das duas). Os frutos, embora também sejam eficazes na suplementação do *qì*, suplementam e movem melhor o sangue.

O crataegos tem uma longa história de aplicação, e só se tornou amplamente conhecido na medicina ocidental no século XIX, quando um médico irlandês descreveu pela primeira vez seus efeitos em doenças cardíacas.[3] Desde aquela época, a erva se tornou o principal remédio de ervas para problemas do coração. Dos frutos se fazem geleias e várias bebidas alcoólicas. Na Inglaterra, o crataegos é utilizado para sebes; cercas espessas e cheias de espinhos são formadas em um período de cinco a sete anos. A origem específica do nome do gênero, *Crataegus*, não é conhecida; é provável que venha de uma palavra grega que significa "duro" ou "forte" e se refere ao seu caule ou aos seus espinhos.

Várias espécies de crataegos estão relacionadas oficialmente nas farmacopeias da Bélgica, do Brasil, da China, da República Tcheca, da França, da Alemanha, da Polônia, de Portugal, da Rússia, da Espanha e da Suíça. A folha e a flor de crataegos foram aprovadas como medicamento pela Comissão Alemã E. Na maioria dos casos, folhas, flores e frutos são citados; entretanto, algumas farmacopeias, como a *Pharmacopoeia of the People's Republic of China*, trazem somente os frutos.

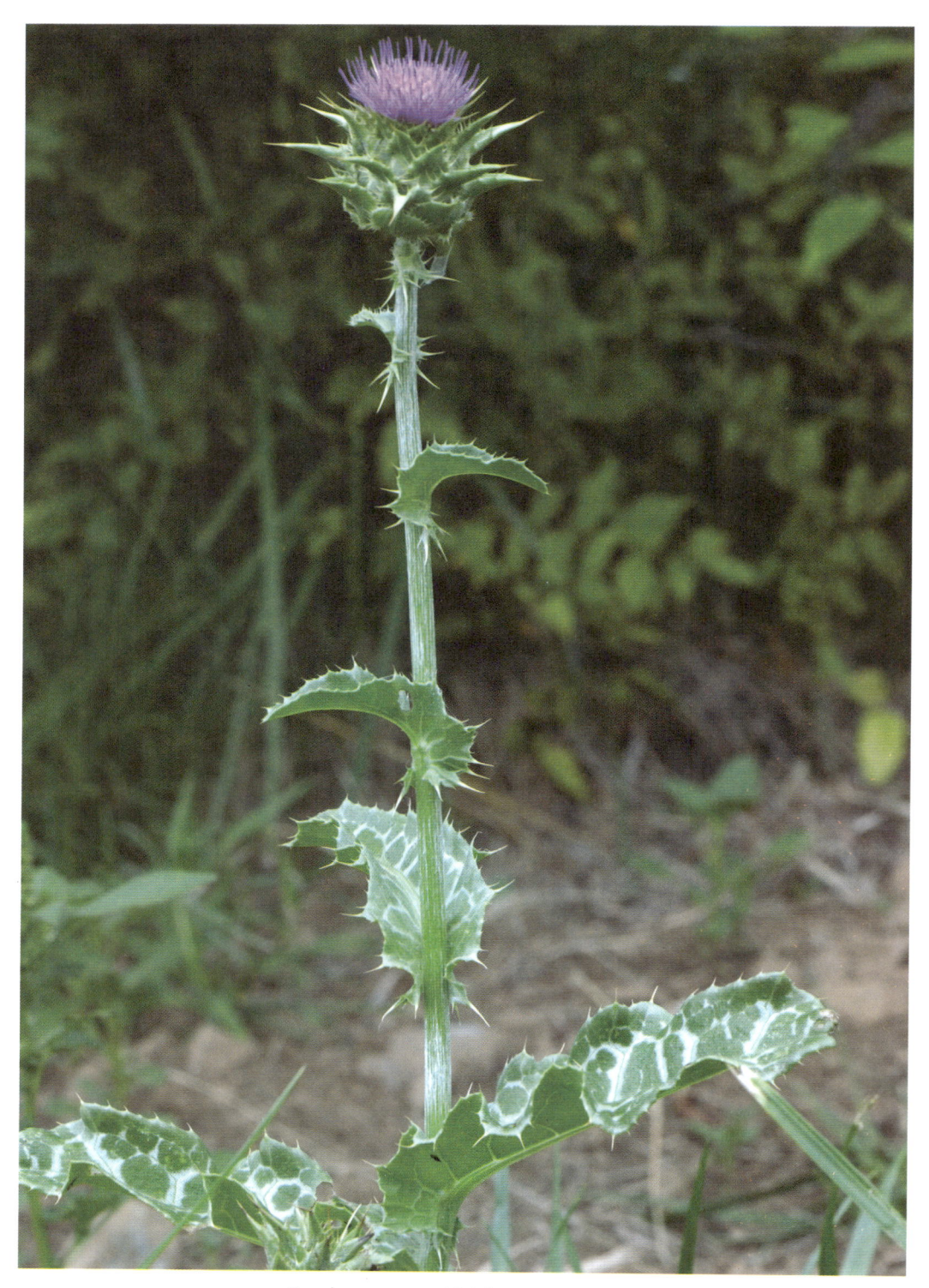

Cardo-mariano (*Silybum marianum*)

Cardo-mariano

Silybum marianum
Asteraceae
Silybi Mariani sêmen

Sabor e *qì*: amargo, doce, neutro
Meridianos nos quais atua: fígado, baço, estômago
Ações: colagogo, galactagogo, hepatoprotetor

Funções e Indicações

- ***Suplementa o sangue e o yīn do fígado-baço, modera o calor da vacuidade e beneficia o qì do baço.*** O cardo-mariano é usado no tratamento de sintomas associados com a vacuidade do fígado e do baço, como mal-estar, lassidão, anorexia, dispepsia, dor de cabeça, febrículas, dores nas articulações e nos tendões, contratura dos tendões, urticária e erupções passageiras na pele. O sabor amargo dessa erva diminui o calor da vacuidade, enquanto a combinação de seus sabores amargo e doce suplementa o fígado e o baço. Sendo por natureza neutro, o cardo-mariano é seguro quando usado como erva medicinal de suplementação, até mesmo em doenças do calor da repleção ou plenitude. Essa planta também ajuda a melhorar o fluxo do leite materno, em casos de escassez associada com esse padrão.
- ***Dissipa o calor e resolve toxinas.*** O cardo-mariano é empregado no tratamento de várias desordens tóxicas, como envenenamento por cogumelos, drogas ou por outras toxinas que afetam o fígado. Embora essa erva tenha uma natureza neutra, seu sabor amargo atua como auxiliar na dissipação do calor e resolução de toxinas quando é combinada com outras plantas medicinais apropriadas. Para esse efeito terapêutico, utilize um extrato padronizado ou tintura. Extratos com base de álcool e extratos sólidos são encontrados no comércio. Estes são mais adequados para pacientes com problemas de abuso de bebidas alcoólicas ou com insuficiência hepática grave. O cardo-mariano também é comumente empregado no tratamento de várias outras afecções sérias do fígado, como a hepatite C, para a qual é inestimável.

PRECAUÇÕES

Nenhuma é necessária, de acordo com a literatura. Contudo, tenho ouvido relatos de pacientes em tratamento que parecem ter metabolizado os medicamentos mais rapidamente ao tomar cardo-mariano; por isso, pode ser importante observar esses pacientes com cuidado, em especial se estiverem tomando medicamentos sensíveis em relação à dosagem.

Dosagem e Preparo

Use 6-15 g em decocção (como galactagogo); 3-6 ml de tintura; 400-450 mg de silimarina sob a forma de extrato padronizado.

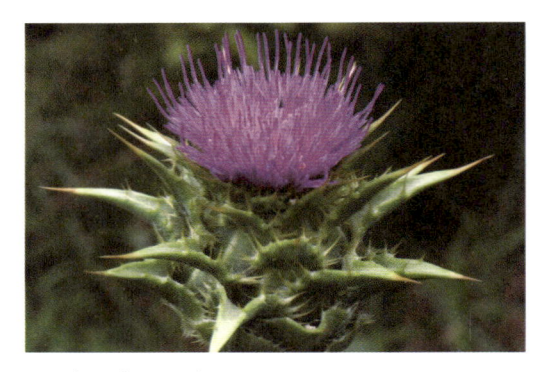

Flor de cardo-mariano (*S. marianum*)

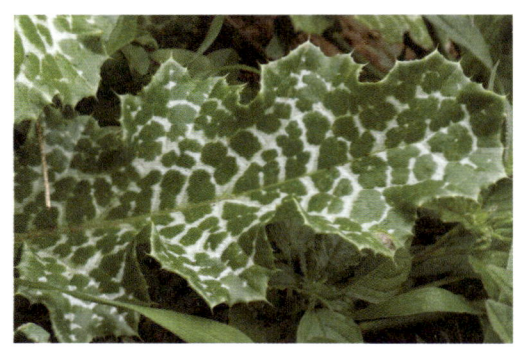

Folha de cardo-mariano (*S. marianum*)

Colha os frutos (sementes) de cardo-mariano durante o verão, quando eles estão maduros (brilhantes e levemente púrpura). No momento em que as flores morrem, as cabeças com as sementes precisam ser colhidas o mais rápido possível, antes que as flores reabram e as dispersem. A semente de boa qualidade é escura, se apresenta inteira e é brilhante; sementes opacas são aceitáveis, mas têm qualidade inferior. A tintura de boa qualidade é amarela.

Principais Combinações

- Combine com peônia branca, *dāng guī* e viburno no tratamento da contratura de tendões causada pela vacuidade do sangue.
- Combine com solidéu chinês e azeda-crespa para urticária e erupções passageiras na pele.
- Combine com solidéu e solidéu chinês para casos de calor no fígado e acúmulo de toxinas decorrentes do alcoolismo.
- Combine com picrorhiza no tratamento da hepatite C.

Comentário

O cardo-mariano costuma ser empregado na desintoxicação do fígado. Sua eficácia é muito grande para essa finalidade, a ponto de, na Europa, ser aplicada por via intravenosa em casos de envenenamento pelo cogumelo *Amanita*, o qual pode ser letal. Ela é muito benéfica para pessoas com história de alcoolismo ou dependência de drogas, assim como para pacientes em tratamento com medicamentos que causam lesões no fígado. Contudo, em pacientes que fazem uso de medicamentos sensíveis às dosagens, o cardo-mariano exige cautela, uma vez que ele pode estimular o fígado a metabolizar as drogas de maneira mais rápida do que o normal e, assim, reduzir seus níveis séricos a um patamar potencialmente perigoso. Eu nunca vi isso acontecer, mas tenho ouvido relatos de ocorrências desse tipo.

Resultados de pesquisas sugerem que a silimarina (um complexo de compostos flavonoides presente na semente do cardo-mariano) tem efeito hepatoprotetor, anti-

-inflamatório e antiartrítico, bem como propriedades de regeneração do fígado, que podem ter uma ação benéfica em alguns tipos de hepatite.[4]

Dioscórides, o famoso herborista grego do século I d.C., afirmava que as sementes do cardo-mariano eram indicadas para crianças cujos tendões tivessem se "contraído". Herboristas antigos também empregavam a raiz dessa planta, porém não tenho nenhuma experiência com isso. Gerard disse a respeito da raiz: "Em minha opinião, este é o melhor remédio (que cresce) para todas as doenças da melancolia." Eu considero essa afirmação muito interessante, assim como a considerava a sra. M. Grieve, cujas especulações a levaram à conclusão de que esta "(...) era uma outra maneira de dizer que ela tem uma ação positiva sobre o fígado".[5]

O nome do gênero, *Silybum*, tem origem latina ou grega e se refere ao fato de a planta ser um cardo. O nome da espécie, *marianum*, está relacionado com uma lenda segundo a qual o leite da Virgem Maria pingou sobre a folha de um cardo, criando suas veias leitosas. Fico imaginando se isso também sugere que Maria usou a planta de alguma forma, para si mesma ou para Jesus.

As folhas novas e tenras do cardo-mariano fornecem uma excelente verdura de primavera. O único problema é elas estarem bem armadas com espinhos, que você precisará cortar antes de cozinhar. O cardo-mariano se tornou oficial na *The United States Pharmacopoeia* e no *The National Formulary (U.S.)* em 1999. Embora ele seja usado em vários produtos registrados, na Europa toda, somente as Monografias da Comissão Alemã E o citam oficialmente.

Alteia

Althaea officinalis
Malvaceae
Althaeae Officinali radix

Sabor e *qì*: doce, ligeiramente amarga, fria
Meridianos nos quais atua: pulmão, estômago, rim, bexiga
Ações: demulcente, emoliente, expectorante

Funções e Indicações

- ***Suplementa o* yīn *dos pulmões e do estômago; dissipa o calor.*** A alteia é eficaz no tratamento da vacuidade de *yīn* dos pulmões e/ou do estômago, com sintomas como tosse seca; sede; garganta seca e dolorida; e sensação de queimação no epigástrio. Um fitoterápico de primeira linha para suplementar o *yīn*, de acordo com a matéria médica ocidental, a raiz de alteia é um dos medicamentos mais adotados pelos herboristas do Ocidente no tratamento de sintomas da vacuidade de *yīn* nos pulmões e no estômago, acompanhada de calor. A alteia suplementa o *yīn* por meio de seu sabor doce e elimina o calor com suas características amarga e fria. É uma ação muito importante para tratar a vacuidade de *yīn* no estômago e nos pulmões. Ela também pode ajudar

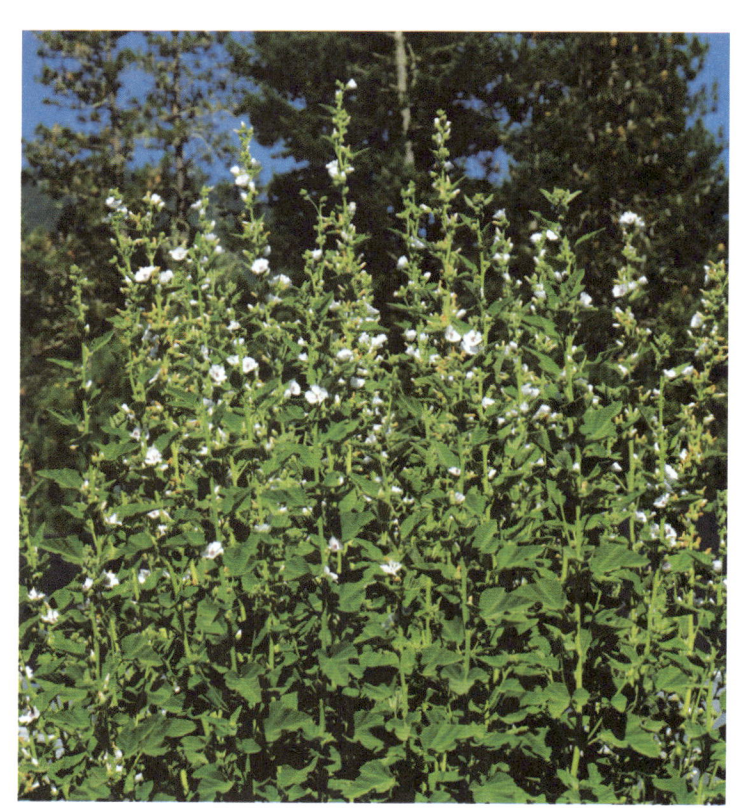

Alteia (*Althaea officinalis*)

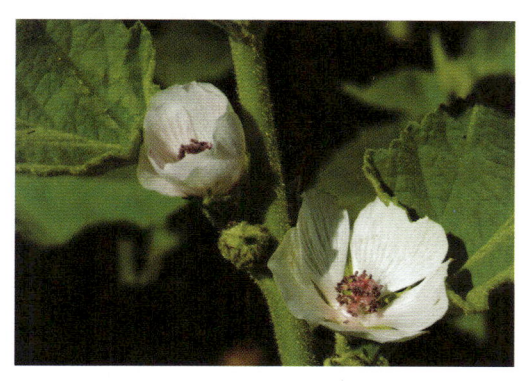

Flores de alteia (*A. officinalis*)

em quadros de calor no estômago, o qual queimará os fluidos, causando secura e, por fim, vacuidade de *yīn*.

- **Faz o calor que acompanha a vacuidade de *yīn* desaparecer.** A alteia é usada para tratar o calor da vacuidade de *yīn*, que provoca sintomas como infecções crônicas do trato urinário, sede e suores noturnos. Essa erva é amarga e fria e faz o calor da vacuidade retroceder. Com sua natureza doce, ela suplementa o *yīn* dos rins e umedece a bexiga. Por isso, representa um tratamento eficaz para as problemáticas infecções crônicas do trato urinário que podem ocorrer quando o vazio do *yīn* dos rins transfere para a bexiga o calor que acompanha a vacuidade.

PRECAUÇÕES

A raiz de alteia é contraindicada para pacientes com doenças causadas pela vacuidade-umidade do baço. Em razão de sua natureza amarga, fria e doce, ela deve ser usada com cautela em pessoas que apresentam desordens da umidade, em especial no aquecedor médio.

Dosagem e Preparo

Use 2-6 g em decocção ou infusão (até 12 g); 2-5 ml de tintura.

Colha a raiz de alteia no outono, depois de a parte aérea da planta ter morrido, recolhendo-se para o inverno. Fatie e seque as raízes para preparar chá ou faça uma tintura enquanto estão frescas. A raiz seca de alteia de boa qualidade é esbranquiçada ou de um branco lamacento, firme, mas leve quanto ao peso.

Principais Combinações

- Combine com grama-preta e raiz de escrofulária da Califórnia no tratamento da dor de garganta causada pelo vazio de *yīn*.
- Combine com aucklandia e coptis para a vacuidade de *yīn* no estômago, que provoca esforço involuntário para vomitar, arrotos e vômitos.
- Combine com grama-preta e folha de amoreira-branca em quadros de tosse seca causada pelo vento-secura ou pela vacuidade de *yīn* nos pulmões.

Comentário

Os padrões de calor úmido representam uma combinação de umidade e calor. Com a manifestação de doenças agudas ou crônicas, a parte referente ao calor do distúrbio pode prejudicar de forma significativa os tecidos e o *yīn*. A raiz de alteia umedece e é fria, sendo comumente usada para padrões da umidade-calor, como estrangúria. Essa planta dissipa o calor e nutre o *yīn*, protegendo, dessa forma, os tecidos de lesões provocadas pelo calor.

No herborismo ocidental a alteia é muito usada no tratamento de diversos tipos de síndromes do calor. Ela é benéfica na maioria dos casos, mas tem um efeito especial nos padrões de calor da repleção ou calor da vacuidade quando estes lesam o *yīn*. Em razão de seu alto conteúdo de mucilagem (10 a 20%), a decocção não deverá ser feita com grandes quantidades da erva, porque a mucilagem vai coagular, tornando o chá espesso e viscoso. Por isso, pequenas doses são suficientes na maior parte das decocções. Se for preciso incorporar doses mais elevadas, adicione o fitoterápico no final da decocção ou faça uma simples infusão.

O nome do gênero, *Althaea*, deriva da palavra grega *althae*, que significa "sarar" ou "curar". O nome da espécie, *officinalis*, foi registrado pela primeira vez no início do século XIX e indica que ela é uma erva oficial para a obtenção de medicamentos. Essa planta e outras relacionadas têm uma longa história de uso em muitas culturas, entre elas a chinesa. Muitos povos ingeriam as folhas novas e tenras, além dos brotos; na verdade, a Bíblia menciona um tipo de malvácea como fonte de alimento para períodos de escassez. As raízes de alteia são transformadas em xaropes e balas, a maioria dos quais é usada para dor de garganta e tosse.

Muitos dos grandes herboristas do passado escreveram a respeito da alteia, incluindo Dioscórides e Plínio. Segundo este: "Qualquer pessoa que tome uma colher de Malvácea, naquele dia estará livre de todas as doenças que possam se abater sobre ela."[6]

A alteia esteve na farmacopeia francesa desde 1733, permanecendo nela até hoje como planta oficial, além de constar das farmacopeias de muitos outros países, como Áustria, Bélgica, Grã-Bretanha, Alemanha, Hungria e México. A alteia faz parte da *European Pharmacopoeia*, da *British Herbal Pharmacopoeia* (1996), do *British Herbal Compendium* (1992), da *Martindale: The Extra Pharmacopoeia* (33ª ed.) e do *PDR for Herbal Medicines* A Bélgica e a França também citam oficialmente as folhas e as flores; a Comissão Alemã E menciona tanto as raízes quanto as folhas como medicamentos aprovados.

Aveia

Avena sativa, A. fatua
Poaceae
Avenae semen immaturus

Sabor e *qì*: doce, neutra
Meridianos nos quais atua: coração, rim
Ações: antidepressiva, tônico cardíaco

Funções e Indicações

- ***Suplementa os rins.*** A aveia é usada para tratar a vacuidade do *yīn* e do *qì*, com sintomas de depressão, desempenho sexual fraco, falta de energia e exaustão mental. A aveia, algumas vezes chamada de aveia silvestre, é doce e neutra. A natureza doce da erva suplementa o *yīn* e o *qì*; em virtude de sua neutralidade, ela não agrava o vazio de *yīn* nem dispersa o *qì*. A aveia é extremamente valiosa no tratamento de pessoas debilitadas em consequência de um trabalho muito estressante, que têm pouco apetite e não se exercitam.

- ***Nutre o coração e acalma o espírito.*** A aveia é empregada em casos de perturbação do *qì* do coração, acompanhada de ansiedade, palpitações, esquecimento, depressão, indiferença, insônia e inquietação mental. O sabor doce da aveia é capaz de relaxar a tensão e a exaustão causadas pelo coração insuficientemente nutrido e que não oferece um lugar seguro onde o espírito possa entrar e residir. A natureza relaxante da aveia e sua capacidade de nutrir o coração e acalmar o espírito a transformam em um fitoterápico de primeira linha para o tratamento da dependência química. Além disso, como mencionado acima, a aveia nutre os rins, um sistema de órgãos que é com frequência esgotado em dependentes de drogas.

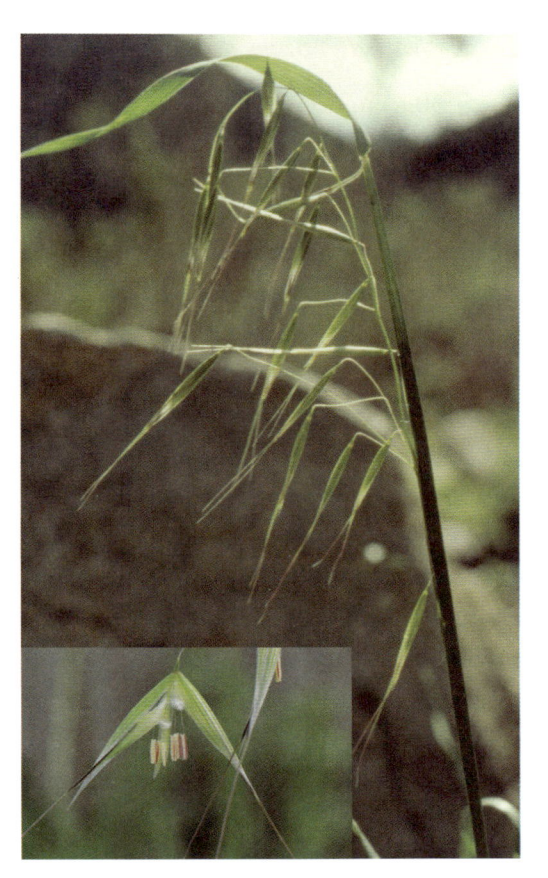

Aveia silvestre (*Avena sativa*), com detalhe da flor em primeiro plano

---

PRECAUÇÕES
Nenhuma a ser observada.

Dosagem e Preparo

Use 9-30 g em decocção (até 50 g); 1-4 ml de tintura.

Colha as espiguetas de aveia (em geral chamadas de sementes ou frutos) no período em que elas se encontram no estágio leitoso – em outras palavras, quando, ao se apertar a espigueta, esta produzir um suco branco e leitoso. As sementes estão imaturas nesse estágio, o qual dura somente entre cinco e oito dias.

Principais Combinações

- Combine com damiana e epimédio para casos de impotência masculina e mau desempenho sexual.
- Combine com flor de albízia, tiririca e papoula-da-califórnia no tratamento da depressão do *qì* do fígado e vacuidade subjacente dos rins, com sintomas de insônia e inquietação mental.
- Combine com solidéu para casos de dependência do fumo e outras drogas. É uma combinação muito importante no tratamento da dependência; ela provou ser eficaz para numerosos pacientes, sobretudo para aqueles com dependência do fumo (ver abaixo outras informações).

Comentário

A aveia é uma planta medicinal de suplementação branda. Sua ação de suplementar ambos, o *yīn* e o *qì*, é, de certa forma, singular e a torna apropriada para o tratamento de muitos padrões que afetam um número extraordinário de pacientes no Ocidente. Somadas à sua qualidade de nutrir o coração e acalmar o espírito, essas propriedades de suplementação fazem da aveia um fitoterápico de suma importância na prática atual. Essa planta pode ser muito útil para pessoas idosas, em especial aquelas que têm problemas de sono. A ingestão da tintura durante todo o dia e de uma dose dupla antes de deitar ajuda os pacientes a dormirem mais profundamente e acordarem menos durante o sono.

A aveia demonstrou proporcionar benefícios significativos em casos de diferentes dependências, em particular da nicotina. Embora a erva possa ser empregada como decocção para essa finalidade, em raros casos eu utilizo essa forma de apresentação, porque prefiro a tintura feita com a planta fresca. Pelo menos um estudo mostrou que a tintura da planta fresca é eficaz no tratamento da dependência da nicotina. Nesse estudo, um ensaio clínico controlado por placebo, com duração de quatro semanas, os pesquisadores constataram uma redução significativa no número de cigarros fumados pelos usuários habituais, que estavam tomando um extrato alcoólico de aveia silvestre fresca, preparado com plantas maduras. O número de cigarros fumados diariamente caiu de 19,5 para 5,7 entre aqueles que estavam fazendo uso da tintura de aveia selvagem, enquanto os sujeitos do estudo que pertenciam ao grupo placebo passaram de 16,5 para 16,7 cigarros por dia.[7] Eu tenho utilizado a tintura de aveia em uma gama de casos – como parte de fórmulas e em combinação com acupuntura auricular – e tenho observado resultados bastante positivos.

Embora alguns autores sugiram o uso da palha de aveia (o que significa a planta inteira), as sementes imaturas constituem a parte medicinal mais importante da planta. O nome do gênero, *Avena* é a forma latina de "aveia" e pode ter sua origem no termo sânscrito *avasa*, que significa "nutrição".

Tradução de Material de Pesquisa

A medicina chinesa usa duas espécies de *Avena*, incluindo uma citada na monografia acima. A *yàn mài cǎo* (*A. fatua*) é doce, morna e não tóxica. Ela pode suplementar, corrigindo os danos causados pela vacuidade, sendo utilizada para tratar vômitos com presença de sangue, suores decorrentes da vacuidade e menorragia.

A *qīng kē* (*A. nuda*) é salgada e fresca. Ela faz o *qì* descer e o retifica, enquanto move a depressão, fortalece os tendões e melhora a força física, elimina suores causados pela umidade e atua como antidiarreico.

Damiana

Turnera diffusa
Turneraceae
Turnerae Diffusae herba

Sabor e *qì*: picante, doce, morna
Meridianos nos quais atua: rim, baço, coração
Ações: antidepressiva, afrodisíaca, estomáquica

Funções e Indicações

- **Suplementa o yáng *do fígado e beneficia o baço.*** A damiana é usada para tratar padrões de vazio de *yáng* nos rins, com sintomas como impulso sexual diminuído; fadiga; falta de apetite; espermatorreia; e dor e frio na parte inferior das costas e nos joelhos. Essa planta combina um *qì* morno com os sabores doce e picante para suplementar o *yáng* e conduzir a água à sua fonte. Embora a erva atue primariamente nos rins, os efeitos de aquecimento e suplementação dos rins também favorecem o baço. Além disso, a natureza doce e picante da damiana a conduz ao baço, onde beneficia o *yáng* e dá apoio ao baço, ajudando-o a cumprir sua função de transformar e transportar fluidos.
- **Beneficia os rins e fortalece o yáng *do coração.*** A damiana é empregada no tratamento da vacuidade do *yáng* do coração, acompanhada de sintomas como depressão e retraimento. A erva é doce e picante e tem um *qì* morno. Essa combinação de sabores e *qì* fortalece o *yáng* do coração e aquece os rins, resolvendo a depressão associada com o vazio de *yáng*.

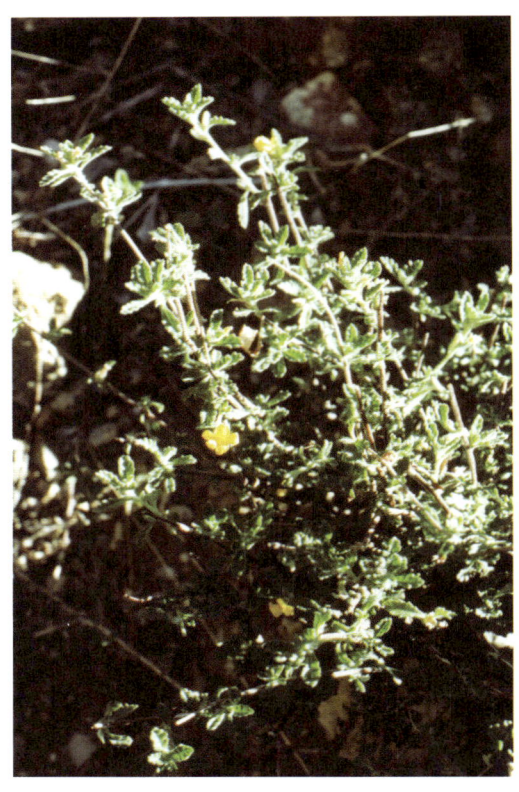

Damiana (*Turnera diffusa*)

PRECAUÇÕES

Use damiana com cuidado quando houver sintomas de calor com secura.

Dosagem e Preparo

Use 3-6 g em decocção; 1-3 ml de tintura.
Colha as folhas da planta na primavera, antes que as flores se desenvolvam. A damiana pode ser transformada em tintura

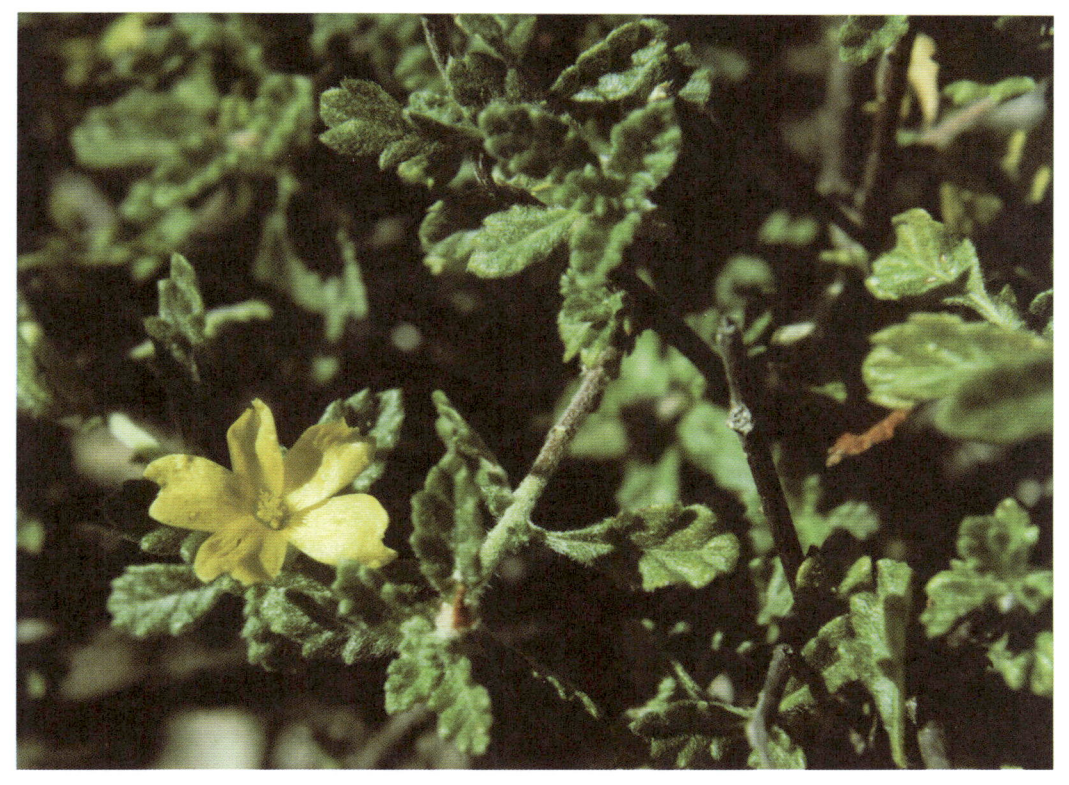

Flor de damiana (*T. diffusa*)

enquanto fresca ou então dessecada para uso futuro. A erva seca de boa qualidade é cinza-esverdeada, tomentosa (coberta de pelos), aromática e não deve conter quaisquer talos grandes.

Principais Combinações

- Combine com hipérico ou erva-de-são-joão para a vacuidade de *yáng* no coração, acompanhada de depressão.
- Combine com epimédio no tratamento do vazio de *yáng* nos rins, com sintomas de impulso sexual fraco; retraimento; frio e dor na parte inferior das costas. Essa combinação também é valiosa em quadros de disfunção erétil masculina e infertilidade feminina. Para esse uso, noni ou morinda pode ser uma importante adição.
- Combine com cuscuta (*tù sī zǐ*) e decocção de alcaçuz, trigo e jujuba (*gān mài dà zǎo tāng*) quando não houver interação entre o coração e os pulmões, com sintomas de agitação do coração, insônia, ansiedade, sono perturbado por sonhos e palpitações. Essa combinação aquece o *yáng* do coração, beneficia o coração e os rins, protege a essência e trata efetivamente a depressão e o retraimento do contato social.

Comentário

A capacidade demonstrada pela damiana de ajudar em várias disfunções do aparelho reprodutor lhe garantiram um lugar ímpar e importante na matéria médica do Ocidente. Suas aplicações históricas, adotadas por povos ativos do México, sugerem que ela seja uma erva clássica de suplementação do *yáng* (segundo a perspectiva chinesa). Ela é útil não somente para aqueles com disfunção do aparelho reprodutor, mas também para numerosos pacientes que sofrem de vacuidade dos rins e de depressão emocional. A ação da erva de revigorar e aquecer o *yáng* é a chave para todas as indicações acima.

O nome do gênero, *Turnera*, deriva do nome de William Turner, um famoso botânico e naturalista inglês, que viveu em meados do século XVI. As propriedades medicinais da damiana foram relatadas pela primeira vez por "um sacerdote de reconhecida honestidade e muita experiência", o qual afirmou que "uma decocção de damiana tornava férteis mulheres anteriormente estéreis e infecundas, de acordo com suas observações".[8] Acredita-se que os maias conheciam de longa data os efeitos afrodisíacos da planta; povos nativos do México usam a erva para "promover a concepção" e para "fortalecer o útero", assim como para impotência, frigidez, esterilidade, exaustão sexual e "frío en la matriz" (útero "frio", infertilidade). Outras aplicações incluem o tratamento do diabetes, tosse e resfriados, picadas de escorpião e inflamações.[9]

A damiana é uma planta oficial no *British Herbal Compendium* (1992), na *British Herbal Pharmacopoeia* (1996), na *Martindale: The Extra Pharmacopoeia* (33ª ed.) e no *PDR for Herbal Medicine* (2ª ed.).

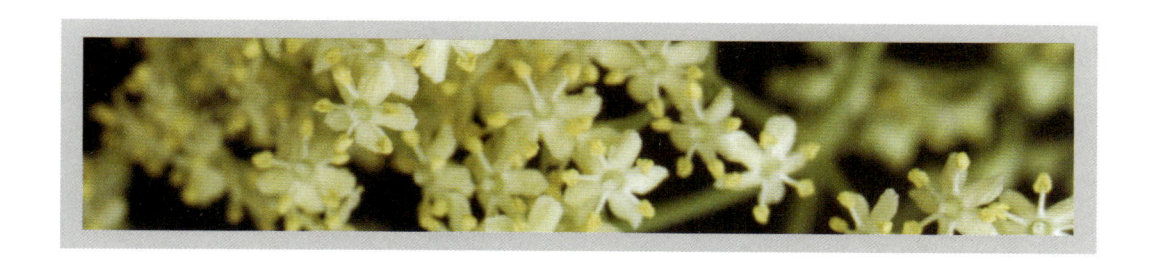

ERVAS QUE ESTABILIZAM E RESTRINGEM (CONTROLAM O EXCESSO DE SECREÇÃO)

Muitas das ervas desta categoria são conhecidas como adstringentes na medicina herbórea do Ocidente. Sua principal aplicação aqui, entretanto, é no tratamento de padrões de depleção por efluxo. Uma vez que esta é considerada como perda de algumas substâncias vitais (tanto materiais quanto não materiais), esses padrões estão, com frequência, relacionados com a incapacidade de restringir. O tratamento envolve proteção e adstrição, usando-se plantas medicinais com propriedades adstringentes e de suplementação. Algumas das ervas desta categoria têm ação adstringente e de suplementação; outras apresentam sobretudo qualidades adstringentes, sendo em geral combinadas com plantas medicinais da categoria daquelas que suplementam.

Neste texto incluí duas plantas pertencentes a esta categoria; uma é "puramente" adstringente, enquanto a outra é adstringente e suplementa. A árvore-de-cera (*Myrica cerifera*), um adstringente morno, também é picante. Essas características a transformam em um recurso clínico valioso, porque ela trata a vacuidade do *qì* e do *yáng*, por meio do calor e do sabor azedo, e a fleugma, por meio do calor e do sabor picante. O oxicoco (*Vaccinium macrocarpon*) é azedo, amargo e apenas ligeiramente morno. Ele é um forte adstringente, mas também suplementa e tem uma ação semelhante a do fruto da cornélia asiática na fitoterapia chinesa.

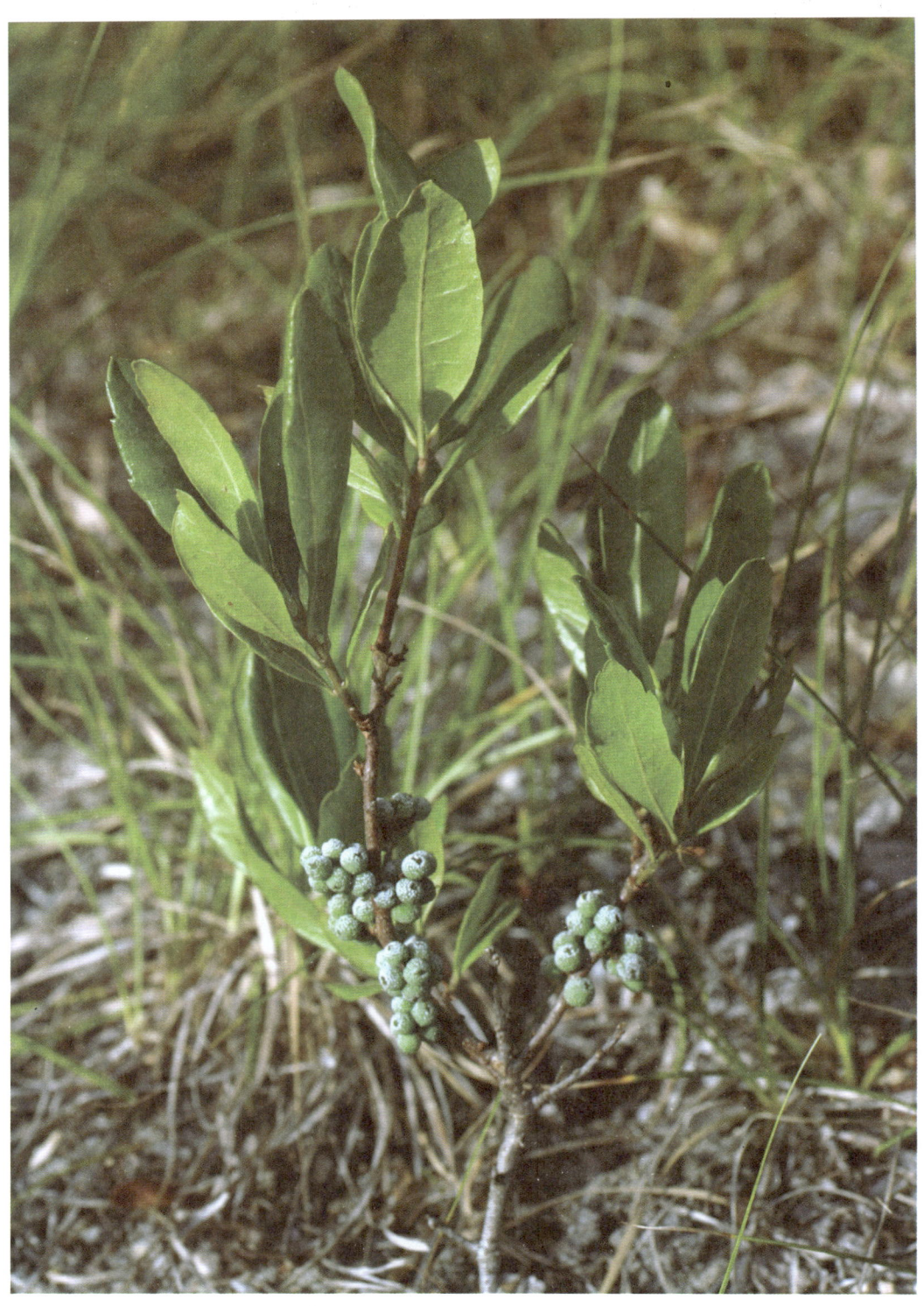

Árvore-de-cera (*Myrica cerifera*)

Árvore-de-Cera

Myrica cerifera
Myricaceae
Myricae Ceriferae cortex seu radicis

Sabor e *qì*: azeda, picante, adstringente, morna
Meridianos nos quais atua: intestino grosso, intestino delgado, fígado, pulmão
Ações: adstringente, diaforética (com grandes doses de tintura), estimulante

Funções e Indicações

- ***Refreia o intestino, aquece o baço e faz a diarreia parar.*** A árvore-de-cera é eficaz para combater a diarreia crônica do tipo frio, acompanhada de muco e relacionada com a vacuidade do baço e dos rins. Essa planta proporciona uma interessante mistura de sabores e *qì*. É azeda, picante, adstringente e morna. Por meio de suas características azeda e adstringente, ela restringe e estanca o fluxo excessivo. Contudo, ela também é morna e picante e, assim, seca e dispersa a umidade. Essa combinação incomum lhe confere uma ação semelhante à da fórmula *Four Spirits Pill* (*sì shén wán*), sem o aspecto suplementação, proporcionando-lhe um nicho ímpar nessa matéria médica.

- ***Transforma a fleugma e restringe o* qì *do pulmão.*** A árvore-de-cera é usada no tratamento da tosse crônica, acompanhada de umidade-fleugma ou de fluidos (fleugma mais fina) que congestionam os pulmões, causando fraqueza do *qì* dos pulmões e interrompendo a sua função descendente. Essa erva transforma a fleugma com calor e acridez, enquanto restringe o *qì* do pulmão por meio de suas características azeda e adstringente. Pela transformação da fleugma em casos de tosse crônica, os pulmões são liberados para realizar suas funções de descida; a restrição do *qì* dos pulmões permite a preservação do correto. Essa mistura pouco usual de ações é semelhante a uma combinação de pinélia e esquisandra.

- ***Estabiliza os rins e protege a essência.*** A árvore-de-cera é usada no tratamento de perdas de fluidos causada pela vacuidade dos rins, com sintomas como leucorreia, espermatorreia e emissões noturnas. A erva estabiliza por meio de sua natureza azeda e adstringente, enquanto aquece os rins. Contamos menos com essa função hoje do que no passado; entretanto, a adição dessa planta medicinal a fórmulas que suplementam os rins ajuda a aquecer e a refrear esses órgãos, uma função importante em quadros de vacuidade de *qì* e *yáng* nos rins.

- ***Dá apoio à cura.*** A árvore-de-cera pode ser empregada para enxaguar a boca ou em gargarejos no tratamento de gengivas sensíveis, esponjosas e que apresentam sangramentos, ou para dor de garganta. Ela também tem aplicação externa em úlceras de cicatrização lenta. A árvore-de-cera é azeda, picante, adstringente e morna. Com sua adstringência ácida, essa planta medicinal contrai e adstringe tecidos danificados, estancando hemorragias e reduzindo inchaços. Por meio da acridez morna, ela energiza o sangue e dispersa o acúmulo de umidade. Essas ações auxiliam no processo da cura de várias lesões de difícil cicatrização, sobretudo na boca e na garganta.

PRECAUÇÕES

Nenhuma a ser observada.

Dosagem e Preparo

Use 1-4 g em decocção; 2-4 ml de tintura.

Colha a casca da árvore-de-cera na primavera (isso é o ideal, embora ela possa ser colhida em qualquer época do ano) e prepare uma tintura com a matéria vegetal fresca ou corte e seque a erva para uso futuro. A erva seca de boa qualidade é firme, marrom-escura, adstringente e pungente ao paladar, além de aromática para o olfato.

Principais Combinações

- Combine com *Calm the Stomach Powder* (*píng wéi sǎn*), para diarreia causada pelo frio-umidade.
- Combine com *Six Gentlemen Decoction* (*liù jūn zǐ tāng*), no tratamento da leucorreia causada pelo frio-umidade e concomitante vacuidade de *qì* no baço.
- Combine com *Two Mature Ingredients Decoction* (*èr chén tāng*), para fluidos da fleugma que congestionam o pulmão.

Adicione astrágalo para a vacuidade do *qì* do pulmão.
- Combine com *Four Spirits Pill* (*sì shén wán*) para aumentar os efeitos da fórmula.
- Combine com *True Man Viscus-Nourishing Decoction* (*zhēn rén yǎng zàng tāng*), para substituir *zhì yīng sùké* (casca preparada de papoula produtora de ópio). A árvore-de-cera pode oferecer parte da ação de restringir, que foi perdida com a atual indisponibilidade do fitoterápico *zhì yīng sùké*, além de ajudar na transformação da fleugma.

Comentário

Quando eu era pequeno, em Cape Cod, a árvore-de-cera era uma visão comum. Um arbusto perfumado margeava a parte sudeste de nosso quintal. Nós apanhávamos os frutos no final do verão e no outono, e os adicionávamos a uma cera derretida, para depois despejá-la em moldes com areia e fazer velas na areia. A colocação da cera da planta nos permitia obter velas com uma fragrância doce. Até hoje, quando visito a minha antiga casa, gosto de pegar algumas folhas e frutos da árvore-de-cera para pôr sobre o painel do carro. Infelizmente, o *habitat* dessa planta corre sério perigo em consequência das construções e do desenvolvimento.

Por causa de sua ação morna e adstringente, a árvore-de-cera é uma erva valiosa na perda de fluidos causada pela vacuidade. Ao contrário de muitos dos principais fitoterápicos adstringentes relacionados na matéria médica chinesa, ela proporciona uma excelente ação de secar quando há umidade excessiva, em razão de sua acridez morna, o que lhe dá importantes aplicações clínicas. Enquanto muitas das plantas medicinais adstringentes na matéria médica chinesa aquecem, sua função principal é adstringir; os herboristas se apoiam em outras ervas para drenar ou para transformar a umidade ou a fleugma. A árvore-de-cera, por outro lado, é famosa tanto por adstringir quanto por transformar a umidade.

A etimologia do nome do gênero, *Myrica*, é desconhecida; entretanto, esse nome pode ser referir à semelhança da planta com a murta ou com um bálsamo perfumado, chamado *myron*. O nome da espécie, *cerifera*, vem de uma palavra grega cujo significado é "a que carrega cera".

Várias tribos nativas norte-americanas, incluindo a Delaware e a Mohegan, do nordeste dos Estados Unidos, usavam a árvore-de-cera para o tratamento de várias doenças renais.[1] Sobre a sua importância na matéria médica, William Cook escreveu: "Ela combina poderes estimulantes e adstringentes em proporções aproximadamente iguais, é muito decidida e persistente em sua ação e coloca toda a constituição física sob a sua influência."[2] Depois de duas páginas de discussão, Cook conclui: "Este é de certa forma um elogio muito grande para se fazer a um único remédio, mas ele merece tudo que foi dito a seu respeito."[3] A casca da raiz da árvore-de-cera fez parte oficialmente do *The National Formulary (U.S.)* entre 1916 e 1936 e é citada na *British Herbal Pharmacopoeia* (1996), na *Martindale: The Extra Pharmacopoeia* (33ª ed.) e no *PDR for Herbal Medicine* (2ª ed.).

Tradução de Material de Pesquisa

A medicina chinesa utiliza várias espécies de *Myrica*. A *yáng méi* (*M. rubra*) é doce, azeda e morna, e penetra nos canais do pulmão e do estômago. Ela gera líquido e sacia a sede, harmoniza o estômago e dispersa os alimentos, sendo usada para tratar a vexação e a sede, vômitos e diarreia, disenteria e dor abdominal.

A *yáng méi shù* (*M. esculenta*) é adstringente e neutra. Dispersa o fogo, promove a contração, faz a diarreia parar, estanca sangramentos, tem efeito analgésico e é empregada no tratamento da disenteria, do fogo intestinal, da menorragia e da perda de pequenas quantidades de sangue entre as menstruações, além da dor de estômago.

A *ai yáng méi* (*M. nana*) é adstringente e fresca (nota: ambos, a casca da raiz e os frutos, são usados, sendo chamados pelo mesmo nome. Neste texto, incluí somente informações relativas à casca da raiz.) O fitoterápico dispersa e transforma o impuro; ele é usado no tratamento da disenteria, diarreia, menorragia e perda de gotas de sangue fora do período menstrual, sangramentos retais, prolapso do ânus, impedimento do vento-umidade, pancadas e quedas.

Oxicoco

Vaccinium macrocarpon
Ericaceae
Vaccinii Macrocarpon fructus

Sabor e *qì*: azedo, amargo, levemente morno
Meridianos nos quais atua: rim, fígado, bexiga
Ações: adstringente, tônica

Funções e Indicações

- **Suplementa os rins e protege a essência.** O oxicoco é útil no tratamento da incontinência urinária, da micção em excesso e da transpiração excessiva. Essa planta é azeda, amarga e um pouco morna. Por meio da acidez, ela refreia a essência. Beneficia a essência e suplementa o *qì* dos rins. O oxicoco é semelhante, quanto à ação, ao fruto do corniso chinês e pode ser usado como substituto dessa erva. Embora eu tenha empregado com sucesso essa substituição, prefiro incluir ambas as ervas em uma fórmula, porque acredito que o fruto do corniso chinês seja provavelmente uma planta medicinal de suplementação um pouco melhor do que o oxicoco.
- **Fortalece os rins e o fígado.** O oxicoco é eficaz no tratamento do vazio de *yīn* nos rins e no fígado, com sintomas como impotência, dor na parte inferior das costas, tontura e suores noturnos. Embora essa planta tenha natureza morna, ela também é amarga e azeda. Por meio do sabor amargo, ela drena excessos e, pela acidez, refreia o *yīn*. Como uma planta medicinal que suplementa, ela age sobretudo nos rins e, em um grau ligeiramente inferior, no fígado.

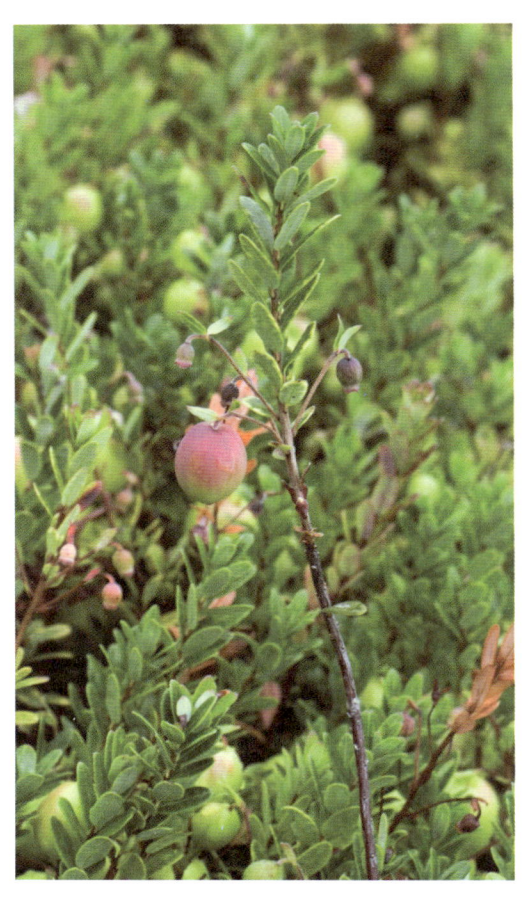

Oxicoco (*Vaccinium macrocarpon*)

PRECAUÇÕES

Não obstante o fato de o oxicoco ser usado com frequência para tratar a repleção ou plenitude, como foi mencionado acima, parece prudente ter cautela quando se

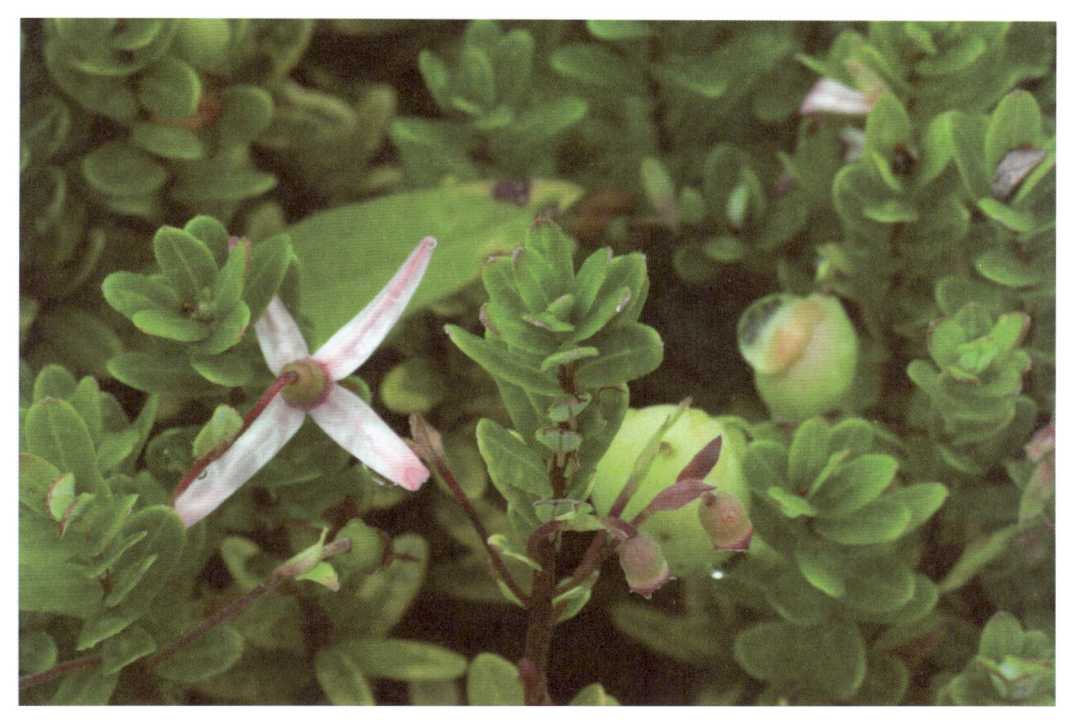

Flor de oxicoco (*V. macrocarpon*)

aborda outros tipos de calor causado pela repleção. Eu nunca observei quaisquer efeitos colaterais produzidos por essa planta medicinal, porém ela é muito ácida; tomar seu suco concentrado durante um longo período poderá causar calor ou vacuidade de *yīn* no estômago.

por isso, é importante fazer uma incisão na pele dos frutos antes de secá-los. Não é necessário cortá-la de qualquer maneira específica, mas ela precisa ser cortada, partida, furada ou rompida de alguma forma. As frutas secas de boa qualidade são vermelho-escuro, maleáveis e muito azedas. É melhor evitar o uso de frutos secos adoçados vendidos nos supermercados.

Dosagem e Preparo

Use 2-9 g em decocção; 30 ml-120 ml de suco puro da fruta (não adoçado).

Colha o oxicoco no verão, quando as frutas estão completamente maduras. Elas demonstram resistência à dessecação, a menos que a pele exterior esteja cortada;

Comentário

Outra planta da minha juventude, o oxicoco é produzido de forma comercial em meu estado natal de Massachusetts, que é mundialmente famoso pela produção da fruta. Quando eu era pequeno, minha família e eu participávamos do festival do oxicoco e degustávamos as frutas preparadas de todas as maneiras possíveis, desde tortas até o suco. Ainda existem pântanos em Cape Cod e áreas adjacentes onde o oxicoco é nativo, embora a maioria deles tenha sido convertida para atender à produção comercial. O oxicoco era amplamente usado como alimento por todos os nativos norte-americanos que habitavam regiões nas quais a planta é nativa (nordeste dos Estados Unidos e sudeste do Canadá). Os frutos eram secados e guardados para os meses de inverno, eram cozidos (transformados em molhos) e acompanhavam pratos preparados com milho como parte principal da refeição. É provável que o oxicoco tenha sido um dos alimentos servidos aos peregrinos de Plymouth, o que reflete sua ininterrupta popularidade em jantares do Dia de Ação de Graças, por todo o país.

O suco de oxicoco é comumente tomado como remédio para infecções do trato urinário. Pesquisas recentes sugerem que um componente da fruta consegue melhorar a infecção por impedir que as bactérias se prendam aos tecidos do trato urinário (esse princípio foi empregado em pelo menos um produto comercial, colocado no mercado como uma tintura destinada a limpar a boca). O tratamento é eficaz e poderia ser particularmente útil para a irritação urinária crônica causada pela vacuidade de *yīn*.

O oxicoco parece ser bastante semelhante, em função, ao fruto do corniso chinês, de acordo com sua aplicação na medicina herbórea chinesa. Embora eu tenha uma experiência clínica limitada com o oxicoco, acredito que essa planta medicinal ocidental provará ser muito valiosa no tratamento da vacuidade dos rins e do fígado.

O oxicoco consta da *Martindale: The Extra Pharmacopoeia* (33ª ed.).

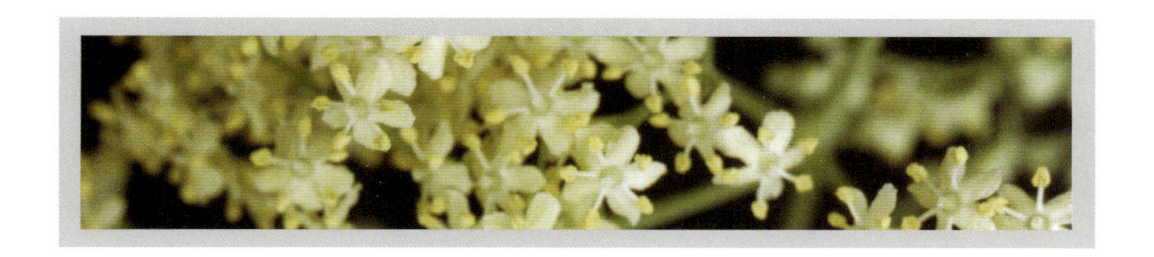

ERVAS QUE ACALMAM O ESPÍRITO

Esta categoria consiste em ervas medicinais que, de maneira geral, nutrem o coração e tranquilizam o espírito. O coração é o local onde o espírito fica guardado; se ele estiver sobrecarregado por um excesso de energia ou estiver vazio, o espírito poderá ser perturbado. Quando o espírito está inquieto, o paciente pode experimentar disforia no coração, insônia, palpitações, ansiedade, suscetibilidade ao medo e até mesmo uma depressão clínica biomedicamente definida.

A matéria médica do Ocidente está repleta de plantas medicinais que correspondem a esta categoria, talvez por causa de nossa predileção cultural pelo estresse, excesso de trabalho e subnutrição – física, emocional e espiritual. Sete ervas medicinais estão representadas aqui. Cada uma delas tem seu nicho próprio, mas, com exceção do maracujá, nenhuma apresenta a ação de nutrir. A papoula-da-califórnia (*Eschscholzia californica*) é amarga e tem o efeito de drenar, sendo, por isso, geralmente aplicada em casos relacionados com o calor, em especial o calor repleto. O maracujá (*Passiflora incarnata*) nutre e pode ser usado para todos os tipos de perturbação do espírito. O hipérico (*Hypericum perforatum*), a kava-kava (*Piper methysticum*) e a valeriana (*Valeriana officinalis*) são úteis graças à sua ação de mover o *qì*. Embora a camomila (*Matricaria recutita*) também movimente o *qì*, sua ação é mais fraca; essa planta prestará um auxílio maior quando existirem problemas digestivos. Solidéu (*Scutellaria lateriflora*) é uma planta medicinal, nativa das Américas, excepcionalmente importante. Ela é amarga, picante e fresca. Acalma o espírito e resolve a depressão – tanto no coração quanto no fígado. Ela também é útil no tratamento de desordens do fígado-vento.

Papoula-da-Califórnia

Eschscholzia californica
Papaveraceae
Eschscholziae Californicae planta

Sabor e *qì*: picante, amarga, fria
Meridianos nos quais atua: fígado, vesícula biliar, coração
Ações: anódina, antiespasmódica, ansiolítica, sedativa

Funções e Indicações

- ***Dissipa o calor do coração e acalma o espírito.*** A papoula-da-califórnia é útil no tratamento de ansiedade, agitação, insônia, mal-estar provocado pela ansiedade, irritabilidade, língua vermelha e pulso rápido causados pela repleção ou pela vacuidade. Essa erva é picante, amarga e fria. Ela elimina efetivamente o calor, drena o fogo e acalma o *shén*. Embora seja fria por natureza, a papoula-da-califórnia pode ser empregada em padrões tanto de excesso quanto de vazio, em razão da natureza do calor no coração. Sempre que houver calor no coração (causado pela repleção ou pela vacuidade), um excesso de fogo estará presente – que é a orientação do coração nas cinco fases. Assim, as patologias, tanto da repleção quanto da vacuidade, podem levar a extremos de calor ou fogo nesse sistema orgânico.

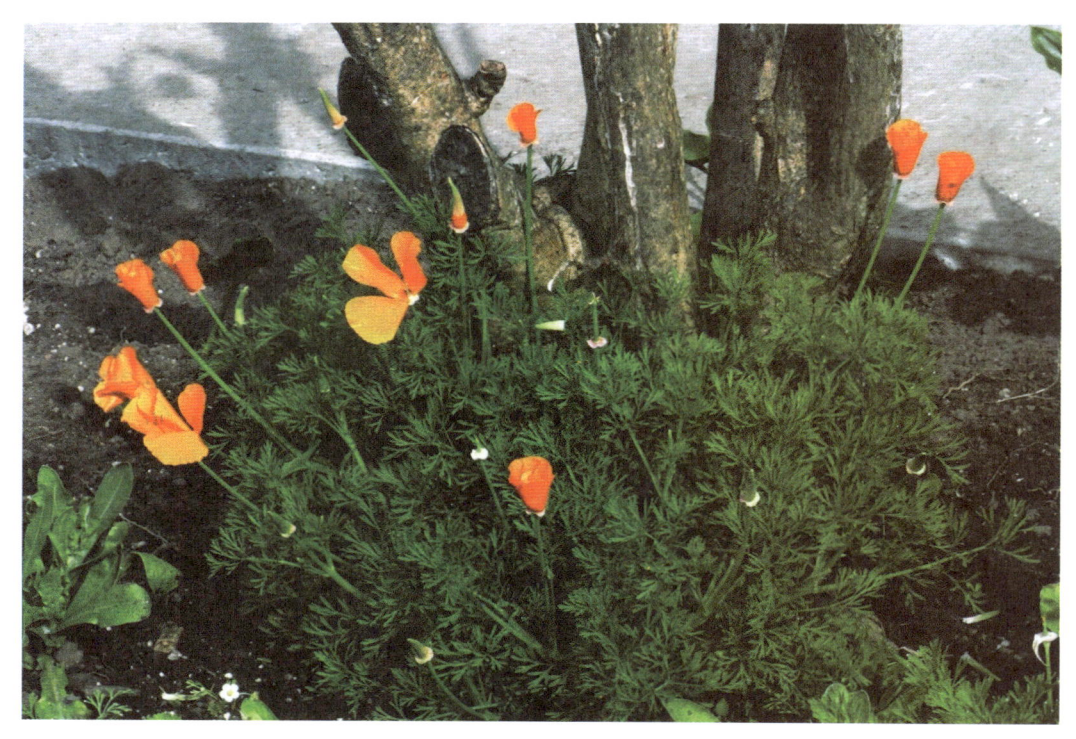

Papoula-da-califórnia (*Eschscholzia californica*)

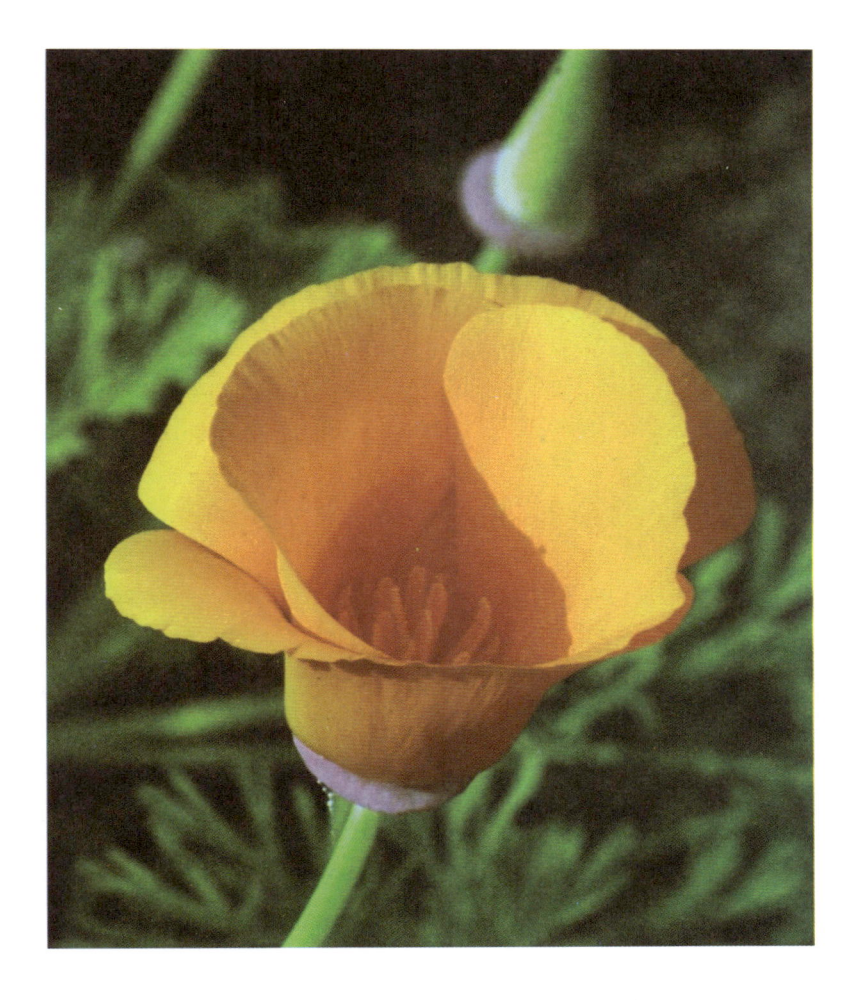

Flor da papoula-da-califórnia (*E. californica*)

- ***Dissipa o calor e resolve a depressão do fígado-vesícula biliar.*** A papoula-da-califórnia é empregada no tratamento do calor gerado pela depressão do fígado-vesícula-biliar, com sintomas de ansiedade, agitação no coração, boca seca (e vontade de tomar líquidos), suspiros, irritabilidade, tontura, dor de cabeça, distensão e dor nas costelas ou dos lados, urina amarela, fezes secas, língua vermelha (em especial nas laterais), recoberta por uma saburra fina e amarela ou amarela e pegajosa, e pulso rápido, em corda. A papoula-da-califórnia é picante, amarga e fria, resolvendo com eficácia a depressão, além de drenar o calor e resolver a depressão do fígado-vesícula biliar. Essa erva também é muito útil para sinais gerais e sintomas do distúrbio da afeição causada pela depressão do fígado.
- ***Alivia a estagnação do* qì *e a estase sanguínea, reduzindo a dor.*** A papoula-da-califórnia é aplicada no tratamento de várias desordens acompanhadas de dor, como dor de estômago, dor menstrual, dor de dente, cólica e outras, rela-

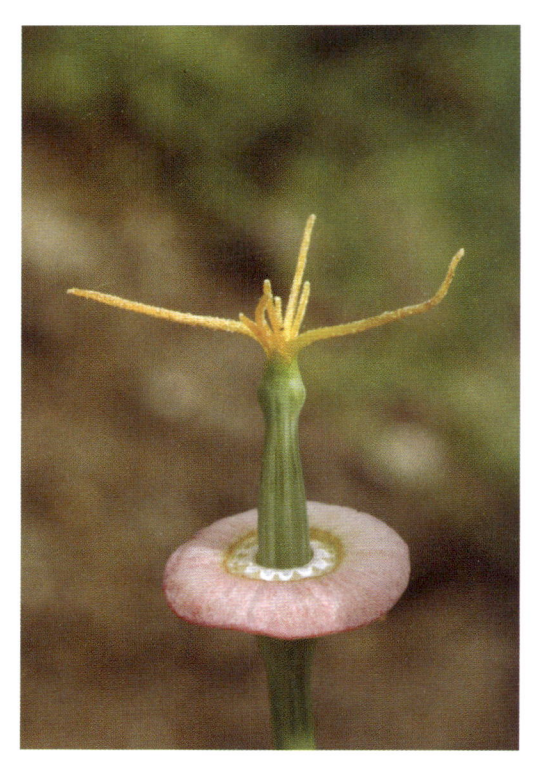

Detalhe da vagem imatura (com as sementes) da papoula-da--califórnia (*E. californica*)

cionadas com a estagnação do *qì* e com a estase do sangue. Essa erva dispersa a estagnação e a estase por meio da acridez e do sabor amargo, uma combinação comum de dispersão, de ação descendente e de drenagem, que move o *qì* e o sangue. Sua natureza é fria e, por isso, ajuda a refrescar o corpo, que comumente se torna superaquecido em consequência da dor, acompanhada de ansiedade e de tensão. Para dor de dente, aplique uma fatia de raiz fresca de papoula-da-califórnia sobre a área afetada, deixando-a por 15 a 30 minutos. Este é um tratamento de efeito temporário, mas muito eficaz para aliviar a dor, até que o paciente possa ir ao dentista.

PRECAUÇÕES

A papoula-da-califórnia tem uma ação refrescante, sendo mais apropriada para afecções nas quais o calor está presente – da vacuidade ou do excesso.

Dosagem e Preparo

Use 2-6 ml de tintura; 4-12 g em decocção.

A tintura da planta fresca é a forma de apresentação mais eficaz; o chá, embora seja aceitável, não é particularmente palatável. Colha a planta inteira quando a floração se encontra no auge (meio do verão) e algumas vagens já podem ser vistas, mas antes que estas amadureçam. A matéria vegetal seca de boa qualidade é verde-clara, com pétalas de flor cor de laranja; as raízes (se estiverem presentes) deverão ser alaranjadas (ou laranja-escuro) e livres de sujeira.

Principais Combinações

Combine com camomila e hortelã-pimenta para crianças com excesso de vivacidade ou agitadas. Essa combinação produz um calmante simples e suave e pode ser usada no tratamento de crianças irrequietas – se houver uma patologia manifesta ou se você estiver viajando e souber que a situação ficará difícil sem o tratamento.

Combine com solidéu e kava-kava para irritabilidade, insônia e ansiedade causadas pela depressão do *qì* do fígado. Em especial, essa fórmula é útil quando a depressão do fígado afeta o baço e o coração, provocando dificuldades digestivas.

Comentário

A papoula-da-califórnia pertence à mesma família que a papoula produtora de ópio e contém componentes semelhantes (mas menos potentes) de ação analgésica, sem a força de substâncias químicas, como a morfina e a codeína. Os componentes químicos da papoula-da-califórnia não são narcóticos e não viciam; a planta pode ser usada com segurança durante longos períodos, sem a preocupação com a dependência. Difundida na Europa, a papoula-da-califórnia é uma das ervas mais prescritas para ansiedade na Alemanha.

A papoula-da-califórnia é a planta representativa do estado da Califórnia, sendo protegida ali; por isso, ela não pode ser legalmente colhida em seu *habitat* no estado todo. Uma vantagem é que a planta é muito fácil de ser cultivada e está disponível no mercado como erva orgânica. É uma planta muito popular e útil no tratamento da insônia e da ansiedade infantil. O extrato é seguro e eficaz, embora possa ser difícil administrá-lo, por causa de seu sabor amargo. Em geral é necessário disfarçar o gosto com bebidas doces, suco de maçã ou glicerina ao administrá-lo a crianças.

Originária da Califórnia, a planta era empregada por nativos norte-americanos em todo o estado. No sul da Califórnia, os Cahuilla a davam aos bebês como sedativo, e no norte do estado os índios de Mendocino a utilizavam para efeitos sedativos semelhantes. Eles aplicavam a raiz diretamente sobre um dente e áreas circundantes, em casos de dor de dente. Eles tratavam a dor de estômago com o suco da raiz e o aplicavam externamente em feridas supuradas e para secar o leite de mães que estavam amamentando.[1]

O nome do gênero, *Eschscholzia*, é um tributo ao naturalista russo J. F. Eschscholtz (1793-1831); o nome da espécie obviamente deriva do lugar de origem da planta. A papoula-da-califórnia é aprovada nas Monografias da Comissão E da Alemanha e consta como planta oficial da farmacopeia francesa (1988).

Flor-de-maracujá

Passiflora incarnata e outras
Passifloraceae
Passiflorae Incarnatae herba

Sabor e *qì*: doce, amargo, azedo, fresco
Meridianos nos quais atua: coração, pulmão
Ações: antiespasmódica, anódina, hipnótica, hipotensiva, sedativa

Funções e Indicações

- ***Nutre o coração e acalma o espírito.*** A flor-de-maracujá é usada para tratar insônia, palpitações, ansiedade, agitação, inquietação mental e uma sensação de calor à noite, provocada pela vacuidade do *yīn* do coração. Em sua natureza, a flor-de-maracujá é doce e amarga, azeda e fresca. Por meio do sabor doce, ela nutre o coração, enquanto seu amargor fresco dissipa o calor provocado pela vacuidade de *yīn*. A natureza azeda da erva restringe o *yīn* e atua para impedir que o *yīn* do coração seja mais prejudicado. Essa combinação de sabores e *qì* nutre o coração e proporciona ao espírito um lugar confortável para residir.

- ***Nutre o* yīn.** A flor-de-maracujá é útil no tratamento da tosse seca persistente, causada pelo calor que fica detido nos

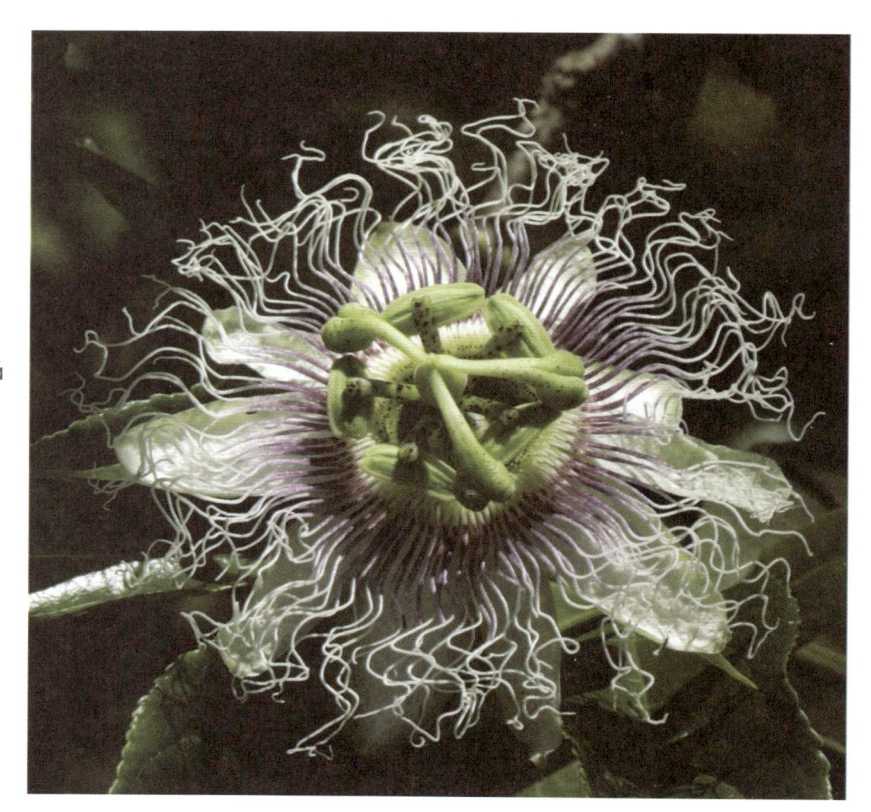

Flor-de-maracujá (*Passiflora incarnata*)

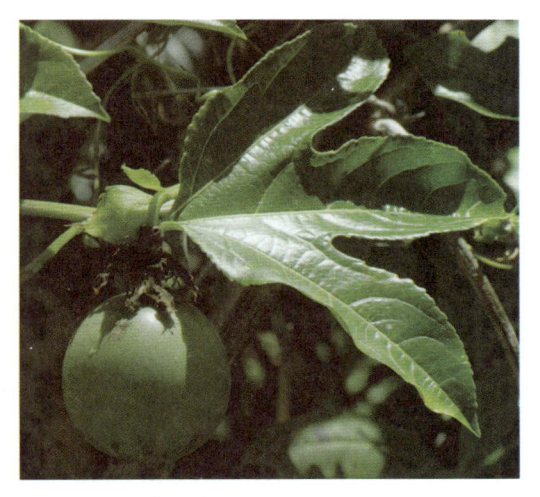

Fruto da flor-de-maracujá (*P. incarnata*)

pulmões como consequência de uma doença crônica. Também usada para hipertensão e taquicardia quando provocadas pelo vazio de *yīn* no fígado e no coração. A flor-de-maracujá nutre com seu sabor doce, adstringe com a acidez e drena o calor da vacuidade por meio do amargor fresco, uma combinação ímpar de sabores e *qì* que nutre o *yīn* e, ao mesmo tempo, o refreia. Por dissipar o calor da vacuidade, a flor-de-maracujá também trata o ramo (segundo a Teoria dos Doze Ramos).

PRECAUÇÕES

Nenhuma a ser observada.

Dosagem e Preparo

Use 2-4 ml de tintura; 3-9 g em uma infusão forte.

Colha a flor-de-maracujá no início do verão, antes de as flores se formarem. A erva pode ser preparada como tintura da planta fresca ou então cuidadosamente dessecada longe do sol e armazenada para uso futuro. A erva seca de boa qualidade tem cor entre o verde e o verde-escuro e possui aparência viçosa, além de não conter talos grossos; se houver flores, estas deverão ser em pequeno número.

Principais Combinações

- Combine com *Celestial Emperor Heart-Supplementing Elixir* (*tiān wáng bǔ xīn dān*) se o *yīn* e o sangue do coração forem insuficientes, o que não proporciona ao espírito uma morada confortável. O benefício de se usar uma tintura de maracujá em combinação com *tiān wáng bǔ xīn dān* está no fato de a flor-de-maracujá conseguir proporcionar uma resposta imediata; ela ajuda a acalmar o paciente, permitindo, por isso, que as ações de nutrição das outras plantas medicinais façam efeito.
- Combine com decocção de jujuba espinhosa (*suān zǎo rén tāng*), o que fortalecerá suas ações de nutrir, acalmar e dissipar o calor, tornando-a aplicável para uma ampla gama de pacientes.

Comentário

A flor-de-maracujá ocupa um importante lugar na matéria médica em virtude de sua capacidade de restringir o *yīn* e nutrir o coração. Sua natureza azeda é a chave dessa ação, que tem grande valor em doenças relacionadas com a depleção do *yīn*.

Embora a flor-de-maracujá seja uma planta medicinal nativa do sudeste dos Estados Unidos, poucas informações etnobotânicas estão disponíveis. As escassas informações existentes discutem as aplicações apenas da raiz, embora, atualmente, sejam empregadas apenas as partes herbáceas. Não tenho experiência com o uso da raiz dessa planta medicinal.

Os cheroquis utilizavam o maracujá tanto interna quanto externamente para tratar furúnculos e inflamações. Eles também colocavam uma infusão da erva dentro dos ouvidos para alívio da dor e a administravam aos bebês para ajudar no processo da desmama. A fruta da espécie abordada e de outras espécies de maracujá, em particular a *P. edulis*, era considerada uma grande fonte alimentar e de bebidas. O suco da flor-de-maracujá é consumido ainda hoje e pode ser encontrado em casas especializadas ou ser combinado com outros sucos. No Havaí, os frutos de diversas espécies da flor-de-maracujá são coletivamente chamados de *liliko'i*, sendo colhidos com cuidado no final do verão para a preparação de sucos e conservas de frutas.

Os médicos Ecléticos tinham grande respeito pela flor-de-maracujá. Algumas indicações específicas que eles relacionaram incluem a irritação do cérebro e do sistema nervoso, com atonia; insônia nos jovens e idosos, assim como a insônia causada por excesso de trabalho, preocupação ou inquietação febril; dores nevrálgicas, acompanhadas de debilidade; exaustão provocada por grande atividade ou excitação cerebral; irritação nervosa em crianças pequenas; respiração difícil; e palpitações cardíacas causadas por agitação ou choque.[2]

A flor-de-maracujá é citada como planta oficial no *British Herbal Compendium* (1992), na *British Herbal Pharmacopoeia* (1996), na *European Pharmacopoeia* e nas farmacopeias da Grã-Bretanha, do Egito, da França, da Espanha e da Suíça. A flor-de-maracujá foi incluída na *Martindale: The Extra Pharmacopoeia* (33ª ed.) e no *PDR for Herbal Medicine* (2ª ed.), tendo sido aprovada pela Comissão Alemã E. A farmacopeia do Brasil menciona a *P. alata* como sua espécie oficial.

Solidéu

Scutellaria lateriflora
Lamiaceae
Scutellariae Lateriflorae herba
Outros nomes incluem solidéu azul, escutelária, escutelária de cachorro louco

Sabor e *qì*: amargo, picante, fresco
Meridianos nos quais atua: fígado, coração
Ações: anticonvulsivante, antiespasmódica, calmante, sedativa

Funções e Indicações

- **Alivia a depressão do coração e acalma o espírito.** O solidéu é eficaz em quadros de nervosismo, apreensão e preocupação, com pulso flutuante decorrente da perturbação do *qì* do coração. O solidéu é excelente no tratamento da dependência de drogas, quando o paciente está apreensivo e é vítima de ansiedade, angústia e preocupações, que afetam o espírito. Essa erva penetra no coração por meio de sua natureza amarga, resolvendo a depressão com acridez.

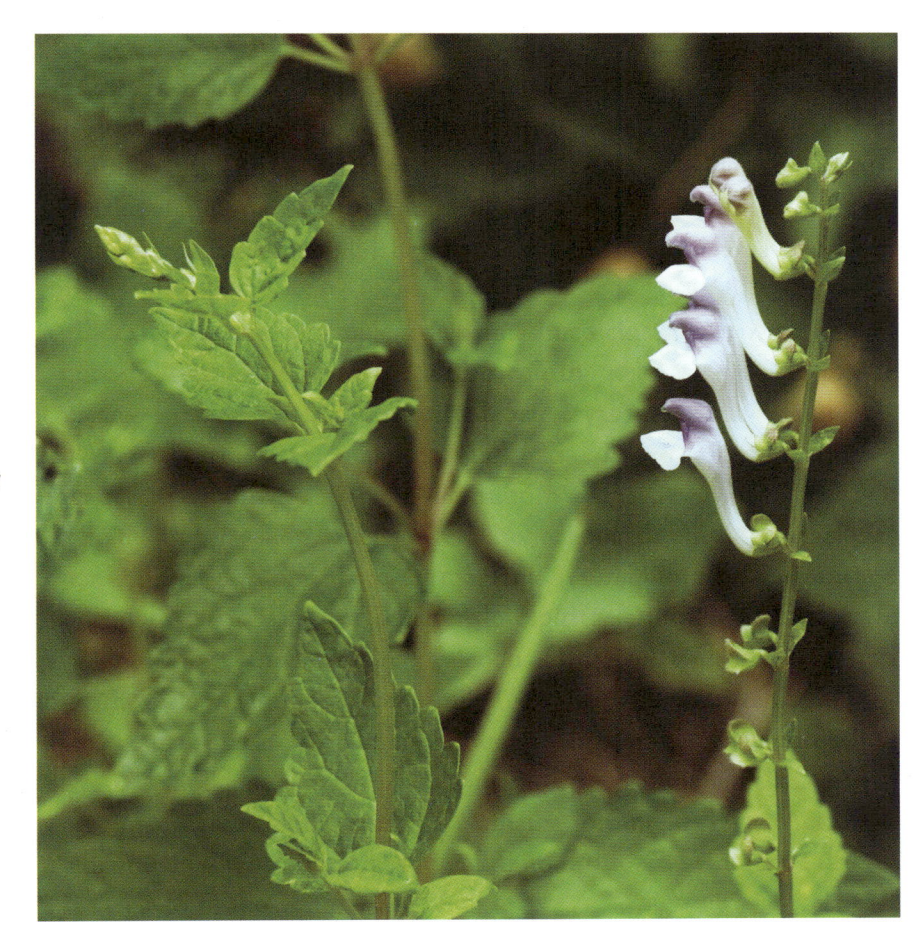

Solidéu (*Scutellaria lateriflora*)

Ela combina propriedades amargas e frescas para fazer descer e acalmar o espírito. O solidéu é bastante conhecido por essa função, sendo excepcionalmente eficaz no tratamento de inúmeras enfermidades com frequência encontradas na prática moderna ocidental, muitas das quais estão relacionadas com problemas emocionais que levam à depressão do coração.

- ***Elimina o calor do coração e do fígado, além de resolver a depressão do* qì**. O solidéu é utilizado para tratar inquietação, insônia, irritabilidade e instabilidade emocional causadas pelo calor depressivo no coração e no fígado. Essa erva refresca e elimina por meio de seu sabor amargo e *qì* fresco, resolvendo pela acridez a depressão do *qì*. O foco principal aqui é a resolução do calor depressivo, porém este leva ao desequilíbrio da dinâmica do *qì*. Embora esta seja uma ação secundária do solidéu, a planta é um acréscimo bem-vindo em fórmulas elaboradas com o intuito de tratar esses distúrbios. Ela também pode ser empregada para tratar padrões de estagnação do *qì* na depressão do fígado e do sangue, com sintomas como dor menstrual (pré-menstrual ou durante a menstruação), dor nos flancos e no peito.

- ***Limpa o fígado, extingue o vento, controla o* yáng *do fígado e elimina espasmos.*** O solidéu é uma erva importante no tratamento de espasmos, dor e agitação, causados pelo movimento interno do fígado-vento e associados com *delirium tremens*, síndrome da abstinência, epilepsia, paralisia, tremores, doença de Parkinson, insônia e dores de cabeça. Essa erva também ajuda a aliviar a dor precoce dos nervos que ocorre antes da manifestação do herpes.

PRECAUÇÕES

Use solidéu com cautela quando houver sinais de calor de repleção com os "quatro grandes" dos padrões do *yáng-míng*.

Dosagem e Preparo

Use 2-4 ml de tintura; 2-9 g em decocção ou infusão forte.

Colha o solidéu no início e no meio do verão – a partir da época em que a planta está começando a florescer até o auge da floração. A erva pode ser cortada e processada para a preparação da tintura da planta fresca ou amarrada em feixes e secada para uso futuro. O solidéu seco de boa qualidade tem um tom verde brilhante e inclui algumas flores, mas não apresenta (ou quase não apresenta) vagens.

Principais Combinações

- Combine com raiz de sálvia vermelha chinesa e jujuba para padrões depressivos do coração, acompanhados de ansiedade, nervosismo, preocupação e palpitações. É também uma boa combinação para o tratamento da síndrome da abstinência de drogas. Considere a possibilidade de acrescentar flor-de-maracujá e papoula-da-califórnia para casos nos quais o calor está associado com esse padrão. A combinação dessas cinco ervas, além da adição de uma pequena quantidade de alcaçuz, constitui uma fórmula excelente no tratamento da síndrome da abstinência.

- Combine com bupleurum e peônia branca para padrões depressivos do fígado e sintomas de dismenorreia, dor nos flancos e no peito.
- Combine com kava-kava, albízia, tiririca e botões de rosa no tratamento de padrões depressivos do coração e do fígado, com depressão, ansiedade, disforia, suspiros e sensação de repleção e opressão no peito e costelas ou dos lados.

Comentário

O Capítulo 8 do *Líng Shū*, de Jing-Nua Wu, afirma: "Apreensão e ansiedade, angústia e preocupações prejudicam o espírito (...). Quando o coração se torna vítima da apreensão e da ansiedade, fica angustiado e preocupado, e uma lesão do espírito é produzida."[2] Esses são os sentimentos principais de uma pessoa que está passando pelo processo de abstinência de drogas, todos eles ligados ao medo. A eficácia do solidéu no tratamento da desintoxicação em casos de dependência química está relacionada com sua excelente capacidade de aliviar a depressão do coração e, em consequência, de atingir as maiores barreiras dentro da situação de intenso sofrimento que um grande número de pessoas vivencia quando tenta lidar com uma dependência séria e prolongada de drogas. Além disso, em razão de seu profundo efeito no fígado, essa erva pode ajudar a aliviar muitas das manifestações físicas da desabituação.

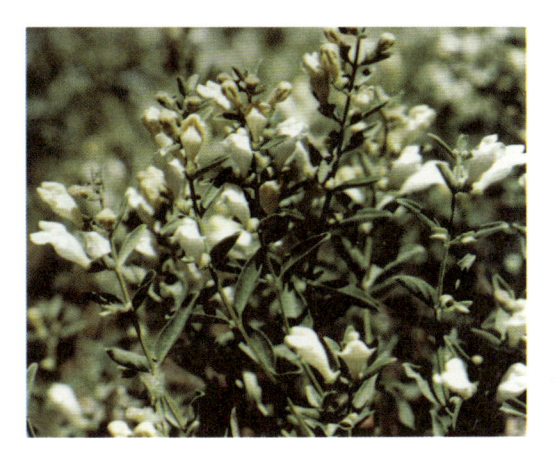

Solidéu da Califórnia (*S. californica*)

Os cheroquis preparavam o solidéu como uma decocção para "os nervos e [para inclusão em um] composto usado no alívio da dor nos seios".[3] Eles também combinavam essa erva com três outras [combinação desconhecida] para "promover a menstruação".[4] Um dos nomes populares antigos da planta, escutelária de cachorro louco, deriva de sua aplicação em casos de hidrofobia (raiva) no século XIX. É duvidoso que o solidéu se mostrasse útil para essa finalidade, e essa afirmação tem sido refutada por muitos autores.

Além da *Scutellaria lateriflora*, várias outras espécies de solidéu são nativas do oeste dos Estados Unidos. A *S. californica* e, em menor grau, a *S. antirrhinoides*, são duas espécies que eu tenho usado com frequência. Elas são amargas e têm natureza fria, estando, provavelmente, muito relacionadas, quanto à função, com a espécie chinesa *S. barbata*. Eu tenho usado essas duas espécies nativas do oeste de forma semelhante à utilizada para a planta abordada nesta descrição, mas não as considero tão eficazes para acalmar o espírito e atenuar a ansiedade. Entretanto, elas são melhores na dissipação do calor e, portanto, no alívio da depressão associada com esses padrões. Essas espécies são bastante eficazes quando usadas em conjunto com outras plantas medicinais indicadas; contudo, recomendo seu emprego somente quando o padrão estiver relacionado com um calor significativo (isto é, em casos nos quais a língua está vermelha e seca e o pulso, rápido). Outras espécies dos Estados Unidos, usadas regionalmente, incluem a *S. galericulata* (solidéu do pântano) e a *S. nana*; estou certo de que ainda existem outras.

O solidéu constou oficialmente como tônico, remédio para os nervos e antiespasmódico na *The United States Pharmacopoeia* entre 1863 e 1916 e no *The National Formulary (U.S.)*, entre 1916 e 1947. Ele é citado na *British Herbal Pharmacopoeia* (1996), na *Martindale: The Extra Pharmacopoeia* (33ª ed.) e no *PDR for Herbal Medicine* (2ª ed.).

Hipérico

Hypericum perforatum
Hypericaceae
Hyperici Perforati herba seu flos
Também conhecido como erva-de-
-são-joão

Sabor e *qì*: amargo, azedo, levemente picante, fresco
Meridianos nos quais atua: coração, pericárdio, fígado, estômago
Ações: anti-inflamatória, ansiolítica, adstringente, sedativa

Funções e Indicações

- ***Estimula o fígado, retifica o* qì *e resolve a depressão.*** O hipérico é usado para tratar a estagnação do *qì* do fígado, com sintomas como ansiedade, melancolia, expressão indiferente, falta de interesse por alimentos, falta de higiene e outros sinais de desordens emocionais depressivas. A erva-de-são-joão combina os sabores picante e amargo para restaurar o fluxo normal do fígado e resolver a depressão. Combinadas com sua natureza fresca, essas ações ajudam a eliminar o calor associado com a depressão do fígado. A erva obteve significativa popularidade na última década por causa dessa função, um reflexo direto do número de casos de depressão do fígado encontrados na cultura ocidental. O hipérico é valioso na atual prática clínica graças à sua capacidade de tirar as pessoas do

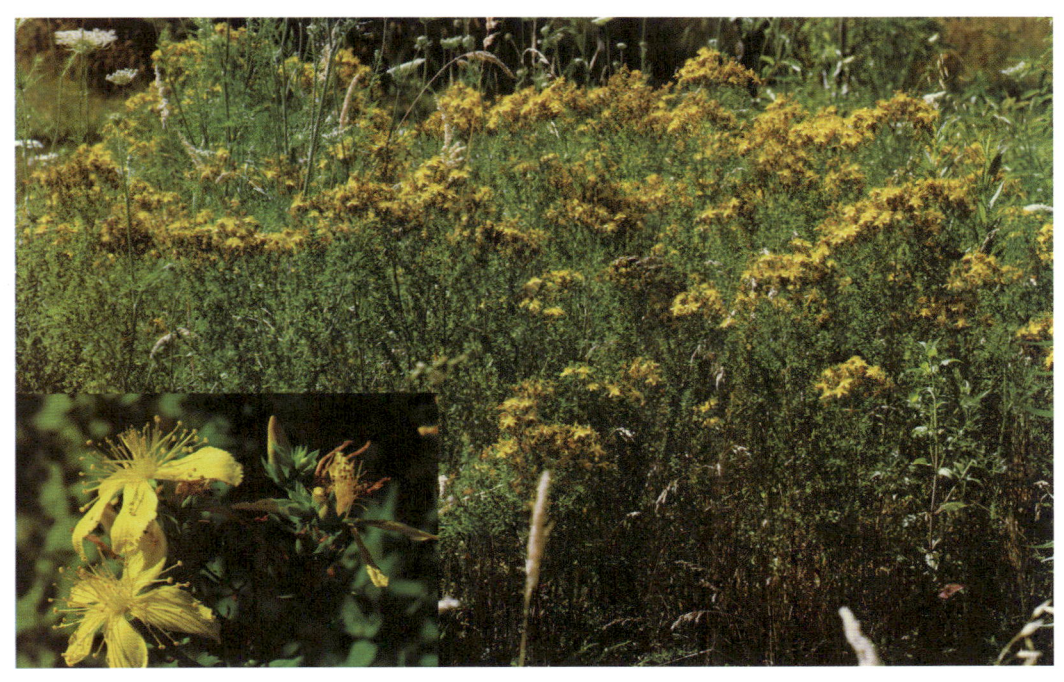

Hipérico (*Hypericum perforatum*), com detalhe das flores do lado esquerdo da imagem

abatimento, enquanto outras terapias de apoio podem ajudar a completar a eliminação desse flagelo.
- ***Dissipa o calor, vivifica o sangue e gera carne.*** A erva-de-são-joão é útil no tratamento de várias desordens que envolvem padrões de lesão da carne e dos vasos sanguíneos pelo calor, como erupções, queimaduras do sol, ulcerações, trauma agudo e outras doenças inflamatórias. Com esse propósito, administre preparados de hipérico tanto interna quanto externamente, sob a forma de chá, tintura ou óleo infundido.

PRECAUÇÕES

O hipérico não é recomendado durante a gravidez. Pessoas que ingerem a erva por longos períodos ou em grandes doses devem evitar a exposição prolongada ao sol ou se expor ao sol forte (ou a fontes semelhantes de luz). Embora a fototoxicidade seja rara e, em geral, excessivamente enfatizada em muitos trabalhos sobre o assunto, existe um número suficiente de relatos para exigir cautela. Os que tomam inibidores da MAO não devem fazer uso dessa planta medicinal.

Dosagem e Preparo

Use 2-4 ml de tintura; 9-15 g em decocção; 2-4 g de extrato em pó; se necessário, fazer aplicação tópica do óleo infundido. (Nota: o óleo infundido também pode ser tomado internamente para o tratamento de problemas gastrointestinais.)

Colha a erva-de-são-joão do início até a metade do verão, quando as flores estiverem começando a se abrir. Corte 18 a 24 centímetros da parte superior da planta e processe-a fresca ou a espalhe e a deixe secar para utilização futura. A erva dessecada de boa qualidade tem folhas verdes e flores amarelas. Esse produto deve ter uma cor brilhante e não apresentar talos grossos.

Principais Combinações

- Combine com *Free Wanderer Powder* (*xiāo yáo sǎn*) no tratamento de desordens depressivas e que fazem o paciente se retrair, somadas à vacuidade do baço.
- Combine com solidéu para a depressão do fígado e desordens da depressão e da ansiedade, em especial as associadas com o abuso de drogas e com a síndrome da abstinência. É uma combinação eficaz no tratamento de tais afecções, mesmo na ausência de questões relacionadas com a dependência de drogas.
- Combine com arnica e use interna ou externamente para trauma agudo, acompanhado de dor e inflamação.
- Combine com tanchagem e utilize interna ou externamente para ulcerações, abrasões e outras afecções nas quais a integridade da pele ou do trato digestório foi rompida. Essa combinação contribui de forma satisfatória para o processo de cura. A adição de confrei acelerará o processo de cicatrização de lesões externas.

Comentário

O hipérico tem uma longa história de uso, em especial na Europa, onde a planta é nativa. Embora haja um grande número de referências na literatura etnobotânica sobre as aplicações que os nativos norte-americanos, em particular os cheroquis, tinham para a planta, estes, sem dúvida, aprenderam a utilizar a erva com os colonizadores brancos. Na Europa, a erva-de-são-joão tem sido usada na medicina desde a Antiguidade. Dioscórides recomendava que ela fosse empregada internamente para ciática e externamente como uma cataplasma para tratar queimaduras. Mais tarde, Paracelso escreveu que ela constituía uma terapia tópica eficaz no alívio da dor de feridas, contraturas e contusões. K. von Megenburg, um escritor alemão da Idade Média, relatou que o hipérico fortalecia o coração e o fígado, purificava os rins, curava feridas e eliminava venenos do organismo.[5] Culpeper escreveu: "É uma erva singular para ferimentos; fervida em vinho e tomada, ela cicatriza ferimentos ou contusões internas; preparada como unguento, desobstrui, dissolve inchaços e fecha as bordas de feridas."[6] Outros estudiosos recomendavam o chá de erva-de-são-joão para enurese noturna.[7]

Autores modernos descrevem usos semelhantes da planta, porém tem havido uma tendência a se administrar o hipérico no tratamento de estados depressivos. O herborista norte-americano Michael Moore escreveu: "O hipérico é uma de nossas melhores terapias herbóreas para a depressão e a frustração que entorpece os sentidos"; mais adiante, ele afirma: "(...) eu penso em usar o *Hypericum* quando uma pessoa, cujas circunstâncias mudaram, não consegue alterar sua maneira de agir e reagir." Moore sugere ainda: "O óleo deve ser utilizado para aplicações tópicas em quadros de dor muscular ou de nervos, distinta da inflamação de articulações ou tecidos, mialgia e nevralgia."[8]

Resultados positivos de ensaios clínicos modernos corroboram as seguintes indicações do hipérico:[9]

- Depressão leve a moderada
- Ansiedade
- Terapia suplementar, administrada concomitantemente com fármacos, em casos de depressão grave
- Fitoterápico suplementar, administrado em conjunto com um tratamento leve, em quadros de doença afetiva sazonal
- Sintomas psicológicos da menopausa
- Resistência aeróbica em atletas

Várias outras espécies de *Hypericum* são usadas em diferentes partes do mundo, mas o *H. perforatum* se tornou, ou está se tornando, a espécie de escolha, até mesmo em culturas de locais nos quais essa planta não é nativa. Embora seus efeitos sejam relativamente brandos, eles são positivos e não há ou há poucos efeitos adversos, ainda que a erva seja tomada em grandes doses. Com o passar dos anos percebi que venho usando a erva-de-são-joão com cada vez mais frequência. Ela é um excelente anti-inflamatório e cicatrizante de feridas (vulnerário) e faz parte dos numerosos preparados de uso tópico que prescrevo.

Para efeitos anti-inflamatórios e vulnerários internos, qualquer forma de apresentação é adequada. Entretanto, para aqueles que toleram a ingestão oral de óleo, recomendo o óleo infundido de *Hypericum*, que descobri ser muito eficaz em casos de irritação gástrica e queixas que envolvem o intestino. Na medicina chinesa essas queixas se traduzem como calor ou fogo no estômago, depleção de *yīn* no estômago, sangramento intestinal decorrente do vento, umidade-calor no intestino grosso, abscesso intestinal com secreção e calor de repleção no intestino delgado.

O nome do gênero, *Hypericum*, vem do grego *hypereikon*, que significa algo como "um táxon de alguma forma semelhante à urze".[10] O nome da espécie, *perforatum*, se refere às minúsculas perfurações na folha, através das quais a luz se filtra quando a folha é mantida contra o sol. O hipérico é uma planta citada oficialmente em muitas farmacopeias, incluindo a *British Herbal Pharmacopoeia* (1996), a *The United States Pharmacopoeia* (26ª ed.), o *The National Formulary (U.S.)* (21ª ed.), além das farmacopeias da República Tcheca, da França, da Polônia, da Romênia, da Rússia e do Reino Unido. Ele foi aprovado pela Comissão Alemã E e pela Cooperativa Europeia de Fitoterapia (1997); é citado ainda na *European Pharmacopoeia*, no *PDR for Herbal Medicine*, na *United States Herbal Pharmacopoeia* e na *Martindale: The Extra Pharmacopoeia* (31ª ed.).

Tradução de Material de Pesquisa

Várias espécies de *Hypericum* são usadas na medicina chinesa; incluí somente a espécie discutida na descrição acima. O *guàn yè lián qiào* (*H. perforatum*) é considerado picante, levemente amargo e neutro. Ele elimina o calor e resolve toxinas, adstringe e estanca sangramentos, desinibe a umidade, sendo utilizado para tratar a hemoptise, vômitos sanguinolentos, o vento intestinal com sangramentos, hemorragias causadas por ferimentos externos, dor óssea provocada pelo vento-umidade, feridas na boca e no nariz, inchaços tóxicos e lesões no intestino decorrentes do fogo.

Kava-Kava

Piper methysticum
Piperaceae
Piper Methystici radiz et rhizome
Também conhecida como ava, awa, pimenta intoxicante, kava kawa kawa

Sabor e *qì*: picante, amarga, morna
Meridianos nos quais atua: coração, fígado, baço
Ações: ansiolítica, relaxante muscular, sedativa

Funções e Indicações

- ***Retifica o* qì *e acalma o espírito.*** A kava-kava é útil em padrões nos quais o excesso de exercício do pensamento leva à estagnação do *qì*, à umidade e à fleugma. A umidade e a fleugma bloqueiam a dinâmica do *qì* e afetam adversamente o espírito, provocando sintomas como inquietação mental, ansiedade nervosa e uma sensação constante de tensão. A kava-kava é picante, amarga e morna por natureza. Ela retifica o *qì* por meio da acridez e do sabor amargo. Por sua natureza picante a kava-kava faz subir e expele, enquanto, ao mesmo tempo, em razão de sua característica amarga, ela tem ação descendente. A natureza morna dessa erva auxilia na transformação de fluidos, aliviando a estagnação e acalmando suavemente o espírito quando a dinâmica do *qì* estiver prejudicada. A kava-kava é muito eficaz para essa finalidade e representa um importante acréscimo à matéria médica.
- ***Dispersa o vento e a umidade.*** A kava-kava é usada para tratar o impedimento causado pelo vento-umidade, com sinto-

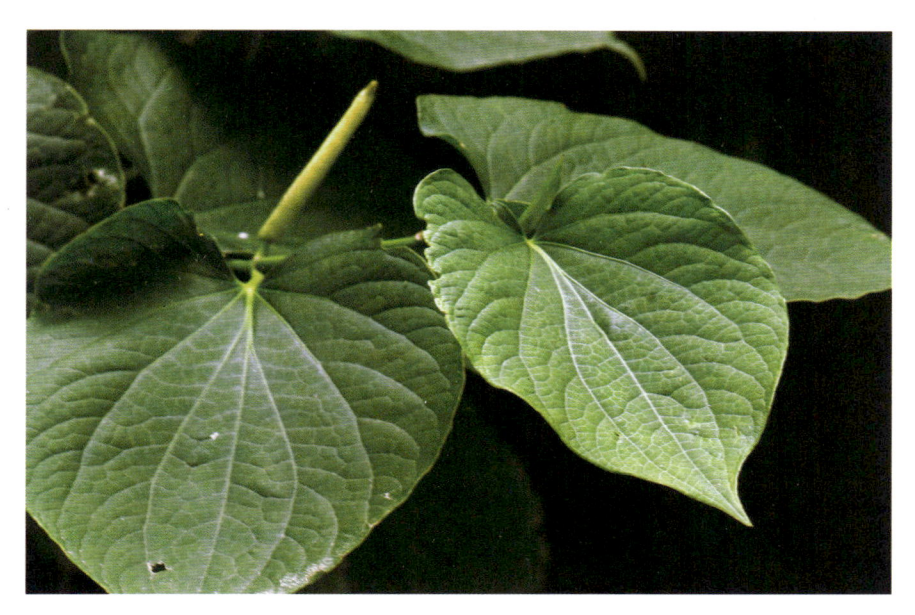

Kava-kava (*Piper methysticum*)

mas de dor muscular contínua e rigidez nos músculos e nos tendões. Essa planta também é útil no tratamento de lesões traumáticas, com sensibilidade local e espasmos musculares. A erva é picante, amarga e morna. Ela expele o vento e a umidade com suas características picante e morna, aquecendo os colaterais e a camada muscular. Como muitas plantas medicinais dessa natureza, a kava-kava penetra de modo agressivo nos canais e impele para fora os fatores patogênicos.

- ***Retifica o* qì*, transforma a umidade e alivia a dor.*** A kava-kava trata padrões de estrangúria associados com a estagnação do *qì* e com a umidade, em que ocorrem sintomas de micção difícil, dolorosa ou túrbida. Essa erva é muito útil em casos de estagnação da umidade e presença de acúmulos. Com sua combinação de sabores – amargo e picante –, a kava-kava retifica o *qì* e trata sua estagnação, atenuando a dor. Ela transforma a umidade com sua natureza morna e picante e a drena com seu sabor amargo, atuando, assim, com eficácia em padrões de estrangúria.
- ***Alivia a dor.*** A aplicação tópica da kava-kava nas gengivas e nos dentes proporciona alívio temporário da dor. Com suas características picante e morna, a erva age com eficiência em quadros de dor – entre leve e moderadamente forte – causada pela estagnação do *qì* e pela estase do sangue. Isso proporciona um alívio tópico temporário, mas não constitui uma ação curativa.
- ***Transforma a fleugma.*** A kava-kava é empregada no tratamento de afecções que envolvem a fleugma, incluindo fleugma nos pulmões, no estômago e no meridiano do fígado. Embora seja morna, ela pode ser usada em padrões de calor quando combinada com outras ervas apropriadas. Sendo picante, amarga e morna, a kava-kava aquece o baço; com suas características picante e amarga ela transforma a umidade e a fleugma. Para essa função, o extrato alcoólico parece ser mais eficaz.

PRECAUÇÕES

O uso da kava-kava não é recomendado durante a gravidez ou a amamentação. Em função de sua natureza morna e picante, o uso prolongado da kava-kava pode prejudicar o *yīn* e o sangue, causando sintomas de pele seca e sujeita a rachaduras, além de visão turva. Evite preparados que contenham talos, folhas ou casca das raízes; essas partes da planta podem estar relacionadas com toxicidade hepática.

Dosagem e Preparo

Use 2-4 ml de tintura; 3-15 g em decocção; 2-4 g de extrato sólido.

Embora a prática tradicional de mascar a raiz antes do consumo seja em raros casos seguida hoje, alguns detalhes devem ser levados em consideração ao se preparar extratos de kava-kava. Nos melhores se emprega uma gordura para emulsionar os componentes ativos; leite de coco ou lecitina realizam bem essa função. Da mesma forma, a adição de uma pequena quantidade de tintura ou óleo essencial de hortelã-pimenta ao preparado parece intensificar seu efeito, possivelmente por aumentar a absorção. A desvantagem é que essa mistura não é muito estável e, portanto, de pouco valor, exceto para administração imediata durante o atendimento no consultório.

Em razão de sua longa história de cultivo, os pés de kava-kava não produzem mais sementes e, por isso, não apresentam um ciclo de reprodução. Essa situação permite que se colha as raízes e os rizomas em qualquer época do ano. Embora a raiz de kava-kava seja aceitável, o rizoma (com frequência chamado de "raiz lateral") é tradicionalmente considerado a parte mais importante da planta e, em geral, fornece o medicamento mais potente. Ele tem odor leve, é picante e entorpece a boca.

O material seco de boa qualidade consiste no rizoma descascado, que deve ser cinza-escuro ou preto do lado de fora e esbranquiçado no interior. A parte interna é macia, esponjosa e estriada.

Principais Combinações

- Combine com papoula-da-califórnia quando o espírito no coração estiver inquieto, com sintomas de agitação, insônia, ansiedade e suscetibilidade ao medo. Essa combinação é equilibrada, uma vez que a kava-kava é morna e a papoula-da-califórnia é fresca. Por isso, ela é uma combinação eficaz e segura para se acrescentar a inúmeras fórmulas.
- Combine com decocção de alcaçuz, trigo e jujuba (*gān mài dà zǎo tāng*), para inquietação e ansiedade, causadas por excessiva atividade mental.
- Combine com aveia silvestre e solidéu no tratamento de estados de ansiedade e depressão, relacionados com a desabituação de fumo ou maconha.
- Combine com cimicífuga preta e erva-de-são-joão para casos de rigidez e dor muscular, provocadas por excesso de trabalho, tensão ou trauma. Se ocorrerem espasmos graves, adicione lobélia.
- Combine com yerba mansa, sassafrás e cimicífuga preta para tratar o impedimento causado pelo vento-umidade, com dor vaga e contínua nos músculos e nas articulações. Adicione açafrão se houver um envolvimento mais sério das articulações. Junte lobélia para espasmos associados com essa síndrome.

Comentário

A kava-kava desenvolveu uma significativa reputação no Ocidente no decorrer da última década, por sua eficácia no tratamento da ansiedade, embora alguns relatos atuais sobre toxicidade hepática tenham prejudicado as vendas da erva. A planta está ligada a uma longa história de uso no sul do Pacífico, mas sua utilização recente no Ocidente levou especialistas a isolarem fitoquímicos específicos e à comercialização de produtos altamente concentrados. Eu não tenho informações a respeito de quaisquer problemas relacionados com o uso da erva ao natural ou de extratos simples. Entretanto, é importante observar que a questão da toxicidade hepática esteve ligada diretamente ao fato de empresas utilizarem a planta inteira e não somente o rizoma. As folhas e as cascas dos talos apresentam quantidades significativas de um alcaloide chamado pipermetistina que, como já foi demonstrado, é hepatotóxico; contudo, esse alcaloide é indetectável no rizoma ou na raiz. Especulou-se, ainda, que o uso de solventes que não a água, tais como etanol ou acetona, pode aumentar o risco de toxicidade. Isso se deve em parte ao fato de o antioxidante glutationa, que parece exercer uma ação protetora nas células, estar presente em níveis muito mais altos em extratos que são produzidos usando-se água.[11]

A kava-kava é nativa da Melanésia, sendo posteriormente introduzida na Polinésia (exceto na Nova Zelândia e na Ilha de Páscoa), quando os primeiros viajantes migraram para as ilhas do Pacífico. Afirma-se que ela alivia a raiva e a frustração, o estresse e o mau humor, entre outros problemas. Além de seu uso como medicamento, a kava-kava também tem um significado ritualístico especial nas ilhas do Pacífico. Ela foi, e em um certo grau ainda é, utilizada pelos havaianos como uma maneira de demonstrar hospitalidade aos visitantes, sendo servida durante celebrações (essa prática foi essencial historicamente, mas é muito menos adotada hoje).[12] Em outras partes da Polinésia ocidental, o consumo da bebida tinha implicações de hierarquia social. De acordo com Handy e Handy, os havaianos empregavam as raízes laterais com fins medicinais, no tratamento da "congestão do trato urinário", bem como do reumatismo e da asma.[13] Esses autores sugerem da mesma forma que, embora os *kāhuna* (homens sábios) tomassem kava-kava durante as cerimônias, aqueles que executavam trabalhos pesados a consumiam para atenuar o desconforto muscular e para relaxar. A kava-kava também era uma bebida que os chefes costumavam tomar antes das refeições.

Apesar de sua história de uso ritualístico, em algumas culturas a kava-kava é servida em bares, de forma semelhante à que o álcool é vendido em outras partes do mundo. Na verdade, ela é a bebida nacional de Tonga e Fiji, sendo consumida quase do mesmo modo que o café nas culturas do Ocidente.[13] Existem algumas indicações de que o uso recreativo exagerado da kava-kava pode levar a problemas paralelos aos relacionados com o abuso de álcool, ao mesmo tempo, pode provocar um distúrbio da pele chamado "dermopatia por kava". Os efeitos adversos do abuso da kava-kava não são tão sérios quanto os causados pela ingestão excessiva de álcool, sendo necessário consumir muito mais do que doses terapêuticas normais da planta durante longos períodos para que esses problemas ocorram. Embora alguns afirmem que a kava-kava cause intoxicação no organismo, ela não parece ter os mesmos efeitos tóxicos no sistema nervoso que outros agentes tóxicos.

O nome do gênero, *Piper*, vem do sânscrito *pippali*, que significa "grão de pimenta", enquanto o nome da espécie, *methysticum*, deriva da raiz grega que tem o sentido de "intoxicar", "bebida que intoxica" ou simplesmente "que intoxica".

A kava-kava passou a ser usada como medicamento por médicos norte-americanos e europeus no final do século XIX e início do século XX. Atualmente ela consta como planta oficial da *British Herbal Pharmacopoeia* (1996), da *Martindale: The Extra Pharmacopoeia* (33ª ed.), do *PDR for Herbal Medicine* e das Monografias sobre Plantas Medicinais Selecionadas, da Organização Mundial da Saúde, sendo aprovada pela Comissão Alemã E.

Valeriana

Valeriana officinalis **e outras Valerianaceae**
Valerianae Officinali rhizoma et radix

Sabor e *qì*: picante, ligeiramente amarga, morna
Meridianos nos quais atua: coração, fígado, baço, estômago
Ações: hipnótica, hipotensiva, acalma os nervos, sedativa

Funções e Indicações

- ***Acalma o espírito, restaura o fluxo normal do fígado e alivia a depressão do coração e do fígado.*** A valeriana é usada para tratar nervosismo, falta de memória, depressão, insônia, vertigem, inquietação, agitação e náusea em quadros nos quais a estagnação do *qì* do fígado se abate sobre o coração. Como tem natureza morna e até certo grau estimulante, a valeriana é em especial útil quando o *qì* está deprimido e o *yang*, vazio, ou se houver, ao mesmo tempo, um padrão do frio. A valeriana é picante, levemente amarga e morna. Ela restaura o fluxo normal do fígado e resolve a depressão por meio da acridez morna; com sua característica amarga, também promove a descida, aquietando, assim o espírito. A valeriana é uma planta medicinal que aquece e seca; por isso, deve ser usada com cuidado, uma vez que pode exacerbar problemas em pacientes que apresentam vacuidade acompanhada de calor, tornando o distúrbio mais grave. Entretanto, é muito eficaz na resolução da depressão. Assim, com uma formulação adequada, a erva pode ajudar pacientes com quadros de repleção-calor.

- ***Faz a energia do fígado circular e harmoniza o fígado e o baço-estômago.*** A valeriana é útil no tratamento da estagnação do *qì* e da desarmonia entre as fases madeira e terra, com sintomas de glomus e sensação de estômago muito cheio depois das refeições, diarreia líquida, distensão abdominal, distensão abdominal menor e opressão no peito, acompanhada de dor na parte lateral das costelas. Em especial, a valeriana é eficaz quando esses sintomas estão associados com desordens nervosas. A erva é morna, picante, amarga e tem ação leve de secar. Essa combinação de sabor e *qì* ajuda a secar a umidade envolvida no padrão. Quando o *qì* do fígado invade o baço, a umidade se acumula, causando opressão e dor. A valeriana trata o ramo com sua natureza morna e ligeiramente seca, e a raiz por meio da acridez e do sabor amargo.

- ***Alivia a dor.*** A valeriana é picante e morna. Ela move o *qì* e acalma o espírito. Pode ser administrada no tratamento da dor com diferentes etiologias. Para atenuar a dor, doses maiores da erva podem ser empregadas. Quando uso valeriana para tratar a dor, costumo prescrever uma tintura simples aos pacientes e

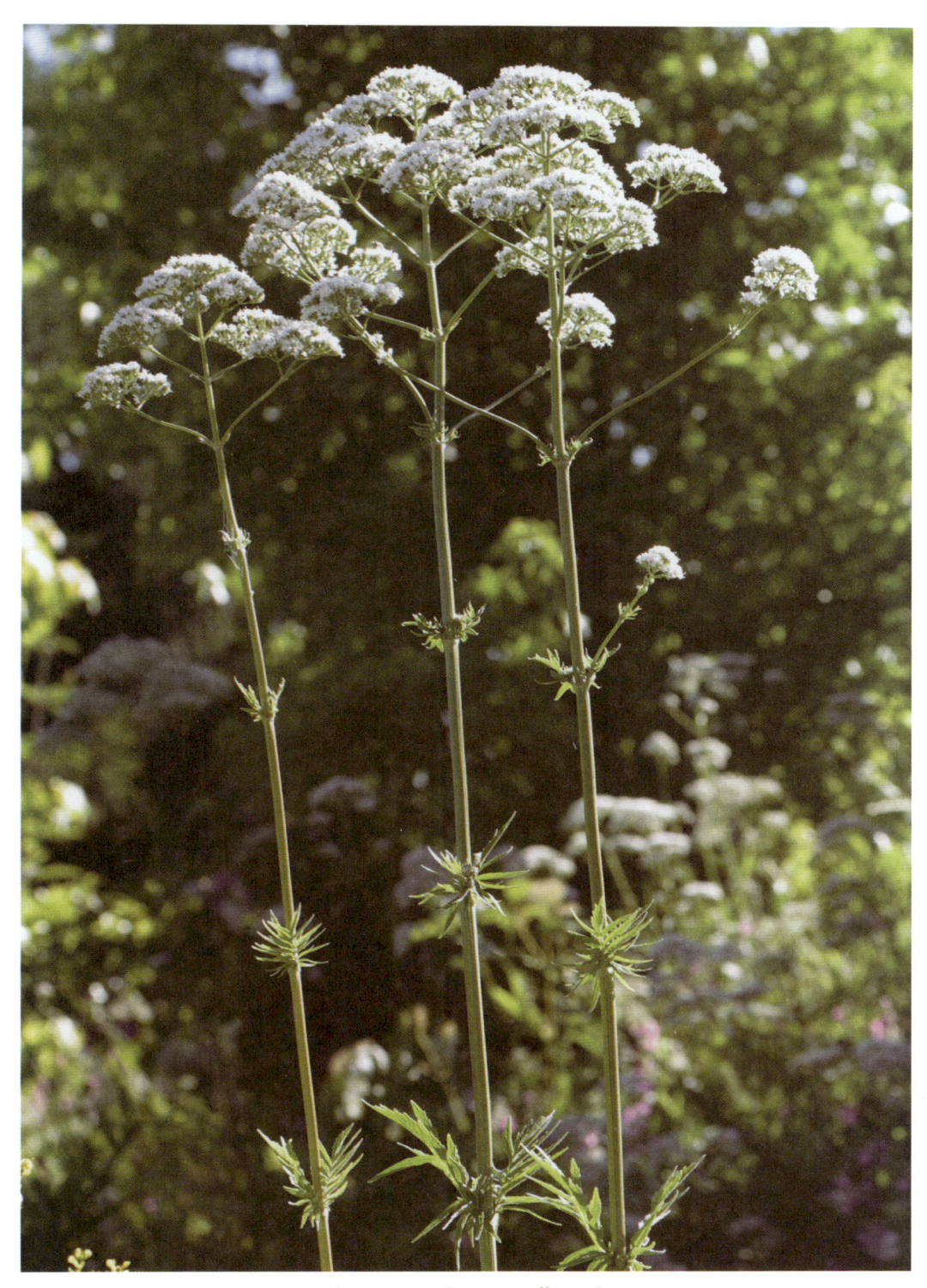

Valeriana (*Valeriana officinalis*)

lhes dou instruções para que tomem a gama total de doses recomendadas, tão frequentemente quanto for necessário, iniciando com uma dose mais baixa e a aumentando, até uma dose maior, conforme a necessidade. Doses mais elevadas podem provocar sonolência; por isso, deve-se tomar cuidado ao dirigir ou realizar outras tarefas que requeiram uma percepção aguçada e função motora plena.

PRECAUÇÕES

Em razão das qualidades morna e estimulante da valeriana, esta dever ser usada com cautela quando houver calor gerado pela repleção e, especialmente, pela vacuidade. Doses altas podem causar sonolência.

Dosagem e Preparo

Use 2-8 ml de tintura; 6-15 g em uma infusão forte ou decocção.

Colha as raízes e os rizomas da valeriana no outono, depois de as partes aéreas da planta terem morrido à espera do inverno. As raízes e os rizomas podem ser cortados e preparados como tintura da planta fresca ou fatiados e dessecados para uso futuro. A raiz seca de boa qualidade é firme e tem um odor peculiar (alguns afirmam que ela cheira como um par de meias velhas). O material deve estar livre de corpos estranhos, como sujeira.

Principais Combinações

- Combine com o solidéu e a flor-de-maracujá para casos de nervosismo, ansiedade, agitação e insônia, provocados pelo *qì* do fígado quando este afeta o coração.
- Combine com cálamo-aromático e polígala, para perda de memória, vertigem, insônia e náusea associadas com a depressão do fígado e do coração.
- Combine com erva-de-são-joão e arnica no tratamento da dor provocada por um trauma não penetrante ou fechado. Embora as ervas acima sejam em geral aplicadas externamente com essa finalidade, elas também são muito eficazes quando combinadas com valeriana e usadas nas áreas internas (consultar a página 226 para mais informações sobre a administração interna da arnica).

Comentário

A depressão do *qì* leva, por fim, ao calor. Em função da natureza morna da valeriana, ela pode algumas vezes causar agitação, pelo fato de exacerbar o calor que já está presente. Contudo, se você considerar o calor quando estiver elaborando fórmulas, essa planta medicinal poderá ser usada com muita segurança em doenças do calor. Muitas pessoas já me relataram que a valeriana as mantinha acordadas à noite ou as fazia se sentir agitadas. O problema não reside na erva, mas em seu uso inadequado. Sua natureza morna a torna especialmente útil em situações nas quais o *yáng qì* está fraco ou há frio de repleção. Se o mecanismo do *qì* estiver deprimido, com calor – o quadro mais encontrado em clínica –, excelentes resultados podem ser obtidos pela prescrição da valeriana, juntamente com outras ervas que refrescam e talvez sejam nutritivas para o coração. A real força da erva, entretanto, está no tratamento de desordens mais frias, úmidas.

Como herborista radicado no noroeste dos Estados Unidos, há muitos anos utilizo várias espécies de valeriana – sobretudo a *V. sitchensis*. Essa planta é muito comum em toda a região montanhosa do noroeste da Califórnia – ao norte até o Alasca e a oeste até Montana e Colorado. Os Okanagon, do norte do estado de Washington e sul do Canadá, preparavam uma decocção de raiz de valeriana, que usavam para a dor. Os índios Thompson, da região sudoeste da Colúmbia Britânica, também administravam a valeriana para dor, assim como para problemas do estômago, diarreia e resfriados. Ambas as tribos também aplicavam a raiz externamente em feridas, contusões e áreas inflamadas.[15]

Dioscórides considerava a *V. officinalis* como um estimulante, com ação de aquecer, para o ciclo menstrual, e também diurético em casos de estrangúria; recomendando-a para pontadas do lado. Plínio afirmava que a planta medicinal "ajuda em todas as obstruções e estrangulamentos, em qualquer parte do corpo, quer eles procedam de dores no peito ou dos lados, levando-os embora". Culpeper incluía a valeriana numa fórmula, juntamente com alcaçuz, uvas-passas e semente de erva-doce, prescrita para "pessoas com dificuldade de respirar e para aqueles que são perturbados pela tosse; ela ajuda a desobstruir as passagens e a expectorar a fleugma com facilidade". Culpeper prossegue, dizendo: "ela ajuda a expelir o vento do abdômen". Isso, acredito, se refere à natureza que aquece e seca da valeriana.

Muitos autores através da história escreveram a respeito da aplicação da valeriana no tratamento de cólicas e espasmos. Embora a erva seja antiespasmódica, essa ação é fraca, e o alívio está relacionado sobretudo aos efeitos relaxantes no organismo todo.

A valeriana é citada oficialmente em muitas farmacopeias, incluindo a *British Herbal Pharmacopoeia* e as farmacopeias da Bélgica, do Egito, da França, da Noruega, dos Países Baixos, de Portugal e da Espanha. Essa planta medicinal foi incluída nas Monografias da Comissão Alemã E, na *Martindale: The Extra Pharmacopoeia* (31ª ed.), além das Monografias sobre Plantas Medicinais Selecionadas, da Organização Mundial da Saúde.

Tradução de Material de Pesquisa

Na medicina chinesa, as espécies *Valeriana officinalis*, *V. coreana*, *V. stubendorfi*, *V. amurensis* e *V. hardwickii* são usadas, embora a *V. officinalis* (*xié cǎo*) seja mencionada como a espécie principal no *Grand Dictionary of Chinese Medicinals*. A erva medicinal é considerada picante, amarga, morna e levemente tóxica, e penetra nos canais do coração e do fígado. Ela expele o vento e resolve a tetania, engendra carne e tem ação hemostática, sendo usada para tratar o espírito do coração inquieto, estômago fraco, dor lombar, irregularidades menstruais, além de amenorreia, pancadas e quedas e espasmos estomacais e intestinais.

Camomila

Matricaria recutita
Asteraceae
Matricarii Recutitae flos

Sabor e *qì*: amarga, picante, fresca
Meridianos nos quais atua: fígado, coração, estômago
Ações: anti-inflamatória, antiespasmódica, calmante dos nervos, sedativa

Funções e Indicações

- ***Aquieta o espírito e elimina o calor depressivo do coração e do fígado.*** A camomila é usada para tratar inquietação, insônia, irritabilidade e mau humor, causados pelo calor da repleção ou da vacuidade. A camomila promove a descida por meio de sua natureza amarga, enquanto, por ser fresca, elimina o calor. Sua acridez dá apoio à ação de outros fitoterápicos no tratamento da depressão, o que torna a camomila um importante medicamento para desordens depressivas, com presença de calor.

- ***Faz a energia do fígado circular e harmoniza o estômago.*** A camomila ajuda a tratar a desarmonia entre o fígado e o estômago, acompanhada de sintomas

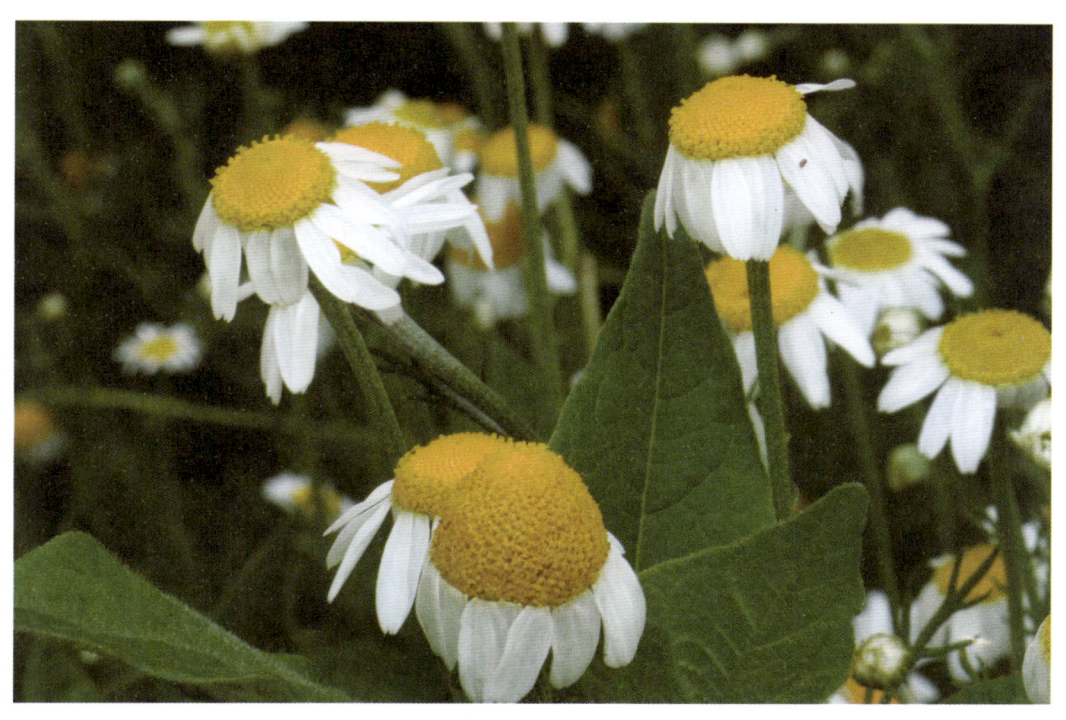

Camomila alemã (*Matricaria recutita*). Observe que as folhas largas visíveis aqui não são as da camomila. As folhas desta são finamente talhadas e podem ser vistas no canto inferior direito da fotografia.

como dor nos flancos, flatulência, falta de apetite e dor epigástrica. Essa erva move o fígado com sua acridez fresca, harmonizando o estômago com sua natureza amarga e picante. Sua natureza fresca contribui para a eliminação do calor do estômago associado com esse padrão. A camomila é muito valiosa para tratar o padrão mencionado. Infelizmente, um grande número de pessoas não percebe seu poder, sendo provável que isso ocorra em consequência do uso de doses inadequadas ou de material de má qualidade.

- ***Dissipa o calor do estômago e do intestino.*** Essa planta medicinal pode ser empregada para o tratamento do calor, que acompanha tanto a vacuidade quanto a repleção. A erva elimina e drena o calor por meio do amargor fresco e alivia a dor pela acridez. A agitação é um sintoma comum que acompanha o calor e a dor no estômago, intestino delgado ou intestino grosso. A repleção do *yáng-míng* é *yáng* por natureza, e a subida do *yáng qì* (calor) pode causar inquietação mental. Assim, com a camomila podemos refrescar o *yáng-míng* e acalmar a agitação mental. Essa ação também torna a camomila eficaz no tratamento da inquietação mental e da dor abdominal causadas pelo calor da repleção no intestino delgado e da dor abdominal decorrente da umidade-calor no intestino grosso.
- ***Dispersa o acúmulo de leite/alimentos, abduz a estagnação e harmoniza o baço e o estômago.*** A camomila é útil no tratamento do acúmulo resultante da alimentação, sendo comumente usada para cólicas e outras desordens digestivas, assim como para o choro sem que haja qualquer patologia perceptível. Como já foi mencionado, quando o *yáng-míng* estiver em estado de repleção ocorrerá perturbação mental, que, em crianças, se traduz em choro. A camomila elimina o calor, harmoniza o aquecedor médio e acalma o espírito, uma função que é extremamente útil em pediatria.

PRECAUÇÕES

Tenha cautela com a camomila ao empregá-la em doenças associadas com o frio.

Dosagem e Preparo

Use 2-4 ml de tintura; 3-9 g (até 15 g) em infusão forte. Esta pode ser usada para inalação de vapor em quadros de tosse acompanhada de pulmões secos e irritados, que tem como causa um agente nocivo da secura ou a vacuidade de *yīn*. A tintura com glicerato demonstrou ser muito útil em afecções da infância, pelo fato de ser doce, o que ajuda a mascarar o sabor amargo da camomila. Além disso, a utilização de glicerato de camomila como base de uma fórmula torna fácil a adição de outras ervas que, de outra forma, poderiam representar um desafio quando administradas a bebês ou crianças pequenas.

Colha a camomila no início da primavera e no decorrer de todo o verão, quando as flores estão completamente abertas. Estas poderão ser processadas frescas ou secadas com cuidado para uso futuro. A erva dessecada de boa qualidade tem aroma doce e agradável; é brilhante, com flores limpas e brancas, de corola ligulada, e não marrons ou com cheiro de bolor.

Principais Combinações

- Combine com raiz de *dān-shēn* e agripalma para calor depressivo no coração e no fígado, acompanhado de agitação, insônia e irritabilidade. Essa combinação também é eficaz na dismenorreia causada pela estagnação do *qì* e pela estase do sangue associadas com o calor.
- Combine com coptis e alcaçuz no tratamento de padrões de calor no estômago e intestino, com falta de apetite, dor epigástrica e irritabilidade.
- Combine com erva-cidreira para cólicas e outras desordens digestivas em crianças. Essa combinação também é útil em caso de choro, incluindo o noturno.
- Combine com *Harmony-Preserving Pill* (*bǎo hé wán*) ou *Stomach-Calming Powder* (*píng wèi sǎn*), no tratamento de acúmulo de alimentos, acompanhado de vômitos (de leite azedo), choro e diarreia ou prisão de ventre.

Comentário

Esta descrição se refere especificamente à camomila alemã (*Matricaria recutita*), que se distingue da camomila romana *(Chamaemelum nobile)*. Esta última espécie é usada em medicina e em produtos para cuidados com a pele, sendo em geral considerada inferior à espécie anterior.

A camomila alemã é um remédio antigo dentro do herborismo europeu. Na verdade, uma fonte de informações sugere que a camomila, como medicamento, vem das tribos teutônicas da região báltica da Dinamarca, do sul da Noruega e do sudoeste da Suécia, tendo sido usada em tempos pré-históricos.[16] Dioscórides recomendava a camomila para dor menstrual, dificuldade para urinar e cálculos, icterícia, flatulência, distúrbios do fígado, aftas, infecções da bexiga e febre periódica. Culpeper sugeria uma decocção para "eliminar dor e pontadas dos lados". Ele afirmou também que:

> Ela é útil para todos os tipos de febre intermitente que advém da fleugma ou da melancolia ou, ainda, que decorre de uma inflamação no intestino, sendo aplicada quando os humores que a causa estiverem misturados; não existe nada mais útil para os lados, região do fígado e do baço do que ela.[17]

A camomila é uma das plantas medicinais mais suaves, porém eficazes, em qualquer matéria médica. Embora ela tenha um aroma doce, também é um tanto amarga. De maneira simultânea, essa erva elimina e move o calor e o *qì*, respectivamente, e, por isso, é calmante, suavizando os tecidos e a mente. Weiss recomenda o uso de uma infusão de flores de camomila como uma ducha anti-inflamatória.[18] Ele também sugere gargarejos com o chá quente para inflamações da boca e da garganta.[19] Além disso, o autor acrescenta as flores de camomila numa fórmula que inclui visco, flores de crataegos e raiz de valeriana para hipertensão ou angina.[20] Uma cataplasma de flores de camomila é útil em casos de inflamação dos olhos ou algum outro calor local, causado por etiologias diversas.

A erva é inestimável em pediatria. Pelo fato de ser muito suave, ela não interfere no aparelho digestivo (ainda não completamente desenvolvido) do bebê; contudo, a camomila apresenta uma ação médica suficiente para obter o resultado desejado. É nesse momento que a dose se torna de suma importância. As crianças necessitam de doses menores que os adultos; e, embora eu nunca tenha presenciado nenhum problema decorrente da administração de muita camomila a uma criança, convém ao terapeuta estar consciente da natureza dessa erva medicinal – que refresca e move o *qì*.

A camomila é muito importante para todas as queixas digestivas associadas com o calor. Penso ser útil prescrever grandes doses da erva como um chá auxiliar para ser tomado *ad lib* por pacientes com desordens como síndrome do intestino irritável e colite ulcerativa. Ao tratar colite ulcerativa, eu com frequência adiciono meia parte de tanchagem à combinação. A camomila é fresca, suaviza e é natural no sabor; por isso, não é difícil tomá-la. Descobri que qualquer outro tratamento que eu esteja utilizando para tratar colite ulcerativa é grandemente intensificado em efeito se o paciente puder consumir cerca de um quarto dessa combinação por dia.

O óleo essencial azul de camomila (ver página 69 [seção dedicada à mil-folhas] para informações adicionais) constitui um ingrediente adicional anti-inflamatório muito importante em preparados para uso externo. O problema é que seu preço é bastante elevado. De modo geral, também se inclui camomila em um grande número de produtos destinados aos cuidados com a pele e o cabelo.

A camomila alemã pode ser encontrada em muitas farmacopeias, entre as quais a *British Herbal Pharmacopoeia* (1996) e as farmacopeias da Argentina, do Brasil, do Egito, da Alemanha, da Hungria, dos Países Baixos, de Portugal, da Polônia, da Romênia e da Iugoslávia. Ela é citada nas Monografias da Comissão Alemã E, na *Martindale: The Extra Pharmacopoeia* (29ª ed.) e nas Monografias sobre Plantas Medicinais Selecionadas, da Organização Mundial da Saúde.

Tradução de Material de Pesquisa

Na medicina chinesa, a *Matricaria chamomilla** (*mǔ jú*) é considerada doce, neutra e não tóxica. Afirma-se que ela expele o vento e resolve o exterior, sendo usada para tratar o resfriado comum e a dor causada pelo vento-umidade.

---

* *Matricaria chamomilla* é sinônimo de *Matricaria recutita*, a espécie discutida na descrição acima.

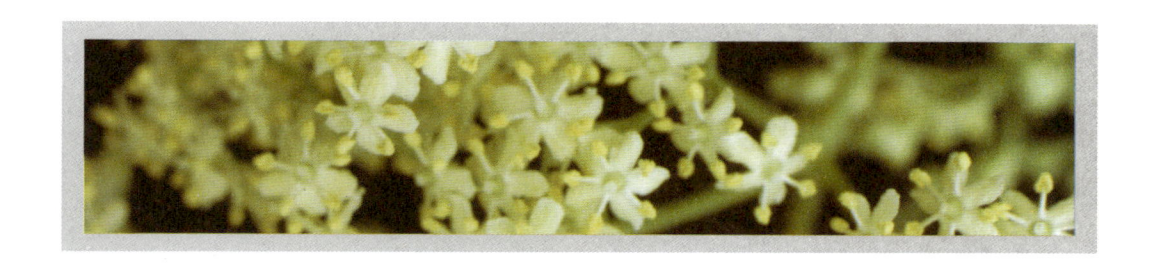

ERVAS QUE EXTINGUEM O VENTO

A extinção do vento na medicina chinesa se refere ao tratamento do movimento ou da agitação interna do vento do fígado. O vento do fígado se manifesta quando há um grave desequilíbrio de *yīn* e *yáng* ou do sangue e do *qì*, em particular no fígado. Em essência, trata-se do movimento interno para cima do *yáng qì*. Portanto, a vacuidade do *yīn* ou do sangue é, com frequência, a responsável por esse padrão. Contudo, o fogo também pode se transformar num fator etiológico em razão de sua natureza ascendente. Alguns sinais e sintomas da agitação do vento interno são tontura forte, dor de cabeça, acompanhada por uma sensação de distensão, rigidez no pescoço, formigamento ou entorpecimento das extremidades e contração muscular momentânea.

Uma planta medicinal pertencente a esta categoria foi incluída aqui. A lobélia (*Lobelia inflata*) é outra erva medicinal nativa da América do Norte com um correspondente na medicina chinesa, *bàn biān lián*, mas que tem pouca ou nenhuma relação quanto à sua função clínica. A lobélia é picante, amarga e fria. Ela é uma planta medicinal excepcionalmente eficaz no tratamento da maior parte das manifestações da excitação interna do vento do fígado. Suas ações de dispersar o vento e resolver o *qì* são fortes o suficiente para que ela seja usada em muitas outras situações clínicas importantes, de forma mais notável nas afecções dos pulmões.

Lobélia

Lobelia inflata
Campanulaceae
Lobeliae Inflatae herba seu sêmen

Sabor e *qì*: picante, amarga, fria
Meridianos nos quais atua: fígado, pulmão, triplo aquecedor, estômago
Ações: demulcente, diurética, emoliente, refrescante

Funções e Indicações

- *Extingue o vento e minora espasmos e convulsões.* A lobélia é usada para tratar o vento do fígado, de qualquer etiologia, que se agita internamente. A lobélia extingue o vento por meio da acridez e, com suas características fria e amarga, faz descer. É uma erva muito importante para todos os tipos de espasmo, convulsões, tremores e ataques repentinos. A lobélia é excepcional no tratamento dessas desordens.

- *Difunde e desinibe o *qì* dos pulmões, faz a fleugma descer e suprime a tosse, corrigindo a dispneia.* A lobélia é útil na tosse espasmódica, opressão no peito, arquejamento, narinas dilatadas e dificuldade de respirar. Essa planta medicinal é picante, amarga e fria. Pelo fato de ser muito picante, ela difunde muito o *qì* dos pulmões. Graças à sua natureza amarga e fria, ela também faz descer energicamente o *qì* dos pulmões. A tosse e a respiração ofegante ocorrem quando o *qì* dos pulmões perde sua ação depurativa descendente e sua capacidade de difundir. Como a lobélia trata esse padrão de maneira muito eficaz, ela pode ser usada para doenças associadas, de qualquer etiologia, incluindo o impedimento do exterior pelo vento-frio, a invasão dos pulmões pelo vento tépido e a perturbação desses órgãos pelo fogo fulgurante. A lobélia também é muito útil no tratamento da coqueluche em crianças.

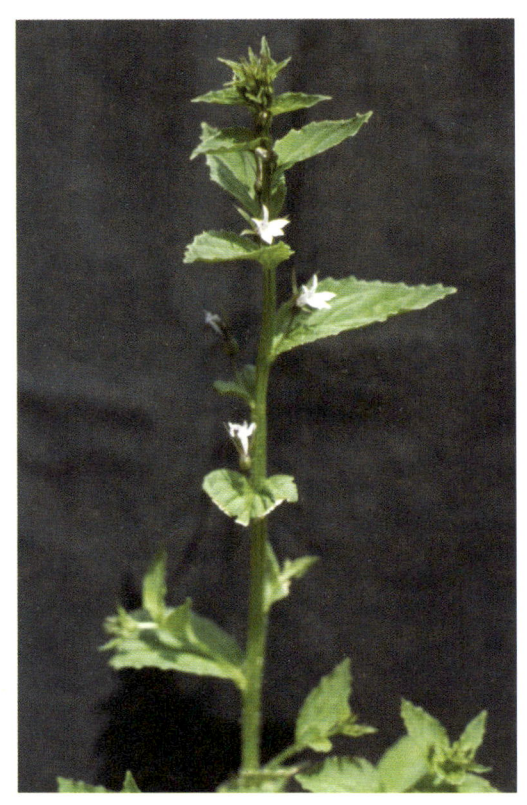

- *Restaura o livre fluxo do vento, resolve o exterior e dispersa o vento-calor.* A lobélia é empregada no tratamento da invasão exterior do vento-calor, com sintomas como efusão de calor, ligeira

Lobélia (*Lobelia inflata*)

aversão ao frio, dor de cabeça, transpiração leve, tosse, rubor na ponta da língua e uma saburra fina e branca ou amarela que a recobre, além de pulso flutuante e rápido. Essa erva faz o vento externo fluir fortemente e resolve o exterior por meio de sua acridez fria. Embora seja usada com frequência para invasões do vento-calor, a lobélia pode se mostrar eficaz no combate à invasão do vento-frio quando combinada com plantas medicinais apropriadas.

- **Induz o vômito.** A lobélia pode ser aplicada com eficiência como terapia de expulsão, tanto no tratamento da fleugma-saliva, quando esta obstrui a garganta, dificultando a respiração, quanto em casos de estagnação de alimentos, a qual causa distensão, sensação de estômago muito cheio e dor. Ao usar a lobélia como terapia de expulsão, administre-a em doses pequenas e frequentes, até que o paciente sinta náusea. Nesse momento, o processo deve ser forçado, com a administração de uma vez e meia a duas vezes a dose, até que ocorra a ejeção. Esteja atento para o fato de que o paciente provavelmente vai transpirar de forma profusa com a ingestão dessa quantidade de lobélia. Ele também poderá sentir uma prostração opressiva e relaxamento do sistema muscular, além de apresentar um pulso vazio, mas esse estado não durará muito tempo, e o alívio que se segue será significativo. A infusão dessa planta medicinal em geral é considerada como a melhor forma de preparo; aparentemente, alguns dos efeitos colaterais citados acima – como a transpiração profusa – podem ser evitados se a infusão e não a tintura for usada. Em minha única experiência com esse fitoterápico como terapia de expulsão, utilizei a tintura, em parte porque seu gosto é bastante picante. Ver no "Comentário" outras informações a respeito do emprego da lobélia como terapia de expulsão.

- ***Ativa o sangue, resolve a estagnação e a depressão do* qì *e alivia a dor.*** A lobélia pode ser empregada externamente, como linimento, para várias desordens, incluindo dor, com ou sem inchaço ou inflamação e dor aguda no peito que piora com a respiração, além de dores fracas e contínuas. A tintura de sementes de lobélia é muitíssimo eficaz para aplicação externa.

PRECAUÇÕES

Evite o uso da lobélia em pacientes com grave vacuidade de *yáng* ou *qì* no coração. Tenha cautela ao prescrever a erva para pacientes que estejam muito fracos, para idosos e para os muito jovens. Quando tratar idosos ou crianças, certifique-se de modificar a dosagem de acordo com especificações para essas populações. Observe, ainda, que a terapia de expulsão não é apropriada para esses pacientes.

Dosagem e Preparo

Use 0,5-2 ml de tintura (até 3,5 ml isoladamente ou 0,5 ml em fórmulas); 0,5-2 g em infusão (até 4-6 g para provocar expulsão).

Colha a erva entre o meio e o final do verão quando as vagens que contêm as sementes estão maduras, mas ainda não se abriram. O material seco de boa qualidade é verde-escuro, indo até o levemente marrom (a cor natural da planta), mas não apresenta um tom "marrom-morto". A erva deverá conter sementes, embora isso não seja imprescindível. Estas são muito pequenas e podem passar despercebidas; contudo, é provável que a erva que contém sementes tenha uma ação mais forte. Alguns herboristas preferem as sementes à erva, enquanto outros optam pelas sementes para preparados de uso externo.

Principais Combinações

- Combine com raiz de erva daninha de borboleta e gengibre para efusão de calor decorrente da invasão externa do vento-calor ou vento-frio.
- Combine com cimicífuga azul e pimenta-de-caiena no tratamento de convulsões clônicas.
- Combine com o solidéu e a flor-de-maracujá em quadros de dependência do fumo. Também convém adicionar uma fórmula constitucional sob a forma de um medicamento vendido sem receita médica para qualquer paciente que esteja tentando se afastar do fumo – por exemplo, *Ophiopogon Decoction* (*mài mén dōng tāng*) ou *All-the-Way-Through Brew* (*yī guàn jiān*).

Comentário

A lobélia gerou controvérsia no correr dos anos. Em certa época, foi uma das ervas mais prescritas no herborismo norte-americano e britânico. Em parte por causa de sua capacidade de causar náusea e vômitos, mais recentemente ela deixou de ser usada com tanta frequência. Não obstante esse fato, a lobélia continua sendo uma das plantas medicinais mais úteis do Ocidente e, com certeza, da matéria médica norte-americana. Embora algumas pessoas possam considerá-la tóxica, eu a tenho usado para tratar tosse em crianças, incluindo as minhas, com grande sucesso e nenhuma reação adversa. A dosagem é fundamental e, como em relação a qualquer remédio, ela determina a diferença entre valor terapêutico e toxicidade. Quando a erva é preparada de forma correta, somente uma pequena quantidade de lobélia é necessária para causar uma mudança significativa no quadro clínico de um paciente. Essa mudança pode ser profunda e duradoura.

A lobélia despertou a atenção da população branca dos Estados Unidos no início do século XIX, por intermédio de Samuel Thomson. Esse homem foi bastante revolucionário para a sua época; ele criou todo um movimento na medicina, chamado thomsonismo ou Sistema Thomsoniano. Estimativas sugerem que na metade do século XIX cerca de um quinto da população norte-americana confiava no herborismo thomsoniano como método principal de tratamento de doenças. Thomson usava apenas algumas ervas, e a lobélia sempre estava à mão para ser utilizada. Se, por um lado, o ramo thomsoniano do herborismo norte-americano já havia declinado de forma significativa no final dos anos 1860, o uso da lobélia foi perpetuado pelas escolas fisiomédica e eclética de medicina.

Um componente químico dessa planta medicinal, a lobelina, é muito semelhante em estrutura à nicotina, afirmando-se que ela se liga aos mesmos receptores. Por essa razão, a lobélia pode se mostrar bastante útil no tratamento da dependência do fumo. Com tal finalidade, ela pode ser fumada ou, preferivelmente, tomada como tintura. Como prática-padrão, eu adiciono a erva a fórmulas de tinturas quando estou tratando pacientes que apresentam esse quadro, e descobri que ela pode ajudar muito.

Para efeitos antiespasmódicos, nenhuma planta medicinal mais eficaz se encontra disponível. Sempre que ocorre um espasmo em qualquer parte do corpo, a lobélia é efetiva e eficiente. Em caso de espasmos musculares, ela é útil quer seja administrada interna ou externamente, sendo mais eficaz se ambos os métodos forem empregados de forma simultânea. A tintura de sementes de lobélia é mais eficaz para uso externo como linimento.

Os cheroquis empregavam a planta de diversas maneiras. Aplicavam cataplasmas da raiz quando ocorriam dores no corpo, além de friccionar as folhas de lobélia nas partes doloridas e no pescoço, para atenuar a rigidez. Utilizavam externamente a matéria vegetal fervida, para mordidas e picadas, tomando a erva internamente como emético e para o tratamento de cólicas. A lobélia era fumada com o objetivo de "romper o hábito do fumo", para tratar a asma e como planta cerimonial.[1]

A lobélia constou oficialmente da *The United States Pharmacopoeia* entre 1820 e 1920, sendo até hoje uma planta oficial na *British Herbal Pharmacopoeia*. É citada na *Martindale: The Extra Pharmacopoeia* (29ª ed.), assim como nas farmacopeias da Áustria, da Bélgica, do Brasil, do Egito, da França, de Portugal, da Polônia e da Espanha.

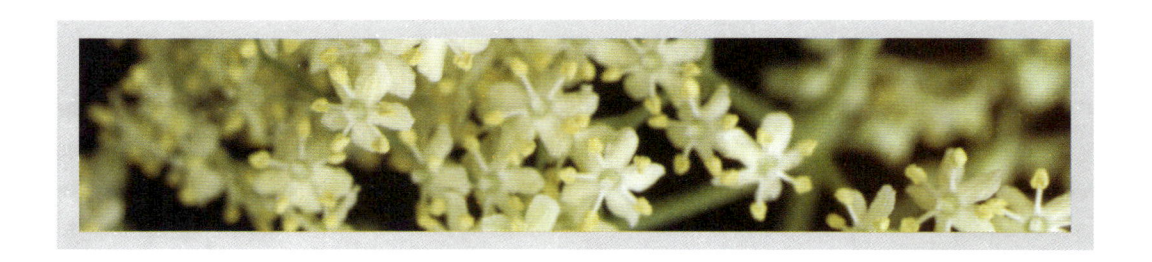

APÊNDICE I

ANÁLOGOS OCIDENTAIS DE ERVAS CHINESAS

Incluindo Ervas Chinesas que Crescem no Ocidente

Aqui você vai encontrar uma lista de plantas medicinais chinesas comuns que crescem no Ocidente, tanto nativas quanto cultivadas, assim como de algumas espécies ocidentais relacionadas, que podem ser usadas de maneiras semelhantes ou mesmo como substitutas de plantas chinesas da mesma família. Algumas das plantas incluídas são discutidas em detalhes dentro do corpo principal do texto, enquanto outras são mencionadas somente neste apêndice. Esta lista não tem por objetivo esgotar o assunto. Espero que você use as informações para desenvolver o trabalho que comecei neste texto e que estas o ajudem a perceber o valor de algumas das plantas que crescem à sua volta, ainda que você viva numa cidade. Eu colhi e usei muitas dessas plantas, embora algumas delas eu ainda não tenha tido a oportunidade de colher pessoalmente.

Nota: quando uma espécie em particular é listada com o nome chinês, isso indica que a mesma espécie, encontrada no Ocidente, é utilizada na medicina chinesa.

Albizia julibrissin (hé huān huā/hé huān pí). A albízia é uma planta muito comum em quase todas as partes dos Estados Unidos. Ela é comumente vista nos acostamentos de estradas e nos parques e jardins.

Arctium lappa (niú bàng zǐ). Nativa da Eurásia, a bardana foi aclimatada em muitas partes da América do Norte. Ver página 114 para obter mais informações.

Bupleurum americanum. Esta espécie de bupleurum é nativa do noroeste dos Estados Unidos e oeste do Canadá. Eu não usei essa espécie ocidental, mas de acordo com Michael Moore, em seu *Medicinal Plants of the Pacific West*, "a medicina chinesa usa uma planta da mesma família (...) e os componentes de ambas as plantas do gênero *Bupleurum* são praticamente idênticos".[1]

Capsella bursa-pastoris (jì cài). Comumente conhecida como bolsa-de-pastor, esta planta é nativa da Europa, sendo empregada como medicamento em toda a Ásia, Europa, América do Norte e Austrália. Ela é considerada uma erva daninha na maior parte da América do Norte. A tintura da planta fresca é usada sobretudo para parar um sangramento interno, incluindo a perda excessiva de sangue durante a menstruação. Na medicina chinesa, a erva é empregada com o objetivo de interromper sangramentos causados pelo calor no sangue, drenar o calor por meio da urina e reduzir a pressão sanguínea.

Clematis **spp.** *(wēi líng xiān).* Pelo menos três espécies de *Clematis* são usadas na medicina chinesa; outras são utilizadas pelo herbalismo ocidental. Embora eu tenha usado três diferentes espécies encontradas no Ocidente, não disponho de informações suficientes que me permitam dizer se elas podem ou não ser análogas.

Coix lacryma-jobi (yì yǐ rén). Esta é uma erva daninha comum nas ilhas do Havaí, onde as sementes são usadas para confeccionar *leis* (colares), que são colocados ao redor do pescoço das pessoas, com o propósito de homenageá-las.

Coptis **spp.** *(huáng lián).* As espécies de Coptis norte-americanas são muito semelhantes às espécies chinesas quanto à sua ação; podem, de fato, ser consideradas análogas. Infelizmente essas espécies são muito pequenas, e por isso talvez não valha a pena cultivá-las; seria preferível cultivar e usar *huáng lián*.

Cuscuta **spp.** A cuscuta cresce como planta nativa no mundo todo. Os fitoterapeutas ocidentais têm usado as porções herbáceas da planta como emético. As sementes de nossas espécies nativas são tão pequenas que eu nunca tentei reunir uma quantidade suficiente para experimentar como medicamento, porém, em decorrência das restrições quanto à importação de sementes, talvez fosse válida uma tentativa de cultivo. Um espécie de Cuscuta, nativa do Havaí, é usada ali para confeccionar *leis po'o* (enfeites para o cabelo).

Cyperus rotundus (xiāng fù). Esta é uma erva daninha comum, podendo ser encontrada no mundo todo. Ela cresce normalmente na região sudoeste dos Estados Unidos e é considerada uma praga por causa de seu crescimento ao redor de cursos d'água.

Dioscorea bulbifera (huáng yào zǐ). O cará-de-rama foi introduzido no Havaí, tendo sido trazido da Polinésia. Foi usado durante períodos de escassez como alimento de sobrevivência, após ser lavado com água. Ele cresce em Oahu, Maui, Kauai e Molokai.

***Dipsacus fullonum* e *D. sativus*.** Estas plantas são nativas da Europa, mas se encontram muito aclimatadas na América do Norte, sobretudo no oeste norte-americano. Tenho utilizado essas espécieis como *xù duàn* há muitos anos e as considero razoavelmente análogas, embora, em minha opinião, elas não tenham a mesma eficácia no tratamento da dor.

***Eclipta prostrata (hàn lián cǎo)*.** A erva-de--botão é comum no mundo inteiro. Ela cresce de forma mais abundante na região sudoeste dos Estados Unidos e em todas as ilhas do Havaí.

***Ephedra* spp.** O uso ocidental da éfedra difere do uso chinês, visto que os herbolários ocidentais empregam primeiro o material herbáceo e não a planta toda (incluindo a raiz), como ocorre na medicina chinesa. Entretanto, a raiz de várias espécies ocidentais é bem parecida com a das espécies chinesas, em termos de adstringência. Mais informações poderão ser encontradas na página 95.

***Epilobium* spp.** Esta é uma planta comum nas regiões montanhosas do oeste dos Estados Unidos e da Europa. Diferentes espécies de Epilóbio são usadas como um anti-inflamatório brando na medicina herbórea ocidental. A medicina chinesa utiliza várias espécies, entre elas *Epilobium cephalostigma* (*xiā fá cǎo*), que é doce e neutra, dissipa o calor, elimina o vento, elimina a umidade e dispersa o inchaço. Ela é usada para tratar aspereza ou perda de voz decorrente de lesões causadas pelo vento, dor e inchaço de garganta, menstruação excessiva e edema.

***Eriogotrya japonica (pí pá yè)*.** Também conhecida como nespereira-do-japão comum, é cultivada em grande parte da região sul dos Estados Unidos e na Califórnia, ao sul de São Francisco, como planta ornamental. Seus frutos são deliciosos, sendo usados para o preparo de caldas, geleias e tortas.

***Equisetum* spp.** Amplamente conhecida como cavalinha, esta planta é encontrada no mundo todo. Há muitas espécies, das quais a maioria tem sido usada por habitantes locais, embora eu não conheça outro grupo de pessoas que utilize a cavalinha como uma erva fria e picante para aliviar o exterior, da maneira como os chineses o fazem com suas espécies (*mù zéi*). Eu não emprego mais esta planta em medicina por razões ecológicas. Não sei se quaisquer outras espécies poderiam ser usadas como os chineses usam as deles.

***Glehnia littoralis (běi shā shēn)*.** Esta planta medicinal chinesa é nativa da área costeira noroeste dos Estados Unidos, desde o norte da Califórnia até o Alasca, mas eu nunca a colhi nem usei.

***Houttuynia cordata (yú xī cǎo)*.** Esta é uma planta comum cultivada nos Estados Unidos, usada como revestimento de solo. A mais encontrada em paisagismo tem folhas variegadas, vermelhas, amarelas e laranjas. Eu não recomendo o uso dessa planta, uma vez que não está claro se sua ação medicinal é a mesma que a da espécie-padrão. Entretanto, esta última também é comum; por isso, se você decidir cultivá-la, procure o tipo não variegado em seu fornecedor de mudas.

***Ligusticum* spp.** Esta planta é encontrada em toda a América do Norte; a mais famosa das espécies ocidentais é a *L. porteri*, conhecida como ligústica. Ver página 83 para obter mais informações.

Ligustrum lucidum (nǚ zhēn zǐ). O ligustrum é muito cultivado na maior parte dos Estados Unidos. Comumente conhecido como alfeneiro ou ligustro, é encontrado nas ruas, usado como cerca viva em quintais e plantado no campo.

Lonicera japonica (jīn yín huā). A madressilva é um arbusto de folhas perenes que cresce na maior parte dos Estados Unidos, sendo mais comum a partir de Maryland, indo para o sul até a Flórida e oeste até o Texas. As flores são colhidas enquanto ainda no estágio de botão e desidratadas para o preparo de chás ou transformadas em tinturas quando frescas.

Lycopodium clavatum. Em geral conhecida como licopódio, esta espécie é muito semelhante e usada essencialmente da mesma maneira que várias espécies adotadas pela medicina chinesa. A principal espécie chinesa, *L. japonicum*, é conhecida como *shēn jīn cǎo* e pertence à categria de medicamentos que resolvem o vento-umidade.

Mentha arvensis (bò hé). Esta hortelã nativa é bastante difundida em toda a América do Norte. Eu já a encontrei ao longo de riachos e rios no norte da Califórnia, no norte do estado de Nova York e em Wisconsin.

Paeonia californica, P. brownii. Estas espécies nativas ocidentais de peônia são muito semelhantes à *chì sháo* e à *bái sháo*. Elas são empregadas pelo herbalismo biorregional no oeste norte-americano, onde crescem desde o sul da Califórnia até o Óregon.

***Pedicularis* spp**. Várias espécies de *Pedicularis* são usadas como medicamentos na China. A *Pedicularis daviddii* (*tài bái shēn*) é doce, ligeiramente amarga e morna, sendo usada como suplemento para o vazio, para fortalecer o baço e o estômago, dispersar o calor e parar a dor, nutrir o *yīn* dos rins, suplementar o centro e estimular o *qì*. É útil no tratamento da fraqueza do corpo, falta de apetite, desordens ósseas devidas ao calor nos ossos e dor nas articulações. A *Pedicularis resupinata* (*mǎ xiān hāo*) dissipa o vento, subjuga a umidade, desinibe a água e trata a dor nas aticulações causada pelo vento-umidade, retenção urinária, cálculos renais e leucorreia. A *Pedicularis rex* (*wǔ fēng zhāo yáng cǎo*) elimina o calor, elimina toxinas externas e é usada para tratar sarampo. Esta planta medicinal é neutra, amarga e picante.

Tenho usado várias espécies de *Pedicularis* nativas dos Estados Unidos, todas colhidas no Óregon ou na Califórnia, incluindo *P. attollens* (cabeça de elefantinho), *P. densiflora* (guerreiro índio), *P. groenlandica* (cabeça de elefante), *P. racemosa* (erva-piolheira frondosa) e *P. semibarbata*. Cada uma dessas espécies tem suas próprias aplicações, embora muitas sejam usadas de forma semelhante. As três primeiras espécies que relacionei aqui são usadas primariamente como relaxantes musculares. Para isso, um chá ou uma tintura podem ser empregados. Como alternativa, as folhas ou a parte superior das flores (de preferência) podem ser fumadas para se conseguir um estado de relaxamento. Esse método também é muito utilizado em relação à quarta espécie citada, *P. racemosa*.

Colhi a *P. semibarbata* várias vezes. Utilizo a planta inteira, incluindo a raiz, de forma semelhante à dos chineses, ao usarem a *tái bái shēn*. Comecei essa prática antes de ter acesso à literatura chinesa. Entretanto, pela falta de evidências clínicas, não poderei fazer uma apresentação neste momento.

Phytolacca americana (chui xu shang lu). Conhecida como raiz de caruru-de-cacho no Ocidente, esta planta é nativa dos estados do leste norte-americano. Ela é empregada interna e externamente para tratar doenças linfáticas. Tenha cuidado com este medicamento, uma vez que ele apresenta certa toxicidade.

Phragmites communis (lú gēn). O caniço-da-água é uma cana comum, que ocorre no mundo todo. Ela pode ser encontrada em muitos pontos do oeste dos Estados Unidos, embora os rizomas tenham uma aparência diferente daquela que costumo observar em farmácias chinesas. Eu já colhi esta planta, mas não a usei na prática clínica.

Polygala **spp.** A famosa raiz de cobra senega (*P. senega*) foi usada pelos habitantes do leste norte-americano muito antes da chegada dos europeus. Várias espécies de *Polygala* crescem em todo o país; algumas são nativas do oeste norte-americano. Com sucesso, já usei *P. cornuta* como substituta de *yuǎn zhì*. O rizoma fresco e a tintura têm um forte aroma de gualtéria, que diminui com o tempo.

Polygonatum **spp.** Conhecida como selo-de-salomão, esta erva é comum no leste da América do Norte. Tenho usado duas espécies, *P. biflorum* e *P. pubescens*. Entre estas, apenas a *P. biflorum* está disponível no comércio; eu, pessoalmente, colhi na natureza e transplantei as outras espécies para o meu jardim. Ambas são muito semelhantes à *yù zhú*, embora eu acredite que a *P. pubescens* seja a mais próxima. Entretanto, várias espécies estão relacionadas na matéria médica chinesa, sendo provável que qualquer das espécies norte-americanas possa ser usada como *yù zhú*. Não tentei processar qualquer uma delas à maneira de *huáng jīng*, porém suspeito que a *P. biflorum* seja a melhor espécie para se tentar. Outra espécie normalmente cultivada é a *P. multiflorum*, nativa da Europa. Não tenho experiência em relação a essa espécie, mas ela tem uma longa tradição de uso na Europa, semelhante à da *yù zhú*.

Polygonum cuspidatum (hǔ zhàng). As espécies do gênero *Polygonum* são ervas comuns em toda a América do Norte. A *P. cuspidatum* é, de fato, considerada uma erva daninha, tendo prejudicado plantas nativas em áreas sensíveis. Pude observá-la em vários lugares da Califórnia, do Óregon e do nordeste dos Estados Unidos, mas ainda não a colhi em seu *habitat*.

Prunella vulgaris (xai kū cǎo). A prunela, comumente chamada de "autocura" ou "cura tudo" no Ocidente, é uma erva daninha encontrada no mundo todo, sendo pouco usada no herbalismo ocidental de hoje.

Pueraria lobata, P. montana (gé gēn). Kudzu é uma planta rasteira, considerada no sudeste dos Estados Unidos como erva daninha não nativa; também está presente nas ilhas havaianas. Nunca colhi esta planta no campo.

Pyrola **spp.** *(lù xián cǎo).* Pelo menos uma das espécies de pírola usadas na China cresce no Ocidente. A *P. minor* (*duǎn zhù lù ti cǎo*) é utilizada em Heilongjiang, Jilin e Xinjiang.[2] Muitas outras espécies de pírola estão relacionadas no *Chinese Herbal Medicine: Materia Medica* (3ª ed.), o que nos faz acreditar que outras espécies têm provavelmente as mesmas indicações. Na China, a planta é usada para dispersar o vento-umidade, fortalecer ossos e tendões e como agente hemostático.[3]

Scrophularia californica. Esta espécie de escrofulária, nativa dos Estados Unidos, é encontrada principalmente em regiões costeiras da Califórnia e do Óregon. Os herbolários ocidentais usam a planta inteira; em contraste, os chineses utilizam somente a raiz de sua espécie. Contudo, creio que a raiz e o rizoma da *S. californica* sejam análogos aos da *xuán shēn* e recomendo a substituição. Ver página 110 para obter mais informações.

Sonchus arvensis. Nativa da Europa, a serralha é uma planta comum encontrada em toda a América do Norte e no Havaí. É usada no norte da China como *bài jiàng cǎo*.[4]

Tremella spp. Estes fungos crescem em toda a América do Norte e também em outros lugares. Já colhi a espécie chamada gelatina dos bosques (*T. mesenterica*) e a usei da mesma maneira que a *T. fuciformis* (*bái mù ěr*). Esta última, espécie oficial na medicina chinesa, é encontrada em toda a Ásia e em climas mais quentes ao redor do planeta, incluindo o sul dos Estados Unidos.[5]

Viscum album. O visco europeu é abundante na Europa e em partes da Califórnia, onde foi aclimado. A espécie de visco acima, nativa da Eurásia, se relaciona intimamente com a usada na China, *V. coloratum* (*hú jì shēng*), com frequência empregada de forma intercambiável com *Taxillus chinensis* (*sāng jì shēng*).[6] O visco tem uma longa tradição de uso na medicina herbórea ocidental para hipertensão e como tônico cardíaco, sedativo e antiespasmódico. Mais recentemente, ele tem sido aplicado no tratamento do câncer. A tintura da planta fresca contém símplices excelentes para ressaca. As espécies mais comuns de visco na América do Norte pertencem ao gênero *Phoradendron*; os nativos norte-americanos as usavam de várias maneiras; estas se assemelhavam às formas de emprego que os chineses fazem da *sāng jì shēng*. Embora eu nunca tenha usado qualquer das espécies nativas, suspeito que estas poderiam ser utilizadas como substitutas.

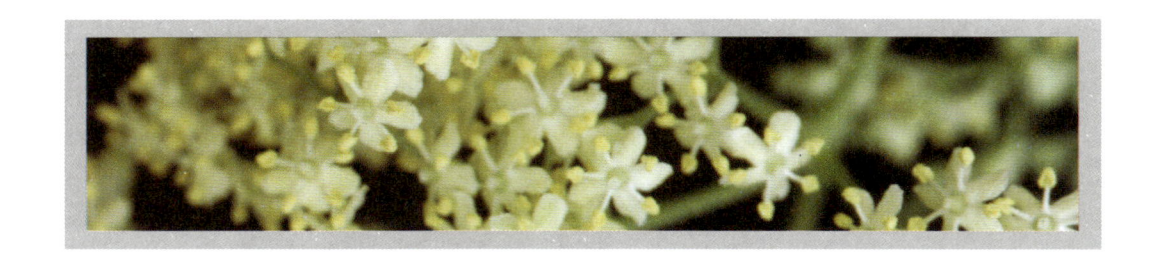

APÊNDICE II

LISTA DE ERVAS PELO NOME POPULAR EM PORTUGUÊS

Nome Popular	Nome em Latim	Nome Chinês
Açafrão	*Curcuma wenyujin, C. aromatica*	*yù jīn*
Açafrão-da-terra	*Curcuma longa*	*jiāng huáng*
Açafrão (rizoma)	*Curcuma phaeocaulis, C. kwangsiensis*	*é zhú*
Acônito	*Aconitum carmichaeli*	*fù zǐ*
Agnocasto, vitex	*Vitex agnus-castus*	
Agnocasto chinês	*Vitex rotundifolia, V. trifolia*	*màn jīng zǐ*
Agrimônia	*Agrimonia eupatoria*	
Agripalma, leonuro	*Leonorus cardiaca*	
Agripalma chinesa	*Leonurus heterophyllus*	*yì mǔ cǎo*
Akebia (fruto)	*Akebia trifoliata*	*bā yuè zhá*
Albízia (casca)	*Albizia julibrissin*	*hé huān pí*
Albízia (flor)	*Albizia julibrissin*	*hé huān huā*

Nome Popular	Nome em Latim	Nome Chinês
Alcachofra	*Cynara scolymus*	
Alcaçuz	*Glycyrrhiza glabra, G. uralensis*	*gān cǎo*
Alfazema, lavanda	*Lavandula angustifolia*	
Alisma (raiz)	*Alisma orientalis*	*zé xiè*
Alteia	*Althaea officinalis*	
Ambrosia	*Ambrosia dumosa* e outros	
Amoreira-branca (casca da raiz)	*Morus alba*	*sāng bái pí*
Amoreira-branca (folha)	*Morus alba*	*sāng yè*
Angélica	*Angelica arguta, A. breweri*	
Angélica chinesa	*Angelica dahurica*	*bái zhǐ*
Angélica (duhuo)	*Angelica pubescentis*	*dú huó*
Aparine, amor-de-hortelão	*Galium aparine*	*bā xiān cǎo*
Arália	*Aralia californica*	
Arnébia	*Arnebia euchroma, A. guttata*	*zǐ cǎo gēn*
Arnica	*Arnica montana, A. cordifolia* e outros	
Árvore-de-cera	*Myrica cerifera*	
Árvore de cortiça de Amur	*Phellodendron amurense, P. chinense*	*huáng bǎi*
Árvore-franja (casca)	*Chionanthus virginicus*	
Astrágalo	*Astragalus membranaceus*	*huáng qí*
Atractilodes	*Atractylodes lancea*	*cāng zhú*
Atractilodes branco	*Atractylodes macrocephala*	*bái zhú*
Aucklandia	*Aucklandia lappa*	*mù xiāng*
Aveia	*Avena sativa, A. fatua*	
Azeda-crespa	*Rumex crispus*	*niú ěr dà huáng*
Bálsamo (raiz)	*Balsamorhiza sagittata*	
Bambu (raspas)	*Bambusa tuldoides* e outros	*zhú rú*
Bardana	*Arctium lappa*	*niú bang gēn*

Nome Popular	Nome em Latim	Nome Chinês
Bolsa-de-pastor	*Capsella bursa-pastoris*	*jì cài*
Bupleurum	*Bupleurum chinense*	*chái hú*
Cabelo-de-milho, estigma de milho	*Zea mays*	*yù mǐ xū*
Cálamo-aromático	*Acorus calamus*	*chāng pú*
Camomila	*Matricaria recutita*	*mǔ jú*
Canela (casca)	*Cinnamomom cassia*	*ròu guì*
Canela (ramo)	*Cinnamomom cassia*	*guì zhī*
Cânhamo (semente)	*Cannabis sativa*	*huǒ má rén*
Cardíaca, leonuro chinês		
Cardo-mariano	*Silybum marianum*	
Cardo-penteador bravo	*Dipsacus asperoides, D. fullonum*	
Cártamo	*Carthamus tinctorius*	*hóng huā*
Cáscara-sagrada	*Rhamnus californica*	
Castanha-da-índia	*Aesculus hippocastanum*	
Ceanoto	*Ceanothus* spp.	
Cimicífuga azul	*Caulophyllum thalictroides*	
Cimicífuga preta	*Actaea racemosa* (anteriormente *Cimicifuga*)	
Cimicífuga preta chinesa	*Actaea foetida, A. dahurica* (anteriormente *Cimicifuga*)	*shēng má*
Coptis	*Coptis chinensis*	*huáng lián*
Corniso chinês	*Cornus officinalis*	*shān zhū yú*
Crataegos	*Crataegus* spp.	
Crataegos chinês	*Crataegus pinnatifida*	*shān zhā*
Damasco, "ameixa armênia" (caroço)	*Prunus armeniaca*	*xìng rén*
Damiana	*Turnera diffusa*	
Dang gui	*Angelica sinensis*	*dāng guī*

Nome Popular	Nome em Latim	Nome Chinês
Dan-shen (raiz)	*Salvia miltiorrhiza*	dān shēn
Dente-de-leão	*Taraxacum officinale*	
Dente-de-leão chinês	*Taraxacum sinicum* e *T. mongolicum*	pú gōng yīng
Dong Quai	*Angelica sinensis*	dāng guī
Éfedra, chá-mórmon	*Ephedra californica, E. viridis*	
Éfedra chinesa	*Ephedra sinensis*	má huáng
Epimédio	*Epimedium brevicornum* e outros	yín yáng huò
Equinácea	*Echinacea purpurea*	song gua gu
Erva-cidreira, bálsamo de limão	*Melissa officinalis*	
Erva daninha de borboleta (raiz)	*Asclepias tuberosa*	
Erva-santa	*Eriodictyon californicum*	
Escrofulária	*Scrophularia nodosa*	
Escrofulária-da-califórnia	*Scrophularia californica*	
Escrofulária chinesa	*Scrophularia ningpoensis*	xuán shēn
Espargânio	*Sparganium stoloniferum*	sān léng
Esquisandra	*Schisandra chinensis*	wǔ wèi zǐ
Eupatório	*Eupatorium perfoliatum*	
Filipêndula	*Filipendula ulmaria*	
Flor-leopardo, lírio-leopardo	*Belamcanda chinensis*	shè gān
Forsítia	*Forsythia suspense*	lián qiào
Freicho espinhento	*Zanthoxylum americanum*	
Fritilária	*Fritillaria thunbergii*	zhè béi mǔ
Fritilária Sichuan	*Fritillaria cirrhosa*	chuān bèi mǔ
Gardênia	*Gardenia jasminoides*	shān zhī zǐ
Genciana	*Gentiana lutea, G. calycosa*	
Genciana grande (raiz)	*Gentiana macrophylla*	qín jiāo
Gengibre	*Zingiber officinale*	shēng jiāng
Gengibre-selvagem	*Asarum caudatum, A. canadensis*	

Nome Popular	Nome em Latim	Nome Chinês
Gengibre-selvagem chinês	*Asarum heterotropoides, A. sieboldii*	xì xīn
Ginseng	*Panax ginseng*	hóng rén shēn
Ginseng norte-americano	*Panax quinquefolius*	xī yáng shēn
Grama-preta	*Ophiopogon japonicus*	mài mén dōng
Grindélia, mal-me-quer-do-campo	*Grindelia squarrosa*	
Gualtéria	*Gaultheria procumbens*	
Hidraste	*Hydrastis canadensis*	
Hipérico, erva-de-são-joão	*Hypericum perforatum*	guàn yè lián qiào
Hortelã	*Mentha arvensis, M. x piperita*	bò hé
Hortelã-pimenta	*Mentha x piperita*	
Ínula, elecampana	*Inula helenium*	tŭ mù xiāng
Ínula (flor)	*Inula britannica*	xuàn fú huā
Ísatis	*Isatis indigotica*	bǎn lán gēn
Iuca (raiz)	*Yucca* spp.	
Jujuba	*Zizyphus spinosa*	suān zǎo rén
Kava-kava	*Piper methysticum*	
Lágrima-de-nossa-senhora	*Coix lacryma-jobi*	yì yǐ rén
Laranja amarga	*Citrus aurantium*	zhǐ shí
Levístico	*Ligusticum chuanxiong, L. wallichii*	chuān xiōng
Licopus	*Lycopus virginicus*	
Ligústica	*Ligusticum grayi, L. porteri*	
Lobélia, taiuiá	*Lobelia inflata*	
Madressilva	*Lonicera japonica*	jīn yín huā
Magnólia	*Magnolia biondii, M. denudate*	xīn yí
Maracujá	*Passiflora incarnata*	
Marmelo chinês	*Chaenomeles speciosa*	mù guā
Mil-folhas	*Achillea millefolium*	yáng she cao

Nome Popular	Nome em Latim	Nome Chinês
Mirra	*Commiphora mol mol, C. myrrha*	*mò yào*
Mirra aromática	*Osmorhiza chilensis*	
Mirra aromática ocidental	*Osmorhiza occidentalis*	
Mitchella repens	*Mitchella repens*	
Noni, morinda	*Morinda officinalis*	*bā jǐ*
Notoginseng	*Panax notoginseng*	*sān qī*
Ocotillo	*Fouquieria splendens*	
Oxicoco	*Vaccinium macrocarpon*	
Palmetto	*Serenoa repens*	
Papoula-da-califórnia	*Eschscholzia californica*	
Mitchella repens	*Mitchella repens*	
Peônia branca	*Paeonia lactiflora*	*bái sháo*
Peônia da Califórnia	*Paeonia californica, P. brownii*	
Peônia mudan	*Paeonia suffruticosa*	*mǔ dān pí*
Pêssego (caroço)	*Prunus persica*	*táo rén*
Picrorhiza	*Picrorhiza scrophulariiflora*	*hú huáng lián*
Pimenta-de-caiena	*Capsicum annuum, C. frutescens*	*là jiāo*
Pinélia	*Pinellia ternata*	*zhì bàn xià*
Polígala	*Polygala tenuifolia* e outros	*yuǎn zhì*
Poria cocos	*Poria cocus*	*fú líng*
Rehmannia (cozida)	*Rehmannia glutinosa*	*shú dì huáng*
Rehmannia (crua)	*Rehmannia glutinosa*	*shēng dì huáng*
Rorela	*Drosera rotundifolia*	
Rosa-rugosa	*Rosa rugosa*	*méi guī huā*
Ruibarbo	*Rheum palmatum*	*dà huáng*
Sabugueiro	*Sambucus mexicana, S. canadensis, S. nigra*	
Salgueiro (casca)	*Salix* spp.	
Salsaparrilha	*Smilax* spp.	

Nome Popular	Nome em Latim	Nome Chinês
Sálvia	*Salvia officinalis*	
Sálvia branca	*Salvia apiana*	
Sálvia preta da Califórnia	*Salvia mellifera*	
Sassafrás, canela-sassafrás	*Sassafras albidum*	
Selo-de-salomão aromático	*Polygonatum odoratum*	yù zhú
Solidéu	*Scutellaria lateriflora*	
Solidéu-de-baical, solidéu chinês	*Scutellaria baicalensis*	huáng qín
Solidéu chinês	*Scutellaria barbata*	bàn zhī lián
Tanchagem, transagem	*Plantago lanceolata, P. major*	
Tangerina (casca)	*Citrus reticulata*	chén pí
Tiririca	*Cyperus rotundus*	xiāng fù
Tomilho	*Thymus vulgaris*	shè xiāng cǎo
Trevo vermelho, Trevo-dos-prados	*Trifolium pratense*	sān xiāo cǎo
Trichostema	*Trichostema lanatum, T. lanceolatum*	
Tricosantes (fruto e raiz)	*Trichosanthus kirilowii*	guā lóu
Urtiga	*Urtica dioica, U. urens*	
Úsnea	*Usnea* spp.	sōng luó
Uva-do-óregon (raiz)	*Mahonia* spp. (anteriormente *Berberis*)	
Uva-ursina, uva-ursi	*Arctostaphylos uva-ursi*	
Valeriana	*Valeriana officinalis, V. sitchensis*	xié cǎo
Verbasco	*Verbascum thapsus*	
Verbena	*Verbena lasiostachys* e outros	
Viburno	*Viburnum opulus*	
Visco chinês	*Taxillus chinensis*	sāng jì shēng
Visco chinês	*Viscus coloratum*	hú jì shēng
Visco europeu	*Viscum album*	
Yam mexicano	*Dioscorea villosa*	

Nome Popular	Nome em Latim	Nome Chinês
Yerba mansa	*Anemopsis californica*	
Zimbro, junípero	*Juniperus communis*	

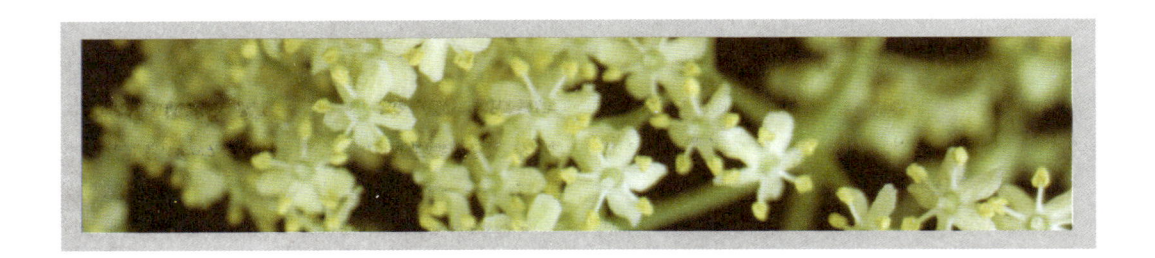

APÊNDICE III

LISTA DE ERVAS PELO NOME EM LATIM

Nome em Latim	Nome Popular	Nome Chinês
Achillea millefolium	mil-folhas	*yáng she cao*
Aconitum carmichaeli	acônito	*fù zǐ*
Acorus calamus	cálamo-aromático	*chāng pú*
Actaea racemosa (anteriormente *Cimicifuga*)	cimicífuga preta	
Aesculus hippocastanum	castanha-da-índia	
Agrimonia eupatoria	agrimônia	
Albizia julibrissin	albízia (casca)	*hé huān pí*
Albizia julibrissin	albízia (flor)	*hé huān huā*
Alisma orientalis	alisma (raiz)	*zé xié*
Althaea officinalis	alteia	
Ambrosia dumosa e outros	ambrosia	
Anemopsis californica	yerba mansa	

Nome em Latim	Nome Popular	Nome Chinês
Angelica arguta	angélica	
Angelica breweri	angélica	
Angelica dahurica	angélica chinesa	*bái zhǐ*
Angelica pubescentis	angélica (duhuo)	*dú huó*
Angelica sinensis	dang gui	*dāng guī*
Aralia californica	arália	
Arctostaphylos uva-ursi	uva-ursina, uva-ursi	
Arctium lappa	bardana	*niú bang gēn (zǐ)*
Arnebia euchroma, A. guttata	arnébia	*zǐ cǎo gēn*
Arnica montana, A. cordifolia	arnica	
Asarum caudatum, A. canadensis	gengibre-selvagem	
Asarum spp.	gengibre-selvagem chinês	*xì xīn*
Asclepias tuberosa	erva daninha de borboleta (raiz)	
Astragalus membranaceus	astrágalo	*huáng qí*
Atractylodes lancea	atractilodes	*cāng zhú*
Atractylodes macrocephala	atractilodes (branco)	*bái zhú*
Aucklandia lappa	aucklandia	*mù xiāng*
Avena sativa, A. fátua	aveia	
Balsamorhiza sagittata	bálsamo (raiz)	
Bambusa tuldoides e outros	bambu (raspas)	*zhú rú*
Belamcanda chinensis	flor-leopardo, lírio-leopardo	*shè gān*
Bupleurum chinense	bupleurum	*chái hú*
Cannabis sativa	cânhamo (semente)	*huǒ má rén*
Capsella bursa-pastoris	bolsa-de-pastor	*jì cài*
Capsicum annuum, C. frutescens	pimenta-de-caiena	*là jiāo*
Caulophyllum thalictroides	cimicífuga azul	
Ceanothus spp.	ceanoto	
Chaenomeles speciosa	marmelo chinês	*mù guā*

Nome em Latim	Nome Popular	Nome Chinês
Chionanthus virginicus	árvore-franja (casca)	
Cinnamomom cassia	canela (casca)	*ròu guì*
Cinnamomom cassia	canela (ramo)	*guì zhī*
Citrus aurantium	laranja amarga	*zhǐ shí*
Citrus reticulata	tangerina (casca)	*chén pí*
Coix lacryma-jobi	lágrima-de-nossa-senhora	*yì yǐ rén*
Commiphora mol mol, C. myrrha	mirra	*mò yào*
Coptis chinensis	coptis	*huáng lián*
Cornus officinalis	corniso chinês (fruto)	*shān zhū yú*
Crataegus spp.	crataegos	
Crataegus pinnatifida	crataegos chinês	*shān zhā*
Curcuma longa	açafrão-da-terra	*jiāng huáng*
Curcuma phaeocaulis, C. kwangsiensis	açafrão (rizoma)	*é zhú*
Curcuma wenyujin, C. aromatica	açafrão	*yù jīn*
Cynara scolymus	alcachofra	
Cyperus rotundus	tiririca	*xiāng fù*
Dioscorea villosa	yam mexicano	
Dipsacus asperoides, D. fullonum	cardo-penteador bravo	
Drosera rotundifolia	rorela	
Echinacea purpurea	equinácea	*sōng guǒ jú*
Ephedra californica, E. viridis	éfedra, chá-mórmon	
Ephedra sinensis	éfedra chinesa	*má huáng*
Epimedium brevicornum e outras	epimédio	*yín yáng huò*
Eriodictyon californicum	erva-santa	
Eschscholzia californica	papoula-da-califórnia	
Eupatorium perfoliatum	eupatório	
Filipendula ulmaria	filipêndula	

Nome em Latim	Nome Popular	Nome Chinês
Forsythia suspense	forsítia	*lián qiào*
Fouquieria splendens	ocotillo	
Fritillaria cirrhosa	fritilária Sichuan	*chuān bèi mǔ*
Fritillaria thunbergii	fritilária	*zhè bèi mǔ*
Galium aparine	aparine, amor-de-hortelão	*bā xiān cǎo*
Gardenia jasminoides	gardênia	*shān zhī zǐ*
Gaultheria procumbens	gualtéria	
Gentiana lutea, G. calycosa	genciana	
Gentiana macrophylla	genciana grande (raiz)	*qín jiāo*
Glycyrrhiza glabra, G. uralensis	alcaçuz	*gān cǎo*
Grindelia squarrosa	grindélia, mal-me-quer-do-campo	
Hydrastis canadensis	hidraste	
Hypericum perforatum	hipérico erva-de-são-joão	*guàn yè lián qiào*
Inula britannica	ínula (flor)	*xuàn fù huā*
Inula helenium	ínula	*tǔ mù xiāng*
Isatis indigotica	ísatis	*bǎn lán gēn*
Juniperus communis	zimbro, junípero	
Lavandula angustifolia	alfazema, lavanda	
Leonurus cardiaca	agripalma, leonuro	
Leonurus heterophyllus	agripalma chinesa	*yì mǔ cǎo*
Ligusticum chuanxiong, L. wallichii	levístico	*chuān xiōng*
Ligusticum grayi, L. porteri	ligústica	
Lobelia inflata	lobélia, taiuiá	
Lonicera japonica	madressilva	*jīn yín huā*
Lycopus virginicus	licopus	
Magnolia biondii, M. denudate	magnólia (botão)	*xīn yí (huā)*
Mahonia spp.	uva-do-óregon (raiz)	
Matricaria recutita	camomila	

Nome em Latim	Nome Popular	Nome Chinês
Melissa officinalis	erva-cidreira, bálsamo de limão	
Mentha arvensis, M. x piperita	hortelã	*bò hé*
Mentha x piperita	hortelã-pimenta	
Mitchella repens	mitchella repens	
Morinda officinalis	noni, morinda	*bā jǐ tiān*
Morus alba	amoreira-branca (casca da raiz)	*sāng bái pí*
Morus alba	amoreira-branca (folha)	*sāng yè*
Myrica cerifera	árvore-de-cera	
Ophiopogon japonicus	grama-preta	*mài mén dōng*
Osmorhiza chilensis	mirra aromática	
Osmorhiza occidentalis	mirra aromática ocidental	
Paeonia califórnica, P. brownii	peônia da Califórnia	
Paeonia lactiflora	peônia branca	*bái sháo*
Paeonia suffruticosa	peônia mudan	*mǔ dān pí*
Panax ginseng	ginseng	*hóng rén shēn*
Panax notoginseng	notoginseng	*sān qī*
Panax quinquefolius	ginseng norte-americano	*xī yáng shēn*
Passiflora incarnata	maracujá	
Phellodendron amurense, P. chinense	árvore de cortiça de Amur	*huáng bǎi*
Picrorhiza scrophulariiflora	picrorhiza	*hú huáng lián*
Pinellia ternate	pinellia	*zhì bàn xià*
Piper methysticum	kava-kava	
Plantago lanceolata, P. major	tanchagem, transagem	
Polygala tenuifolia e outros	polígala	*yuǎn zhì*
Polygonatum odoratum	selo-de-salomão aromático	*yù zhú*
Poria cocus	poria	*fú líng*
Prunus persica	pêssego (caroço)	*táo rén*
Rehmannia glutinosa	rehmannia (crua)	*shēng dì huáng*

Nome em Latim	Nome Popular	Nome Chinês
Rehmannia glutinosa	rehmannia (cozida)	*shú dì huáng*
Rhamnus californica e outros	cáscara-sagrada	
Rheum palmatum	ruibarbo chinês	*dà huáng*
Rosa rugosa	rosa-rugosa	*méi guī huā*
Rumex crispus	azeda-crespa	*niú ěr dà huáng*
Salix spp.	salgueiro (casca)	
Salvia apiana	sálvia branca	
Salvia mellifera	sálvia preta da Califórnia	
Salvia miltiorrhiza	dan-shen (raiz)	*dān shēn*
Salvia officinalis	sálvia	
Sambucus mexicana, S. canadensis, S. nigra	sabugueiro	
Schisandra chinensis	esquisandra	*wǔ wèi zǐ*
Sassafras albidum	sassafrás, canela-sassafrás	
Scrophularia californica	escrofulária da Califórnia	
Scrophularia ningpoensis	escrofulária chinesa	*xuán shēn*
Scrophularia nodosa	escrofulária	
Scutellaria baicalensis	solidéu-de-baical	*huáng qín*
Scutellaria barbata	solidéu chinês	*bàn zhī lián*
Scutellaria lateriflora	solidéu	
Serenoa repens	palmetto	
Silybum marianum	cardo-mariano	
Smilax spp.	salsaparrilha	
Taraxacum officinale	dente-de-leão	
Taraxacum sinicum, T. mongolicum	dente-de-leão chinês	*pú gōng yīng*
Taxillus chinensis	visco chinês	*sāng jì shēng*
Thymus vulgaris	tomilho	
Trichosanthus kirilowii	tricosantes (fruto e raiz)	*guā lóu*

Nome em Latim	Nome Popular	Nome Chinês
Trichostema lanatum, T. lanceolatum	trichostema	
Trifolium pratense	trevo vermelho, trevo-dos-prados	*sān xiāo cǎo*
Turnera diffusa	damiana	
Urtica dioica, U. urens	urtiga	
Usnea spp.	úsnea	
Vaccinium macrocarpon	oxicoco	
Valeriana officinalis	valeriana	*xié cǎo*
Valeriana sitchensis	valeriana	
Verbascum thapsus	verbasco	
Verbena lasiostachys e outros	verbena	
Viburnum opulus	viburno	
Viscum album	visco europeu	
Viscum coloratum	visco chinês	*hú jì shēng*
Vitex agnus-castus	agnocasto, vitex	
Vitex rotundifolia, V. trifolia	agnocasto chinês	*màn jīng zǐ*
Yucca spp.	iuca (raiz)	
Zanthoxylum americanum	freicho espinhento	
Zea mays	cabelo-de-milho, estigma de milho	*yù mǐ xū*
Zingiber officinale	gengibre	*shēng jiāng*
Zizyphus spinosa	jujuba	*suān zǎo rén*

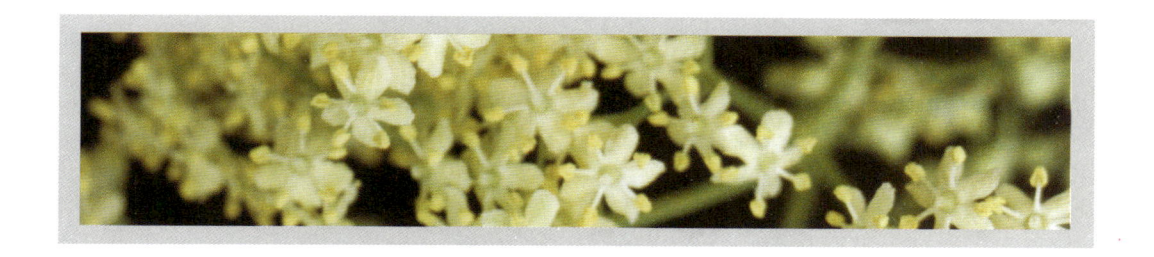

APÊNDICE IV

GLOSSÁRIO DE TERMOS MÉDICOS CHINESES

O objetivo deste glossário é servir como rápida referência para os leitores menos familiarizados com a terminologia apresentada neste livro ou com a medicina chinesa em geral. O glossário não pretende cobrir de forma abrangente toda a terminologia encontrada no livro; por outro lado, nem todas as definições estão completas em escopo.

Graças à cortesia de Nigel Wiseman e Feng Ye, autores de *A Practical Dictionary of Chinese Medicine*, bem como de Bob Felt, da Paradigm Publications, tenho a honra de poder oferecer os termos médicos chineses relacionados aqui. Por respeito aos autores e ao editor, mantive a lista reduzida. Por essa razão, você vai encontrar definições (em sua maioria) apenas de conceitos primários, métodos de tratamento e padrões. Quanto a alguns dos padrões mais complexos de doenças, para os quais não forneci uma definição específica, você poderá deduzir informações a partir do material constante do livro. Por exemplo, não há uma seção para o vazio ou a vacuidade do *qì* no coração, mas as definições fornecidas para coração, *qì* e vacuidade deverão lhe dar alguma ideia a respeito do padrão chamado vazio do *qì* no coração.

Entretanto, aqui fica uma advertência: seja cuidadoso ao tentar definir conceitos sobre os quais você tem dúvida; antes, consulte fontes primárias de referência que possam confirmar suas especulações. Para seções que requerem mais espaço para uma explicação completa, o leitor é aconselhado a consultar *A Practical Dictionary of Chinese Medicine,* do qual todas essas definições se originam e onde ele encontrará uma discussão mais detalhada de tópicos complexos, incluindo conceitos-chave, padrões de doenças e métodos de tratamento.

abertura dos orifícios: um método de tratamento usado para abordar o espírito enevoado e o coma decorrente da obstrução perniciosa dos orifícios do coração. A abertura dos orifícios emprega medicamentos picantes, aromáticos e penetrantes para entrar no coração e desobstruir os orifícios, repelir os efeitos nocivos e liberar bloqueios.

abscesso com secreção ou drenagem espontânea: 1. sinônimo: abscesso externo com drenagem de líquido. Uma grande supuração na carne, caracterizada por inchaço doloroso e vermelhidão, e que é claramente circunscrita; antes de se romper, flutua à palpação e se caracteriza por uma pele fina e brilhante. 2. sinônimo: abscesso interno com fistulização. Supuração no peito ou no abdômen que afeta os órgãos, provavelmente assim chamada porque partilha muitas das qualidades *yáng* do abscesso externo com drenagem de líquido, exceto por sua localização no corpo.

acúmulo: coleção, agrupamento; especificamente: 1. um tipo de nódulo abdominal (ver concreções, conglomerações, acúmulos e coleções); 2. acúmulo de alimentos no trato digestório.

acúmulo torácico grave: um padrão patológico que ocorre quando uma aplicação inapropriada de precipitação para um padrão exterior não resolvido numa doença *yáng* (*tài yáng*) mais grave faz o calor nocivo penetrar no interior e se combinar com fleugma e água. O acúmulo grave no peito é caracterizado por repleção e rigidez, além de dor no peito, no ducto do estômago e na região umbilical, que se torna demasiadamente sensível ao toque.

afeto: 1. qualquer movimento natural do coração, como alegria, raiva ou tristeza; 2. as sete atividades emocionais e mentais específicas (alegria, raiva, ansiedade, pensamento, tristeza, medo e pavor) que, em excesso, podem causar doenças.

agitação interna do vento do fígado: o vento do fígado se origina de um extremo desequilíbrio de *yīn-yáng* e *qì* do sangue. Em casos muito graves, o *yáng* ascendente do fígado, o fogo do fígado chameja para cima e a insuficiência do *yīn* do fígado e/ou sangue pode agitar o vento do fígado. Os principais sinais da agitação interna do vento do fígado são tontura intensa, dores de cabeça com sensação de tração (anel de ferro), tensão e rigidez no pescoço, formigamento ou dormência nos membros, ou então formigamento dos tendões e carne. Em casos graves poderá haver repuxamento do rosto e olhos, tremor nos lábios, língua e dedos, prejuízo da fala e andar oscilante. Em casos ainda mais sérios podem ocorrer convulsões ou reversão tetânica.

baço: órgão situado na parte inferior da cavidade abdominal, entre o estômago e o diafragma. Atribui-se ao baço a função de assimilar os nutrientes dos alimentos no estômago, com o objetivo de produzir *qì*, sangue e líquidos. Ele está associado com a terra nas cinco fases. O baço governa o movimento e a transformação de partículas de alimento e água, assim como a distribuição de sua essência.

bexiga: uma das seis vísceras; órgão situado na parte inferior do abdômen que armazena e elimina a urina. A bexiga mantém uma relação exterior-interior com os rins.

calor: 1. o oposto do frio. O calor é a manifestação do sol e do fogo. Tempo quente (e ambientes artificialmente aquecidos) causam transpiração e, sem um adequado aumento de ingestão de líquidos, sede. Poderá haver agitação e outros desconfortos naturalmente atribuídos ao calor. Em uma pessoa saudável, essas respostas naturais são mitigadas pela exposição a temperaturas mais baixas. 2. influências perniciosas externas, conhecidas como fogo e calor do verão, que se manifestam no corpo sob a forma de sinais patológicos, como febre alta, medo do calor, desejo de experimentar o frio, sede, rubor, olhos vermelhos, urina avermelhada, língua vermelha, com uma crosta amarela e pulso rápido. 3. qualquer distúrbio que se apresenta com sinais semelhantes ao do fogo e do calor do verão e resulta de vacuidade de *yīn*, da transformação de agentes patogênicos exógenos que penetram no interior ou da transformação do *yang qì*, em decorrência de danos ao afeto. 4. um dos oito parâmetros de acordo com os quais qualquer um dos estados patológicos acima é classificado. 5. efusão de calor ou sensações subjetivas de calor que podem ou não ser classificadas como calor entre os oito princípios.

calor do verão: tempo quente do verão como causa de doenças ou a doença provocada por esse fator atmosférico. Distinção é feita entre o calor do verão-calor e o calor do verão--umidade. O calor do verão-calor resulta da exposição ao calor do verão; este é conhecido como "ataque do calor do verão", constituindo aquilo que na língua inglesa costuma ser chamado de insolação. O calor do verão--umidade se refere a certas doenças contraídas externamente, e que ocorrem quando o tempo está quente; antigamente, na China, eram chamadas de "doenças do calor do verão", de forma indefinida, e incluíam "o calor do calor do verão", que equivale à encefalite infecciosa B.

cinco sabores: picante, azedo, doce, amargo e salgado. Medicamentos e alimentos com sabores diferentes têm ações diferentes. O sabor picante pode dissipar e mover; o azedo, contrair e adstringir; o doce pode suplementar e relaxar (isto é, aliviar a dor e a tensão); o sabor amargo pode drenar e secar; o salgado pode suavizar a solidez e induzir a precipitação da umidade. Existe, ainda, um sexto sabor, suave ou neutro, que desinibe a água.

circular, mover: estimular o fluxo (do *qì*, especialmente o *qì* deprimido do fígado); liberar (o fígado ou o trato digestório da estagnação e da depressão do *qì*); eliminar (influências exógenas perniciosas, por exemplo, o vento no exterior); liberar (o exterior ou os meridianos de males como o vento).

circular ou mover o exterior: um método de tratamento usado para liberar o exterior de influências nocivas sem necessariamente fazer o paciente transpirar.

circular ou mover fígado e retificar o *qì*: restaurar o livre fluxo normal do *qì* do fígado no tratamento da depressão do *qì* hepático, a qual é caracterizada por dor e distensão na lateral das costelas, opressão no peito, depressão mental, dor e distensão do ducto do estômago, náusea e vômitos, perda de apetite, irregularidades menstruais, gosto amargo na boca, pulso em corda e língua recoberta por uma saburra fina.

coleções: ver concreções, conglomerações, acúmulos e coleções.

concreções, conglomerações, acúmulos e coleções: quatro tipos de massas abdominais associadas com dor e distensão. As concreções e os acúmulos são massas de forma definida e localização fixa, associadas com dor no local fixo. Elas se originam de doenças nas vísceras e no aspecto sangue. Conglomerações e coleções são massas de forma indefinida que se reúnem e se dissipam em intervalos irregulares e são acompanhadas por dores difusas. Elas são atribuídas a uma doença nos intestinos e ao aspecto *qì*. Acúmulos e coleções ocorrem principalmente no aquecedor central. As concreções e conglomerações em geral ocorrem no aquecedor inferior e, em muitos casos, resultam de doença ginecológica. Em geral as concreções e coleções aparecem quando a depressão emocional e a intemperança alimentar causam danos ao fígado e ao baço. A desarmonia resultante do órgão leva à obstrução e à estagnação do *qì*; isso, por sua vez, faz com que o sangue estagnado se acumule gradualmente. Com maior frequência a raiz do processo é a insuficiência de *qì* correto.

conglomerações: ver concreções, conglomerações, acúmulos e coleções.

coração: órgão localizado no tórax e circundado pelo pericárdio. O coração governa o sangue e os vasos sanguíneos, abriga o espírito e se abre na língua. Ele pertence ao fogo nas cinco fases, juntamente com o órgão que é seu par *(yáng)*, o intestino delgado.

danos causados pelo frio: 1. doenças do calor (febris) contraídas externamente; 2. formas específicas de doenças do calor (febris) contraídas externamente, tais como danos causados pelo frio, derrames provocados pelo vento, calor úmido, doenças do calor.

depressão: estagnação, atividade reduzida. Em fisiologia, a depressão se refere à dinâmica do *qì* deprimido (atividade fisiológica frustrada) ou à interrupção do fluxo causada pela congestão. O termo também descreve a inibição da atividade emocional normal, que se expressa sob a forma de opressão, frustração e irascibilidade. Na prática, a depressão, normalmente, é a estagnação do *qì* causada por danos ao afeto, sendo, portanto, mais restrita em sentido do que a estagnação do *qì*, que pode se dever a outras causas.

depressão do fígado: um padrão que resulta da estagnação do *qì* do fígado.

depressão do *qì*: uma das seis depressões. Estagnação do *qì* que ocorre quando a estagnação do afeto-mente causa a estagnação do *qì* do fígado. Ver estagnação do *qì* do fígado.

depressão da umidade: uma das seis depressões. Ver as seis depressões para obter mais informações.

desinibir: promover a fluência, o movimento ou a atividade (isto é, tratar a inibição do fluxo do *qì*, do sangue, dos líquidos ou do movimento físico).

dificuldade para respirar, dispneia: respiração precipitada, rápida, difícil, com descontinuidade entre a inspiração e a expiração; em casos graves a boca fica aberta, os ombros se elevam, as narinas se dilatam e o paciente não consegue ficar deitado. A respiração ofegante é a manifestação da difusão e da descida prejudicada do *qì* do pulmão. Como os pulmões governam o *qì* e os rins são a raiz do *qì*, a respiração ofegante está primariamente associada com doença dos pulmões e/ou dos rins. Ela ocorre na repleção e no vazio.

disforia, mal-estar, indisposição: ver disforia do coração.

disforia do coração: sentimento de irrequietação ou irritabilidade que se concentra na região do coração; um sentimento subjetivo de calor e inquietude no peito. A opressão é comumente observada na vacuidade ou na repleção pelo calor.

dispersão: um dos oito métodos; a eliminação gradual dos acúmulos de substâncias no organismo, usando-se medicamentos que abduzem e dispersam, suavizam a rigidez e transformam acúmulos.

dispersar: romper, dissipar. Ver dispersão; drenagem.

dissipação do calor: um método de tratamento usado para abordar o calor por meio de medicamentos de natureza fresca e fria, de acordo com o princípio apresentado no *Elementary Questions* (*sù wèn*): "o calor é tratado com o frio." A dispersão do calor é usada no tratamento de padrões de calor interno, como calor do aspecto *qì*, calor do aspecto sangue, umidade-calor e padrões de inflamação *yáng*. Dispersão do calor é um termo genérico, que corrresponde à *dispersão* nos Oito Métodos. Ela inclui dispersar o calor (num sentido mais específico), drenar o fogo e resolver toxinas.

dissipar: eliminar (as influências nocivas). Ver drenar.

drenar: 1. eliminar as influências perniciosas do corpo que se manifestam em padrões de repleção; 2. especificamente, eliminar o fogo e a umidade-calor do aquecedor inferior; 3. fazer com que as fezes fluam.

ducto do estômago: a cavidade estomacal e as seções contíguas do intestino delgado e do esôfago. O ducto do estômago é dividido em ducto superior, central e inferior.

efundir (efusão): mover para fora, como o suor através dos interstícios; induzir um movimento desse tipo. Por exemplo, "efundir o exterior" significa induzir a transpiração, de forma que as influências perniciosas localizadas no exterior possam escapar.

ejeção, expulsão: um dos oito métodos; um método de tratamento que involve a indução do vômito, tanto por medicamentos quanto por meios mecânicos (isto é, fazer cócegas na garganta com uma pena), com o objetivo de eliminar uma coleção de fleugma ou alimentos alojados no estômago. Na prática clínica, a ejeção é usada quando a fleugma-saliva obstrui a garganta e prejudica a respiração, ou quando alimentos ficam estagnados no estômago após o paciente ter comido vorazmente, o que causa distensão, sensação de plenitude e dor.

erupção maculopapular: erupção cutânea de máculas ou pápulas. Máculas são manchas coloridas (em geral vermelhas), que variam em tamanho e não se elevam acima da superfície da pele. Pápulas são como grãos de painço em forma e tamanho (ou podem ser maiores) e se erguem acima da superfície da pele. O aparecimento de erupções maculopapulares em doenças do calor (febris) contraídas externamente indica o calor penetrando no sangue-construção. Em doenças mistas, com lesões internas, elas em geral indicam calor no sangue.

espírito: 1. (num sentido restrito) aquilo que se considera armazenado pelo coração e que volta para a moradia do coração durante o sono; ele é perturbado em situações de palpitações, suscetibilidade ao medo, disforia ou agitação do coração e insônia; torna-se obscurecido quando ocorre um derrame causado pelo vento ou quando influências perniciosas penetram no pericárdio. O conceito chinês de espírito descreve aquilo que normalmente nos mantém conscientes e alertas durante o dia, ficando inativo durante o sono; assim, ele corresponde ao conceito expresso pela palavra "mente", no sentido de capacidade mental de pensar, sentir e reagir. 2. (num sentido mais amplo) aquilo que se afirma estar presente em pessoas com pele saudável, olhos brilhantes, postura ereta, agilidade física e expressão verbal clara e coerente.

essência: aquilo que é responsável pelo crescimento, desenvolvimento e reprodução, e determina a força da constituição; ela se manifesta fisicamente no homem sob a forma de sêmen. A essência é composta da essência primária ou ancestral (essência congênita), herdada dos pais, sendo constantemente suplementada pela essência posterior (essência adquirida), produzida, a partir dos alimentos, pelo estômago e pelo baço. As patologias da essência incluem insuficiência congênita, amadurecimento tardio ou impróprio, senilidade prematura ou disfunções sexuais e reprodutivas.

estagnação do *qì*: diminuição da atividade normal do *qì*, que é atribuída ao efeito obstrutivo dos problemas mentais e emocionais, a ferimentos externos, *qì* nocivo (frio, umidade), sangue estático ou vacuidade de *qì*, e é capaz de causar estase do sangue, água-umidade ou fleugma-reuma. A estagnação do *qì* é caracterizada pela distensão, repleção e opressão na área afetada.

estagnação do *qì* do fígado: estagnação no fígado e no meridiano do fígado, que resulta da debilitação da função hepática do livre movimento. Ela ocorre quando a frustração do afeto-mente leva à depressão e raiva, que lesam o fígado e impedem a livre circulação.

estancamento de sangramentos ou hemóstase: qualquer um dos vários métodos de tratamento usados para abordar os sangramentos. Diferentes medicamentos são empregados, dependendo de como a hemorragia ocorre, em padrões de frio ou de calor.

estase: 1. lentidão ou cessação do movimento (do sangue), especificamente do sangue; 2. sangue estático. Ver estase do sangue.

estase do sangue: inibição ou cessação do fluxo livre normal do sangue. A estagnação do sangue pode ocorrer quando pancadas e quedas, estagnação do *qì* hemorrágico, vacuidade de *qì*, sangue-frio ou sangue-calor prejudicam o livre fluxo, causando estase sanguínea local.

estômago: 1. víscera que se encontra numa relação exterior-interior com o baço. O estômago é o local em que os alimentos se reúnem após entrar no corpo e antes de passar para o intestino; ali eles são dissolvidos para que sua "essência" (nutrientes) possa ser absorvida pelo organismo. Tradicionalmente, a função do estômago de controlar o apetite e receber alimentos é vista da seguinte forma: "o estômago governa a entrada, o influxo", e sua função de desintegrar os alimentos é vista assim: "o estômago governa a decomposição."

estrangúria: um padrão patológico caracterizado pela urgência urinária; micções frequentes, breves, dolorosas, com queimação; e gotejamento (incontinência). A estrangúria é atribuída à umidade-calor que se acumulou e se derramou na bexiga. Em situações persistentes ou em pacientes idosos e fracos, a causa poderá ser o afundamento do *qì* no centro e o vazio dos rins, além da transformação diminuída do *qì*.

excesso: qualquer um dos seis *qì* (vento, frio, fogo, calor do verão, umidade e secura) em excesso.

expelir (o agente patogênico) através da superfície: forçar fatores patogênicos – de forma espontânea ou induzida – para e através do exterior do corpo, incluindo aqueles que provocam manifestação maculopapular (aparecimento de erupções) em decorrência do procedimento.

exterior: a parte exterior do corpo em oposição à interior; ele inclui o exterior do corpo (isto é, a pele e os músculos exteriores da cabeça, dos membros e do tronco) e os intestinos, que são os órgãos do exterior por meio dos quais as essências dos grãos e da água (nutrientes nos alimentos) são absorvidas e os resíduos, expelidos.

fígado: a víscera situada do lado direito do corpo, abaixo do diafragma. O fígado é um órgão interior, ligando-se por meio de canais à vesícula biliar, a qual é o seu órgão exterior correspondente. Nas cinco fases, o fígado pertence à madeira. Ele armazena sangue e governa o livre fluxo, os tendões e o planejamento de estratégias. Ele também rege o temor e é avesso ao vento. O fígado se abre nos olhos, e seu vigor se revela nas unhas. Esse órgão abriga o sangue, o que significa que ele pode reter sangue e regular a quantidade que circula pelo organismo. O fígado governa o livre fluxo, isto é, ele faz o *qì* fluir de forma livre por todo o corpo, assegurando uma atividade mental e emocional normal, assim como a secreção e liberação da bílis. A diminuição dessa função leva à estagnação do *qì* do fígado, muito frequentemente associada com imprudência, impaciência e irascibilidade, razão pela qual em geral se afirma que o fígado é a víscera da inflexibilidade.

fleugma: uma substância viscosa, tradicionalmente compreendida como produto e causa de doença. A fleugma pode se acumular nos pulmões, dos quais é eliminada com a tosse. Contudo, a fleugma, como é compreendida pela medicina chinesa, tem um significado mais amplo do que o do muco na medicina ocidental. Na medicina chinesa, ela denota um fluido viscoso capaz de se acumular em qualquer parte do corpo, causando várias doenças (como derrames, epilepsia e escrófula), mas ele, na ausência de expectoração, é normalmente caracterizado por uma saburra gordurosa na língua e pelo pulso escorregadio ou escorregadio em corda. (Como você pode ver, o conceito de fleugma na medicina chinesa tem um longo alcance. Eu recomendo que você não apenas leia o *Practical Dictionary of Chinese Medicine* para obter mais informações, mas também consulte outros materiais com o objetivo de ampliar seu conhecimento a respeito desse importante conceito.)

fleugma-reuma: acúmulo de líquidos no corpo. A "fleugma" denota fluidos espessos e patológicos, enquanto "reuma" indica fluidos patológicos mais finos. Na prática, a expressão fleugma-reuma tem dois sentidos específicos: 1. qualquer forma de reuma (isto é, fluido fino), resultante de distúrbios dos pulmões, baço ou rins, o que impede o transporte normal e a transformação dos líquidos, sendo tratada pelo aquecimento e suplementação do baço e dos rins para proteger a raiz e abordar os ramos; 2. uma das quatro reumas. Reuma alojada no estômago e intestino.

A fleugma-reuma é caracterizada por fezes líquidas, perda de apetite, eliminação de saliva espumosa e emaciação – que atinge pessoas obesas. Em alguns casos, poderá haver palpitações do coração e falta de ar.

fogo: 1. uma das cinco fases; a fase relacionada com o verão, o sul, a cor vermelha, o coração e a alegria. 2. em fisiologia, uma transmutação do *yáng qì*, explicada como uma força vital (por exemplo, fogo soberano, fogo ministerial e fogo secundário). 3. um dos seis *qì*; tempo quente. Ver calor. 4. um dos seis excessos que, quando invade o corpo, pode causar os seguintes sinais: 1. sinais pronunciados de calor, generalizados ou locais, tais como febre alta, aversão ao calor, desejo de coisas frias, rubor, olhos injetados de sangue, urina avermelhada, língua vermelha, saburra amarela, pulso rápido ou, em padrões de inflamação, rubor, calor, dor e inchaço. 2. excreções grossas e pegajosas, como muco nasal espesso, catarro amarelo e espesso, vômito aquoso ácido, urina escura, sangue e pus nas fezes, diarreia aguda ou fezes malcheirosas, geralmente com uma sensação de queimação ao evacuar. 3. danos aos fluidos corporais, caracterizados por língua seca, com pouco líquido, sede acompanhada do desejo de tomar bebidas frias e fezes secas e duras. 4. hemorragias e erupções maculopapulares, que ocorrem quando a influência perniciosa do fogo queima o sangue e causa um movimento sanguíneo frenético. 5. perturbações do espírito e da visão.

glomus: uma sensação subjetiva e localizada de repleção e bloqueio. No peito, o glomus pode estar associado com uma sensação de opressão em casos graves; por essa razão, as expressões repleção do peito, distensão do peito, glomus do peito e opressão do peito são de maneira geral sinônimos. No abdômen, glomus é a sensação de haver uma massa ou nódulo que não pode ser detectado pela palpação.

harmonização: um dos oito métodos; uma forma de ajuste das funções dentro do corpo humano, usada quando uma influência nociva se encontra no estágio médio de penetração ou há desarmonia entre *qì* e sangue ou entre os órgãos, e métodos como transpiração, ejeção, precipitação, aquecimento, dissipação, dispersão e suplementação não podem ser aplicados.

harmonizar: coordenar um elemento do corpo com as outras partes do todo.

hiperatividade ascendente do *yáng* do fígado: desequilíbrio dos aspectos *yīn* e *yáng* do fígado, que ocorre quando a vacuidade do *yīn* do fígado-rins permite que o *yáng* do fígado fique fora de controle e se agite excessivamente para cima. Esse patomecanismo pode ser exacerbado no momento em que depressão, raiva e ansiedade prejudicam o livre curso; quando este é prejudicado, o *qì* deprimido se transforma em fogo, o fogo lesa o *yīn*-sangue e este não tem força para restringir o *yáng*.

impedimento: 1. bloqueio ou obstrução, como no impedimento da garganta; 2. o bloqueio dos canais energéticos que ocorre quando o vento, o frio e a umidade invadem o exterior (a carne) e as articulações, manifestando-se sob a forma de sinais, como dor nas articulações, nos tendões e nos ossos, além de peso e entorpecimento dos membros. Ver também impedimento pelo vento, impedimento pelo frio, impedimento pela umidade.

impedimento do coração: doença do coração caracterizada por dor e opressão sufocante, causada pela obstrução, por estase, dos vasos sanguíneos do coração.

impedimento pelo frio: um padrão de impedimento (*bì*), atribuído ao vento-frio-umidade, com prevalência do frio, que invade as articulações e os meridianos; o padrão é caracterizado por dor aguda nas articulações, exacerbada pela exposição ao frio e aliviada pelo calor. Poderá haver também hipertonia nas extremidades.

impedimento no peito: 1. um padrão de doença caracterizado pela repleção e opressão na parte anterior do peito e dor, que chega às costas nos casos mais graves, além de deixar o paciente ofegante, o que o impede de permanecer deitado. Esse padrão é causado por fatores nocivos *yīn*, tais como turbidez da fleugma e sangue estático, que imobilizam e retêm, impedindo a difusão do *yáng* do tórax. 2. um padrão caracterizado pela repleção e opressão da parte anterior do peito, dor ao engolir e, em alguns casos, vômitos ocasionais.

impedimento pela umidade: 1. um padrão de impedimento (*bì*), que ocorre quando o vento, o frio e, predominantemente, a umidade invadem os meridianos e as articulações. O impedimento pela umidade é caracterizado por sensação de peso nos membros, insensibilidade resistente da pele e dor nas articulações em pontos fixos, que é desencadeada por condições climáticas do tipo *yīn* (tempo pesado, chuvoso). *Qì* da perna, com dor e dormência nas pernas.

influência nociva ou perniciosa (invasão de agentes patogênicos): qualquer entidade exterior ou interior que ameaça a saúde. Esses fatores incluem os seis excessos ou seis *qì* (vento, frio, fogo, calor do verão, umidade e secura), em termos de sua capacidade de desencadear doenças. As influências perniciosas também incluem os males do calor descritos pela escola que estudou as desordens do calor e os vários tipos de toxinas.

intestino grosso: uma das seis vísceras; órgão que permanece numa relação exterior-interior com os pulmões e cuja função é receber resíduos provenientes do intestino delgado e formar as fezes antes de eliminá-las do corpo. Assim, considera-se que o intestino grosso governa a transformação e o transporte de resíduos.

intestino delgado: uma das seis vísceras. O intestino delgado tem a função de receptor (isto é, recebe grãos e água que foram decompostos no estômago). Ele transforma ainda mais os alimentos, extraindo nutrientes para o corpo, e governa a transformação da matéria e a separação entre claro e turvo. O intestino delgado mantém uma relação interior-exterior com o coração e pertence ao fogo nas cinco fases.

irascibilidade: tendência à ira. A raiva é a mente do fígado, e a irascibilidade é encontrada em padrões como o *yáng* ascendente do fígado, estagnação do *qì* do fígado e o fogo formador das cinco mentes.

levar para baixo: descer ou causar a descida.

levar para cima: elevar ou causar a elevação.

muco nasal: o humor dos pulmões. Anormalidades do muco nasal indicam vacuidade dos pulmões ou a não difusão do *qì* dos pulmões em decorrência da presença de uma influência patogênica.

nutrir: ver suplementação.

padrão do aspecto sangue: qualquer padrão de doença do calor que se manifesta quando uma influência perniciosa penetra no aspecto sangue. Seus sinais incluem língua com cor vermelho-escura e indicações de movimento frenético do sangue, tais como hemorragia e erupções maculopapulares de cor púrpura.

padrão causado pelo frio: qualquer padrão patológico caracterizado por sinais de frio, como aversão ao frio, pele do rosto pálida e sombria ou verde-azulada, pulso lento ou apertado, ausência de sede ou necessidade de tomar líquidos quentes, e longas micções, com urina clara.

pancadas e quedas: 1. golpes, colisões, colapsos ou quedas de altura, sobretudo quando resultam em lesão; 2. qualquer ferimento resultante de pancadas e quedas, incluindo inchaço por estase (contusões), cortes e esfoladuras, entorses, fraturas ósseas, deslocamentos e lesões nos intestinos e vísceras.

precipitação: um dos oito métodos. A estimulação do fluxo fecal com o objetivo de expelir fatores patogênicos de repleção e retirar o acúmulo e a estagnação.

protrusão do conteúdo abdominal: qualquer uma das várias doenças caracterizadas por dor ou inchaço do abdômen ou do escroto.

pulmão: víscera localizada no peito, que se liga com a garganta e se abre no nariz. O pulmão é interior e está unido, por meio de seu canal, com o intestino grosso, órgão que lhe corresponde exteriormente. Na doutrina das cinco fases, o pulmão pertence ao metal. As funções mais importantes dos pulmões são governar o *qì*, regular os canais de água e governar o exterior do corpo todo. O pulmão rege o *qì*, o que significa que ele é responsável pela respiração e pela produção do *qì* verdadeiro. A ideia de que os pulmões governam a regulação dos canais de água se refere à ação do *qì* dos pulmões, com relação ao metabolismo da água. A ação depurativa, descendente do *qì* dos pulmões, carrega a água para baixo, para a bexiga, e impede o acúmulo do *qì* da água no organismo. Por isso se afirma também que os pulmões governam o movimento da água, sendo a fonte superior desta. Distúrbios de sua função podem originar a inibição da micção e o inchaço pela água.

qì **de caroço de ameixa:** secura e uma sensação de haver um corpo estranho presente na garganta, o qual não pode ser engolido nem ejetado. A intensidade dos sinais varia. A principal causa é a estagnação do *qì* do fígado.

qì **correto:** o verdadeiro *qì*, especialmente em oposição a doenças. O *qì* correto é o aspecto ativo de todos os componentes, incluindo os órgãos, o sangue, os fluidos e a essência, além das já mencionadas formas de *qì* para manutenção da saúde e resistência às doenças.

qì **do fígado invadindo o baço:** uma forma de desarmonia do fígado-baço, na qual o livre fluxo do fígado é excessivo e o *qì* do fígado se move no sentido contracorrente, afetando o baço. O *qì* do fígado, ao invadir o baço, é caracterizado por dores de cabeça, irascibilidade, gosto amargo na boca, opressão no peito e na parte lateral das costelas, glomus e sensação de estômago muito cheio após uma refeição, diarreia líquida e pulso em corda moderado. Esse padrão difere daquele em que o *qì* do fígado invade o estômago, em razão de uma predominância de sinais relacionados com o baço, como distensão e diarreia.

qì fonte: a forma básica do *qì* no corpo, formado pela combinação de três outras formas de *qì*: o *qì* essencial dos rins; o *qì* dos grãos e da água, que deriva da função transformadora do baço; e o *qì* do ar (grande *qì*), aspirado pelos pulmões. Ele é a base de toda a atividade fisiológica.

repleção (excesso): o oposto da vacuidade ou vazio. Ver vacuidade e repleção.

resolver: fazer desaparecer (padrões de doenças), eliminar (fatores patogênicos) ou liberar (partes do corpo de influências nocivas).

retificação do *qì*: correção de qualquer morbidade do *qì* (estagnação do *qì*, fluxo do *qì* no sentido contracorrente [*qì* rebelado], vacuidade do *qì*, colapso ou afundamento do *qì*), especialmente para tratar a estagnação ou o fluxo do *qì* em sentido contracorrente.

rim: qualquer uma das duas vísceras localizadas na parte média das costas, de ambos os lados da coluna vertebral; os dois rins considerados como uma unidade funcional. O rim pertence à água nas cinco fases, juntamente com seu órgão par (*yáng*), a bexiga. O rim governa a água, armazena a essência, governa a reprodução, é a raiz do céu primordial ou energia ancestral, governa os ossos e engendra a medula espinhal, tem seu sangue no coração da cabeça e se abre nos ouvidos e nos dois *yīn*.

sabor amargo: o sabor de coisas queimadas; o sabor associado ao fogo. O amargor penetra o coração; ele pode drenar e secar. Ver cinco sabores.

sabor neutro: sabor brando ou a ausência de um sabor predominante; o sabor associado com medicamentos que fazem a percolação da umidade e desinibem a água. Ver cinco sabores.

sabor picante: um dos cinco sabores. O sabor picante penetra nos pulmões; ele pode dissipar e mover. Ver cinco sabores.

sangue: o líquido vermelho do corpo que, segundo explicações tradicionais, é derivado do *qì* essencial, presente nos alimentos, pelo estômago e pelo baço; ele se torna sangue vermelho depois de ser transformado pelo *qì* de construção e pelos pulmões.

sangue estático: sangue afetado pela estase (isto é, sangue que não se movimenta livremente, fica estagnado nos vasos sanguíneos ou se acumula fora dos vasos).

sangue-calor: um distúrbio caracterizado por sinais de calor e sangue, ocorrendo na maioria das vezes em doenças do calor (febris) contraídas externamente, embora não seja incomum em várias outras doenças. Quando o sangue-calor queima os vasos, esse processo pode causar o extravasamento do sangue, fezes ou urina sanguinolentas, hemorragia nasal ou irregularidades menstruais.

secura: 1. o oposto de umidade. 2. um dos seis *qì*; secura como fenômeno ambiental e causa potencial de doenças, associada com o outono na China. 3. um dos seis excessos; secura como *qì* ambiental desencadeador de enfermidades. 4. estado do corpo que resulta do processo de se contrair secura do ambiente. 5. estado do corpo que ocorre como consequência da depleção do humor *yīn* e que apresenta sinais semelhantes àqueles criados pela secura externa do *qì*.

suplementação: um dos oito métodos; método de tratamento que deriva dos princípios: "o vazio é tratado com a suplementação", e o "detrimento é tratado pelo impulso para o progresso, para o aumento". A suplementação é o método que supre as insuficiências do *yīn* e *yáng*, do sangue e *qì* e das funções orgânicas. Quando o *qì* correto está demasiadamente debilitado para expulsar uma influência nociva, o método de suplementação pode restaurar sua força normal, ajudando a eliminar o fator patogênico; daí o princípio: "pelo apoio ao que é correto, os males são dissipados". Existem quatro elementos fundamentais de suplementação: *qì*, sangue, *yīn* e *yáng*.

toxina: 1. qualquer substância prejudicial ao corpo quando ingerida ou quando entra no organismo através de um ferimento ou da pele, como a toxina da laca ou a do piche. A toxina dos animais é chamada de veneno. 2. qualquer *qì* nocivo virulento (por exemplo, *qì* tóxico), que denota o flagelo do *qì* epidêmico; ocasionalmente, uma doença causada por um agente desse tipo (por exemplo, a toxina sazonal). 3. *qì* pernicioso, que provoca vermelhidão e inchaço doloroso, supuração ou efusão líquida. 4. um rótulo para certas desordens abordadas pela medicina externa (por exemplo, devido ao cinabre; edema não designado por toxina).

transformação: mudança, comumente de natureza suave ou gradual (em confronto com a transmutação, que é uma mudança súbita ou importante). A transformação implica uma mudança progressiva (produtiva) ou regressiva (destrutiva); no primeiro caso, ela com frequência se expressa como formação. Por isso, a formação pelo fogo se refere à transformação natural de influências perniciosas ou *yáng qì* em fogo (mudança progressiva), enquanto a transformação da fleugma significa um método de tratamento para eliminar a fleugma (isto é, uma mudança regressiva). A transformação em geral se refere especificamente à digestão.

triplo-aquecedor: uma das seis vísceras, que compreende os aquecedores superior, médio e inferior. O meridiano do triplo aquecedor *yáng* secundário da mão (*shào yáng*) passa através dos três aquecedores, ligando-se a muitos órgãos. O triplo-aquecedor é um órgão exterior, e seu órgão interno correspondente (apenas para o propósito da acupuntura) é o pericárdio. A natureza do triplo-aquecedor sempre foi um tema de discórdia. Os três pontos seguintes, entretanto, parecem ter sido bem estabelecidos: 1. o triplo-aquecedor se refere a áreas específicas do corpo; 2. o triplo-aquecedor representa as vias da água; 3. o triplo-aquecedor também é um conceito na identificação de padrões.

umidade: um dos seis *qì* (isto é, umidade como fenômeno ambiental). 2. um dos seis excessos (isto é, o *qì* ambiental como causa de doenças). 3. umidade como uma influência nociva no corpo. A umidade do organismo é qualitativamente análoga e está relacionada, em termos de causalidade, com a umidade do ambiente natural. Ela está associada com tempo úmido ou climas úmidos e com água estagnada em locais onde a capacidade de drenagem do solo é ruim. A umidade tem uma série de características: 1. ela é pegajosa, viscosa e permanece por muito tempo. As doenças da umidade são persistentes e difíceis de curar. 2. a umidade tende a estagnar. Quando o mal da umidade invade o exterior, o paciente pode se queixar de fadiga física; membros pesados, que incomodam; e cabeça pesada. Se a umidade invadir os canais e as articulações, o paciente poderá referir articulações doloridas e dificuldade para se abaixar e se levantar. 3. o baço é particularmente vulnerável ao mal da umidade. 4. poderá haver estagnação ou acúmulo de água-umidade geral ou localizada, como edema pela água, *qì* da perna, corrimento vaginal ou lesões exsudativas, por exemplo, eczema. 5. com o tempo, a umidade pode se acumular e formar fleugma.

umidade-calor: uma combinação de umidade e calor. A umidade-calor pode ter origem externa ou interna, ou ser uma combinação de ambas. Ela pode causar várias doenças, sendo caracterizada por sinais tanto de umidade quanto de calor.

umidade-calor na bexiga: um padrão patológico que ocorre quando a umidade-calor causa a inibição da transformação do *qì* da bexiga, o que se manifesta como micção frequente, dor ao urinar, urina avermelhada ou amarelo-escura ou presença de sangue na urina.

umidade-calor no fígado-vesícula biliar: um padrão patológico que ocorre quando o livre fluxo do fígado é prejudicado, em razão ou da umidade-calor interno, resultante do consumo excessivo de alimentos gordurosos ou doces, ou da umidade-calor contraída externamente. Os principais sinais são a alternância entre calor [efusão] e [aversão ao] frio, gosto amargo na boca, dor na parte lateral das costelas, dor abdominal, náusea e vômitos, distensão abdominal, aversão à comida, pele amarelada e urina amarela ou avermelhada. As fezes tendem a ficar endurecidas se o calor for mais pronunciado que a umidade, e amolecidas se a umidade for mais pronunciada que o calor. A saburra na língua é amarela e viscosa. O pulso é rápido e em corda.

vacuidade do sangue: manifestação de insuficiência do sangue. O vazio sanguíneo pode se desenvolver a partir de uma perda excessiva de sangue, antes que o reabastecimento seja completado. Ela também pode se originar da insuficiência de formação do sangue, que resulta de uma falha do movimento e da transformação esplênica. Outra causa é a deficiência de eliminação do sangue estagnado e produção de sangue novo. A vacuidade do sangue é caracterizada pela pele do rosto pálida ou amarelada e sem viço, tontura, perturbações da visão, língua relativamente pálida e pulso fino.

vacuidade e repleção: vacuidade é vazio ou fraqueza; repleção é plenitude ou força. A vacuidade é a fraqueza do *qì* correto (as forças que mantêm a saúde do corpo e lutam contra as doenças), enquanto a repleção é a força do *qì* nocivo ou o acúmulo de produtos fisiológicos dentro do organismo, tais como fleugma-reuma, água-umidade, sangue estático e *qì* estagnado. Os padrões de vacuidade podem se dever a causas como uma constituição fraca ou danos ao *qì* correto, causados por uma doença longa, perda de sangue, perda seminal, transpiração excessiva ou invasão de um fator patogênico exógeno (influências perniciosas *yáng* prejudicam imediatamente o humor *yīn*, e fatores nocivos *yīn* prejudicam imediatamente o *yáng qì*).

vento: 1. um dos seis *qì*, e movimento natural do ar. 2. sinônimo: influência nociva do vento. Um dos seis excessos; vento como causa de doenças; fator patogênico *yáng*. A natureza do vento como influência perniciosa e suas manifestações clínicas são semelhantes às do fenômeno meteorológico do qual deriva seu nome: ele aparece e desaparece rapidamente, move-se com velocidade, sopra de forma intermitente e agita os galhos das árvores. 3. vento interno, isto é, o vento que surge dentro do corpo, provocado pelos seguintes mecanismos patológicos: vento do fígado agitando-se na parte interna, o que ocorre quando o *yáng* e o fogo do fígado se transformam em vento e se manifestam como tontura, tremor e convulsões; calor extremo engendrando vento e que se ergue em doenças contraídas externamente, como nas convulsões infantis, e se expressa sob a forma de convulsões, rigidez no pescoço, rigidez na coluna lombar etc.; vacuidade do sangue gerando vento, que ocorre quando uma grande transpiração, grandes vômitos, grandes diarreias, importantes perdas de sangue, danos ao *yīn* durante doenças prolongadas, ou então quando a água do fígado deixa de umedecer a madeira do fígado, causam desidratação do sangue, que priva os tendões de nutrição, e insuficiência do *yīn* do fígado, que deixa o *yáng* sem controle e permite ao vento do fígado soprar com violência no interior do corpo.

vesícula biliar: víscera que permanece numa relação interior-exterior com o fígado. A principal função da vesícula é secretar bílis, formada a partir de um excesso do *qì* do fígado. A vesícula biliar também é um órgão curioso, porque sua bílis é considerada um "líquido limpo" e não resíduo na medicina chinesa. Um gosto amargo na boca pode ser sinal de distúrbio da vesícula. Costuma-se dizer, ainda, que a vesícula biliar governa a decisão; isso significa que a capacidade de se manter um julgamento equilibrado em face da adversidade é atribuída à vesícula. Quando o *qì* da vesícula está fraco e retraído, aparecem sinais como falta de coragem e decisão, timidez; a pessoa tem dúvidas e suspeitas, além de suspirar com frequência.

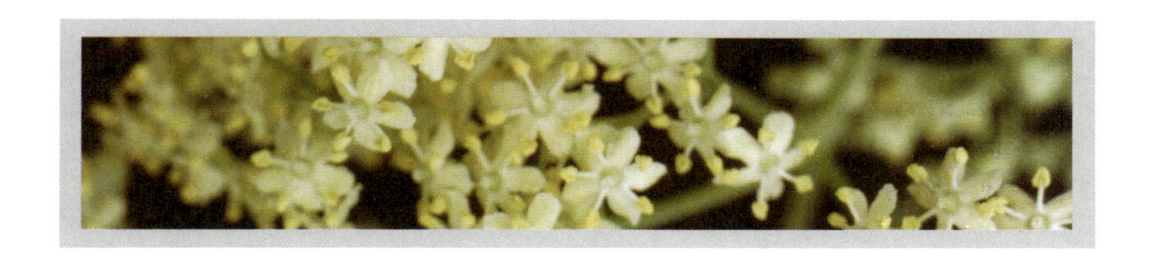

NOTAS

INTRODUÇÃO

1. Yi-ren Liu, *The Heart Transmission of Medicine*, Trad. Yáng Shou-zhong (século XIX; reedição, Boulder, CO: Blue Poppy Press, 1997), 11.

AS ERVAS OCIDENTAIS DA PERSPECTIVA MÉDICA CHINESA

1. Jingfeng *et al.*, *Advanced Textbook on Traditional Chinese Medicine and Pharmacology*, 1 (Pequim, China: New World Press, 1995), 70-1.
2. *Ibid.*
3. Bob Flaws, *Chinese Medicinal Wines and Elixirs* (Boulder, CO: Blue Poppy Press, 1994), 11.
4. *Ibid.*, 3, 6.
5. *Ibid.*, 6.

O PREPARO DE MEDICAMENTOS FITOTERÁPICOS

1. Michael Moore, *Medicinal Plants of the Pacific West* (Santa Fé, NM: Red Crane Books, 1993).

ERVAS QUE RESOLVEM O EXTERIOR

1. Michael McGuffin *et al.*, orgs., *American Herbal Products Association's Botanical Safety Handbook* (Boca Raton, FL: CRC Press, 1997).

ERVAS QUE DISSIPAM O CALOR

1. A. W. Priest e L. R. Priest, *Herbal Medication: A Clinical and Dispensary Handbook* (1983; reedição, Essex, Reino Unido: The C.W. Daniel Company, Ltd., 2000), 99.
2. Daniel E. Moerman, *Native American Ethnobotany* (Portland, OR: Timber Press, 1998), 524.
3. Simon Mills e Kerry Bone, *Principles and Practice of Phytotherapy: Modern Herbal Medicine* (Edimburgo: Churchill Livingston, 2000), 195.
4. *Biological & Pharmaceutical Bulletin* 22, 6 (1999): 602-05.
5. Shen De-Hui, Wu Xiu-Fen e Nissi Wang, *Manual of Dermatology in Chinese Medicine* (Seattle: Eastland Press, 1995).
6. *Ibid*.
7. Beatrice H. Krauss, *Plants in Hawaiian Medicine* (Honolulu, HI: The Bess Press, 2001).
8. Yi-ren Liu, *The Heart Transmission of Medicine*, Trad. Yáng Shou-zhong (século XIX; reedição, Boulder, CO: Blue Poppy Press, 1997), 80.
9. Moerman, *Native American Ethnobotany*, 234.
10. *Ibid*.
11. *Ibid*., 205.
12. Michael Moore, *Medicinal Plants of the Pacific West* (Santa Fé, NM: Red Crane Books, 1993).
13. Moerman, *Native American Ethnobotany*, 533-34.
14. *Ibid*., 534.

ERVAS QUE PRECIPITAM

1. V. K. Chesnut, *Plants Used by the Indians of Mendocino County, California* (1902; reedição, Ukiah, CA: Mendocino County Historical Society, 1974), 368.

ERVAS QUE DRENAM A UMIDADE

1. Daniel E. Moerman, *Native American Ethnobotany* (Portland, OR: Timber Press, 1998), 241-42.
2. William Salmon, *Botanologia: The English Herbal or History of Plants*, Vol. II (Londres, impresso por I. Dawks para H. Rhodes e J. Taylor, 1710).
3. Moerman, *Native American Ethnobotany*, 579.
4. *Ibid*., 580.

ERVAS QUE DISPERSAM O VENTO E A UMIDADE

1. Michael McGuffin *et al.*, orgs., *American Herbal Products Association's Botanical Safety Handbook* (Boca Raton, FL: CRC Press, 1997), 152-54.
2. *Ibid*., 103.
3. Simon Mills e Kerry Bones, *Principles and Practice of Phytotherapy: Modern Herbal Medicine* (Edimburgo: Churchill Livingston, 2000), 106.

4. Daniel E. Moerman, *Native American Ethnobotany* (Portland, OR: Timber Press, 1998), 243.
5. *Ibid.*, 244.

ERVAS QUE TRANSFORMAM A FLEUGMA E TÊM AÇÃO ANTITUSSÍGENA

1. V. K. Chesnut, *Plants Used by the Indians of Mendocino County, California* (Ukiah, CA: Mendocino County Historical Society, 1974), 382. [Originalmente publicado em 1902.]
2. Daniel E. Moerman, *Native American Ethnobotany* (Portland, OR: Timber Press, 1998), 109.
3. Simon Mills e Kerry Bones, *Principles and Practice of Phytotherapy: Modern Herbal Medicine* (Edimburgo: Churchill Livingston, 2000), 216.
4. Moerman, *Native American Ethnobotany*, 252.

ERVAS QUE TRANSFORMAM AROMATICAMENTE A UMIDADE

1. Daniel E. Moerman, *Native American Ethnobotany* (Portland, OR: Timber Press, 1998), 371-72.
2. *Ibid.*, 372.
3. *Ibid.*, 371.
4. Michael Moore, *Medicinal Plants of the Pacific West* (Santa Fé, NM: Red Crane Books, 1993), 239.
5. Moerman, *Native American Ethnobotany*, 371.

ERVAS QUE RETIFICAM O QÌ

1. Simon Mills e Kerry Bone, *Principles and Practice of Phytotherapy: Modern Herbal Medicine* (Edimburgo: Churchill Livingston, 2000), 328.
2. Aviva Romm, comunicação pessoal, 2004.
3. Mills e Bone, *Principles and Practice of Phytotherapy*, 303.
4. Nigel Wiseman e Feng Ye, *A Practical Dictionary of Chinese Medicine* (Brookline, MA: Paradigm Publications, 1998), 294, 606.
5. *Ibid.*, 104.
6. *Ibid.*, 73
7. *Ibid.*, 10
8. *Ibid.*, 631.
9. Daniel E. Moerman, *Native American Ethnobotany* (Portland, OR: Timber Press, 1998), 162-63.

ERVAS QUE REGULAM O SANGUE

1. Rudolf Fritz Weiss, *Herbal Medicine*, Trad. A. R. Meuss (Beaconsfield, Reino Unido: Beaconsfield Publishers, Ltd., 1988), 170.
2. Virgil J. Vogel, *American Medicinal Plants* (Norman: University of Oklahoma Press, 1970), 275.
3. Daniel E. Moerman, *Native American Ethnobotany* (Portland, OR: Timber Press, 1998), 92.
4. Weiss, *Herbal Medicine*, 169.
5. Moerman, *Native American Ethnobotany*, 595.
6. Vogel, *American Medicinal Plants*, 296.
7. Nicholas Culpeper, *Culpeper's Complete Herbal and English Physician* (1826; reedição, Barcelona: Printer Industria Gráfica s.a., 1981), 99.

8. M. Grieve, *A Modern Herbal* (1931; reedição, Nova York: Dover Publications, 1971), 556.
9. William H. Cook, *The Physio-Medical Dispensatory: A Treatise on Therapeutics, Materia Medica, and Pharmacy, in Accordance with the Principles of Physiological Medication* (1869; reedição, Portland, OR: Eclectic Institute, 1985), 506.
10. Michael Moore, *Medicinal Plants of the Pacific West* (Santa Fé, NM: Red Crane Books, 1993), 216-17.
11. Moerman, *Native American Ethnobotany*, 146.
12. *Ibid.*
13. *Ibid.*, 144.
14. *Ibid.*
15. *Ibid.*, 145.

ERVAS QUE SUPLEMENTAM

1. William H. Cook, *The Physio-Medical Dispensatory: A Treatise on Therapeutics, Materia Medica, and Pharmacy, in Accordance with the Principles of Physiological Medication* (1869; reedição, Portland, OR: Eclectic Institute, 1985), 481.
2. Simon Mills e Kerry Bone, *Principles and Practice of Phytotherapy: Modern Herbal Medicine* (Edimburgo: Churchill Livingston, 2000), 439.
3. *Ibid.*
4. *Ibid.*
5. M. Grieve, *A Modern Herbal* (1931; reedição, Nova York: Dover Publications, 1971).
6. *Ibid.*, 507.
7. R. A. Jack, *British Medical Journal* 4, nº 48 (1971).
8. Margarita Artschwager Kay, *Healing with Plants in the American and Mexican West* (Tucson: University of Arizona Press, 1996).
9. *Ibid.*

ERVAS QUE ESTABILIZAM E RESTRINGEM (CONTROLAM O EXCESSO DE SECREÇÃO)

1. Daniel E. Moerman, *Native American Ethnobotany* (Portland, OR: Timber Press, 1998), 352.
2. William H. Cook, *The Physio-Medical Dispensatory: A Treatise on Therapeutics, Materia Medica, and Pharmacy, in Accordance with the Principles of Physiological Medication* (1869; reedição, Portland, OR: Eclectic Institute, 1985), 571.
3. *Ibid.*, 573.

ERVAS QUE ACALMAM O ESPÍRITO

1. Daniel E. Moerman, *Native American Ethnobotany* (Portland, OR: Timber Press, 1998), 228.
2. Harvey Wickes Felter e John Uri Lloyd, *King's American Dispensatory*, 18ª ed., 3ª rev. (1898; reedição, Sandy, OR: Eclectic Medical Publications, 1983), 1441.
3. Moerman, *Native American Ethnobotany*, 524.
4. Virgil J. Vogel, *American Medicinal Plants* (Norman: University of Oklahoma Press, 1970), 367.
5. Thomas Brendler *et al.*, orgs., *Herb CD* (Stuttgard, Alemanha: Medpharm Scientific Publishers Birkenwaldstr, 2001).

6. Nicholas Culpeper, *Culpeper's Complete Herbal and English Physician* (1826; reedição, Barcelona: Printer Industria Gráfica s.a., 1981), 80.
7. M. Grieve, *A Modern Herbal* (1931; reedição, Nova York: Dover Publications, 1971), 708.
8. Rudolf Fritz Weiss, *Herbal Medicine*, Trad. A. R. Meuss (Beaconsfield, Reino Unido: Beaconsfield Publishers, Ltd., 1988), 250.
9. Michael Moore, *Medicinal Plants of the Pacific West* (Santa Fé, NM: Red Crane Books, 1993), 155-60.
10. Simon Mills e Kerry Bone, *Principles and Practice of Phytotherapy: Modern Herbal Medicine* (Edimburgo: Churchill Livingston, 2000), 542.
11. Brendler *et al.*, *Herb CD*.
12. Ed Johnston e Helen Rogers, orgs., *Hawaiian 'Awa: Views of an Ethnobotanical Treasure* (Hilo, HI: Association for Hawaiian 'Awa), 2006.
13. *Ibid.*
14. E. S. Craighill Handy e Elizabeth Green Handy, *Native Planters in Old Hawai'i: Their Life, Lore, and Environment*, ed. rev. (Honolulu, HI: Bishop Museum Press, 1991).
15. W. Arthur Whistler, *Polynesian Herbal Medicine* (Lawai, HI: National Tropical Botanical Garden, 1992).
16. Moerman, *Native American Ethnobotany*, 588.
17. Brendler *et al.*, *Herb CD*.
18. Culpeper, *Complete Herbal*, 32.
19. Weiss, *Herbal Medicine*, 315.
20. *Ibid.*, 123.
21. *Ibid.*, 168.

ERVAS QUE EXTINGUEM O VENTO

1. Daniel E. Moerman, *Native American Ethnobotany* (Portland, OR: Timber Press, 1998), 312.

APÊNDICE 1

1. Michael Moore, *Medicinal Plants of the Pacific West* (Santa Fé, NM: Red Crane Books, 1993), 293.
2. Dan Bensky, Steven Clavey e Erich Stöger, trad., *Chinese Herbal Medicine: Materia Medica*, 3ª ed. (Seattle: Eastland Press, 2004).
3. *Ibid.*
4. Dan Bensky e Andrew Gamble, trad., *Chinese Herbal Medicine: Materia Medica* (Seattle: Eastland Press, 1993).
5. Christopher Hobbs, *Medicinal Mushrooms: An Exploration of Tradition, Healing & Culture*, 2ª ed. (Santa Cruz, CA: Botanica Press, 1995).
6. Bensky *et al.*, *Chinese Herbal Medicine*.

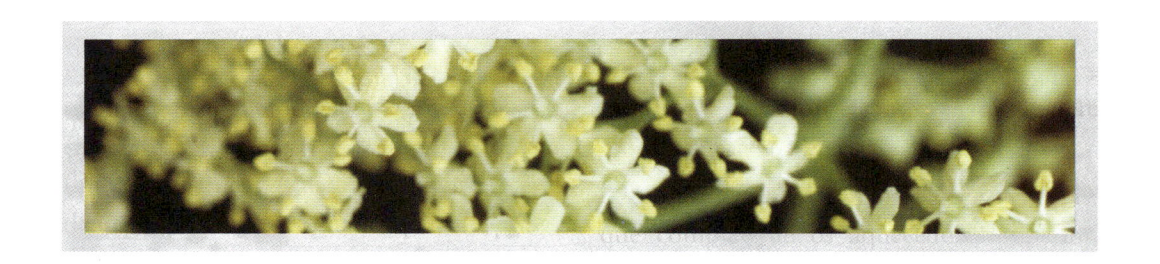

BIBLIOGRAFIA

Bean, Lowell John e Katherine Siva Saubel. *Temalpakh: Cahuilla Indian Knowledge and Usage of Plants*. Morongo Indian Reservation, CA: Malki Museum Press, 1972.

Bensky, Dan e Andrew Gamble, trad. *Chinese Herbal Medicine: Materia Medica*. Seattle: Eastland Press, 1993.

Bensky, Dan, Steven Clavey e Erich Stöger, trad., *Chinese Herbal Medicine: Materia Medica*, 3ª ed. Seattle: Eastland Press, 2004.

Blakley, Tim e Lee Sturvidant. *Medicinal Herbs in the Garden, Field and Marketplace*. Friday Harbor, WA: San Juan Naturals, 1999.

Blumenthal, Mark *et al.*, orgs. *The Complete German Commission E Monographs: Therapeutic Guide to Herbal Medicines*. Boston, MA: Integrative Medicine Communications, 1998.

British Herbal Medicine Association. *British Herbal Pharmacopoeia*. Bournemouth, Reino Unido: British Herbal Medicine Association, 1983.

Brendler, Thomas *et al.*, orgs. *Herb CD*. Stuttgard, Alemanha: Medpharm Scientific Publishers Birkenwaldstr, 2001.

Chesnut, V. K. *Plants Used by the Indians of Mendocino County, California*. 1902. Reedição. Ukiah, CA: Mendocino County Historical Society, 1974.

Cook, E., org. *Remington's Practice of Pharmacy*, 6ª ed. Easton, PA: The Mack Publishing Co., 1936.

Cook, William H. The *Physio-Medical Dispensatory: A Treatise on Therapeutics, Materia Medica, and Pharmacy, in Accordance with the Principles of Physiological Medication*. 1869. Reedição, Portland, OR: Eclectic Institute, 1985.

Culbreth, David M. R. *A Manual of Materia Medica and Pharmacology*, 7ª ed. Filadélfia: Lea and Febiger, 1927.

Culpeper, Nicholas. *Culpeper's Complete Herbal and English Physician*. 1826. Reedição, Barcelona: Printer Industria Gráfica s.a., 1981.

Duke, James A. e Steven Foster. *A Field Guide to Medicinal Plants: Eastern and Central North America*. Boston: Houghton Mifflin Company, 1990.

Ellingwood, Finley e John Uri Lloyd. *American Materia Medica, Therapeutics and Pharmacology*. 1919. Reedição, Sandy, OR: Eclectic Medical Publications, 1983.

Erichsen-Brown, Charlotte. *Medicinal and Other Uses of North American Plants: A Historical Survey with Special Reference to the Eastern Indian Tribes*. Mineola, NY: Dover Publications, 1989. (Publicado pela primeira vez em 1979 com o título: *Uses of Plants for the Past 500 Years*, pela General Publishing Company, Ltd., Toronto.)

Felter, Harvey Wickes e John Uri Lloyd. *King's American Dispensatory*, 18ª ed., 3ª rev., 1898. Reedição, Sandy, OR: Eclectic Medical Publications, 1983.

Flaws, Bob. *Chinese Medicinal Wines and Elixirs*. Boulder, CO: Blue Poppy Press, 1994.

Foster, Steven e Christopher Hobbs. *A Field Guide to Western Medicinal Plants and Herbs*. Boston: Houghton Mifflin Company, 2002.

Green, James. *The Male Herbal: Health Care for Men and Boys*. Freedom, CA: The Crossing Press, 1991.

Grieve, M. *A Modern Herbal*. 1931. Reedição, Nova York: Dover Publications, 1971.

Griggs, Barbara. *Green Pharmacy: The History and Evolution of Western Herbal Medicine*. Rochester, VT: Healing Arts Press, 1991.

Gunther, Erna. *Ethnobotany of Western Washington: The Knowledge and Use of Indigenous Plants by Native Americans*, ed. rev. Seattle: University of Washington Press, 1973.

Gutmanis, June. *Kāhuna Lāuʻau Lapaʻau: Hawaiian Herbal Medicine*. Waipahu, HI: Island Heritage Publishing, 1976.

Hamel, Paul B. e Mary U. Chiltoskey. *Cherokee Plants and Their Uses – A 400 Year History*. Sylva, NC: Herald Publishing Co., 1975.

Handy, E. S. Craighill e Elizabeth Green Handy. *Native Planters in Old Hawaiʻi: Their Life, Lore, and Environment*, ed. rev. Honolulu, HI: Bishop Museum Press, 1991.

Harding, A. R. *Ginseng and Other Medicinal Plants*, ed. rev. Columbus, OH: A. R. Harding, 1936.

Hickman, James C., org. *The Jepson Manual: Higher Plants of California*. Berkeley: University of California Press, 1993.

Hitchcock, C. Leo e Arthur Cronquist. *Flora of the Pacific Northwest: An Illustrated Manual*. Seattle e Londres: University of Washington Press, 1973.

Hobbs, Christopher. *Foundations of Health: The Liver and Digestive Herbal*. Capitola: CA: Botanica Press, 1992.

_____. *Medicinal Mushrooms: An Exploration of Tradition, Healing, & Culture*, 2ª ed. Santa Cruz, CA: Botanica Press, 1995.

Hoffmann, David. *The New Holistic Herbal*. Rockport, MA: Element, Inc., 1992.

Hutchins, Robert Maynard, ed. *Great Books of the Western World: Volume 10: Hippocrates and Galen*. Londres: Encyclopaedia Britannica, Inc., 1952.

Jiangsu New Chinese Medicine College. *Grand Dictionary of Chinese Medicinals*, 13ª ed. (*Zhōng Yào Dá Cí Diǎn*). Shanghai: Shanghai Science and Technology Publishing House, 2004.

Jingfeng *et al*. *Advanced Textbook on Traditional Chinese Medicine and Pharmacology*, 1 (Beijing, China: New World Press, 1995).

Johnston, Ed e Helen Rogers, orgs. *Hawaiian 'Awa: Views of an Ethnobotanical Treasure*. Hilo, HI: The Association for Hawaiian 'Awa, 2006.

Kay, Margarita Artschwager. *Healing with Plants in the American and Mexican West*. Tucson, AZ: University of Arizona Press, 1996.

Kenner, Dan e Yves Requena. *Botanical Medicine: A European Professional Perspective*. Brookline, MA: Paradigm Publications, 1996.

Keville, Kathi. *Herbs for Health and Healing*. Emmaus, PA: Rodale Press, Inc., 1996.

Kindscher, Kelly. *Medicinal Wild Plants of the Prairie: An Ethnobotanical Guide*. Lawrence, KS: University Press of Kansas, 1992.

Krauss, Beatrice H. *Plants in Hawaiian Medicine*. Honolulu, HI: The Bess Press, 2001.

Liu, Yi-ren. *The Heart Transmission of Medicine*, século XIX, trad. Yáng Shou-zhong. Boulder, CO: Blue Poppy Press, 1997.

Lyle, T. J. *Physio-Medical Therapeutics, Materia Medica and Pharmacy*. 1897. Reedição, Boulder, CO: North American Institute of Medical Herbalism and Bergner Communications, 2002.

Maisch, John M. *A Manual of Organic Materia Medica*, 2ª ed. Filadélfia: Lea Brothers & Co., 1885.

McGuffin, Michael *et al.*, orgs. *American Herbal Products Association's Botanical Safety Handbook*. Boca Raton, FL: CRC Press, 1997.

Mills, Simon e Kerry Bone. *Principles and Practice of Phytotherapy: Modern Herbal Medicine*. Edimburgo: Churchill Livingston, 2000.

Millspaugh, Charles F. *American Medicinal Plants*. 1892. Reedição, Nova York: Dover Publications, 1974.

Moerman, Daniel E. *Native American Ethnobotany*. Portland, OR: Timber Press, 1998.

Moore, Michael. *Medicinal Plants of the Desert and Canyon West*. Santa Fé, NM: Museum of New Mexico Press, 1989.

_____. *Medicinal Plants of the Pacific West*. Santa Fé, NM: Red Crane Books, 1993.

_____. *Medicinal Plants of the Mountain West*, ed. rev. Santa Fé, NM: Museum of New Mexico Press, 2003.

_____. *Principles and Practice of Constitutional Physiology for Herbalists*. Albuquerque, NM: Southwest School of Botanical Medicine, s.d.

Murphey, Edith Van Allen. *Indian Uses of Native Plants*, 1959. Reedição, Ukiah, CA: Mendocino County Historical Society, 1987.

National Association of Medical Herbalists. *The Medical Herbalist*, Vol. 11. Grã-Bretanha. National Association of Medical Herbalists, 1937.

Priest, A. W. e L. R. Priest. *Herbal Medication: A Clinical and Dispensary Handbook*. 1983. Reedição, Essex, Reino Unido: The C. W. Daniel Company Ltd., 2000.

Radford, Albert E., Harry E. Ahles e C. Ritchie Bell. *Manual of the Vascular Flora of the Carolinas*. Chapel Hill: The University of North Carolina Press, 1968.

Reynolds, James E. F., org. *Martindale: The Extra Pharmacopoeia*, 29ª ed. Londres: The Pharmaceutical Press, 1989.

_____. *Martindale: The Extra Pharmacopoeia*, 31ª ed. Londres: The Pharmaceutical Press, 1996.

Salmon, William. *Botanologia: The English Herbal or History of Plants*, 2. Londres: impresso por I. Dawks para H. Rhodes e J. Taylor, 1710.

Scudder, John M. *Specific Medication and Specific Medicines*. Cincinnati: Wilstach, Baldwin & Co., Printers, 1870.

Seymour, Frank Conkling. *The Flora of New England*. Rutland, VT: The Charles E. Tuttle Company, 1969.

Sionneau, Philippe. *Pao Zhi: An Introduction to the Use of Processed Chinese Medicinals*. Trad. Bob Flaws. Boulder, CO: Blue Poppy Press, 1995.

Shen De-Hui, Wu Xiu-Fen e Nissi Wang. *Manual of Dermatology in Chinese Medicine*. Seattle: Eastland Press, 1995.

Svenson, Henry K. e Robert W. Pyle. *The Flora of Cape Cod: An Annotated List of the Ferns and Flowering Plants of Barnstable County, Massachusetts*. Brewster, MA: The Cape Cod Museum of Natural History, 1979.

Sweetman, Sean C., org. *Martindale: The Extra Pharmacopoeia*, 33ª ed. Londres: The Pharmaceutical Press, 2002.

The National Formulary of Unofficial Preparations. Baltimore: American Pharmaceutical Associations Press, 1888.

The Revolutionary Health Committee of Hunan Province. *A Barefoot Doctor's Manual*, ed. rev. Trad. Yu, Titus, Lam Wah Bong e Kwok Chui. Seattle, WA: Madrona Publishers. 1977.

Tierra, Michael. *The Way of Herbs*. Santa Cruz, CA: Unity Press, 1980.

_____. *Planetary Herbology: An Integration of Western Herbs into the Traditional Chinese and Ayurvedic Systems*. Twin Lakes, WI: Lotus Press, 1988.

Unschuld, Paul U. *Medicine in China: A History of Ideas*. Berkeley: University of California Press (Ltd.), 1985.

Uphof, J. C. *Dictionary of Economic Plants*. Nova York: Hafner Publishing Co., 1959.

Vogel, Virgil J. *American Medicinal Plants*. Norman: University of Oklahoma Press, 1970.

Wagner, Warren L., Derral R. Werbst e S. H. Sohmer. *Manual of the Flowering Plants of Hawai'i*, ed. rev. Honolulu, HI: University of Hawai'i Press and Bishop Museum Press, 1999.

Weed, Susun S. *Wise Woman Herbal for the Childbearing Year*. Woodstock, NY: Ash Tree Publishing, 1986.

Weiss, Rudolf Fritz. *Herbal Medicine*. Trad. A. R. Meuss. Beaconsfield, Reino Unido: Beaconsfield Publishers, Ltd., 1988.

Whistler, W. Arthur. *Polynesian Herbal Medicine*. Lawai, HI: National Tropical Botanical Garden, 1992.

WHO Monographs on Selected Medicinal Plants. Genebra: Organização Mundial da Saúde, 2002.

Wiseman, Nigel e Feng Ye. *A Practical Dictionary of Chinese Medicine*. Brookline, MA: Paradigm Publications, 1998.

Wood, George B. e Franklin Bache. *The Dispensatory of the United States of America*, 12ª ed. Filadélfia: J. B. Lippincott and Company, 1866.

———. *The Dispensatory of the United States of America*, 13ª ed. Filadélfia: J. B. Lippincott and Company, 1872.

Wood, Horatio C. e Joseph P. Remington. *The Dispensatory of the United States of America*, 20ª ed. Filadélfia: J. B. Lippincott and Company, 1918.

Wood, Horatio C., Joseph P. Remington e Samuel P. Sadtler. *The Dispensatowry of the United States of America*, 17ª ed. Filadélfia: J. B. Lippincott and Company, 1894.

Wren, R. C. *Potter's New Cyclopaedia of Botanical Drugs and Preparations*. Saffron Walden, Reino Unido: The C. W. Daniel Company Limited, 1988.

Yeung, Him-che. *Handbook of Chinese Herbs and Formulas*. Rosemead, CA: Institute of Chinese Medicine, 1985.

Zhang Ji. *Shang Han Lun*. Segundo século da Era Cristã. Trad. Mitchell, Craig, Feng Ye e Wiseman. Brookline, MA: Paradigm Publications, 1999.